U0295292

心房颤动导管消融学

CATHETER ABLATION OF ATRIAL FIBRILLATION

主　编　　刘　旭

副主编　　施海峰　　王新华

编　者　　顾佳宁　孙育民　谭红伟　韩　冰

　　　　　钟敬权　岳　欣　周　立　姜伟峰

　　　　　杨国澍　李　铮　刘玉岗　王远龙

上海交通大学出版社

图书在版编目(CIP)数据

心房颤动导管消融学/刘旭主编. —上海:上海交通
大学出版社,2009
ISBN 978 – 7 – 313 – 06001 – 3

Ⅰ.心… Ⅱ.刘… Ⅲ.心房纤颤 – 导管治疗
Ⅳ.R541.705

中国版本图书馆 CIP 数据核字(2009)第 161063 号

心房颤动导管消融学

刘 旭 **主编**

上海交通大学 出版社出版发行
(上海市番禺路 951 号 邮政编码 200030)
电话:64071208   出版人:韩建民
上海锦佳装璜印刷发展公司印刷 全国新华书店经销
开本:889mm×1194mm 1/16 印张:26.75 字数:761 千字
2009 年 9 月第 1 版 2009 年 9 月第 1 次印刷
ISBN 978 – 7 – 313 – 06001 – 3/R   定价:300.00 元

内容提要

　　本书是国内首部系统介绍心房颤动（房颤）导管消融术基本理论和实践的专著。房颤是临床常见心律失常之一，也是是21世纪心脏病学最大的挑战之一。近年来，房颤导管消融取得长足进展，日益成熟，成为治疗房颤的重要手段。本书作者基于其长期临床实践和大量的病例积累，同时参阅了国外的相关文献资料，而撰写成本专著。本专著共分四部分，14章，主要讲述房颤导管消融的相关临床实用操作技巧、流程和基础知识；比较了不同类型房颤导管消融的机制、术式、疗效及评价；以及房颤导管消融的并发症、术后复发和房颤导管消融的未来之路。本专著极具实用性，以图文并茂的形式全面展示了房颤导管消融领域实用的临床资料和最新信息，能够充分满足心脏科医生特别是电生理医师希望了解、提高房颤导管消融理论知识和操作技巧的要求。

序

　　心房颤动（房颤）为临床常见心律失常之一，轻者影响生活质量，重者可致残、致死。既往针对房颤本身的治疗几无良方，临床上多以缓解症状、预防并发症为主要治疗策略，而对其"根治性"治疗几成梦想。然自法国Haissaguerre 1997年发现肺静脉肌袖的电活动可驱动/触发心房电活动而引发房颤，并依此提出通过经导管射频消融隔离肺静脉与左心房间的电连接可终止房颤以来的十多年间，国内外学者对房颤的基础与临床研究已形成热点，其研究成果令人眼花缭乱、目不暇接，其中肺（腔）静脉肌袖及心房的特殊结构如界嵴、冠状静脉窦、Marshall韧带等均可自发地产生电活动并有可能以此驱动/触发心房电活动致房颤和经导管射频消融可根治房颤这两类研究成果为基础与临床研究的代表佳作，可视为在房颤研究史上重要的里程碑。

　　诚然，在经导管射频消融治疗房颤的初期，人们在给予极大关注的同时也提出了质疑和争鸣，但随着一些临床试验（如RAAFT、APAF、CACAF、A4等）结果的问世，现在国内外共识业已形成：经导管射频消融房颤明显优于抗心律失常药物治疗。基于此，国内外有关房颤的治疗指南均明确确立了经导管射频消融治疗房颤的学术地位，此系房颤治疗学的重要变革。

　　经导管消融治疗房颤经历了优化术式的艰难探索过程，迄今以环肺静脉消融作为手术基石并在此基础上可依需增加必要的消融径线、增加碎裂电位及神经丛消融也业已形成共识。尽管术式优化是一个无止境过程，然现有的术式已显示出卓越疗效和诱人前景。

　　虽导管消融房颤系目前房颤治疗策略中的上策，然要理解并掌握该技术并非易事，因电生理学、解剖学、影像学、心导管学等相关知识与技术已融于其中，使之成为学科交叉互融后的全新治疗学。鉴于此，临床急需一部荟萃该领域理论与实践成果的专著，以期能为众多从业者提供指导。

　　上海交通大学刘旭教授主编的《心房颤动导管消融学》以其文风流畅、内涵丰富、学术严谨、理解深邃、图文并茂地呈现在我眼前，捧读之余，倍觉正是广大医务人员所期盼的一部针对性极强的治疗学专著。其间虽融入了他人的智慧，然更多的是本书作者的智慧结晶，凝聚着他们的艰辛、努力与睿智。

　　作者书成之余邀我作序，虽近20多年来我也曾为房颤的研究付出过很多，然在阅读此书时一种喜悦与赞美油然而生，我赞美作者的内容编排，可谓"天机云锦用在我，剪裁妙处非刀尺"；我赞美作者的睿智，其字里行间无不闪烁着科学的火花；但我更赞美作者的精神，似从这文字、这图表中看到一个勇于探索、百折不回、求是拓新的医学团队……

　　这部书是这样深深地吸引了我，深信她一定也会令广大读者所钟爱。

　　是为序。

黄从新

2009年夏，于珞珈山

前　言

　　房颤是21世纪心脏病学最大的挑战之一，我国的房颤患者估算已达到1500万人左右，死亡率比以前显著增加2倍之多。房颤是脑卒中和心衰最强烈的独立危险因素，20%的脑卒中事件与房颤有关，近30%的心衰由房颤引起。然而，药物治疗对于房颤而言，其成功率低，副作用明显，其窦性心律的维持更以致心律失常甚至是死亡率增加为代价。所以，长期以来房颤一直缺乏安全而有效的治疗方法，而有限的医疗资源被大量占用，房颤所引起的医学和社会问题也日益受到重视。故而，电生理学家一直在艰苦地探索房颤的非药物治疗方法，诸如房室结消融并植入起搏器等，但这些措施显然无法与自身窦性心律的维持相提并论，并且通常需要患者坚持复杂而长期的抗凝治疗。外科的Maze手术虽然是房颤治疗的金标准，但创伤过大，并发症严重，其附加手术的地位使得多数无器质性心脏病的房颤患者不能获益。微创外科Mini-Maze术尽管前景光明，但也仅处于探索阶段。在此背景下，房颤导管消融应运而生。随着房颤机制的深入研究，肺静脉及腔静脉起源学说的兴起，房颤导管消融已成为国内外电生理界最为关注的热点。

　　近来，房颤导管消融取得了长足进展。阵发性房颤的导管消融已经相对成熟，已有越来越多的电生理中心将导管消融作为阵发性房颤的一线治疗方法，其疗效和安全性获得确立。2006年Oral在《新英格兰医学杂志》上发表的一篇随机对照研究，使房颤导管消融的适应证超越了阵发性房颤，证明了慢性房颤导管消融的有效性。继而，RAAFT、APAF、CACAF、A4等一系列临床研究均一致指出房颤导管消融治疗明显优于抗心律失常药物治疗。2006年的《ACC/AHA/ESC房颤治疗指南》也已明确将导管消融提升到了和胺碘酮同等的治疗地位；对于合并心衰的房颤患者，PABA-CHF研究也证实了房颤导管消融卓越的疗效。日新月异的房颤导管消融学急需一本全方位的专著，而本书正是旨在全面诠释房颤导管消融学。

　　本书共分为四部分，14章。第一部分（1~6章）主要讲述房颤导管消融的相关临床实用操作技巧、流程和基础知识，以期成为诸位电生理医师的实用操作指导。该部分内容对导管消融相关解剖、导管消融射频能量、房间隔穿刺技术、三维重建系统和围手术期的处理等诸多实际操作中常见的难点和重点分别做了详尽的阐述；也对房颤非药物治疗的历史做了全面的回顾和总结。第二部分（7~11章）主要比较了各类型房颤导管消融的异同，以期使大家全面掌握房颤导管消融各学派的争鸣和共识。该部分内容详尽讲述了不同类型房颤导管消融的不同机制、术式、疗效及评价和未来的发展方向等，使读者能够全方位地对不同阶段房颤的导管消融术有深入而完备的了解。第三部分（12~13章）主要讲述房颤导管消融的并发症和术后复发，以期使各位医师能够充分预见、掌握并正确处理导管消融的相关并发症和术后复发。该部分内容全面记录了各类型房颤导管消融相关并发症及其预防和治疗的知识，也对导管消融术后复发的机制和治疗做了详尽的总结。第四部分（14章）主要介绍了房颤导管消融的未来之路，以期使各位同仁始终处在不断变革的知识洪流的最尖端。该部分内容不仅对新的导管技术、能量选择和导航系统做了介绍，也对房颤导管消融的未来发展方向做了展望。

本书极具实用性，方便查阅之余也颇具深度，全面展示了房颤导管消融领域实用的临床资料和最新信息，能够充分满足电生理医师希望了解、提高房颤导管消融理论知识和操作技巧的要求；也希望通过这本专著，能够使广大读者有所受益和精进。

我们对参与本书写作的诸位作者和编辑致以最诚挚的谢意。本书无疑是所有人智慧和心血的结晶。本书的编撰有大量的中青年学者参与，他们在繁忙的日常工作之外牺牲休息时间参与本书的写作，倾注了全部的热情和精力，没有他们是不会有如此优秀的专著面世的。也感谢诸位编辑提出的大量建设性的意见和建议。由于时间紧迫，不足之处在所难免，也望广大读者和同道不吝指正。

主编 刘 旭

2009年9月于上海交通大学附属胸科医院

目 录

左心房解剖与房颤消融

CHAPTER 1

随着心内膜标测以及心房颤动（房颤）导管消融技术的快速发展，人们开始关注左心房的解剖结构。房间隔穿刺是左心房介入治疗的基本路径，了解房间隔的结构，可以提高穿刺成功率，减少并发症的发生；肺静脉是房性心律失常的重要起源部位[1-5]，了解肺静脉开口与左心房的关系、肺静脉走行及肺静脉肌袖的特点，可以提高环肺静脉电隔离术的成功率；了解左心房心肌在心外膜和心内膜的走向有助于理解心房内电激动的传导方向；了解心房壁各个部位的心肌厚度有助于合理设计心房内消融线，确保消融有效性和安全性兼备；了解左心房与其周围结构的关系（冠状窦、Marshall韧带、冠脉回旋支等）可以减少消融并发症的发生[6-13]。

传统的观念认为左心房结构比较简单，以至于在以往的解剖书中很少涉及，而导管射频消融治疗房颤工作的开展，需先对其解剖结构有充分了解。为此，我们解剖了36例心脏标本（男性25例，女性11例），分别进行了肉眼观察和测径器测量，获得了肺静脉开口的大小、各部位心房壁厚度、心耳开口大小、嵴部宽度和长度、二尖瓣峡部长度和厚度、冠状窦各部位厚度等数据，并结合相关文献完成此章节。

1 左心房的组成部分

左心房位于右心房的左后方，是最靠后的一个心腔，构成心底的大部分。左心房体部与四个部分相邻：房间隔、左心耳、二尖瓣瓣周组织和肺静脉。左心房的前部向右前突出部分称左心耳，内有梳状肌。左心房的后壁光滑，左右两侧分别有一对上肺、下肺静脉，共4个入口，开口处无瓣膜，但心房肌纤维围绕肺静脉向其远端延伸1~2cm，形成肺静脉肌袖。左心房的前下方有二尖瓣通向左心室。

2　左心房壁厚度

房颤导管消融主要在左心房心内膜内进行，消融部位通常位于肺静脉周围、房顶部、二尖瓣峡部、房间隔等处，了解左心房各部位心肌厚度有利于设计合理的消融线，以获得理想的消融效果，尽可能地达到透壁性损伤。除了心耳，左心房壁可以描述为顶部、后壁、左侧壁、间隔以及前壁。Ho SY等[14]研究了26例患者的心脏标本后发现，位于心包横窦后方的左心房前壁最薄，平均透壁厚度是2mm，左心房顶部最厚，3~6.5mm之间（表1-1），而在左心房的其余部分在厚度上比右心房更均匀，在顶部和后壁相对更厚些，在肺静脉前庭部位厚度明显小于心房体部。

而我们分析了36例国人心脏标本后得出的数据显示左心房壁厚度明显小于国外资料，详见图1-1~3。

3　房间隔

通常认为房间隔范围广泛，其实只有卵圆窝才是真正意义上的房间隔，穿刺针在此通过不会造成心脏穿孔，而左右心房之间除卵圆窝外的"房间隔"组织起始并不是紧密连接，有时候可见明显间隙，称为"房间沟"。多数情况下房间沟的空隙由纤维脂肪垫充填，其中也包含了窦房结的营养血管和心房肌，而心房肌可以从卵圆窝一直延伸至左心房，构成房间束，同时心房肌的转折也形成了卵圆孔的边缘[14-16]（图1-4）。

在左心房面进行观察无明显的卵圆孔样结构，只有一小月牙形的边缘，有时较模糊无法从心房壁中区别开来，在绝大多数心脏中，月牙形边缘（代表覆膜组织）位于左心房的间隔偏前壁[17]（图1-5）。

如果需要进行房间隔穿刺，卵圆孔的覆膜是唯一可以穿刺的真性间隔结构，由此进入左心房不会导致心脏穿孔及破坏窦房结血供的风险[18-20]。一般情况下卵圆孔的覆膜非常薄，有时无需穿刺即可通过。在25%的人类心脏中存在卵圆孔未闭，通常位于在其前上方的边缘处，但是注意如果通过此未闭的卵圆窝直接进入左心房时，导管和鞘管比较接近前壁，可能增加消融导管的操作难度，所以即使在有卵圆孔未闭的患者进行房颤导管消融时我们也建议按标准的方法尝试进行穿刺（详见以后章节）。

表1-1　左心房壁厚度（26例，mm）

前壁	后壁	上壁	侧壁	肺静脉前庭
3.3 ± 1.2	4.1 ± 0.7	4.5 ± 0.6	3.9 ± 0.7	2.3 ± 0.7
（1.5~4.8）	（2.5~5.3）	（3.5~6.5）	（2.5~4.9）	（1.2~3.3）

左心房顶部左侧　1.29±0.41（0.63~2.39）mm

左心房顶部中部　2.01±1.02（1.01~5.01）mm

左心房顶部右侧　1.56±0.81（0.70~4.14）mm

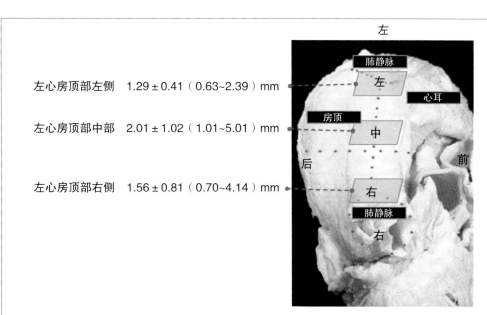

图1-1　左心房顶部心肌厚度

房顶部厚度在中部最厚，而靠两侧肺静脉处较薄，提示此处消融需注意导管的张力不宜过大，控制消融功率在30W即可，否则易导致心肌穿孔心包填塞的风险

左心房后壁中上部
1.74±0.68（0.78~4.67）mm

左心房后壁中部
1.48±0.39（0.84~2.62）mm

左心房后壁中下部
1.27±0.42（0.80~2.38）mm

左心房后壁左上部
1.16±0.34（0.53~2.10）mm

左心房后壁右上部
1.38±0.42（0.80~2.63）mm

左心房后壁左中部
1.10±0.36（0.50~1.93）mm

左心房后壁右中部
1.23±0.38（0.70~2.71）mm

左心房后壁左下部
0.88±0.23（0.53~1.54）mm

左心房后壁右下部
1.03±0.35（0.50~1.78）mm

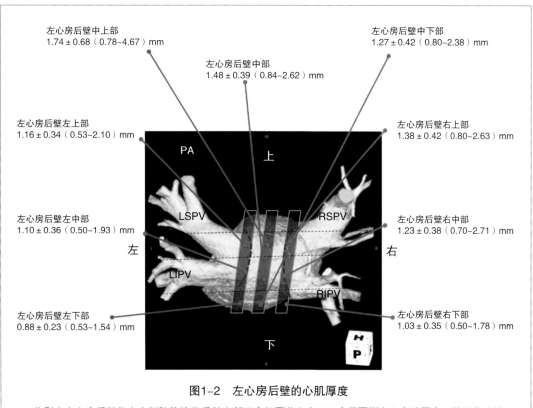

图1-2　左心房后壁的心肌厚度

分别在左心房后壁靠左右侧肺静脉及后壁中部三个切面分上中下三个层面测定心房壁厚度，结果发现从上到下厚度渐变薄，且后壁中部始终厚于双侧肺静脉附近，右侧厚于左侧后壁，这就提示在设计环肺静脉消融线过程中不要太靠近后壁中部，此处心房壁厚度明显增加可达50%，增加消融难度。 PA：后前位； LSPV：左上肺静脉； LIPV：左下肺静脉； RSPV：右上肺静脉; RIPV：右下肺静脉

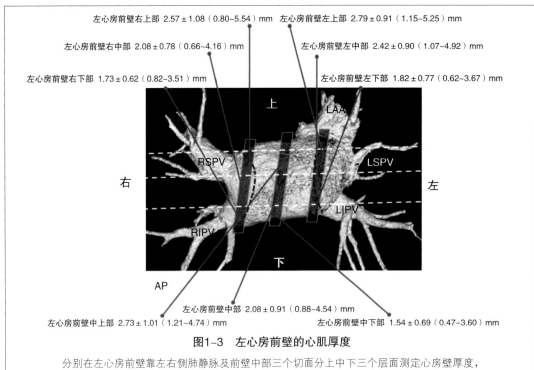

左心房前壁右上部 2.57±1.08（0.80~5.54）mm 左心房前壁左上部 2.79±0.91（1.15~5.25）mm

左心房前壁右中部 2.08±0.78（0.66~4.16）mm 左心房前壁左中部 2.42±0.90（1.07~4.92）mm

左心房前壁右下部 1.73±0.62（0.82~3.51）mm 左心房前壁左下部 1.82±0.77（0.62~3.67）mm

左心房前壁中部 2.08±0.91（0.88~4.54）mm

左心房前壁中上部 2.73±1.01（1.21~4.74）mm 左心房前壁中下部 1.54±0.69（0.47~3.60）mm

图1-3　左心房前壁的心肌厚度

分别在左心房前壁靠左右侧肺静脉及前壁中部三个切面分上中下三个层面测定心房壁厚度，结果也发现从上到下厚度渐变薄，且前壁靠左侧肺静脉附近心房壁厚度厚于右侧前壁及前壁中部，前壁中部中下部分心房壁较薄，注意勿过度消融。AP:前后位；LAA:左心耳

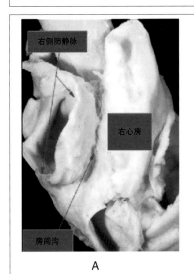

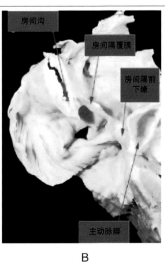

图1-4　房间沟

A．右侧位显示房间沟；B．冠状切面显示房间隔和房间沟，可见真正的房间隔就是覆盖卵圆窝的覆膜组织，其上的房间沟通常由纤维组织和脂肪充填，有时其中还有供养窦房结的血管通过

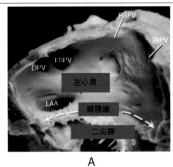

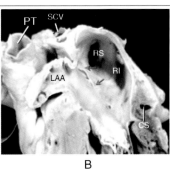

图1-5　左心房间隔面[17]

A．切开左心房后壁后向左翻开观察左心房内部结构，蓝线标示月牙形边缘位于左心房的间隔偏前壁，代表卵圆窝的覆膜组织；B．矢状面切开后从左向右观，可见绿色箭头标示的月牙形边缘位于间隔偏前壁部位。PT:肺动脉；CS:冠状窦；SCV:上腔静脉；RS:右上肺静脉；RI:右下肺静脉

4 左心房心肌走行

左心房的心肌纤维纵横交错,往往在同一部位心内膜面和外膜面表现为互相垂直,了解心肌纤维走行的意义在于能帮助理解心电冲动在心房内的传递,这有助于理解窦性心律和快速性房性心律失常中的优势传导束,诠释心律失常机制并指导导管射频消融。

4.1 心外膜部分

在大部分的心肌标本中,左心房心外膜的肌纤维以相类似的方式排列,尽管时常有局部的变异。左心房前壁主要由一平行于二尖瓣环(房室沟)的主要肌束组成的,它是房间束(Bachmann束)的延续,从右心房和上腔静脉交界处起源,跨过房间沟向左心房传导。在左心房中,房间束与来源于卵圆孔前缘的肌纤维在间隔内聚合,向左传导到左侧壁。在心耳基底部,肌纤维分成两束包绕心耳,后在左侧壁又融合成一束(图1-6)。

在房顶,房间束的分支——间隔肺静脉束经常一分为二,形成两个斜形分支分别环绕左右侧肺静脉。左侧分支在前壁和侧壁与环绕左肺静脉的环状心肌纤维相融合,很难区分,右侧分支环绕右侧肺静脉再穿过房间沟后与右心房的纤维相结合(图1-6)。间隔肺静脉束的纤维分支走行各异,在有些心脏中,纵行心肌纤维与心内膜下肌纤维相延续。而另一些标本中则发现了不同走行的纤维肌束相混和。

在后壁靠近二尖瓣环部位的心肌纤维走行与瓣环平行,通常由前壁的房间束及其分支-间隔心耳束延续而来,再延伸跨过房间沟到右心房(图1-7)。

而在某些心脏,房间束并不显著,而存在有其他肌束连接跨过了房间沟,甚至冠状窦壁,使左右心房之间形成相互的电联接。这种两心房间的心肌纤维联接,有时可以在心外膜下看到(图1-8)。

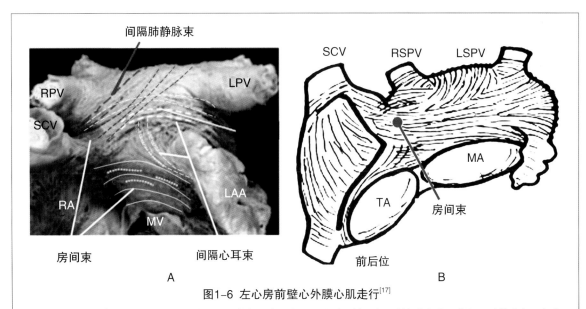

图1-6 左心房前壁心外膜心肌走行[17]

A. 心脏标本心外膜面观,可见房间束在左心房侧分成平行于二尖瓣环的肌束,斜行传向房顶的间隔肺静脉束及包绕心耳的间隔心耳;B. 为模式图,显示房间束起源于上腔静脉和右心房的交界处,跨过房间沟向左心房传导至侧壁,部分心肌纤维从房顶转向后壁

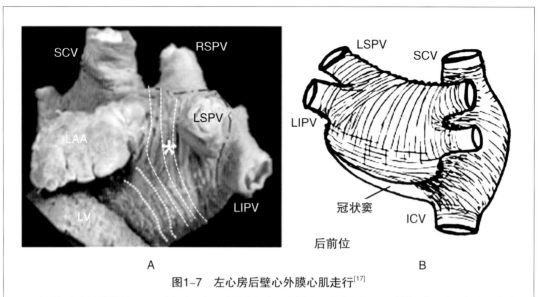

图1-7　左心房后壁心外膜心肌走行[17]

A. 心脏标本心外膜面观，可见房间束及间隔心耳束经左心房侧壁汇合成平行于二尖瓣环的肌束，红线示有时部分纤维可从间隔心耳束分出包绕左侧肺静脉；B. 为模式图，显示左心房后壁肌纤维走行在瓣环附近平行于瓣环；部分心肌由间隔肺静脉束延伸而来，沿房顶向下垂直于瓣环；在肺静脉开口附近的心肌纤维常表现为环绕肺静脉开口走行

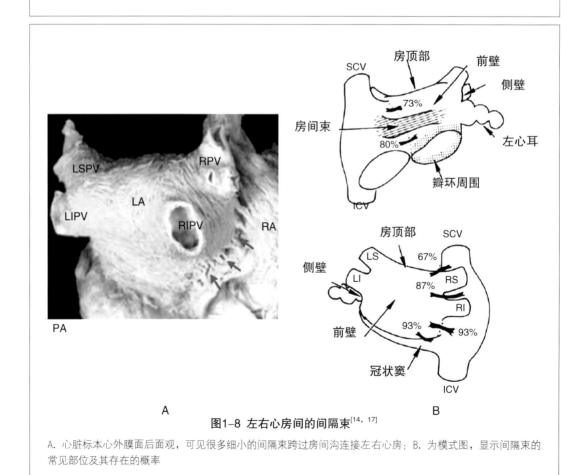

图1-8　左右心房间的间隔束[14, 17]

A. 心脏标本心外膜面后面观，可见很多细小的间隔束跨过房间沟连接左右心房；B. 为模式图，显示间隔束的常见部位及其存在的概率

在了解了左心房心肌肌束（特别是二尖瓣周围和肺静脉开口周围）的走行后，就可以理解为何房颤导管消融术后环绕二尖瓣环或双侧肺静脉的大折返发生率如此之高；另外，在窦性心律下，电激动由窦房结沿房间束传导向左心房，在左心房前壁沿间隔肺静脉束分别在双侧肺静脉顶部延伸到肺静脉内，所以窦性心律下的肺静脉-左心房间的优势电连接通常位于房顶部，在环肺静脉消融时，如果上肺静脉电位延迟不明显通常提示需要在顶部强化消融，有些中心在环肺静脉消融时总是先充分消融双侧顶部，会有很大的概率出现肺静脉电位明显延迟，方便区分肺静脉电位并指示GAP方位。

4.2 心内膜部分

左心房大部分区域心内膜心肌肌束的走行与心外膜相似，例如顶部，透过整个壁层有着一致的纤维排列，尽管这些纤维来自不同的层面；在左心房前壁心内膜面的主要纤维起源于间隔心房束，从房间隔前部斜形向左走行，在心

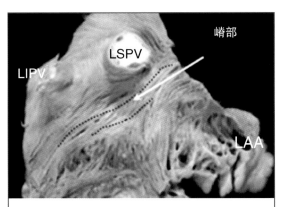

图1-9 左侧肺静脉和左心耳间的嵴部心内膜面心肌走行[17]

心脏标本翻转后显示心内膜心肌走行，可见在左心耳和左侧肺静脉之间的嵴部，心肌束都是由间隔心房束延伸而来，从左心房前壁转向侧壁及后壁

耳开口的上端和下端包绕心耳后达侧壁及后壁（图1-9）。

但在某些区域，特别是肺静脉开口周围，心内膜和外膜的心肌走行完全相反，彼此交错，是局部折返易产生和维持的解剖基础。心内膜下纤维在肺静脉瓣口通常是环状延伸的，这些环状纤维以不同的距离进入静脉壁，并形成肺静脉肌袖。在一些标本中，心内膜下纤维是纵行或斜行的，心外膜下纤维是环形的，或者相反（图1-10）。有时还可以看到三层以上的排列或者是交叉排列的肌束围绕在整个肺静脉周围。而在大多数静脉中，肌袖延伸部分的远端区域是高度不规则的。

有报道在心房肌走行错综复杂，各向异性明显的区域，局部折返易于产生和维持[21-27]，在左右侧肺静脉开口间的左心房后壁区域正是具有这样解剖特征的部位（图1-11）。Morillo等[28]在动物实验中发现，通过冷冻消融左心房后壁可使快速性房性心律失常终止；Jalife的研究[29-31]也表明在绵羊心脏的后壁存在有高频率稳定的折返环，并向四周呈颤动样传导；只是由于在左心房后壁消融易导致左心房-食管瘘这一严重并发症，通常不主张在这一区域强化消融。

5 肺静脉

大多数标本中存在四支肺静脉，有时候右侧三支肺静脉，右侧共干很少见，左侧通常有两支肺静脉，左侧共干较多。

通常左肺静脉比右肺静脉位置更高，左上肺静脉位于左心耳开口的后上方，左上肺静脉和左心耳间有一嵴部，由

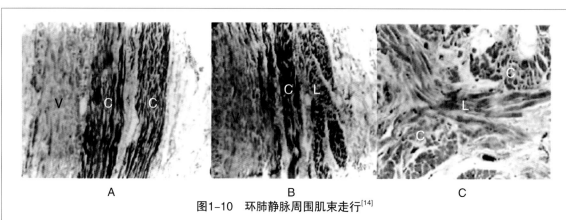

图1-10　环肺静脉周围肌束走行[14]

A. 沿肺静脉长轴切面，显示肺静脉心内膜面（V）外有两层纵形肌束；B. 肺静脉壁内层纵形肌束外层环形肌束；C. 沿肺静脉短轴切面，显示肌袖走行紊乱

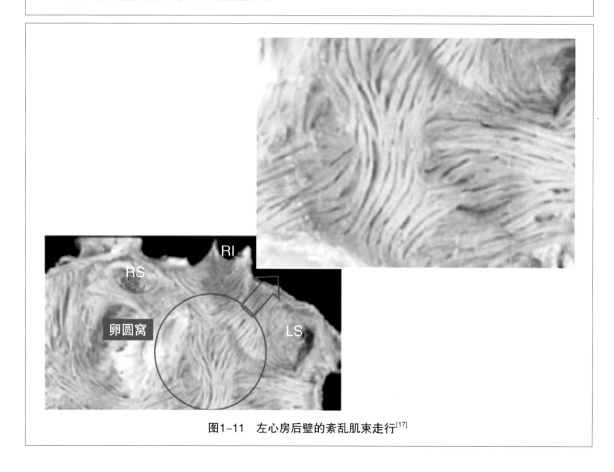

图1-11　左心房后壁的紊乱肌束走行[17]

双层心房壁构成，局部较厚。我们在进行房颤导管消融时通常先将环状标测电极放置其中，如果鞘的开口偏前，环状标测电极很容易进入入左心耳内，且由于嵴部的阻挡，不易调整进入左侧肺静脉。而左心房的后壁比较平滑，将鞘的开口指向后，前送环状电极并加顺时针的转动可以从后壁顺利进入左侧肺静脉内。

我们通过心脏标本测量的左侧肺静脉开口大小及左侧肺静脉前庭开口大小的均值见图1-12，13。左上肺静脉开口较大，有时需要直径20mm的环状标测电

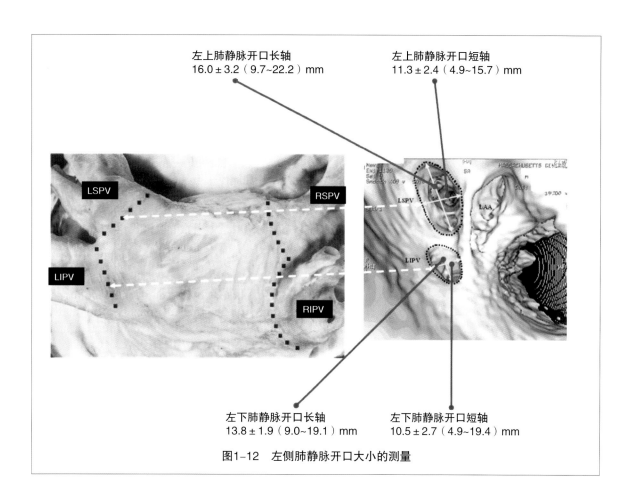

左上肺静脉开口长轴
16.0±3.2（9.7~22.2）mm

左上肺静脉开口短轴
11.3±2.4（4.9~15.7）mm

左下肺静脉开口长轴
13.8±1.9（9.0~19.1）mm

左下肺静脉开口短轴
10.5±2.7（4.9~19.4）mm

图1-12　左侧肺静脉开口大小的测量

极才能获得稳定的贴靠和较满意的电信号，而左下肺静脉开口较小，通常直径15mm的环状标测电极就足够。

环肺静脉电隔离术通常是围绕同侧肺静脉进行，而并不是在单根肺静脉开口处消融，所以通常在肺静脉开口外进行，后壁距开口2~4mm，前壁往往就在嵴的肺静脉侧，这种情况下，前后径通常小于上下径。

右肺静脉的开口直接位于房间隔上，右上肺静脉走行在上腔静脉的后方，右下肺静脉向右后下走行，有时其间还有较小的右中肺静脉。右侧没有类似心耳和嵴部结构，环状标测电极的放置相对简单些，但是右下肺静脉开口有时明显偏后，放置时也需要注意从后壁滑入。

我们通过心脏标本测量的右侧肺静脉开口大小及右侧肺静脉前庭开口大小的均值见图1-14，15。右上肺静脉开口较大，右下肺静脉次之，中肺静脉通常最小，有时无法顺利将环状标测电极放入右中肺静脉内。

环右侧肺静脉电隔离术通常也是在肺静脉开口外进行，前后壁均距开口2mm左右，由于右下肺静脉的开口偏后，环右侧肺静脉消融环的前后径接近甚至大于上下径的情况并非少见。

肺静脉的心肌袖包绕着肺静脉的近端部分，但是心肌袖的长度因个体差异而各有不同。从静脉-心房交界处开始测量，最大范围为0.2~1.7cm[17]。最长的心肌袖可在左上肺静脉和右上肺静脉中找到。心肌袖可在静脉-心房交界处是最厚且为环状，在肺静脉远端的心肌袖则不

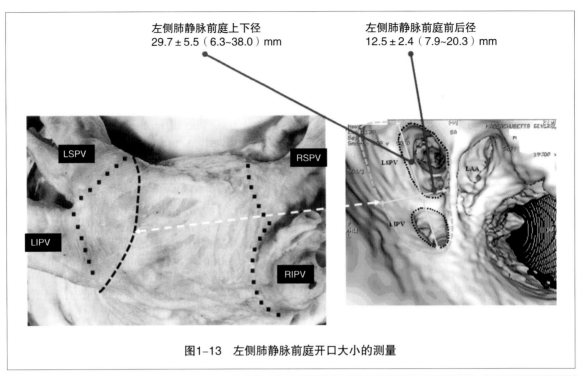

左侧肺静脉前庭上下径
29.7±5.5（6.3~38.0）mm

左侧肺静脉前庭前后径
12.5±2.4（7.9~20.3）mm

图1-13 左侧肺静脉前庭开口大小的测量

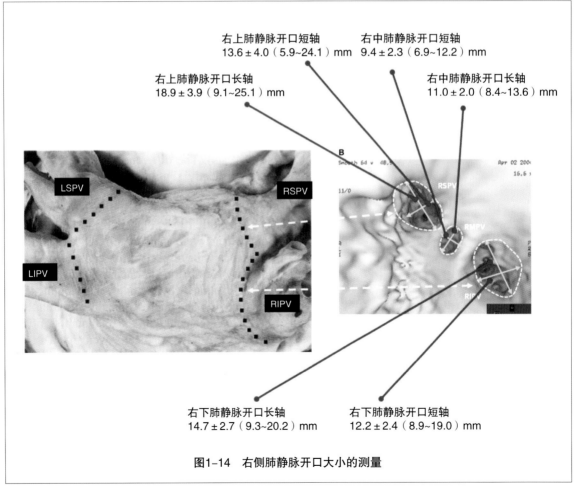

右上肺静脉开口短轴
13.6±4.0（5.9~24.1）mm

右中肺静脉开口短轴
9.4±2.3（6.9~12.2）mm

右上肺静脉开口长轴
18.9±3.9（9.1~25.1）mm

右中肺静脉开口长轴
11.0±2.0（8.4~13.6）mm

右下肺静脉开口长轴
14.7±2.7（9.3~20.2）mm

右下肺静脉开口短轴
12.2±2.4（8.9~19.0）mm

图1-14 右侧肺静脉开口大小的测量

规则（图1-16）。

对四条肺静脉的肌袖长度的测量和排序结果显示，最长的肌袖延伸在左上肺静脉，其次为右上肺静脉、左下肺静脉和右下肺静脉[32，33]。有趣的是，在Haissaguerre等[34]关于肺静脉异位触发灶点消融术的报道中也有类似的排序（31例来源于左上肺静脉，17例右上肺静脉，11例左下肺静脉以及6例右下肺静脉），这提示肺静脉内异位触发灶可能与心肌袖的长度有关。

对肺静脉肌袖的研究发现，在两肺静脉间的肌束最明显、最厚（图1-17），所以在环肺静脉电隔离术过程中，两肺静脉间是GAP最好发的部位，提示该部位往往需要强化消融。

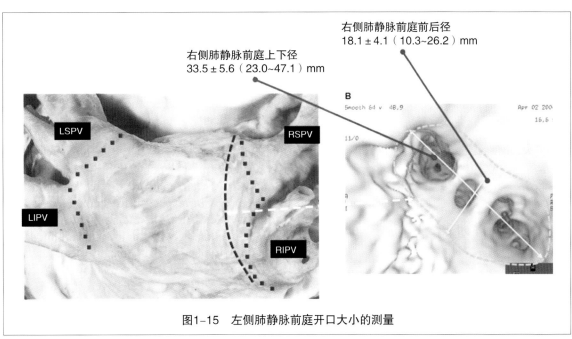

右侧肺静脉前庭上下径
33.5±5.6（23.0~47.1）mm

右侧肺静脉前庭前后径
18.1±4.1（10.3~26.2）mm

图1-15　左侧肺静脉前庭开口大小的测量

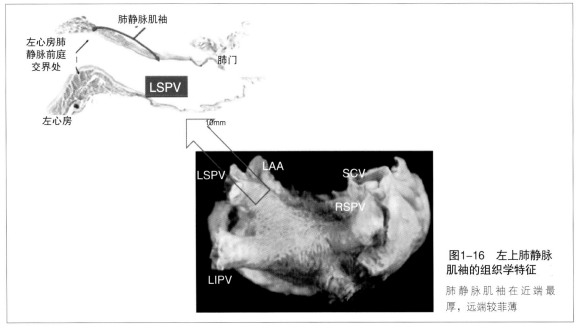

肺静脉肌袖

左心房肺静脉前庭交界处

肺门

左心房

LSPV

10mm

图1-16　左上肺静脉肌袖的组织学特征

肺静脉肌袖在近端最厚，远端较菲薄

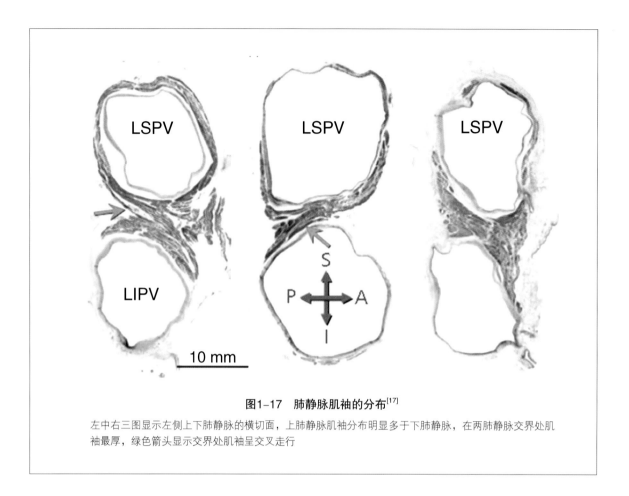

图1-17　肺静脉肌袖的分布[17]

左中右三图显示左侧上下肺静脉的横切面，上肺静脉肌袖分布明显多于下肺静脉，在两肺静脉交界处肌袖最厚，绿色箭头显示交界处肌袖呈交叉走行

6　左肺静脉和左心耳间的嵴部

位于左心房侧壁上的嵴部在左侧肺静脉和左心耳的开口之间，曾经被冠以"左心房界嵴[35]"和"左心房终末嵴[36]"的称号，实质上它是由心肌在左心房侧壁上转折造成的。在外膜面，它的心肌走行由房间束延伸而来，在内膜面则是间隔心房束的延伸，两者的走行方向基本是一致的。明确嵴部的位置和解剖特点对指导环肺静脉电隔离术有重要指导意义，可通过术前多排螺旋CT或MRI检查获得嵴部的解剖数据[37-39]，宽度约为3.8mm（左心耳与左上肺静脉间）和5.8mm（左心耳与左下肺静脉间），我

们通过心脏标本测量的嵴部长度和宽度，嵴的宽度较窄，可见导管要保持在嵴上稳定消融基本是不可能实现的（图1-18）。

左心房嵴部并非仅仅是一个影响导管操作的心房壁皱褶，有时候也是房性心律失常的重要起源部位和维持基质。这是由于嵴部不仅有肌纤维组织，还有血管和神经成分（Marshall静脉、韧带和相关神经）。早在1850年Marshall[40]就描述并命名了这一血管，它是冠状窦除心中静脉外的第一分支，走行在嵴的心外膜面（图1-19），由左上腔静脉退化而来，正常情况下只有少部分人此血管仍保持通畅，多数退化为Marshall韧

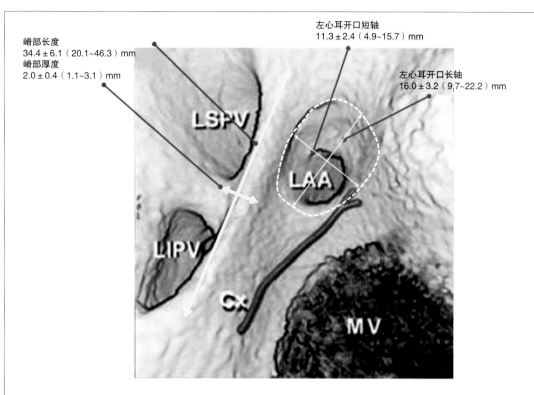

图1-18 左心耳及嵴部

测量左心耳开口大小及左心耳嵴部的长度和宽度见图中标示，红色曲线示意在嵴的心耳侧靠二尖瓣环有左冠状动脉回旋支走行在心内膜下

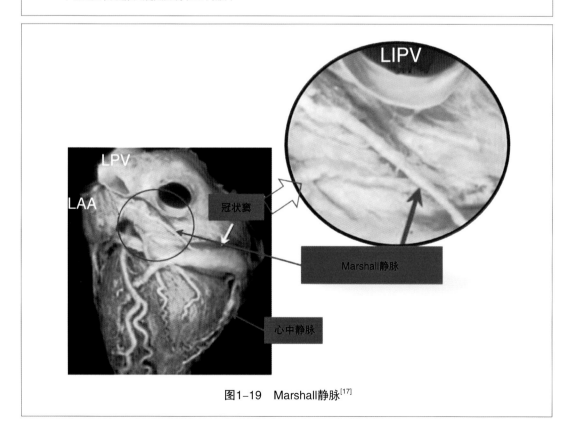

图1-19 Marshall静脉[17]

带，但其平滑肌成分依然存在，构成了冠状窦和左心耳间的电连接。据报道，Marshall静脉/韧带周围有丰富的交感神经纤维，可能是此处易产生局部兴奋灶的机制[41]。窦性心律时心房电激动标测有时可发现，电冲动沿冠状窦和Marshall静脉/韧带的平滑肌传导至左心房侧壁（有时传导至左上或左下肺静脉），形成左右心房间的电连接。

Sherlag等[42]描述了在Marshall静脉中记录到单独的双相电位（Marshall电位）与房性心律失常的起源相关，而后被数篇文献[43-47]所证实，在所有非肺静脉起源的局灶性房颤中，由Marshall静脉起源者占相当大的比例。Kim等[48]通过组织学检查发现有57%的心脏标本中存在冠状窦与Marshall静脉/韧带间的电连接，其平均长度为7.8±3.9mm，直径为0.7mm左右。Marshall电位可在左侧肺静脉开口处记录到，通常能在左下肺静脉开口的下缘被成功消融，但也有报道在左心房嵴部上部，Marshall静脉/韧带离心内膜面最近，小于3mm，更容易被成功消融，往往在环肺静脉电隔离术的消融过程中，Marshall电位同时被消融而消失。

7 左心耳

与右心房不同，左心房心内膜面非常光滑，缺少类似界嵴或欧氏嵴样结构，梳状肌也基本只位于左心耳中，左心耳通常呈指样突出，位于左心房前壁，其开口在左侧肺静脉前方，有研究发现20岁以后，随着年龄的增加，心耳的平均长度、宽度和体积都随之增大[49]，且房颤患者的左心耳明显大于无房颤的对照组。在成年女性，心耳开口处平均直径为1.07cm，男性为1.16cm[14]。我们测量左心耳开口大小约为16.0mm×11.3mm。

梳状肌通常只局限于左心耳内。左心耳开口处与左心房交界的前庭部位多数情况下没有梳状肌的排列，左心耳的梳妆肌来源于左心房前壁心外膜的房间束和心内膜的间隔心房束，其部分环绕开口处，部分深入心耳内延续成梳状肌，但是也有许多小的交叉复杂的纤维形成不规则排列的梳状肌。由于包绕心耳开口处（颈部）的肌纤维丰富，在此处心内膜消融欲达到心耳电隔离非常困难（也不宜电隔离左心耳）。在心耳内是无法区别心内膜下层和心外膜下层的，梳妆肌并不薄弱，但是梳妆肌间的心肌非常菲薄，仅0.5mm左右，如果有导管以较大张力进入左心耳，完全有可能通过梳妆肌间隙突入心包腔，造成心包填塞（图1-20）。

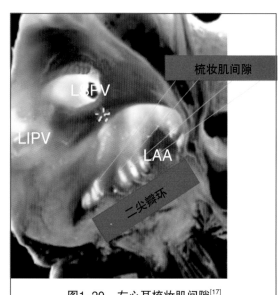

图1-20 左心耳梳妆肌间隙[17]

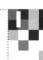

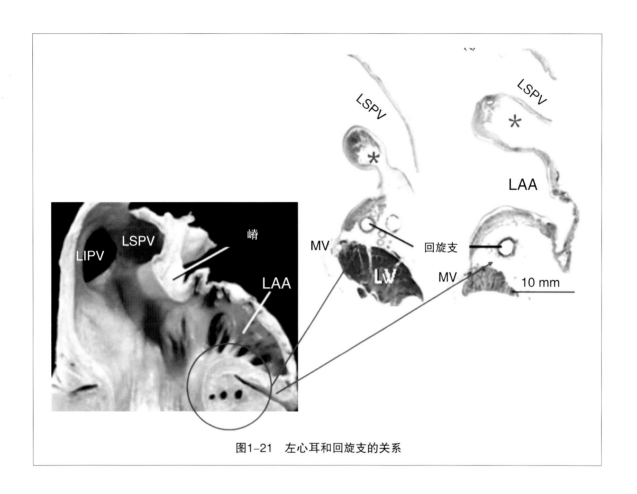

图1-21 左心耳和回旋支的关系

左冠状动脉回旋支走行在房室沟的心外膜面，与心耳开口的下缘接近，在80%的心脏标本中，这一距离约为3~5mm，所以在心耳基底部消融时需注意患者有无心电图ST段抬高，防止急性冠脉损伤（图1-21）。

8 左心房峡部

在连接左下肺静脉开口和二尖瓣环间的左心房峡部进行消融，可阻断围绕二尖瓣环的折返，增加房颤导管消融的成功率[50-51]。而事实上，左心房峡部（也有称为二尖瓣峡部）并没有准确的解剖位置，只是在左下肺静脉和瓣环之间的区域，其长度和心房壁厚度在各个心脏标本中变异较大。文献报道[14]峡部长度平均值为34.4mm（17~51mm），与我们测量的结果基本一致。峡部的厚度我们测量的结果约2mm，而文献报道在左下肺静脉开口下缘平均厚度3.0mm，峡部中段约2.8mm，接近瓣环部位较薄，约1.2mm（图1-22）。

峡部消融难以造成透壁性损伤的原因主要是由冠状静脉窦和左冠状动脉回旋支造成[52]，其中的血流可以带走一部分消融能量，使得其周围的平滑肌很难获得充分的消融损伤（图1-23）。

虽然峡部较难获得充分的消融损伤，但在少数情况下，消融也会造成局部心房壁穿孔。这是因为有时在左下肺静脉和二尖瓣之间有类似梳妆肌样结构[17]，其间形成的组织间隙局部心房壁非常菲薄，

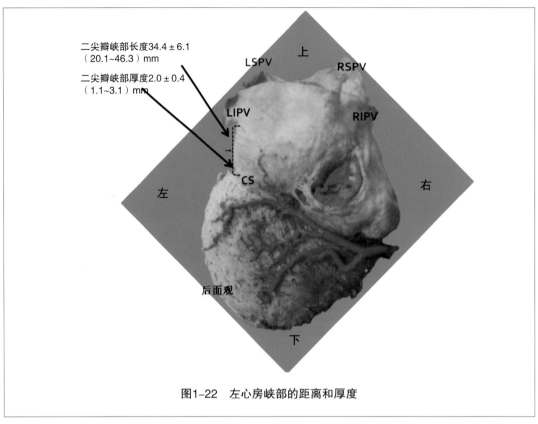

二尖瓣峡部长度34.4±6.1
（20.1~46.3）mm

二尖瓣峡部厚度2.0±0.4
（1.1~3.1）mm

图1-22　左心房峡部的距离和厚度

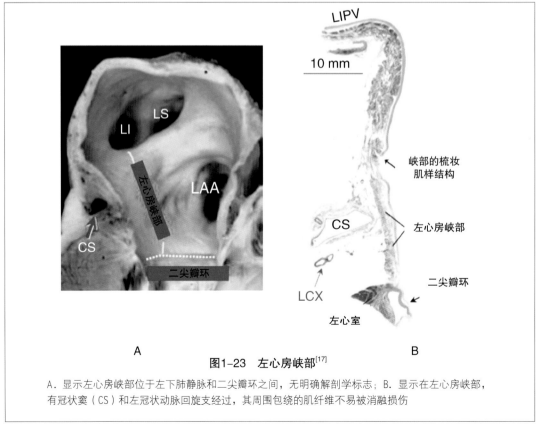

A

B

图1-23　左心房峡部[17]

A．显示左心房峡部位于左下肺静脉和二尖瓣环之间，无明确解剖学标志；B．显示在左心房峡部，
有冠状窦（CS）和左冠状动脉回旋支经过，其周围包绕的肌纤维不易被消融损伤

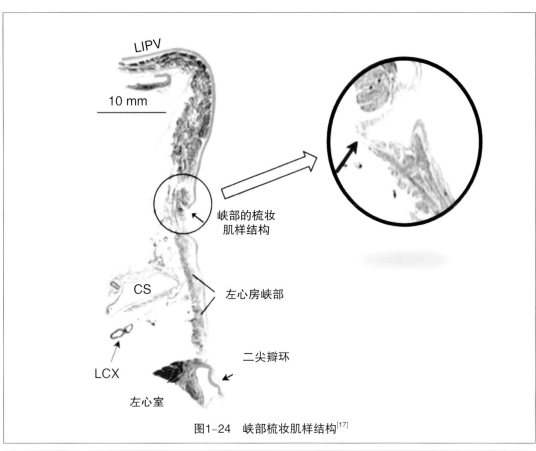

图1-24 峡部梳妆肌样结构[17]

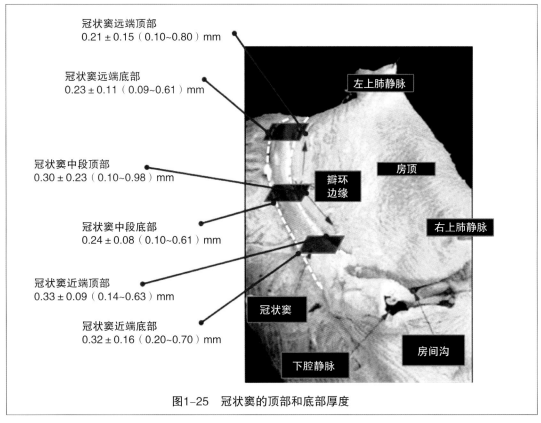

图1-25 冠状窦的顶部和底部厚度

如果消融导管陷入其中，会造成组织过热和心包填塞风险（图1-24）。

9 冠状窦

冠状窦走行在左心房后下壁的心外膜面，并不仅仅起回流静脉血作用，其与其分支血管（包括Marshall静脉）周围的血管平滑肌和沿冠状窦延伸的心房肌肌袖一起，参与组成了左右心房间的电连接。有报道[53]这种肌袖长度可达25~52mm。我们的研究发现靠近冠状窦近端的管壁厚度较厚，中段次之，远端最薄（图1-25）。

已证实有冠状窦起源的局灶性房颤，但冠状窦在房颤维持中的主要作用还主要是左右心房间的电连接，有报道[54~55]通过消融冠状窦（心内膜面和冠状窦内）可增加房颤导管消融的成功率。

参 考 文 献

1. Haissaguerre M, Jais P, Shah DC, et al. Spontaneous initiation of atrial fibrillation by ectopic beats originating in the pulmonary veins[J]. N Engl J Med, 1998,339: 659–666.

2. Chen SA, Hsieh MH, Tai CT, et al. Initiation of atrial fibrillation by ectopic beats originating from the pulmonary veins: electrophysiological characteristics, pharmacologic responses and effects of radiofrequency ablation[J]. Circulation, 1999,100:1879–1886.

3. Oral H, Knight BP, Tada H, et al. Pulmonary vein isolation for paroxysmal and persistent atrial fibrillation[J]. Circulation, 2002,105:1077–1081.

4. Pappone C, Rosanio S, Oreto G, et al. Circumferential radiofrequency ablation of pulmonary vein ostia[J]. Circulation, 2000,102:2619–2628.

5. Ouyang F, Bansch D, Ernst S, et al. Complete isolation of left atrium surrounding the pulmonary veins. New insights from the double–lasso technique in paroxysmal atrial fibrillation[J]. Circulation, 2004,110:2090–2096.

6. Cappato R, Clakins H, Chen SA, et al. Worldwide survey on the methods, efficacy, and safety of catheter ablation for human atrial fibrillation[J]. Circulation, 2005,111:1100–1105.

7. Scanavacca MI, Dávila A, Parga J, et al. Left atrialesophageal fistula following radiofrequency ablation of atrial fibrillation[J]. Cardiovasc Electrophysiol, 2004,15:960–962.

8. Pappone C, Oral H, Santinelli V, et al. Atrio–esophageal fistula as a complication of percutaneous transcatheter ablation of atrial fibrillation. Circulation, 2004,109:2724–6.

9. Cummings JE, Schweikert RA, Saliba W, et al. Brief communication: atrial–esophageal fistulas after radiofrequency ablation[J]. Ann Intern Med, 2006,144:572–574.

10. Lee BK, Choi KJ, Kim J, et al. Right phrenic nerve injury following electrical disconnection of the right superior pulmonary vein[J]. Pacing Clin Electrophysiol, 2004,27:1444–1446.

11. Sacher F, Monahan K, Thomas S, et al. Phrenic nerve injury after atrial fibrillation catheter ablation[J]. J Am Coll Cardiol, 2006,47:2498–2503.

12. Shah D, Dumonceau JM, Burri H, et al. Acute pyloric spasm and gastric hypomotility: an extracardiac adverse effect of percutaneous radiofrequency ablation for atrial fibrillation[J]. J Am Coll Cardiol, 2005,46:327–330.

13. Pai R, Boyle N, Child J, et al. Transient left recurrent laryngeal nerve palsy following catheter ablation of atrial fibrillation[J]. Heart Rhythm, 2005,2:182–184.

14. Ho SY, Sánchez–Quintana D, Cabrera JA, et al. Anatomy of the left atrium: implication for radiofrequency ablation of atrial fibrillation[J]. J Cardiovasc Electrophysiol, 1999,10:1525–1533.

15. Ho SY, Cabrera JA, Tran VH, et al. Architecture of the pulmonary veins: relevance to radiofrequency ablation[J]. Heart, 2001,86:265–270.

16. Farré J, Anderson RH, Cabrera JA, et al. Fluoroscopic cardiac anatomy for catheter ablation of tachycardia[J]. Pacing Clin Electrophysiol, 2002,25:79–94.

17. Cabrera JA, Farré J, Ho SY, et al. Anatomy of the left atrium relevant to atrial fibrillation ablation. Catheter Ablation of Atrial Fibrillation[M]. Etienne Aliot, Michel Haïssaguerre and Warren M. Jackman Blackwell, 2008: 3–30.

18. Sánchez-Quintana D, Ho SY, Cabrera JA, et al. Topograhic anatomy of the inferior pyramidal space: relevante to radiofrequency catheter ablation[J]. J Cardiovasc Electrophysiol 2001,2:210–217.

19. Anderson RH, Webb S, Brown NA. Clinical anatomy of the atrial septum with reference to its developmental components[J]. Clin Anat, 1999,12:362–374.

20. De Ponti R, Zardini M, Storti C, et al. Trans-septal catheterization for radiofrequency catheter ablation of cardiac arrhythmias. Results and safety of a simplified method[J]. Eur Heart J, 1998,19:943–950.

21. Todd DM, Skanes AC, Guiraudon G, et al. Role of the posterior left atrium and pulmonary veins in human lone atrial fibrillation: electrophysiological and pathological data from patients undergoing atrial fibrillation surgery[J]. Circulation, 2003,108:3108–3114.

22. Nademanee K, McKenzie J, Kosar E, et al. A new approach for catheter ablation of atrial fibrillation: mapping of the electrophysiological substrate[J]. J Am Coll Cardiol, 2004,43:2044–2053.

23. Haissaguerre M, Sanders P, Hocini M, et al. Catheter ablation of long-lasting persistent atrial fibrillation: critical structures for termination[J]. J Cardiovasc Electrophysiol, 2005,16:1125–1137.

24. Sanders P, Berenfeld O, Hocini M, et al. Spectral analysis identifies sites of high frequency activity maintaining atrial fibrillation in humans[J]. Circulation, 2005,112: 789–797.

25. Haissaguerre M, Hocini M, Sanders P, et al. Localized fibrillatory sources maintaining atrial fibrillation[J]. Heart Rhythm, 2005,2:S20.

26. Rostock T, Rotter M, Sanders P, et al. Fibrillating areas isolated within the left atrium after radiofrequency liner catheter ablation[J]. J Cardiovasc Electrophysiol, 2006,17: 1–6.

27. Haisaguerre M, Hocini M, Sanders P, et al. Localized sources maintaining atrial fibrillation organized by prior ablation[J]. Circulation, 2006,113:616–625.

28. Morillo CA, Klein GJ, Jones DL, et al. Chronic rapid atrial pacing. Structural, functional and electrophysiological characteristics of a new model of sustained atrial fibrillation[J]. Circulation, 1995,91:1588–1595.

29. Jalife J, Berenfeld O, Mansour M. Mother rotors and fibrillatory conduction: a mechanism of atrial fibrillation. Cardiovasc Res, 2002,54:59–70.

30. Mandapati R, Skanes A, Chen J, et al. Stable microreentrant sources as mechanism of atrial fibrillation in the isolated sheep heart. Circulation, 2000,101:194–199.

31. Kalifa J, Tanaka K, Zaitsev A, et al. Mechanism of wave fractionation at boundaries of high-frequency excitation in the posterior left atrium of the isolated sheep heart during atrial fibrillation[J]. Circulation, 2006,113: 626–633.

32. Burch GE, Romney RB: Functional anatomy and "throttle valve" action of the pulmonary veins[J]. Am Heart J, 1954,47:58–66.

33. Nathan H. Eliakin M: The junction between the left atrium and the pulmonary veins[J]. Circulation, 1966,34: 412–422.

34. Haissaguerre M, Jais P. Shah DC. et al: Spontaneous initiation of atrial fibriiiation by ectopic beats origination in the pulmonary veins[J]. N Engl J Med, 1998,339: 659–665.

35. Papez JW. Heart musculature of the atria. Am J Anat, 1920,27:255–285.

36. Keith A. An account of the structures concerned in the production of the jugular pulse. J Anat Physiol, 1907,42:1–25.

37. Mansour M, Refaat M, Heist EK, et al. Three-dimensional anatomy of the left atrium by magnetic resonance angiography: implication for catheter ablation for atrial fibrillation[J]. J Cardiovasc Electrophysiol, 2006,17: 719–723.

38. Schmidt B, Ernst S, Ouyang F, et al. External and endoluminal analysis of left atrial anatomy and the pulmonary veins in three-dimensional reconstruction of magnetic resonance angiography: the full insight from inside[J]. J Cardiovasc Electrophysiol, 2006,17:957–964.

39. Wongcharoen W, Tsao HM, Wu MH, et al. Morphologic characteristics of the left atrial appendage, roof, and septum: implication[J]. J Cardiovasc Electrophysiol, 2006,17:951–956.

40. Marshall J. On the development of the great anterior veins in man and mammalian including an account of certain remnants of foetal structure found in the adult, a comparative view of these great veins in the different mammalian, and an analysis of their occasional peculiarities in the human subject[J]. Phil Trans Roy Soc Lond, 1850,140:133–169.

41. Doshi RN, Wu T-J, Yashmina M, et al. Relation between ligament of Marshall and adrenergic atrial tachyarrhythmia[J]. Circulation, 1999,100:876–883.

42. Sherlag BJ, Yeh BK, Robinson MJ. Inferior interatrial pathway in the dog[J]. Circ Res, 1972,31:18–35.

43. Tai CT, Hsieh MH, Tsai CF, et al. Differentiating the ligament of Marshall from the pulmonary vein musculature potentials in patients with paroxysmal atrial fibrillation: electrophysiological characteristics and results of radiofrequency ablation[J]. Pacing Clin Electrophysiol, 2000,23: 1493–1501.

44. Hwang C, Wu TJ, Doshi RN, et al. Vein of Marshall cannulation for the analysis of electrical activity in patients with focal atrial fibrillation[J]. Circulation, 2000,101:1503–1505.

45. Lin WS, Tai CT, Hsieh MH, et al. Catheter ablation of paroxysmal atrial fibrillation initiated by nonpulmonary vein ectopy[J]. Circulation, 2003,107:3176–3183.

46. Doshi RN, Wu T-J, Yashmina M, et al. Relation between ligament of Marshall and adrenergic atrial tachyarrhythmia[J]. Circulation, 1999,100:876–883.

47. Kurotobi T, Ito H, Inoue K, et al. Marshall vein as arrhythmogenic source in patients with atrial fibrillation: correlation between its anatomy and electrophysiological findings[J]. J Cardiovasc Electrophysiol, 2006,17: 1062–1067.

48. Kim DT, Lai AC, Hwang C, et al. The ligament of Marshall: a structural analysis in human hearts with implications for atrial arrythmias[J]. J Am Coll Cardiol, 2000,36:1324–1327.

49. Veinot J, Harrity P, Gentile F, et al. Anatomy of the normal left atrial appendage. A quantitative study of age–related changes in 500 autopsy hearts: implications for echocardiographic examination[J]. Circulation, 1997,96: 3112–3115.

50. Villacastin J, Pérez–Castellano N, Moreno J, et al. Left atrial flutter after radiofrequency catheter ablation of focal atrial fibrillation. J Cardiovasc Electrophysiol 2003,14:417–21.

51. Jais P, Hocini M, Sanders P, et al. Technique and results of linear ablation at the mitral isthmus[J]. Circulation, 2004,110:2996–3002.

52. Wittkampf F, Oosterhout M, Loh P, et al. Where to draw the mitral isthmus line in catheter ablation of atrial fibrillation: histological analysis[J]. Eur Heart J, 2005,26: 689–695.

53. Chauvin M, Shah DC, Haissaguerre M, et al. The anatomic basis of connection between the coronary sinus musculature and the left atrium in humans[J]. Circulation, 2000,101:647–652.

54. Chen SA, Tai CT, Yu WC, et al. Right atrial focal atrial fibrillation: electrophysiologic characteristics and radiofrequency catheter ablation[J]. J Cardiovasc Electrophysiol, 1999,10:328–335.

55. Oral H, Ozaydin M, Chugh A, et al. Role of the coronary sinus in maintenance of atrial fibrillation[J]. Cardiovasc Electrophysiol, 2003,14:1329–1336.

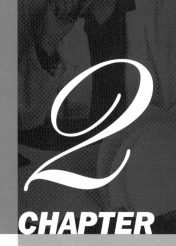

房颤非药物治疗的历史回顾

CHAPTER 2

房颤是最常见的快速性心律失常[1],65岁以上人群中房颤的患病率3%~5%，80岁以上人群中患病率9%[2]。随着人群年龄的增长，房颤带来的社会负担和经济负担将不断增加，估计目前中国有近1 500万房颤患者。虽然房颤本身不是致命性心律失常，却会因心房内血流速度缓慢，房室同步功能丧失而导致脑卒中[3]、心衰等并发症增加，甚至死亡率增加[4]。

房颤的治疗可以分为两类：心率控制和节律控制。

心率控制，顾名思义，仅注重控制房颤引发的过快的心室率。心率控制的治疗措施包括：应用药物减缓房室结传导（例如β受体阻滞剂或者钙通道阻滞剂），以及房室结消融后植入埋藏式起搏器。AFFIRM等[5-6]大规模随机对照临床实验的结果表明，心率控制也是房颤患者的合理选择。但这一方法并不降低脑卒中危险性，也不能改善房室不同步。

节律控制，历来包括抗心律失常药物应用、直流电复律转复房颤为窦性心律及外科迷宫术治疗房颤，近来发展起来的导管消融和外科消融也应归于这一范畴。维持窦性心律的

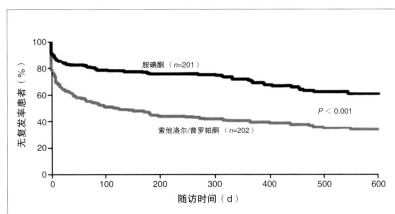

图2-1　胺碘酮与索他洛尔/普罗帕酮治疗门诊房颤患者的随访成功率对比

药物包括Ⅰ类和Ⅲ类抗心律失常药。随机临床试验数据显示胺碘酮相对其他Ⅰ类和Ⅲ类抗心律失常药预防房颤最有效[7-9]。应用胺碘酮治疗的初诊阵发性房颤患者复发率约35%，显著优于索他洛尔和普罗帕酮63%的复发率（图2-1）。然而长期应用胺碘酮存在缺陷，不仅因为其疗效有限，还因为其对靶器官存在毒性作用，包括对甲状腺、肝脏、肺的剂量依赖性毒性作用。单纯接受直流电复律的患者（例如，无抗心律失常药物的抑制效应）复发率很高，转律后患者15月内复发房颤者约为66%。外科迷宫术虽然带来了很高的成功率，但是其复杂的手术步骤和较高的手术风险注定了不能成为治疗房颤的主流。鉴于药物控制房颤疗效和安全的局限性，临床医生寻求非药物干预方法达到节律控制的两种主要方式——微创外科干预和导管介入治疗房颤——在过去20余年中发展起来。本章节回顾这两种术式的发展历程，重点阐述两者发展过程所取得的开创性发现及对我们现行治疗方法的指导意义。

1 房颤的外科治疗

1964年，Moe提出多子波折返学说[10]，假设房颤是由于心房多个随机折返波引起，认为功能性折返是房颤产生的主要机制，并通过计算机建立了房颤模型[11]。其后Allessie等又提出了主导折返环理论[12]，但其在后续的研究工作中通过房颤的动物模型也观察到有多个同时存在的折返环，从而也证实了Moe的设想[13]。由于考虑到房颤维持中左心房占主导地位，1980年，Cox实验室的Williams等开始尝试将左心房和右心房进行电学隔离[14]，从而开启了一系列治愈房颤的革命性外科临床实践。

最初的外科干预使得大部分的右心房恢复窦性节律，从而保持了房室同步性，使心室率得到了良好的控制，但由于左心房仍然保持颤动，患者仍有血栓形成和栓塞的危险。同时期Guiraudon[15]描述了一种治疗房颤的外科"回廊术"。他受到临界量心肌组织理论（房颤的维持需要一定量的心肌组织）的启发，将窦房结至房室交界区的一束完整的心房组织隔离。由于心肌组织较少，隔离区无法维持房颤，窦性心律得以维持。虽然这一方法能有效在右心房维持窦性心律，但由于左心房通常仍处于颤动状态，所以这一术式也因未能减少栓塞风险而遭最终淘汰。上述两种术式都证明了房颤的维持主要在左心房，单纯达到房室同步并不是理想的房颤治疗方法。

20世纪80年代中期，Cox等发明了一种治房颤而非仅仅"隔离"房颤的外科方法——房颤迷宫术（MAZE术），通过在左右心房进行一系列切开缝合，达到既保留从窦房结至房室交界区的正常电传导，又阻止房颤波的扩散的作用。MAZE-Ⅰ和Ⅱ术式因操作复杂、并发症多而被MAZE-Ⅲ术式替代。其方法包括在左右心房的一系列复杂切口，包括分别环绕左右肺静脉、从左侧肺静脉到二尖瓣环及右心房的一系列切割，同时还进行左心耳切除（图2-2）。现在回顾分析，MAZE-Ⅲ术式能有良好效果的主要原因是隔离了包括肺静脉、左心房后壁在内的房颤维持关键部位，以及左右心房的透壁性线性损伤。MAZE-Ⅲ术的高成功率使其成为评判其他外科治疗方法的标准术式[16-22]。在1987~1992年的5年期间，接受MAZE-Ⅰ或MAZE-Ⅱ术式的患者共有47例，此后至2000年，接受MAZE-Ⅲ手术的患者有308例。这些患者的围手术死亡率2.9%，房颤或房扑的短期复发率37%。而这些短期复发并不意味着手术失败，只是心房受到手术刺激后的独特表现，仅存在于心房手术后的一段时期内。在术后随访8.5年的回顾性研究中，Cox报道93%的患者完全没有房颤发作，而单纯接受外科手术治疗失败的患者还可通过抗心律失常药物治疗成功，从而使房颤的治愈率高达惊人的99%。且这部分患者在术后一段时间后停止了抗凝治疗，其脑卒中发生率也仅为为0.7%，接近正常人群。最近的有关MAZE术患者的15年随访研究报道显示成功率仍然高达95%[23]。

尽管MAZE-Ⅲ手术治愈率高且能明确减少脑卒中发生率，但其大规模开展仍受到限制。部分是由于担心围手术期并发症，包括需要植入永久性起搏器和心房机械功能的消失，但这并不是主要原因。Cox报道接受MAZE-Ⅲ手术后有15%的患者安装了起搏器，而这些病人安装起搏器的原因并不是手术急性损伤房室传导系统的缘故，而是其原有的窦房结功能障碍在房颤停止后表现得更明显；在MAZE-Ⅲ术后大部分患者的心房功能也得到了保留。影响MAZE手术推广的最主要原因是手术难度过大，所以到了1996年，Cox等又发明了一种微创MAZE手术方式，通过小切口开胸手术，通过冷冻消融在心房内形成损伤，取得了良好的短期效果，目前尚缺乏像MAZE术那样的长期随访结果[24]。

其他术者也开展了一系列的外科消融研究治疗伴有结构性心脏病的慢性房颤患者，分别采用不同的方式进行肺静脉隔离和左心房内线性切割或消融，其原则是打断左心房折返环的形成。1997年，Sueda等[25]报道了通过切割肺静脉区域并附加从肺静脉到二尖瓣环的冷冻消融，使得78%的伴有瓣膜病的慢性房颤患者维持窦性心律，并且左心房内径和收缩功能都能获得改善。除此之外，他还观察到房颤时左心房后壁有快速电活动的存在，可能是维持房颤的重要部位。Melo等[26]在瓣膜病房颤患者中只在心外膜消融隔离双侧肺静脉，结果只获得30%的成功率，提示单纯的肺静脉隔离对慢性房颤效果差。Gaita等[27]通过一种连接4根肺静脉、房顶及二尖瓣峡部的冷冻消融线治疗慢性房颤获得了90%的成功率，其中包括1例复发的房速消融和5例需要药物维持窦性心律。以上似乎表明在慢性房颤患者，肺静脉区域的隔离与否并不影响成功率（图2-3）。

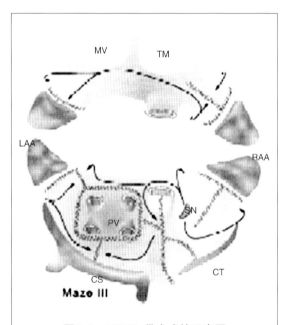

图2-2　MAZE-Ⅲ式的示意图

图中折线显示的是外科切开缝合的切口，黑色箭头显示的是窦性心律时电激动的传导顺序：LAA（左心耳）、MV（二尖瓣环）、PV（肺静脉）、CS（冠状窦）、TM（三尖瓣）、SN（窦房结）、RAA（右心耳）和CT（界嵴）。可见该术式包括左右心耳切除，环绕四根肺静脉的切口，从左肺静脉到左心耳和下肺静脉到冠状窦的切口，上下腔静脉后壁连线及该连线到间隔，该连线到界嵴的切口，高侧壁到右心耳和三尖瓣环到右心耳的切口

在2003年Cleveland诊所的Gillinov等[28]发表了513例接受外科心外膜射频消融治疗房颤的研究结果。在这组病例中，大多数患者进行了瓣膜手术。手术中通过心外膜射频消融系统进行了双侧的肺静脉隔离和左心耳的切除。虽然围手术期房颤发生率达57%，但84%病人在手术1年后不再发生房颤。长期随访未发现术后脑卒中患者，其中有4%患者需植入起搏器。

Reston等[29]对比研究了二尖瓣瓣膜手术同时进行房颤消融者与单纯瓣膜手术者的手术结果，发现两组的窦性节律维持率分别在81%与17%，脑卒中的发生率分别为0%与5.8%。结果提示，合并进行MAZE-Ⅲ及MAZE相关手术，可以明显增加外科手术后房颤的治愈率，且并不增加手术的总死亡率，但是接受房颤外科治疗的患者比单纯接受瓣膜外科治疗的患者，起搏器植入率高（3.9%∶1.5%）（图2-4）。

总之，外科干预治疗房颤已经有近30年的历史，这一领域的代表术式是Cox MAZE-Ⅲ术式，外科手术可以明

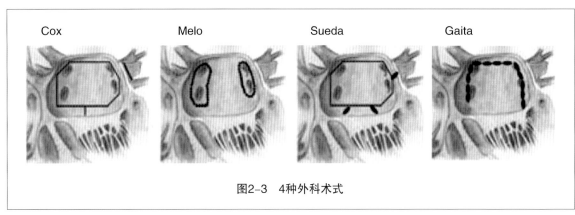

图2-3　4种外科术式

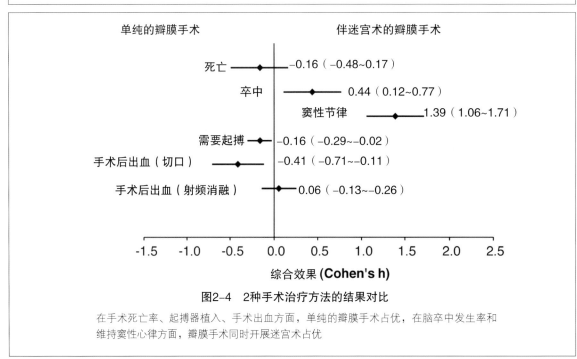

图2-4　2种手术治疗方法的结果对比

在手术死亡率、起搏器植入、手术出血方面，单纯的瓣膜手术占优，在脑卒中发生率和维持窦性心律方面，瓣膜手术同时开展迷宫术占优

确减少房颤的复发和降低发生脑卒中的长期风险。然而，心脏外科手术的高危险性和手术的复杂性使外科医生和介入心脏病医生寻求能达到MAZE-Ⅲ效果的其他非药物治疗方法。过去15年内，在MAZE术式的启迪下发展起来的通过导管在心内膜面进行线性损伤的方法，形成了如今介入手术治疗房颤的基础。

2 导管射频消融治疗房颤

相对于外科手术而言，导管射频消融术治疗房性心律失常是一种全新的治疗方式。1982年，Scheinman等[30]报道了第1例导管消融阻断希氏束以控制过快的心室反应率来治疗药物难以控制的室上性心动过速，随后导管消融逐渐成为治疗房室结折返性心动过速，房室折返性心动过速以及房内大折返性房扑的一线治疗方法。但对于房颤治疗而言，导管消融长期以来一直被认为是一种迫不得已的选择，即通过消融房室结后植入起搏器的治疗方法来缓解房颤症状。直到20世纪90年代初，房颤的导管消融术才快速发展起来。起初仅仅是仿MAZE-Ⅲ术式在右心房和（或）左心房作线性的消融，后来局部触发灶（主要位于肺静脉）在房颤发生和维持的重要性逐渐被认识并成为导管消融的重点目标。

2.1 心房内线性消融治疗房颤

基于安全因素考虑，导管消融治疗房颤最早的尝试是右心房的线性消融，1994~1996年，Haissaguerre等[31, 32]开始尝试在右心房进行线性消融，以观察其对症状明显的难治性房颤的疗效，首批

入选了45名患者并进行了长期的随访研究，其中部分病例采用的仅仅是沿房间隔从SVC到IVC消融线，也有部分病例采用数条横向或纵向的消融线将右心房"分割"。消融后有40%的患者术中能维持稳定的窦性心律（18/45），但是45人中仍有40人可被诱发出持续性房颤。11±4月的随访过程中有19人因左心房房扑、右心房房扑或局灶性房性心动过速接受了再次消融术。仅有6人未服用抗心律失常药物也无房颤发作，9人使用了原本无效的抗心律失常药物后房颤不再发作，总体成功率33%。另9人服用了抗心律失常药物后症状有显著改善，只有21人经过右心房消融后房颤发作无显著减轻（完全无效）。而26±5月的随访数据显示成功率进一步降低，7位先前有效者（或者治愈或者房颤症状显著改善）频繁发作房颤，最终的结果是这批右心房消融的45名患者中，仅17人有效。

同期的其他学者也进行了类似的尝试。Natale 等[33]研究了18例药物治疗无效的、症状明显的房颤患者。虽然每位患者的消融术式各不相同，但总体结果令人失望，经过22±11个月随访，18例患者中仅5例成功（没有房性心律失常），且13例复发者中大多在术后2个月复发。其他多个关于右心房线性消融的临床报告的结果也不理想。至此，单纯右心房消融治疗房颤告一段落。

认识到单纯右心房消融治疗房颤的局限性，一些学者开始研究双房和左心房的线性消融。Haissaguerre等在他们上述45位患者中进行了10例左心房消融术，这10位患者中8位房颤被终止，且这10位患者中5位持续性房颤术后不能被诱发。中期随访表明10位患者中6位成功

（2位需要持续抗心律失常药物治疗）。随后Jais等[34]还开展了双房线性消融治疗房颤的研究，在1996~1998年，他们对44例房颤患者，其中40例药物无效的阵发性房颤和4例持续性房颤患者。所有病人接受包括右心房间隔面从上腔静脉到下腔静脉的消融和三尖瓣峡部消融，左心房内在两上肺静脉之间行线性消融，从左下肺静脉到二尖瓣瓣环之间的线性消融（包括左肺静脉开口部），其中23例还包括左心房间隔从右上肺静脉到卵圆窝的一线性消融。这一复杂消融技术在当时单纯X线透视下完成的难度很大，需要长时间透视（171±94min）和多次手术（2.7±1.3次）。在19±7个月的随访后，45例患者中，25例保持窦性心律，12例症状明显改善，另7例无效，应用心律失常药物后，成功率上升至82%（37/45）。但要说明的是，仅7例是一次消融成功，其余的均进行了多次消融，其中包括房颤触发病灶和（或）医源性房扑的消融。也许在这过程中最重要的是发现了有26例肺静脉来源的房颤触发灶并给予消融。作者当时未认识到触发灶消融在房颤治疗中的重要性（参见后面章节），这些结果无疑夸大了左心房线性消融治疗房颤的疗效。事实上，这批患者能获得如此满意疗效的根本原因在于两点：左心房内至少有一条消融线成功阻滞（需要验证）以及房颤触发局灶的定位和消融。

其他研究人员也进行了左心房线性消融的探索，Swartz等采用射频线性消融左、右心房来模拟迷宫手术,但手术疗效差，手术操作时间（平均达10~12h）及X线曝光时间较长，各类并发症发生率高达20%，因此无法推广应用，宣告了仅仅X线指导下的心内膜面导管消融

根本无法达到外科切割缝合的阻滞效果，单纯的导管仿迷宫术是不可行的。Pappone等[35]率先开展了一种更为简单可行的左心房消融术式：创新地使用了新型的三维标测系统指导进行导管消融。对27例药物无效症状明显的阵发性房颤患者进行消融。14例接受双房消融，右心房内三条线性消融（上、下腔静脉之间的右心房后壁，三尖瓣峡部和房间隔），左心房内将所有肺静脉包围的环形消融线并连接到二尖瓣；5例接受单纯左心房消融，另8例接受单纯右心房消融。结果表明27例中16例完全无症状（其中4例服用抗心律失常药物），另外4例症状明显减轻，手术中无重大并发症发生，双房消融成功成功率（85%）要优于单心房消融（50%~60%）成功率。该临床研究的意义并不在于双心房线性消融的疗效，因为文献中使用的多是症状改善指标而非更精确的随访过程中的窦性心律维持率，真正的成功率被高估了，但是它确实标志着导管消融的三维时代的开始。

内科导管线性消融仿迷宫术为何无法复制外科迷宫术的超高疗效，其根本原因在于：消融损伤的连续性和有效性。三维标测系统的使用能确保损伤的连续性，但是心内膜面消融的有效性始终制约着线性消融疗效的进一步提高，这是单纯线性消融治疗房颤没有能推广的重要原因。与外科手术相比，内科导管消融的根本优势并不仅仅在于微创，而是在于"电生理"，即能通过心腔内标测电极和消融导管记录到心内膜电位并分析心律失常的机制、观察消融过程中电位的变化过程、评估治疗的有效性。Haissaguerre并没有满足于单纯导管消融复制外科迷宫术，而是在消融过程

中发现了房颤触发灶的重要性，从而开启了内科导管消融治疗房颤的新纪元。针对肺静脉等房颤触发灶的导管消融迅速成为主流，使得单纯的心房线性消融不再受到重视。

2.2 肺静脉等局部触发灶成为房颤消融的目标靶点

Haissaguerre等在1994年[36]就已经报道了通过消融触发点成功消融房颤的个案。最初的报道是3例房性快速性心律失常消融成功的个案，第1例为体表心电图类似房颤而心腔内电生理证实为房速的患者；第2例由房速诱发了房颤，房速消融成功后房颤也不发作；第3例在右心房间隔部的局灶性触发灶，消融后患者的房颤发作明显减少。后一批9名阵发性房颤患者中，电生理检查发现均有房颤触发灶，3例位于右心房，其余6例患者中，1例触发灶位于左肺静脉，5例位于右肺静脉。所有患者均局部成功消融，平均只需要4±4次放电消融，1例术后早期复发并接受再消融。在10±10个月的随访期中，所有患者均无房颤或房速发作，成功率100%。

在1998年发表在《新英格兰医学杂志》的具有里程碑意义的文章中，Haissaguerre等[37]报道了45例药物治疗无效的、症状明显的阵发性房颤患者，心内电生理标测均有可证实的局灶性房颤触发点（图2-5）。虽然患者最多有4处触发灶，大多病人（n=29）仅有一处触发灶。45例患者中总共发现69处触发灶，大多（n=31）位于左上肺静脉。其他常见部位有右上肺静脉（17/69）、左下肺静脉（11/69）、右下肺静脉（6/69），有3处触发灶位于右心房，1处位于左房后壁。38例患者消融触发灶后成功维持

窦性心律。这38例中2例早期复发。经过8±6个月的随访，45例中28例未服用抗心律失常药物仍无房颤发作（62%）；其余17例仍有房颤发作。

消融触发灶治疗房颤具有重要意义，在此之前的外科手术的方法主要聚焦于阻止"房颤波"的传递，干预房颤的维持机制，但是这些线性切割过程中也不自觉地也将肺静脉同其他心房组织隔离开，故外科迷宫术有如此高疗效的基本原因应该是两方面的：一是干预了房颤的维持基质；二是将大部分的房颤的触发灶有效地隔离开。对于各种类型的房颤均有明显的疗效，但对于内科导管消融而言，难以达到像外科切割这么确切的线性阻滞，所以对需要重点干预房颤维持机制的持续性房颤而言，效果欠佳；但是对于主要由触发灶触发和（或）驱动的阵发性房颤而言，根据心内膜电位来精确定位触发灶正是心内电生理的优势所在。但在当时只有少数领先的电生理工作室才能成功定位房颤时的触发局灶，Haissaguerre等的研究发现这些触发灶的分布是有规律的，主要分布于肺静脉等心脏特殊结构周围，正是这个规律的发现，使得导管消融治疗阵发性房颤

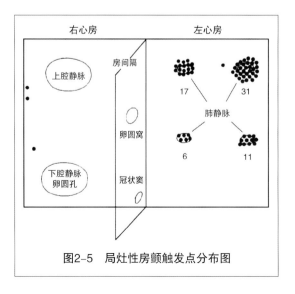

图2-5 局灶性房颤触发点分布图

的疗效得到保证，从而使这一治疗方法被越来越多的医生和患者接受。

2.2.1 点消融

早期的方法是针对触发灶本身进行消融。通过将标测电极放置在肺静脉内寻找最早激动点，在肺静脉内进行局灶性消融。但很快这种方法的局限性和危险性暴露出来，由于触发灶可呈多灶性、消融某一触发灶后又可出现新的触发灶、或者在导管消融过程中暂时不能发现触发灶，这些因素导致在肺静脉内消融触发灶治疗阵发性房颤成功率低，复发率高。另一较为严重的问题是，肺静脉内消融导致肺静脉狭窄[38-39]的发生率高达4%~42%，这一并发症导致严重的后遗症，包括肺动脉高压、咳血、呼吸困难和死亡（罕见）等，这使电生理医师在短暂的激动后又面临着新的困惑。

2.2.2 节段性消融

借助环状标测电极（LASSO电极等）在肺静脉口部消融使肺静脉和左心房之间从电学上隔离开来是房颤消融的第二大飞跃。在肺静脉电位指导下环形消融肺静脉口部可以使电学隔离得以完成。在绝大多数情况下，完成电学隔离的消融线径常小于肺静脉口部周长的60%[40-41]，这是由于连接肺静脉和左心房之间的肌袖纤维并不是沿肺静脉口部均匀分布的。经验性全部肺静脉电学隔离的优势在于术中无须寻找靶肺静脉，不仅隔离了当前触发灶，而且还杜绝了新的触发灶产生；环肺静脉口部节段消融还可使肺静脉狭窄的发生率大大降低。这些优势使该项技术很快被广泛采用，也使房颤的导管消融又向前大大地迈进了一步。

2.2.3 环肺静脉电隔离消融

由于认识到肺静脉及其周围组织在房颤触发和维持中起关键作用，为了追求更高的房颤导管消融成功率，部分电生理中心开始进行肺静脉开口以外的环形消融而实现肺静脉及其周围组织与心房的电学隔离。Ouyang等[42]采用CARTO系统指导下的环同侧肺静脉电隔离术，消融时同时放置两根肺静脉环状标测电极，以更清楚地观察肺静脉内电活动和房颤之间的关系，通过选择性造影明确肺静脉开口，在开口外连续线性消融而实现肺静脉的电学隔离，治疗阵发性房颤和持续时间1年内的持续性房颤，随访成功率亦高达90%以上。这种消融策略的优势在于终点明确、疗效确切、并发症少（相对于节段性电隔离和点消融而言），成为现阶段治疗阵发性房颤最为常用的术式。而Natale等[43-44]使用心腔内超声（ICE）指导下在肺静脉开口外的心房壁行线性消融，消融终点也是肺静脉环状标测显示的肺静脉电隔离。术后通过安置事件记录器进行随访（平均11个月）的结果显示，高达90.12%的患者房颤未再发作。其中持续性房颤以及合并器质性心脏病的房颤的消融成功率与阵发性房颤无异。

2.3 房颤消融的其他术式

有一些电生理中心则完全摒弃线性消融和干预肺静脉的策略，形成自己特有的消融方法。比如2004年Nadamaee[45]发表了碎裂电位消融治疗房颤的重要文献，只是针对房颤时心内膜面记录到有碎裂电位的地方进行消融。结果发现在91%的病例中，在碎裂电位区域进行消融时将会终止房颤，同时通过术后12个月的随访，消融成功率（不需要用抗心律失常药物而根治房颤）达70%。对复发病例再次行消融，成功率可达80%。在全世界大多数电生理中心，都将这种术式作为肺静脉消融和（或）左心房线性消融的辅助方法，而很少有单独采用这一策略治疗房颤的。其他学者也进行了包括神经节[46-47]、频谱分析房颤主频区[48-49]、房颤巢[50]等房颤消融策略，均未能得到推广应用。

3 房颤非药物治疗的专家共识

2007年，由美国心律学会（HRS）、欧洲心律学会（EHRA）和欧洲心律失常学会（ECAS）推出了心房颤动（房颤）导管和外科消融专家共识[51, 52]，同时该共识也得到了美国心脏学会（AHA）、美国心脏病学会（ACC）和胸外科医师学会（STS）的认可。该共识的目的并不在于提高房颤导管消融的地位，而是强调如何确定适应证、规范技术及制订房颤治疗结果的评定标准。

专家共识中房颤命名及分类有所更新。共识的房颤命名与分类仍大致遵循2006年《ACC/AHA/欧洲心脏病学会（ESC）房颤治疗指南》，但不同之处是，共识指出持续性房颤不仅是指持续时间超过7d的房颤，也包括持续时间小于7d但需进行药物或电复律的房颤。共识中未提到慢性房颤概念，而将房颤持续时间超过1年者称为"长期持续性房颤"（longstanding persistent atrial fibrillation）。另外，专家共识认为永久性房颤的概念不适合，因为导管消融和外科治疗方法的采用，使得很多病程很长的房颤患者恢复窦性心律。所谓永久性房颤，则应该是指患者主观上没有意愿通过导管消融或外科手术等积极的方法追求窦性心律。

3.1 导管消融适应证的明确

根据现有的证据，导管消融目的在于改善患者症状，提高生活质量。因此，目前导管消融的适应证主要定位于Ⅰ类或Ⅲ类抗心律失常药物治疗无效或无法耐受药物副作用的有症状房颤。另外，在有症状的心衰或低心排量患者中，导管消融可被作为一线治疗方案。

共识认为，目前不推荐对无症状房颤患者采用导管消融以取代长期服用华法林，这仍需要大规模、前瞻性、随机对照试验结果验证。与2006年《ACC/AHA/ESC房颤治疗指南》相比，共识中房颤导管消融适应证等级有了质的提升，虽然仍将其定位为二线治疗，但是在少数情况下将其作为一线治疗也是正确选择。

导管消融的禁忌证较少，共识仅指出左心房/左心耳血栓，以及不能接受消融手术后至少2个月的系统抗凝治疗的患者。

3.2 外科消融的适应证

外科手术治疗房颤已经有20年历史，随着消融径线简化和新器械应用，外科手术治疗房颤死亡率大大降低。共识指出，仅通过间歇心电图对有症状房颤复发进行随访，外科消融的成功率实际上可能会有所折扣，但外科消融仍是远期成功率较高的一种方法。外科治疗房颤的主要适应证包括：①合并其他心脏手术的有症状房颤。②施行其他心脏手术时选择的消融风险较低的无症状房颤。③专门治疗房颤的外科手术（stand-alone atrial fibrillation surgery）仅限于有症状房颤而患者愿意接受外科手术、导管消融失败或不具有导管消融指征者。随着微创外科发展，这一类手术的适应证在未来可能会进一步拓宽。

3.3 导管消融手术终点

❋ 对于大多数房颤消融而言，其基石仍是以肺静脉和（或）肺静脉前庭为重点干预部位。

⁕ 以肺静脉为干预目标时，应认真确定肺静脉口部位以减少肺静脉狭窄的可能性。

⁕ 以肺静脉为干预目标时必须以肺静脉电学隔离作为终点。

⁕ 外科消融肺静脉，必须达到肺静脉进口和出口均被阻滞。

⁕ 如果有明确的肺静脉以外的触发病灶，应尽可能准确定位并予以消融。

⁕ 如果需要进行心房内额外的线性消融，应通过标测或起搏方法确定该消融线的完整性。

⁕ 仅对既往有典型房扑病史或术中诱发出三尖瓣峡部依赖的房扑患者进行三尖瓣峡部消融。

⁕ 对于长期的持续性房颤，虽然最佳消融策略并未明确，但仅进行肺静脉隔离显然是不够的。

3.4 导管消融的器械和设备

射频仍是当前主要采用的消融能量，专家共识未推荐最佳的射频能量输出系统和导管，盐水灌注导管与8 mm消融导管的优劣对比尚缺乏试验证据。目前主流应用的三维标测系统之间也缺乏一对一的对比研究证据。磁导航和机械手系统虽可以减少术者X线暴露量，但没有研究表明该系统可以缩短操作时间、提高成功率和改善安全性。心脏内超声由于需要额外增加一根鞘管以放置超声导管，而且也增加了费用，因此其应用受限。

3.5 抗凝治疗

专家共识遵循2006年《ACC/AHA/ESC房颤治疗指南》的抗凝原则，对围术期处理进一步细化。

⁕ 共识推荐，持续性房颤患者无论是否服用华法林，术前均应进行经食管超声检查以除外左心房血栓。对于无器质性心脏病、脑卒中危险较低而消融时为窦性心律的阵发性房颤患者，因为左心房血栓形成概率很低，一些专家认为无须常规行经食管超声检查。此外，部分专家还建议皮下注射依诺肝素0.5~1.0 mg/kg直至手术前夜。

⁕ 导管消融时左心房内的多根鞘管容易形成血栓，消融过程中全程有效的肝素化非常必要。专家建议，在穿间隔之前或穿间隔当时就应给予80~100 U/kg负荷量肝素，并以每小时10 U/kg剂量补充肝素。应用肝素后应每10~15min测定一次活化的凝血时间（ACT），达到抗凝目标后可以每30min测定一次。整个操作过程ACT至少应为300~350s，对于心房显著增大或者具有左心房自发显影的患者，专家推荐ACT应为350~400s。为降低出血危险应避免应用抗血小板药物，手术结束后ACT应<200s再拔除鞘管。

⁕ 拔管后4~6h开始静脉应用肝素或皮下给予依诺肝素抗凝，同时合并应用华法林直至国际标准化比值（INR）达标。专家经验依诺肝素用量应为0.5 mg/kg，每日2次。

⁕ 术后所有患者均应服用华法林至少2个月，2个月后应根据脑卒中危险评估而不是房颤是否存在来决定是否继续服用华法林。CHADS评分≥2的患者无论是否为窦性心律均不能停用华法林，CHADS评分=1的患者可应用华法林或阿司匹林。不过，由于房颤导管消融术后患者是一个新的群体，其脑卒中危险评估及CHADS评分的适用性尚需临床试验证明。

3.6 术后随访的标准

专家共识指出目前的随机和非随机

试验采用了不同的随访方法和成功定义，这样不利于学术交流。共识提出了消融术后随访要求，并指出以后的临床试验应遵照该统一要求：

❋ 消融结果报告需要经过3个月的空白期，主要终点是指未应用抗心律失常药物的情况下无房颤、房扑、房速发生，无房颤可以作为次要终点。任何一次记录到持续30s以上的房颤、房扑、房速发作均应视为消融失败。

❋ 消融术后至少随访3个月，此后每6个月随访一次至少2年。在临床试验中所有患者均应至少随访12个月，24h Holter检查是可接受的最低程度的随访手段，在术后1~2年内应每3~6个月进行一次Holter检查。当患者在随访期间出现心悸应佩戴事件记录仪。

❋ 虽然早期复发是消融失败的独立预测因素，但术后1个月内复发患者，有60%在此后随访中显示成功，因此早期复发即再次消融不可取。如果早期复发患者症状可通过药物控制，再次消融至少应于术后3个月后进行。

3.7 未来的临床研究方向

房颤导管消融领域仍有大量的问题需要解决，如导管消融的远期效果，不同药物和导管消融成功率的比较，持续性和长期持续性房颤的消融效果和最佳消融策略，消融对心房大小、形态、功能的影响，不同心脏病患者和无心脏病者的获益情况，消融对脑卒中和血栓栓塞的影响，消融术后停用华法林指征，消融作为一线治疗的证据，消融的效价比，药物和导管消融对生活质量影响的比较，新能量的有效性，复杂碎裂电位和神经节消融作为独立或者补充消融策略的安全性和有效性等，都将是未来临床研究的发展方向。

4　总结

在过去的20余年里，以外科基础和以导管消融为基础的房颤治疗取得了快速的发展。在这个过程中，最令人振奋的方面就是发现了阵发性房颤发作和维持的根本机制。触发房颤的异位病灶，维持房颤的电生理基质，心房的解剖和电重构，这三个房颤发生和维持机制方面的进展很大程度上要归功于临床实践的经验。

还有一点很重要，由于房颤非药物治疗的有效性和风险收益比都有明显的提高，新的房颤治疗方式，包括超声，激光，微波和冷冻消融，都在进行临床研究。考虑到在过去的20余年中房颤治疗的快速发展，那么在以后的20余年，势必会出现更加安全更加有效的治疗方式。而由于人口的老龄化趋势，我们面临的房颤病人也会越来越多，房颤诊治方面的进展值得我们去作更进一步地关注。

参 考 文 献

1. Furberg CD, Psaty BM, Manolio TA, et al. Prevalence of atrial fibrillation in elderly subjects (the Cardiovascular Health Study)[J]. Am J Cardiol ,1994,74(3):236–241.

2. Kannel WB, Wolf PA, Benjamin EJ, et al. Prevalence, incidence, prognosis, and predisposing conditions for atrial fibrillation: population–based estimates[J]. Am J Cardiol ,1998,82(8A):2N–9N.

3. Singer DE. Overview of the randomized trials to prevent stroke in atrial fibrillation[J]. Ann Epidemiol, 1993,3(5):563–567.

4. Rockson SG, Albers GW. Comparing the guidelines: anticoagulation therapy to optimize stroke prevention in patients with atrial fibrillation[J]. J Am Coll Cardiol, 2004, 43(6):929–935.

5. Wyse DG, Waldo AL, DiMarco JP, et al. A comparison of rate control and rhythm control in patients with atrial fibrillation[J]. N Engl J Med, 2002,347(23):1825– 1833.

6. Van Gelder IC, Hagens VE, Bosker HA, et al. A comparison of rate control and rhythm control in patients with recurrent persistent atrial fibrillation[J]. N Engl J Med,2002,347(23):1834–1840.

7. Roy D, Talajic M, Dorian P, et al. Amiodarone to prevent recurrence of atrial fibrillation. Canadian Trial of Atrial Fibrillation Investigators[J]. N Engl J Med,2000,342(13):913–920.

8. Singh BN, Singh SN, Reda DJ, et al. Amiodarone versus sotalol for atrial fibrillation[J]. N Engl J Med,2005,352(18):1861–1872.

9. Dogan A, Ergene O, Nazli C,et al. Efficacy of propafenone for maintaining sinus rhythm in patients with recent onset or persistent atrial fibrillation after conversion: a randomized, placebo–controlled study[J].Acta Cardiol, 2004,59(3):255–261.

10. Moe GK, Rheinboldt WC, Abildskov JA. A computer model of atrial fibrillation[J]. Am Heart J, 1964,67:200–220.

11. Moe GK. A conceptual model of atrial fibrillation[J]. J Electrocardiol, 1968,1(2):145–146.

12. Allessie MA, Bonke FI, Schopman FJ. Circus movement in rabbit atrial muscle as a mechanism of tachycardia III. The "leading circle" concept: a new model of circus movement in cardiac tissue without the involvement of an anatomical obstacle[J]. Circ Res,1977,41:9–18.

13. Allessie MA, Lammers WJEP, Bonke FIM. Experimental evaluation of Moe's multiple wavelet hypothesis of atrial fibrillation[M]// Zipes DP, Jalife J. Cardiac Electrophysiology and Arrhythmias. New York: Grune & Strutton, 1985:265–275.

14. Williams JM, Ungerleider RM, Lofland GK, et al. Left atrial isolation: new technique for the treatment of supraventricular arrhythmias. Thoracic Cardiovasc Surg,1980,80(3):373–380.

15. Guiraudon GM, Campbell CS, Jones DL, et al. Combined sino–atrial node atrio–ventricular node isolation: a surgical alternative to His bundle ablation in patients with atrial fibrillation[J]. Circulation, 1985,72(Suppl 3):220 (abstract).

16. Cox JL, Schuessler RB, et al. The surgical treatment of atrial fibrillation. I. Summary of the

current concepts of the mechanisms of atrial flutter and atrial fibrillation[J].J Thorac Cardiovasc Surg,1991,101(3):402–405.

17. Cox JL, Canavan TE, Schuessler RB, et al. The surgical treatment of atrial fibrillation. II. Intraoperative electrophysiologic mapping and description of the electrophysiologic basis of atrial flutter and atrial fibrillation[J]. J Thoracic Cardiovasc Surg,1991,101:406–426.

18. Cox JL, Schuessler RB, D'Agostino HJ Jr, et al. The surgical treatment of atrial fibrillation. III. Development of a definitive surgical procedure[J].J Thorac Cardiovasc Surg,1991,101(4):569–583.

19. Cox JL. The surgical treatment of atrial fibrillation. IV. Surgical technique[J]. J Thorac Cardiovasc,1991,101(4):584–592.

20. Cox JL, Jaquiss RD, Schuessler RB, et al. Modification of the maze procedure for atrial flutter and atrial fibrillation. II. Surgical technique of the maze III procedure[J]. J Thorac Cardiovasc Surg,1995,110(2):485–495.

21. Cox JL, Schuiessler RB, Lappas DG, et al. An 8 1/2–year clinical experience with surgery for atrial fibrillation[J]. Ann Surg, 1996,224:267–273.

22. Schaff HV, Dearani JA, Daly RC, et al. Cox–maze procedure for atrial fibrillation: Mayo Clinic experience[J]. Semin Thoracic Cardiovasc Surg,2000, 12(1):30–37.

23. Prasad SM, Maniar HS, Camillo CJ, et al. The Cox maze III procedure for atrial fibrillation: long–term efficacy in patients undergoing lone versus concomitant procedures[J]. J Thorac Cardiovasc Surg, 2003,126(6):1822–1828.

24. Ad N, Cox JL. The Maze procedure for the treatment of atrial fibrillation: a minimally invasive approach[J]. J Card Surg, 2004,19(3):196–200.

25. Sueda T, Nagata H, Orihashi K, et al. Efficacy of a simple left atrial procedure for chronic atrial fibrillation in mitral valve operations[J]. Ann Thoracic Surg, 1997,63:1070–1075.

26. Melo J, Andragao P, Neves J, et al. Surgery for atrial fibrillation using radiofrequency catheter ablation: assessment of results at one year[J]. Eur J Cardiothoracic Surg,1999, 15:851–855.

27. Gaita F, Gallotti R, Calò L, et al. Limited posterior left atrial cryoablation in patients with chronic atrial fibrillation undergoing valvular heart surgery[J]. J Am Coll Cardiol, 2000,36:159–166.

28. Gillinov AM, McCarthy PM, Marrouche N, et al. Contemporary surgical treatment for atrial fibrillation[J]. Pacing Clin Electrophysiol, 2003,26:1641–1644.

29. Reston JT, Shuhaiber JH. Meta–analysis of clinical outcomes of maze–related surgical procedures for medically refractory atrial fibrillation[J]. Eur J Cardiothorac Surg, 2005,28(5):724–730.

30. Scheinman MM, Morady F, Hess DS,et al. Catheter–induced ablation of the atrioventricular junction to control refractory supraventricular arrhythmias[J]. JAMA,1982,248(7):851–855.

31. Haïssaguerre M, Gencel L, Fischer B, et al. Successful catheter ablation of atrial fibrillation[J]. J Cardiovasc Electrophysiol,1994,5(12):1045–1052.

32. Haissaguerre M, Jais P, Shah DC, et al. Right and left atrial radiofrequency catheter therapy of

paroxysmal atrial fibrillation[J]. J Cardiovasc Electrophysiol,1996,7(12):1132–1144.

33. Natale A, Leonelli F, Beheiry S, et al. Catheter ablation approach on the right side only for paroxysmal atrial fibrillation therapy: long–term results[J]. Pacing Clin Electrophysiol,2000,23 (2):224–233.

34. Jais P, Shah DC, Haissaguerre M, et al. Efficacy and safety of septal and left–atrial linear ablation for atrial fibrillation[J]. Am J Cardiol,1999,84(9A):139R–146R.

35. Pappone C, Oreto G, Lamberti F, et al. Catheter ablation of paroxysmal atrial fibrillation using a 3D mapping system[J]. Circulation,1999,100(11):1203–1208.

36. Haïssaguerre M, Marcus FI, Fischer B, et al. Radiofrequency catheter ablation in unusual mechanisms of atrial fibrillation: report of three cases[J]. J Cardiovasc Electrophysiol,1994,5(9):743–751.

37. Haïssaguerre M, Jaïs P, Shah DC, et al. Spontaneous initiation of atrial fibrillation by ectopic beats originating in the pulmonary veins[J]. N Engl J Med,1998,339(10):659–666.

38. Saad EB, Marrouche NF, Saad CP, et al. Pulmonary vein stenosis after catheter ablation of atrial fibrillation: emergence of a new clinical syndrome[J]. Ann Intern Med,2003, 138(8): 634–638.

39. Saad EB, Rossillo A, Saad CP, et al. Pulmonary vein stenosis after radiofrequency ablation of atrial fibrillation: functional characterization, evolution, and influence of the ablation strategy[J]. Circulation,2003,108(25):3102–3107.

40. Oral H, Knight BP, Ozaydin M, et al. Segmental ostial ablation to isolate the pulmonary veins during atrial fibrillation: feasibility and mechanistic insights[J]. Circulation, 2002,106(10):1256–1262.

41. Oral H, Knight BP, Tada H, et al. Pulmonary vein isolation for paroxysmal and persistent atrial fibrillation[J]. Circulation,2002,105(9):1077–1081.

42. Ouyang F, Bïnsch D, Ernst S, et al. Complete isolation of left atrium surrounding the pulmonary veins: new insights from the double–Lasso technique in paroxysmal atrial fibrillation[J]. Circulation,2004,110(15):2090–2096.

43. Verma A, Marrouche NF, Natale A. Pulmonary vein antrum isolation: intracardiac echocardiography–guided technique[J]. J Cardiovasc Electrophysiol,2004,15(11):1335–1340.

44. Marrouche NF, Martin DO, Wazni O, et al. Phased–array intracardiac echocardiography monitoring during pulmonary vein isolation in patients with atrial fibrillation: impact on outcome and complications[J]. Circulation, 2003,107(21):2710–2716.

45. Nademanee K, McKenzie J, Kosar E, et al. A new approach for catheter ablation of atrial fibrillation: mapping of the electrophysiologic substrate[J]. J Am Coll Cardiol,2004,43(11):2044–2053.

46. Bettoni M, Zimmermann M. Autonomic tone variations before the onset of paroxysmal atrial fibrillatio[J]n. Circulation, 2002,105:2753–2759.

47. Scherlag BJ, Nakagawa H, Jackman WM, et al. Electrical stimulation to identify neural

elements on the heart: their role in atrial fibrillation[J]. J Interv Card Electrophysiol, 2005,13(Suppl 1):37–42.

48. Oral H, Chugh A, Good E, Sankaran S, Reich SS, Igic P, Elmouchi D, Tschopp D, Crawford T, Dey S, et al. A tailored approach to catheter ablation of paroxysmal atrial fibrillation[J]. Circulation, 2006,113:1824 –1831.

49. Stiles MK, Brooks AG, John B, et al. The effect of electrogram duration on quantification of complex fractionated atrial electrograms and dominant frequency[J]. J Cardiovasc Electrophysi ol,2008,19(3):252–258.

50. Arruda M, Natale A. Ablation of permanent AF: adjunctive strategies to pulmonary veins isolation: targeting AF NEST in sinus rhythm and CFAE in AF[J]. J Interv Card Electrophysiol, 2008,23(1):51–57.

51. Calkins H, Brugada J, Packer DL, et al. HRS/EHRA/ECAS expert consensus statement on catheter and surgical ablation of atrial fibrillation: recommendations for personnel, policy, procedures and follow–up. A report of the Heart Rhythm Society (HRS) Task Force on Catheter and Surgical Ablation of Atrial Fibrillation developed in partnership with the European Heart Rhythm Association (EHRA) and the European Cardiac Arrhythmia Society (ECAS); in collaboration with the American College of Cardiology (ACC), American Heart Association (AHA), and the Society of Thoracic Surgeons (STS). Endorsed and approved by the governing bodies of the American College of Cardiology, the American Heart Association, the European Cardiac Arrhythmia Society, the European Heart Rhythm Association, the Society of Thoracic Surgeons, and the Heart Rhythm Society[J]. Europace,2007,9(6):335–379. Europace,2009,11(1):132.

52. European Heart Rhythm Association (EHRA),European Cardiac Arrhythmia Scoiety (ECAS),American College of Cardiology (ACC), et al. HRS/EHRA/ECAS expert Consensus Statement on catheter and surgical ablation of atrial fibrillation: recommendations for personnel, policy, procedures and follow–up. A report of the Heart Rhythm Society (HRS) Task Force on catheter and surgical ablation of atrial fibrillation[J]. Heart Rhythm,2007,4(6):8 16–861. Heart Rhythm,2009,6(1):148.

导管射频消融损伤的病理生理和影响因素

CHAPTER 3

　　射频能量是一种交流电能量，其频率范围在350~1000kHz之间。因为过低频率的电流虽然也能加热组织造成组织损伤，但同时会引起以上肌肉和神经刺激造成疼痛和心律失常，而频率在200~300kHz的交流电在大多数情况下可以避免这种反应的发生，所以射频消融过程中引发心律失常的风险很小，可被安全地应用于心脏的各个腔室中。过高频率的电流虽然也可使用，但是进入微波频率范围的电流使组织损伤变得难以掌控，所以临床上使用的射频消融电频率一般都设定在500kHz。

　　1986年，Frank M首次[1]将外科的射频能量通过2mm射频消融导管应用于动物实验中。因为射频能量有效、安全、使用方便，仪器设备价格较低，使其迅速成为临床消融的主力，获得广泛应用。所有的电生理工作者均应该熟练使用它，了解其特性并掌握其影响因素，以获得更好的临床消融效果。

　　目前临床工作中对射频消融损伤的常见误解有[2]：

　　❋ 通过冷却消融电极表面温度可以增加消融损伤范围。

　　❋ 至少要25~50W的消融功率才能获得足够大的损伤范围。

　　❋ 通过冷却消融电极表面温度可增加消融的安全性。

　　❋ 消融电极头端面积越大，消融损伤越大。

　　❋ 消融电极头端温度可直观反映被消融组织的最高温度。

　　❋ 只要肝素化就可以防止消融过程中血凝块的形成。

　　❋ 只有消融导管顶端电极表面温度达到100℃，焦痂才会形成。

　　❋ 当结束消融手术后，如果消融电极表面没有焦痂，说明消融过程中没有形成血栓。

　　只有完全了解了射频能量在血液、心肌和患者机体间的传递、组织加热过程，血栓形成过程及消融过程中电极阻抗的变化等才能正确理解消融损伤的形成，而不至于造成以上的误解，同时也有利于更安全有效地进行消融手术。

1 射频能量在血液、组织间的分布及射频损伤的形成

1.1 射频消融损伤的决定因素——有效功率

有学者研究了在同一部位不同功率放电消融后的心肌组织内温度，结果发现正常接触情况下，心肌组织内的最高温度与放电消融的实际输出功率呈正相关关系[3]（图3-1）。

由于心肌组织内最高温度与组织损伤的程度直接相关，即实际输出功率越大，组织损伤程度越重，但是实际输出功率并不能直接反映组织损伤的程度。

例如，通常在消融左侧旁道时实际输出功率在10~25W就可达到满意温度，而在消融右侧旁道时，有时候需要设定输出功率到70W甚至更高才能达到较为满意的效果。只有进入组织内的那部分消融能量才是真正的有效功率，有效功率越大，组织内的最高温度越高，损伤范围越大，当然出现并发症的风险也越大。有效功率只占实际输出功率的一部分，在局部血流、阻抗、导管-组织贴靠紧密程度、灌注盐水的流量一致的情况下，有效功率占实际输出功率的比例相对固定。通过射频消融仪上显示的实际输出功率数值可以推算出有效功率的大小（图3-2）。

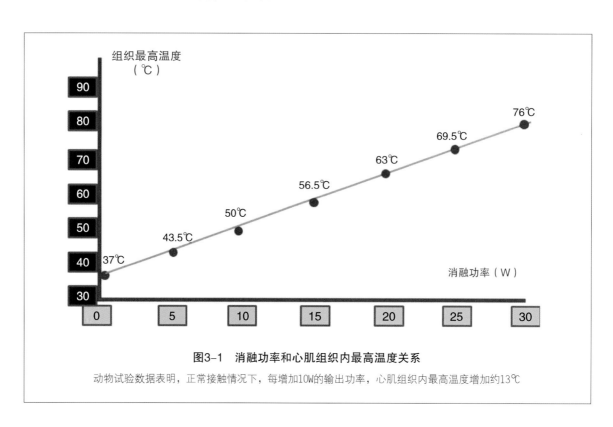

图3-1 消融功率和心肌组织内最高温度关系

动物试验数据表明，正常接触情况下，每增加10W的输出功率，心肌组织内最高温度增加约13℃

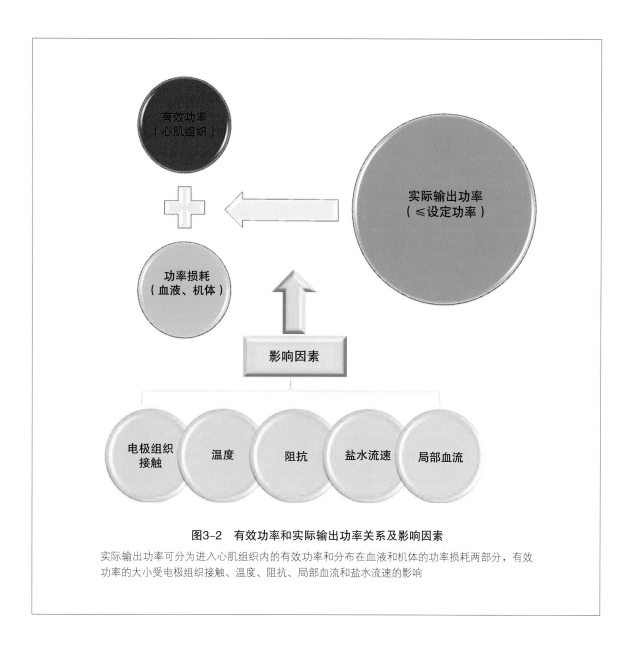

图3-2 有效功率和实际输出功率关系及影响因素

实际输出功率可分为进入心肌组织内的有效功率和分布在血液和机体的功率损耗两部分，有效功率的大小受电极组织接触、温度、阻抗、局部血流和盐水流速的影响

1.2 消融过程中射频能量的分布

消融过程中，只有部分消融电极表面与心肌组织接触，其余消融电极表面与血液接触。相对于心肌组织而言，血液是更好的导体，所以大部分的射频电流其实是随血液传递。电流通过心肌组织或血液，传导至胸壁最后抵达无关电极（通常放置在背部）。这样，射频能量就分为以下几个方面：电极-组织接触面、电极-血液接触面、机体本身和无关电极-躯干接触面[4]（图3-3）。

根据物理学定律：功率=阻抗×电流^2，所以射频能量在这几个部位的具体分配取决于各个部位的阻抗值。如果电极-组织接触面加电极-血液接触面的阻抗，与机体本身加背部电极-体表接触面的阻抗相等，则射频能量在这两部分的分布是相同的。也就是说，射频能量的一半损耗在机体和背部电极-体表接触面上，不能产生有效损伤；如果机体本身加背部电极-体表接触面的阻抗只占总阻抗的1/3，那么只有1/3的能耗损失[5]。

为了能精确计算出各部位的阻抗，文献报道了一种方法[2]，采用两根相同规格的4mm的大头消融导管，分别与心肌接触，通过1W的消融功率放电后，分别记录两者的阻抗值。然后将这两根大头消融导管同时与心肌接触，采用并联方式连接后放电消融，理论上电极-组织接触面加电极-血液接触面的阻抗会下降一半左右，而机体和背部电极-体表接触面的阻抗值不会变化（图3-4）。

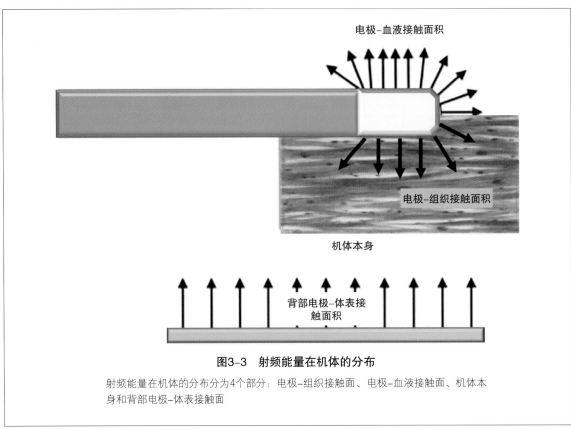

图3-3　射频能量在机体的分布

射频能量在机体的分布分为4个部分：电极-组织接触面、电极-血液接触面、机体本身和背部电极-体表接触面

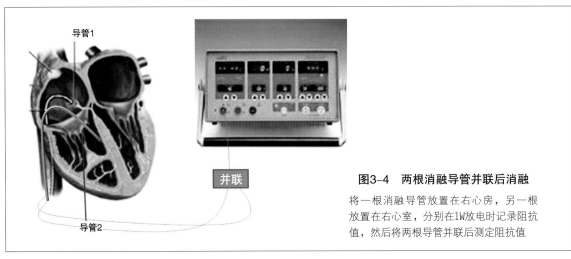

图3-4　两根消融导管并联后消融

将一根消融导管放置在右心房，另一根放置在右心室，分别在1W放电时记录阻抗值，然后将两根导管并联后测定阻抗值

通过这种方法可以分别计算出这两部分的阻抗值（表3-1）。

5例患者用这种方法分别测量和计算出阻抗值，分别运用导管1或导管2测量到的阻抗值（总阻抗值）在110~146Ω，并联后阻抗值在75~94Ω，分别计算出单根导管-血液-组织界面的阻抗值在66~95Ω，平均75Ω，而机体及背部电极的阻抗值在31~60Ω，平均47Ω。

不同的背部电极也会对阻抗产生影响。在上述的测量过程中，采用的是放置在低位背部的单个10×20的电极片，其与体表界面间的阻抗值为10~20Ω。

以总阻抗值120Ω为例，导管-血液-组织界面的阻抗值约为75Ω，占总阻抗值的62%；机体及背部电极阻抗值约45Ω，占总阻抗值的38%（图3-5）。也就是说，消融总功率的38%会"损耗"在机体和背部电极周围，当然这个功率的损耗其实是用来对机体进行"加热"，只是对一个体重75kg的患者来说，50W-60s的放电只能升高

表3-1 机体各部位阻抗的计算方法

| 患者 | 测量阻抗（Ω） | | | 实际阻抗（Ω） | | |
	导管1	导管2	并联后	导管1	导管2	机体+背极板
1	121	118	75	90	87	31
2	128	129	94	68	69	60
3	114	146	89	63	95	51
4	121	116	83	73	68	48
5	113	110	78	69	66	44
平均				75		47
SD				11		11

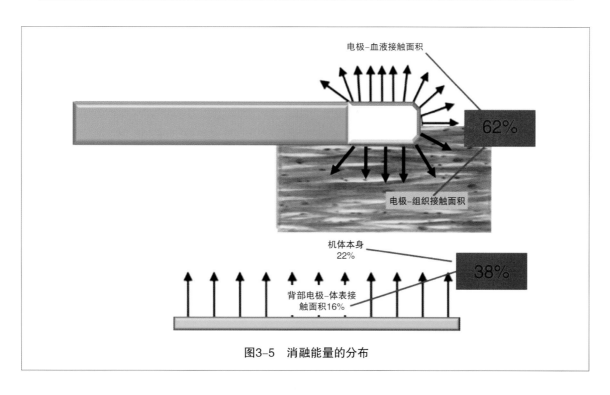

图3-5 消融能量的分布

机体体温0.01℃，很少会被感知到。但是如果背部电极和体表间未紧密接触，造成局部的阻抗值过高，会有较多能量聚集在背部电极周围，甚至可能造成"电灼伤"。

一般情况下，总消融能量的62%左右分布在电极-组织和电极-血液接触面上，其他约38%的能量分布在机体本身及背部电极-体表接触面上。

运用大面积的背部电极，或背部电极贴在躯干部位，或使用并联的背部电极均可能降低背部电极-体表间的阻抗值，从而减少能量"损耗"。据报道，并联的背部电极板比单个的背部电极板，阻抗值下降约10Ω。

1.3 射频能量在电极-组织接触面和电极-血液接触面之间的分布

射频能量在射频导管头端可分成两部分：一部分随血液流失；另一部分在电极-组织接触面。两者之间的分布比例取决于导管头端电极与血液和组织的接触面积比例。如在冠状窦内，导管头端电极与组织接触接近100%，只有极小部分直接与血液接触，所以70%左右的总射频能量均被用来加热组织，只需要较小的功率即可达到满意的消融深度。而在很多情况下，射频导管只有顶部和心内膜接触（图3-6），也就是说对于4mm消融导管头端电极而言，只有约25%的电极表面积与心内膜接触。

有时，导管会以平行贴靠的方式接触心内膜，虽然顶端电极与心内膜的接触面积变大（图3-7），但是平行贴靠时无法通过推送导管加压使头端电极半陷入心内膜内增加接触面。这种情况下的实际接触面积也只有25%左右。

除了接触面积外，消融导管头端与血液和组织间的阻抗不同也是影响消融能量在两者间分布的重要因素。由于电极-血液接触面的阻抗值要小于电极-组织接触面，消融能量更易于从血液

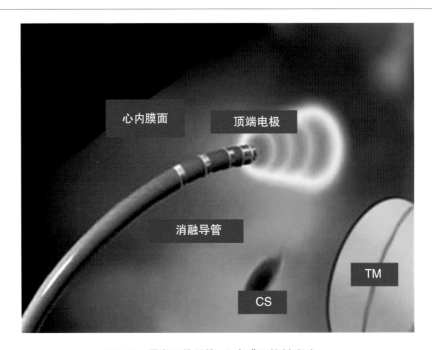

图3-6 最常见的导管-心内膜面接触方式

发散。以25%的电极−组织接触面积为例，最后消融导管总能量的约1/7能进入组织，其余6/7随血液带走，即只有总能量的9%才能进入组织，形成有效的消融损伤，约53%的总能量被血液带走。

对使用4mm消融导管以50W进行消融的病例而言，只有区区4.5W是有效能量，26.5W被血流带走，11W用于加热机体，还有8W加热背部电极−体表接触面（图3−8）。

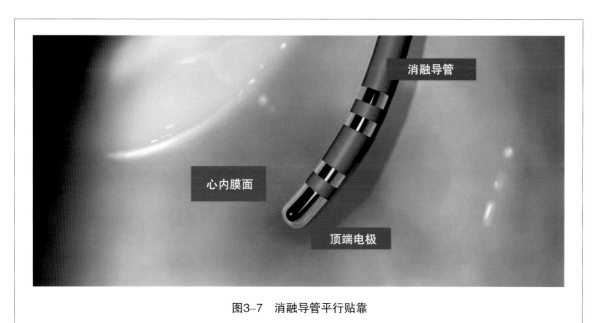

图3−7 消融导管平行贴靠

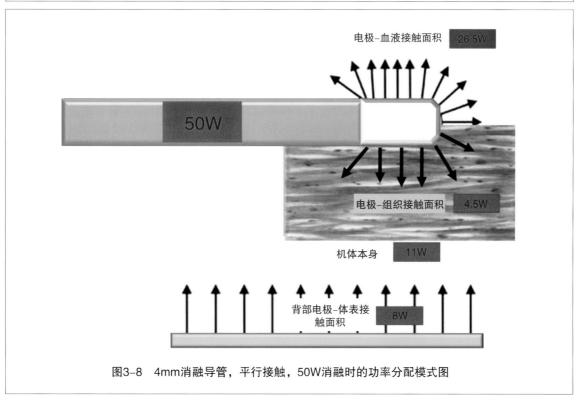

图3−8 4mm消融导管，平行接触，50W消融时的功率分配模式图

1.4 组织加热反应

消融能量进入组织后，对组织造成的损伤分为两部分：直接组织加热反应和热量间接传导[6-12]。其中直接组织加热反应是指具有一定阻抗值的心肌组织受到电流通过时，电能经过阻抗生热并被转换为热能，主要机制是由于心肌组织的带电颗粒在高频电场中急剧旋转和振荡时互相碰撞，以及与周围颗粒介质碰撞而致的热效应，使局部心肌组织变性失活，发生凝固性坏死。产生的热能大部分经直接传导、少部分经辐射而传输到邻近的心肌组织，热能同时也经对流消失在心血池中。热能产生的最主要因素是组织中的电流密度，如图3-9，所见消融大头导管局部与组织接触面积不过4~8mm²，而背部电极面积约为100~250cm²，电流密度在消融大头导管局部最高，而背部电极附近的电流密度很低，基本没有加热反应。直接组织加热的热量产生，与局部心肌组织的阻抗及电流密度呈正相关。

消融能量的直接组织加热反应与电流密度大小密切相关，但是射频消融时电流密度与距离消融电极的距离负相关，即离开消融电极越远，电流密度越低（图3-10）。

组织的加热反应与电流密度呈正相关，所以离开消融大头导管距离越远的组织，直接加热损伤越小。图3-11中可见，约90%消融产生的热量在消融电极表面1~1.5mm的距离，而离开这个距离的心肌组织基本上已经没有直接加热效应，而是由消融电极周围的热传导造成间接损伤。这种由热传递造成的损伤也是随着离开消融电极越远而逐渐递减，表现出一个温度的梯度。所以有时候需要30~60s，甚至更长的时间才达到所谓的最大范围的损伤[13-14]（图3-12）。

射频电流一般都是以单极方式传导，即射频电流在消融导管头端和体表电极板之间传导，因为是交流电，两者之间无所

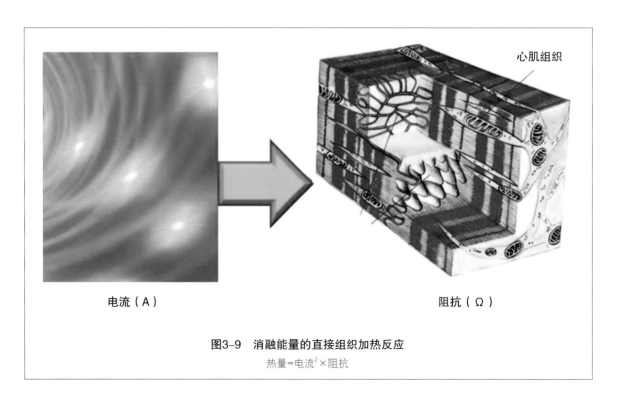

电流（A） 阻抗（Ω）

图3-9 消融能量的直接组织加热反应

热量=电流²×阻抗

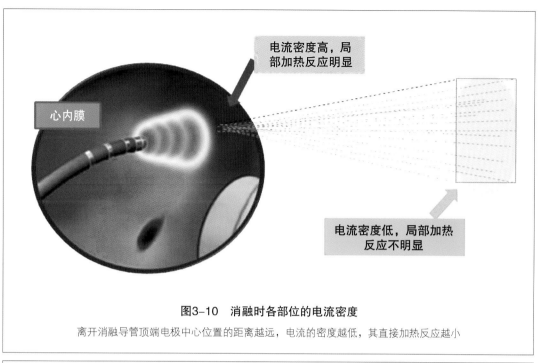

图3-10 消融时各部位的电流密度

离开消融导管顶端电极中心位置的距离越远，电流的密度越低，其直接加热反应越小

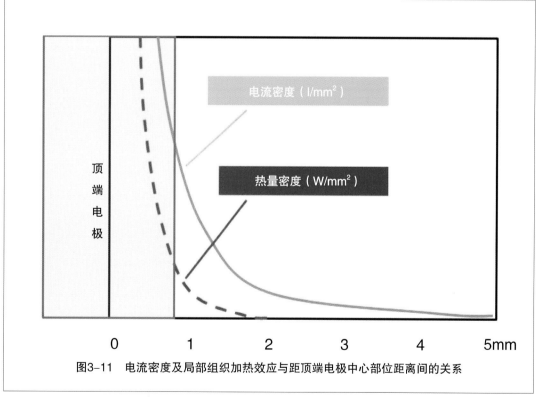

图3-11 电流密度及局部组织加热效应与距顶端电极中心部位距离间的关系

谓阳极和阴极。也有尝试通过双极放电来达到线性消融的消融方式，通过特殊的消融导管（可控弯，多极，每两极之间都有线圈缠绕）来达成。当所有电极都与心肌组织接触良好时，可以采用双极放电同时进行消融，理想状态下可以造成连续性线性损伤（图3-13）。该技术的难点在于使导管的所有电极都与心肌组织能接触良好十分困难。

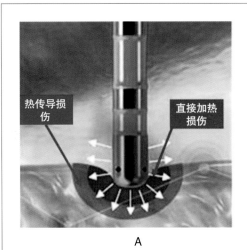
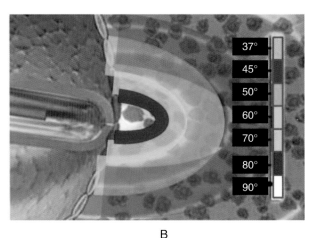

图3-12　消融损伤的两种方式及产生的热量梯度

A. 显示在射频消融过程中，靠近消融导管电极头端的心肌组织电流密度大，是直接加热损伤，而离开电极较远的心肌组织是热传导损伤；B. 显示消融过程中的热传导造成的热量梯度，在靠近电极的心肌组织可以达到80~90℃（温控消融导管），甚至达到100℃（非温控消融导管，也不可能超过100℃，因为会有焦痂形成），随着传播距离的延长，在心肌组织内形成温度梯度。一般来说，组织温度高于45℃才会产生不可逆的心肌损伤

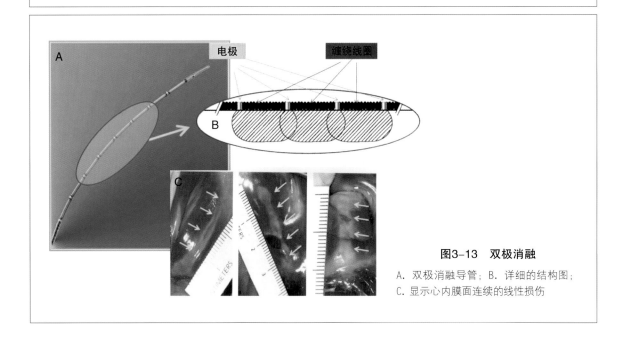

图3-13　双极消融

A. 双极消融导管；B. 详细的结构图；
C. 显示心内膜面连续的线性损伤

2 影响有效功率的因素

影响有效功率的因素很多，最主要的有实际输出功率、导管与组织间的接触、消融导管顶端电极温度、消融电极的大小与形状、阻抗、盐水流速、局部血流速度等。在接触稳定的情况下，实际输出功率越大，有效功率越大。而局部血流属于客观因素，通常无法调节，故我们主要讨论其余的几项因素。

2.1 消融导管-组织接触

有效功率是指实际能产生损伤的消融能量。有效功率=消融实际输出功率-（血流损失的功率+机体损失的功率+皮肤背部电极界面损失的功率）。

实际输出功率并不是指消融仪上预设的功率，而是在放电过程中射频消融仪实际输出的功率。有经验的术者通常会在术中密切注意实际输出功率的大小，因为这与消融损伤的效果密切相关。通常，房颤导管消融时功率设定前壁35W，后壁及顶部30W，但实际消融仪输出的功率受顶端电极温度感受器的负反馈控制，当顶端电极温度到达设定温度时（通常设定在43~45℃）输出功率就不再增加。

如上所述，通常情况下25%的电极表面与心内膜接触时，只有9%左右的实际输出功率致使组织损伤，如果电极表面与心内膜的接触面积更大时，会有更多比例的能量用以组织损伤。例如，消融导管头端电极在左心房心内膜面的陷窝、裂隙（图3-14），左右心室的腱索，二尖瓣环下或冠状窦内时，电极和组织的接触面积会大大增加，可达50%甚至更多。以50%的电极-心肌接触面积计算，21%的实际输出功率可被用来造成组织

损伤，大约是正常状态下的2.5倍。当然，如果是普通温控消融电极，通过温度反馈，实际输出功率会被限制，但是在冷盐水消融导管，由于冷盐水的局部降温，顶端电极温度并不能真实反应接触面的局部温度，有时甚至会相差40℃以上。而在这种状况下，以高功率对菲薄的左心房肌进行消融可能会导致心肌爆裂、穿孔等严重并发症[15]。

消融导管顶端电极与心肌组织非常紧密地接触会造成两种影响：

一是与正常接触相比，更多部分的消融能量被用以形成心肌损伤，从而较小的实际输出功率就达到了设定的电极温度。

二是由于电极-心肌组织紧密接触，使电极表面和心肌组织表面的温度差别减小，类似于低血流状态。这种情况下，电极表面温度易达到设定温度，但是心肌组织内最高温度要远低于正常（图3-15）。

总之，消融导管顶端电极与心肌组织非常紧密的接触可带来两种改变：①进入组织的有效功率占输出功率的

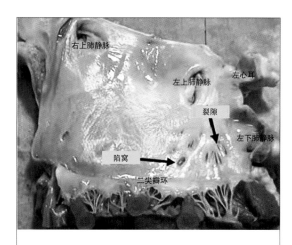

图3-14 左心房解剖结构

左心房的心内膜面并不平整，可有陷窝和裂隙，如消融导管头部电极陷入其中，会增加消融风险

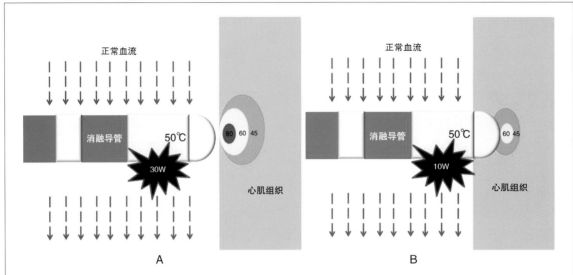

图3-15 正常接触和紧密接触状态下的消融导管顶端电极温度及组织温度

A. 显示正常血流状态下，以30W放电消融，心肌组织内最高温度可以达到80℃，消融损伤的范围较大；B. 显示在紧密接触状态下，只有10W放电消融，心肌组织内最高温度60℃（正常接触时10W组织内最高温度约50℃，顶端电极温度达到50℃，达到设定温度，输出功率不再能增加，消融损伤的范围也较小

比例增加。②顶端电极和心肌组织间的温度差减少。但真正决定组织损伤的是组织内最高温度。在相同的输出功率下，因为有效功率多，紧密接触的组织损伤大；但是在达到相同的顶端电极温度时（通常情况下紧密接触的实际输出功率小），紧密接触时的组织内温度不如正常接触高，组织损伤小。对临床的指导意义为：

✳ 在输出功率很大而温度达不到的时候，加强导管-组织贴靠可增加损伤度。

✳ 在输出功率很小而温度已经达标时，减少贴靠力度或选用灌注导管以增加输出功率。

2.2 阻抗

阻抗监测对于判定消融损伤的程度有一定意义。要准确理解消融过程中阻抗变化的意义，首先必须了解阻抗的形成。

前面已经介绍了阻抗由电极-血液-组织界面、机体本身阻抗和背部电极阻抗3部分组成，其中在消融过程中机体本身阻抗和背部电极阻抗没有太大的变化，差别主要由电极-血液-组织界面阻

阻抗的产生

如果把消融导管顶端电极周围的组织看成由一层层的同心圆组成，那阻抗就是各层间阻抗的相加，而各个薄层的阻抗值随着与电极的距离增加而降低。例如，最靠近电极的组织层阻抗为1，那离开电极各层阻抗分别为1/2、

1/4、1/9、1/16、1/25、1/36、1/49等，最后的总和约等于1.58。经计算，对于一根4mm的消融导管顶端电极而言，其附近5mm内的组织形成的阻抗就占总阻抗的97%（图3-16）。所以在消融过程中如果这5mm内的组织阻抗产生变化就会直接影响到总阻抗的变化。

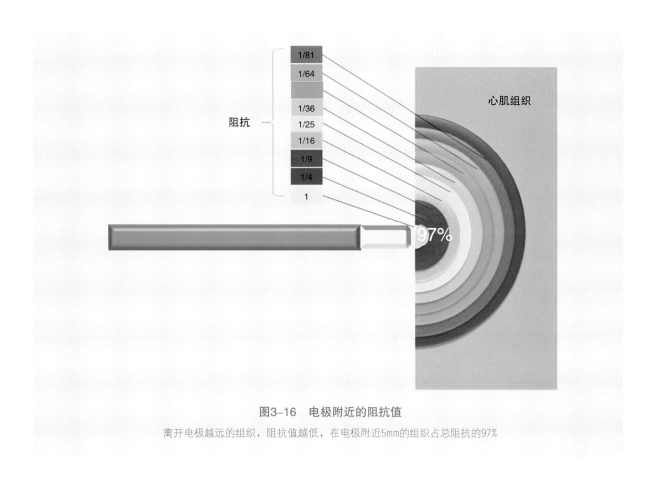

图3-16 电极附近的阻抗值

离开电极越远的组织，阻抗值越低，在电极附近5mm的组织占总阻抗的97%

抗的变化而形成。

已经有较多的文献报道，在消融过程中阻抗值会变低，往往提示消融有效。这是因为在消融过程中，由于直接加热效应和热传导效应造成的组织温度升高会使阻抗值下降。据报道，消融过程中电极温度的升高和阻抗的降低同样能预测消融损伤的范围[16]，但是需注意以下几点：

❋ 电极和组织及血液接触均产生阻抗，且血液的阻抗和组织的阻抗有较大差别，电极和组织及血液的接触面积变化会产生阻抗的变化。

❋ 如果在每次放电消融前记录到阻抗值，消融过程中阻抗的下降程度可以部分地反映消融损伤的范围。

❋ 阻抗的变化也受到电极–组织接触紧密程度的影响。电极和组织接触较少的情况下，电极大部分和血液接触。由于血液是流动的，难以被加热，阻抗变化很小，故消融过程中总阻抗降低不明显。例如，右侧旁道消融很少有阻抗下降；而电极和组织紧密接触情况下，消融后组织加热阻抗降低，总阻抗也降低。例如，左侧旁道的消融后阻抗常下降10Ω左右。

❋ 在局部血流很慢的情况下，即使电极和组织接触较少，局部血液加热后阻抗也会下降。

❋ 如果阻抗值明显下降，可能提示消融损伤过大。有研究表明[17]，在左心室消融形成"爆裂音"前，阻抗值下降了至少18Ω。

❋ 像电极温度一样，不能仅依靠消

融后阻抗降低的程度来判断消融损伤的范围和程度，需要结合局部血流和电极-组织接触紧密度综合判断。

2.3 组织和电极表面的温度

消融导管顶端电极表面的温度升高并非电极本身被电流加热所致，而是由于其接触到被加热的心肌组织而受到热的传导，而电极-心肌接触面由于受到血液对流的影响，表层的温度并不是最高的，最高的组织温度往往位于表层下数毫米的区域[18-20]（图3-17）。

消融导管顶端电极和心肌组织间的温度差异有时候相当大且往往难以预测，其影响因素主要有两个方面：①局部的血流速度。②导管和局部心肌组织的贴靠程度。故顶端电极的温度不能准确代表心肌组织的温度，特别是放电消融刚开始，电极温度急剧上升，而此时心肌组织内的热传递才刚起步。

所以临床上常见有以较小功率放电消融就达到了较高的设定温度。比如，10W消融达到50℃，这通常提示两种可能：①电极与局部心肌组织贴靠比较密切，导致较多能量传递到心肌组织。②局部低血流，影响电极-组织接触面局部的降温。

在冷盐水消融导管运用于临床后，导

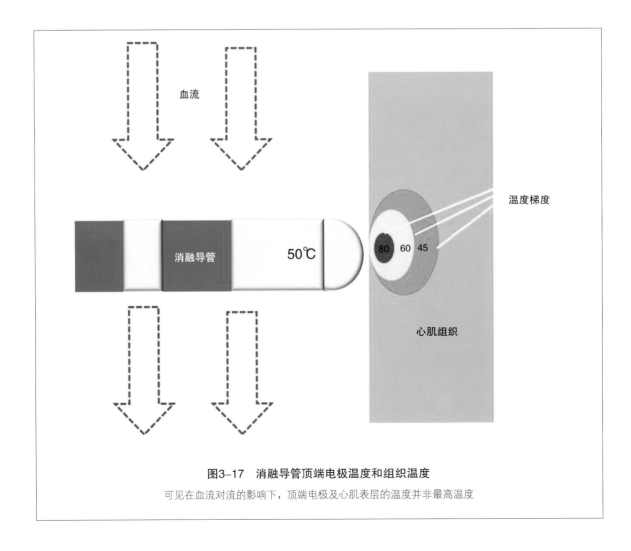

图3-17 消融导管顶端电极温度和组织温度

可见在血流对流的影响下，顶端电极及心肌表层的温度并非最高温度

管顶部电极温度不能准确反应组织内的最高温度，从而失去了温度对输出功率的反馈控制，从而以设定的功率值进行消融，有可能造成有效功率过大，组织损伤过大甚至爆裂伤的可能。有学者[21]研制出顶端带针样温度感应器的消融导管，与心内膜面接触时可记录到表层下1~4mm的温度，从而能直接监测消融时的组织内最高温度，便于调节输出功率大小以获得最佳效果。但是该研究只能在动物试验进行，由于存在心肌穿孔风险，该导管无法进入临床应用。

总之，消融导管顶端电极并不能准确反应心肌组织内最高温度，其受局部血流和电极-组织接触紧密程度影响很大，特别是冷盐水灌注消融导管，顶端电极的局部温度和组织温度间的差别更大。必须要结合实际输出功率、顶端电极温度和局部血流才能较准确地判断出消融损伤的大小。

2.4 消融导管顶端电极大小

射频能量是一种电能。在最早期关于射频损伤的动物实验中，使用的是顶端2mm、管径6F的消融导管[22-23]，只需要6~7W就可以产生半径6mm的消融损伤，但在使用顶端4mm的大头消融导管进行类似的实验时，需要25W可以产生半径9mm的消融损伤[24]（图3-18）。

注意：消融电极越大，可达到的消融损伤越大，但前提是需要更大的消融能量。

最早期的射频消融使用2mm顶端电极，受到实际输出功率的限制（电极顶端表面积小，电极温度过高阻抗升高），只能产生6mm的消融损伤。增加了顶端电极面积到4mm后，损伤范围增加了（图3-18）。为此有公司开发了8mm顶端电极的消融导管[25-27]，消融效果是否能进一步增加受多种因素影响，尚不清楚。

2.4.1 8mm消融导管的阻抗变化

8mm消融导管顶端电极的表面积是4mm消融导管的2倍，其与血液及心肌组织的接触面增加，故总阻抗从平均120Ω（4mm）降低到100Ω左右，其中机体及背部电极的阻抗并无变化（45Ω左右），只是电极-血液-组织界面的阻抗下降了（从75Ω降至55Ω左右）（图3-19）。

2.4.2 8mm消融电极的实际消融效果

由于顶端电极表面积很大，8mm消融电极的实际消融效果很大程度上取决于电极与心内膜面的紧密接触比例。与4mm消融导管垂直贴靠和平行贴靠均约25%的接触面积不同，8mm消融导管的接触面积很大程度上取决于导管的贴靠方向，如果平行与心内膜面贴靠，有25%的电极表面与心内膜接触，而垂直贴靠时，接触面积只有12%。从这推算下来，8mm消融导管平行贴靠时，有8%的实

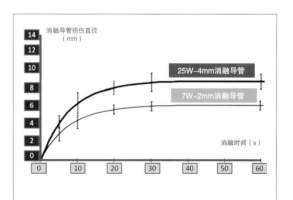

图3-18 不同大小顶端电极的消融深度

图中可见，在在体动物实验时使用6F、2mm顶端电极的导管进行消融时，只需要7W的输出功率，在30s时达到接近6mm的最大损伤直径，而使用7F、4mm顶端电极的导管进行消融时，需要25W的输出功率，在30s时可以达到近9mm的损伤直径。需要说明的是，两种导管均是无温度反馈控制的消融导管

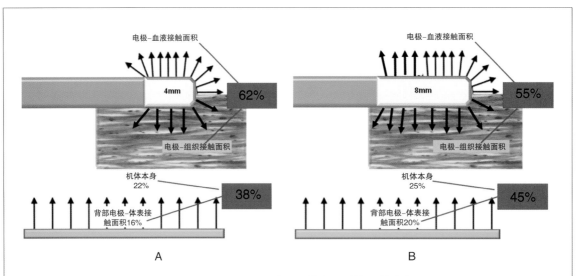

图3-19 4mm和8mm消融导管消融时的阻抗分布

A. 显示4mm消融导管消融时电极-血液-组织界面阻抗约占总阻抗值的62%，也就意味着62%的实际输出功率消耗在这个界面；B. 显示8mm消融导管消融时电极-血液-组织界面阻抗约占总阻抗值的55%，意味着只有55%的实际输出功率消耗在这个界面

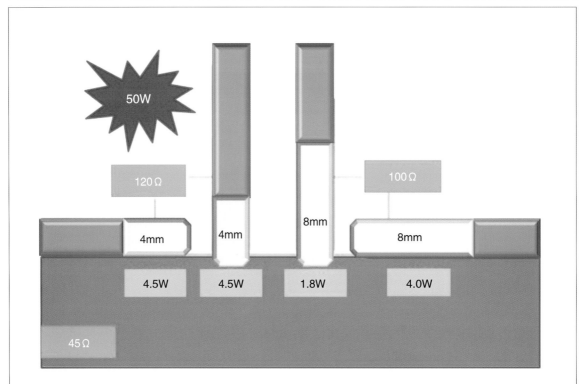

图3-20 4mm和8mm消融导管两种贴靠方式的有效组织损伤功率

图中可见，同样是50W输出功率的情况下，8mm消融导管垂直贴靠有效组织损伤功率明显低于平行贴靠和4mm消融导管

际输出功率形成组织损伤，而垂直贴靠时，这个数值只有3.5%。

如果使用50W的实际功率进行消融，4mm消融导管无论垂直贴靠和平行贴靠，均有约4.5W的能量用于造成组织损伤，而8mm消融导管平行和垂直贴靠时，用于造成组织损伤的能量分别为4W和1.8W（图3-20）。

动物试验的研究数据也证明，使用8mm消融导管时，往往需要1.5~5倍的实际输出功率才能达到与4mm消融导管同样的顶端电极温度。所以当实际输出功率相同时，8mm消融导管造成的损伤通常小于4mm消融导管。

在临床的实际应用中，8mm消融导管更难以调控方向，有时也无法控制其与心内膜面的接触方式，消融损伤的范围有时候难以预测。但在某些情况下，比如三尖瓣峡部依赖性房扑的时候，该导管能全程保持与心内膜面的平行贴靠，从而有一定的优势；另外在低血流状态时，导管顶端电极温度容易过高，反馈抑制使实际输出功率不够，改用8mm消融导管改善了血流对顶端电极的"降温"效应，理论上可以使实际输出功率达到2倍。

2.4.3 8mm消融导管注意事项

◈ 8mm消融导管使消融功率造成组织损伤的有效性下降，往往需要更大的消融功率才能获得理想的消融效果。

◈ 同样的消融功率下，8mm消融导管由于电极贴靠的方式不同，消融的效果迥异。

◈ 8mm消融导管顶端电极-组织间的温度差异较大，电极温度无法准确反映心肌组织温度，难以避免组织过热产生的"组织爆裂"和软血栓甚至血栓形成。

◈ 即使形成血栓，由于8mm消融导管

顶端电极表面积大，阻抗升高也不明显。

◈ 8mm消融导管进行消融时，其对组织过热的风险预报不够灵敏，往往需要其他手段来额外监测消融效果和安全性。比如，采用心腔内超声监测消融时的气泡产生情况。

◈ 顶端电极越大，记录到的心内膜信号越差。

有研究结果表明，使用金等热传递性更高的金属作为顶端电极的材料，可能会增加8mm消融导管的有效性和安全性[28~29]。

2.5 冷盐水灌注消融导管

除了增加顶端电极大小外，另一种有效的能增加消融损伤的消融导管是冷盐水灌注消融导管。所谓冷盐水其实是相对于机体温度而言。室温下的盐水进入导管或体内，可有效地降低顶端电极的温度。早在1987年就有学者开始研究如何在消融过程中通过盐水灌注来降低顶端电极温度，以及这种冷盐水灌注导管的效果。目前灌注导管可分为内灌注式消融导管和开放灌注式消融导管两种[30~33]（图3-21）。

2.5.1 内灌注式消融导管

由于直接冷却了顶端电极，使得输出功率不再受到电极温度负反馈的影响，内灌注式消融导管能以最大的设定功率进行消融。无论从动物试验还是临床应用都证明确实能增加消融效果[34,35]，但是同样也失去了温度负反馈的"保护作用"，使得在消融导管-组织紧密接触的情况下，组织过热发生"爆裂"[36]（心肌组织内温度超过100℃）及血栓形成的可能性增加。有研究表明，阻抗监测并不能防止爆裂音的产生，只有控制顶端电极温度在40℃以内才能有效防止

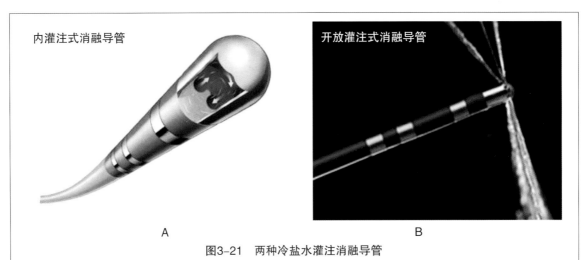

图3-21　两种冷盐水灌注消融导管

A. 显示内灌注式消融导管，用以降温的盐水不进入机体，只在导管内循环，只降低导管的温度；B. 显示开放灌注式消融导管，盐水通过导管顶端的小孔进入体内，同时降低导管及周围组织的温度

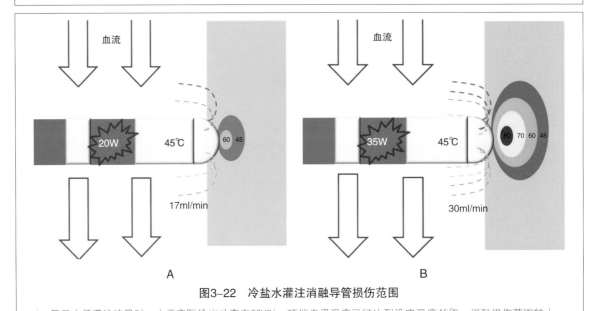

图3-22　冷盐水灌注消融导管损伤范围

A. 显示在低灌注流量时，由于实际输出功率在20W时，顶端电极温度已经达到设定温度45℃，消融损伤范围较小；B. 显示增加灌注流量后，实际输出功率达35W，组织内温度升高，消融损伤范围较大。表象似乎是增加灌注后损伤增大，实质是实际输出功率的增加造成的损伤增大

心肌组织内损伤过大[37]。

2.5.2 开放灌注式消融导管

为达到满意的消融效果，同时尽量减少和避免并发症的发生，在房颤导管射频消融时一般主张使用冷盐水灌注温控消融导管。目前国内主要采用的是开放灌注式消融导管，其远端有数个微孔，消融时在高压灌注泵的驱动下，生理盐水通过这些微孔到达导管远端，冷却的盐水直接进入体内，不仅仅降低了消融导管顶端电极的温度，同时也降低了心内膜组织表面及血液的温度。需要注意的是，灌注的冷盐水本身并不能增加消融损伤范围（图3-22）。

相反的是，在同样的实际输出功率下，由于降低了心内膜表面的温度，灌注流速增加造成的损伤比低灌注流速更小[38]（图3-23）。

开放式冷盐水灌注的优点在于：

❋ 降低顶端电极温度，使输出功率不受温度的反馈抑制，能达到预设的功率。

❋ 降低电极及周围组织的温度，从而降低血栓形成的风险。

开放式冷盐水灌注的缺点在于：

❋ 大流量盐水灌注时，顶端电极温度不能准确地灵敏地反映出组织过热，有潜在的组织"爆裂"的危险。

❋ 小流量盐水灌注时，减小了顶端

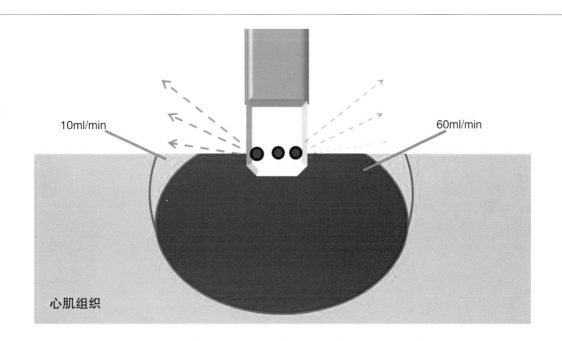

10ml/min 60ml/min

心肌组织

图3-23 相同消融功率不同冷盐水流速的情况下的消融损伤范围

在同样的输出功率下，10ml/min盐水灌注的消融损伤与60ml/min灌注相比，组织内损伤深度相仿，心内膜表面损伤面积更大

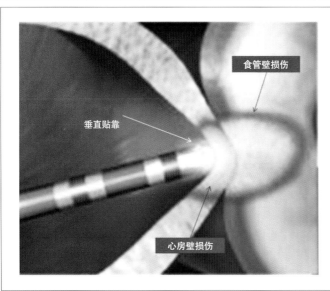

食管壁损伤

垂直贴靠

心房壁损伤

图3-24 左心房内消融损伤

垂直贴靠、张力过大和高功率放电消融容易造成损伤范围过大，甚至损伤到周围组织如食管

电极和心肌组织的温度差，减少了心肌"爆裂伤"风险，但是局部血栓形成的风险增加。

对冷盐水灌注消融导管的建议和策略：

❀ 在左心房和左心室消融，首选4mm冷盐水灌注消融导管，最大设定功率分别是50W和35W。流速通常设定在17ml/min（30W以下）和30ml/min（30W以上）。

❀ 冷盐水灌注导管消融可能会造成组织过热甚至"爆裂"的可能，常见于垂直贴靠且张力较大的情况下（图3-24），所以应尽量避免在高张力下高能量放电消融。

3　血栓形成

在早期射频消融治疗心律失常时，温控消融导管还未普及，消融过程中的阻抗突然增高是非常常见的现象。这通常是由于消融导管顶端电极表面结焦痂所致[39-40]（图3-25），而焦痂导致的电极–组织接触面阻抗的急剧升高会反馈抑制放电。

温控射频消融导管的问世，使这个难题得到解决[41-44]。如果导管顶端电极的温度超过设定温度（通常是60~65℃），输出功率就不再增加，能避免顶端电极表面的焦痂形成和电极–组织接触面阻抗的突然升高。但是在动物实验中发现[45-47]，温控消融导管进行消融时，心内膜面也会有血栓形成而且并不伴有阻抗的增加和电极表面焦痂形成（图3-26）。

3.1　血栓形成的基本机制

国外有学者研究在射频消融过程中的"软血栓"形成，发现即使达到"肝素化"，ACT 300~350s，也不能避免这种所谓的"软血栓"形成[48]，而且在没有了纤维蛋白和红细胞的血清中也可以形成这种"软血栓"，证明这种"软血栓"并非由凝血系统产生，所以不是严格意义上的血栓。研究发现，其本质是血液中的蛋白

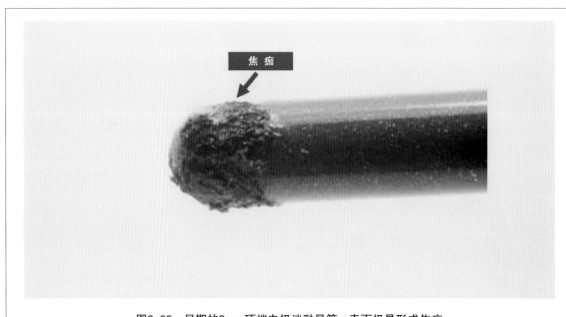

图3-25　早期的2mm顶端电极消融导管，表面极易形成焦痂

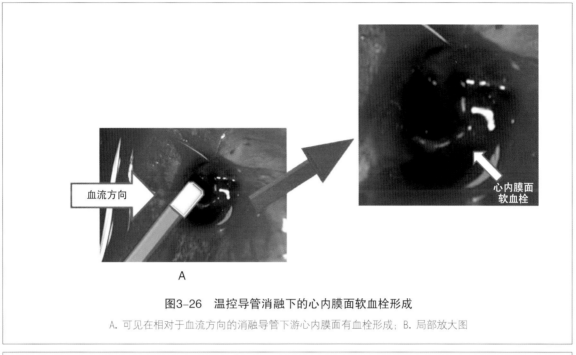

图3-26 温控导管消融下的心内膜面软血栓形成

A. 可见在相对于血流方向的消融导管下游心内膜面有血栓形成；B. 局部放大图

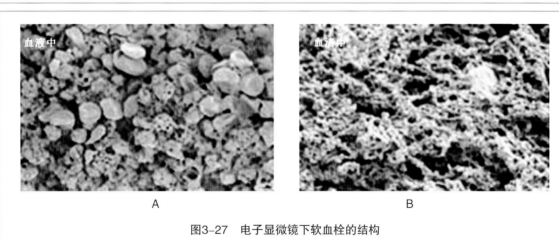

图3-27 电子显微镜下软血栓的结构

A. 在血液中形成的血栓，可见红细胞堆积在网状结构中；B. 显示血清中形成的软血栓，网状结构清晰可见

质变性而形成的网状结构，如果在血液中形成，这种网状结构会与红细胞纠集形成血栓，而在血清中就会单纯出现这种网状的类似血栓结构（图3-27）。

一般情况下温度达到55℃，蛋白开始变性。研究发现[49]在有血流不停冲刷的条件下，消融导管顶端电极温度达到70~80℃时（反映的是电极附近组织的温度），电极周围血液中的蛋白开始

变性，可能是引发"软血栓"形成的最重要的触发因子。蛋白变性进一步增多局部聚合成网状结构，红细胞聚集在这些网状结构上形成血栓。因为组织表面的温度最高，软血栓开始时主要时在组织表面形成，逐渐增多并开始附着于消融导管头端电极表面，等红细胞聚集，血栓形成后，局部的血流更慢，血栓加速堆积，最后消融导管头端电极表面血

栓干燥脱水形成焦痂，局部阻抗急剧升高，反馈使放电终止（图3-28）。

温控消融电极可以在步骤3之前降低功率输出，使电极表面的血栓不进一步脱水和形成焦痂，但是并不能完全阻止软血栓和血栓的形成[50-53]，而且由于消融导管撤出后电极表面往往没有焦痂或不明显，多数术者不会注意到局部血栓产生。这种情况下，降低消融功率和运用开放式灌注的冷盐水消融导管对减少局部血栓的形成有明确效果。

3.2 低血流对血栓形成的影响

在正常血流情况下，血液对流带走热量，消融导管顶端电极和心肌组织间温度差在30~40℃。而在心房颤动状态下，特别是合并有左心室的收缩功能降低时，左心房内血流速度减慢，血液对流带走的局部热量减少，以致于消融导管顶端电极和心肌组织间的温度差很小[54]（图3-29）。

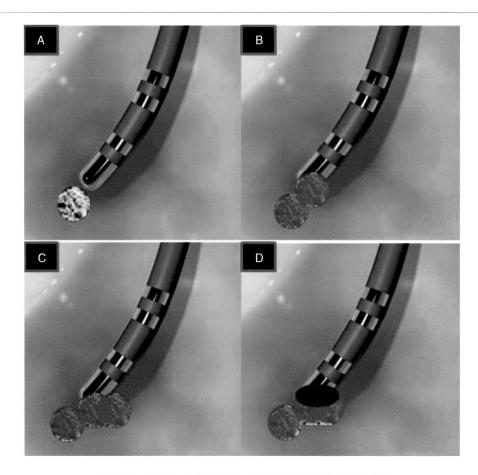

图3-28 消融过程中软血栓形成到消融局部焦痂的模式图

A. 显示消融过程中蛋白变性形成软血栓，开始时在局部组织表面形成，此时局部电极表面尚无血栓附着，阻抗也无增加，撤出消融导管局部电极表面无异常；B. 显示血栓聚集增多，开始附着于电极表面，但此时附着很松散，阻抗只有轻微增加，撤出消融导管局部电极表面也无异常；C. 显示血栓进一步聚集，影响局部血流，附着于电极表面的血栓增多，阻抗增加但尚不影响放电，此时撤出消融导管局部电极可见有微红色血栓附着；D. 显示电极头端局部血栓脱水干燥形成焦痂，阻抗急剧增加，无法进一步放电消融，此时撤出消融导管局部电极表面黑色焦痂明显

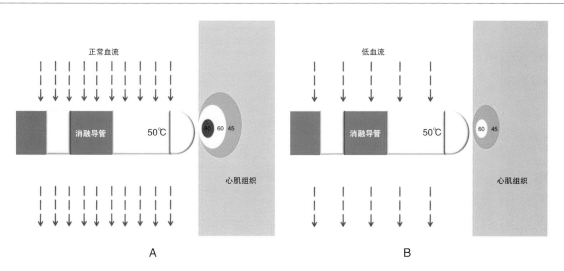

图3-29 正常血流和低血流状态下的消融导管顶端电极温度及组织温度

A. 显示正常血流状态下，顶端电极温度50℃，心肌组织内最高温度可达80~90℃，消融损伤的范围较大；B. 显示在低血流状态下，电极顶端温度50℃，心肌组织内温度可能只有55~60℃，消融损伤的范围较小

在这种状况下，如何增加消融损伤的深度？心肌组织内产生气泡、爆裂伤的温度是100℃[37]，通过提高设定温度从而增加消融能量的方法可以使心肌损伤加大，即使顶端电极温度达到70~75℃，心肌组织内的温度仍会低于100℃的临界线。必须注意的是，这么高的电极温度会造成明显的蛋白变性。在低血流状态下，变性的蛋白容易形成软血栓乃至血栓，所以在这种情况下，冷盐水灌注消融导管是更安全有效的增加消融损伤的方法。

4 总结

❋ 在正常的导管-心肌组织接触状态下，只有一小部分射频消融能量进入心肌组织形成损伤。

❋ 消融导管顶端电极温度的升高、阻抗的下降和实际输出功率均能部分反映组织损伤的大小，但由于导管-组织接触紧密程度不一和局部血流的影响，单独依靠这些指标来判断损伤范围并不准确。

❋ 温控消融导管的确能阻止顶端电极表面的焦痂形成，但并不能防止组织表面血栓的形成，且后者的形成与是否达到肝素化无关，与蛋白变性有关。

❋ 8mm消融导管在增加输出功率的情况下可能会增加消融效果，但是必须保持顶端电极与心内膜面平行。

❋ 冷盐水灌注消融导管通过增加实际输出功率扩大消融损伤的范围，减少血栓形成的危险，但是由组织过热带来的危险性相应增加。

❋ 冷盐水灌注消融导管进行消融时，保持导管顶端电极温度在40~45℃以下[37-55]，可以有效减少组织过热造成的严重并发症。

❋ 冷盐水灌注消融导管进行消融时，如果消融后阻抗值下降10Ω左右，通常说明消融有效，阻抗下降超过18Ω，要警惕心肌组织"爆裂"的危险。

参 考 文 献

1. Hoyt RH, Stephen Huang SK, Marcus FI, et al. Factors influencing trans-catheter radiofrequency ablation of the myocardium[J]. J Appl Cardiol,1986,1:469-486.

2. Wittkampf FH, Nakagawa H. RF catheter ablation: Lessons on lesions[J]. Pacing Clin Electrophysiol,2006,29(11):1285-97.

3. Schumacher B, Eick O, Wittkampf FHM, et al. Temperature response following non-thraumatic low power radiofrequency application[J]. Pacing Clin Electrophysiol,1999, 22:339-343.

4. Nath S, DiMarco JP, Gallop RG, et al. Effects of dispersive electrode position and surface area on electrical parameters and temperature during radiofrequency catheter ablation[J]. Am J Cardiol,1996, 77:765-767.

5. Nakagawa H, Wittkampf FHM, Yamanashi WS, et al. Inverse relationship between electrode size and lesion size during radiofrequency ablation with active electrode cooling[J]. Circulation, 1998,98:458-465.

6. Haines DE, Watson DD, Verrow AF. Electrode radius predicts lesion radius during radiofrequency energy heating[J]. Circ Res, 1990, 67:124-129.

7. Haines DE, Watson DD. Tissue heating during radiofrequency catheter ablations: A thermodynamic model and observations in isolated perfused and superfused canine right ventricular free wall[J]. Pacing Clin Electrophysiol, 1989, 12:962-976.

8. Wittkampf FHM. Temperature response in radiofrequency catheter ablation[J]. Circulation,1992,86:1648-1650.

9. Avitall B, Khan M, Krum D, et al. Physics and engineering of transcatheter cardiac tissue ablation[J]. J Am Coll Cardiol, 1993, 22:921-932.

10. Haines DE. The biophysics of radiofrequency catheter ablation in the heart: The importance of temperature monitoring[J]. Pacing Clin Electrophysiol, 1993, 16:586-591.

11. Nath S, DiMarco JP, Haines DE. Basic aspects of radiofrequency catheter ablation[J]. J Cardiovasc Electrophysiol, 1994, 5:863-876.

12. Wittkampf FHM, Simmers TA, Hauer RNW, et al. Myocardial temperature response during radiofrequency catheter ablation[J]. Pacing Clinical Electrophysiol,1995, 18:307-317.

13. Haines DE. Determinants of lesion size during radiofrequency catheter ablation: The role of electrode-tissue contact pressure and duration of energy delivery[J]. J Cardiovasc Electrophysiol, 1991, 2:509-515.

14. Skrumeda LL, Mehra R. Comparison of standard and irrigated radiofrequency ablation in the canine ventricle[J]. J Cardiovasc Electrophysiol, 1998, 9:1196-1205.

15. Wittkampf FHM, van Oosterhout MF, Loh P, et al. Where to draw themitral isthmus line in catheter ablation of atrial fibrillation:Histological analysis[J]. Eur Heart J, 2005, 26:689-695.

16. Hartung WM, Burton E, Deam AG, et al. Estimation of temperature during radiofrequency

catheter ablation using impedancemeasurements[J]. Pacing Clin Electrophysiol, 1995, 18:2017–2021.

17. Seiler J, Roberts–Thomson KC, Raymond JM, et al. Steam pops during irrigated radiofrequency ablation: feasibility of impedance monitoring for prevention[J]. Heart Rhythm, 2008,5(10):1411–1416.

18. Nakagawa H, Yamanashi WS, Pitha JV, et al. Comparison of in vivo tissue temperature profile and lesion geometry for radiofrequency ablation with a salineirrigated electrode versus temperature control in a canine thigh muscle preparation[J]. Circulation, 1995, 91:2264–2273.

19. Kongsgaard E, Steen T, Jensen O, et al. Temperature guided radiofrequency catheter ablation of myocardium: Comparison of catheter tip and tissue temperatures in vitro[J]. Pacing Clin Electrophysiol, 1997, 20:1252–1260.

20. Weiss C, Antz M, Eick O, et al. Radiofrequency catheter ablation using cooled electrodes: Impact of irrigation flow rate and catheter contact pressure on lesion dimensions[J]. Pacing Clin Electrophysiol, 2002, 25:463–469.

21. Eick OJ, Bierbaum D. Tissue temperature–controlled radiofrequency ablation[J]. Pacing Clin Electrophysiol, 2003, 26(3):725–730.

22. Borggrefe M, Budde T, Podczeck A, et al. High frequency alternating current ablation of an accessory pathway in humans[J]. J Am Coll Cardiol, 1987, 10:576–582.

23. Wittkampf FHM, Hauer RNW, Robles de Medina EO. Control of radiofrequency lesion size by power regulation[J]. Circulation, 1989, 80:962–968.

24. Simmers TA,Wittkampf FHM, Hauer RNW, et al. In vivo ventricular lesion growth in radiofrequency catheter ablation[J]. Pacing Clin Electrophysiol,1994, 17:523–531.

25. Langberg JJ, Gallagher M, Strickberger SA, et al. Temperature–guided radiofrequency catheter ablation with very large distal electrodes[J]. Circulation, 1993, 88:245–249.

26. Rosenbaum R, Greenspon AJ, Smith M, et al. Advanced radiofrequency catheter ablation in canine myocardium[J]. Am Heart J, 1994, 127:851–857.

27. Tsai CF, Tai CT, Yu WC, et al. Is 8–mm more effective than 4–mm tip electrode catheter for ablation of typical atrial flutter [J] ? Circulation, 1999, 100:768–771.

28. Simmons WN, Mackey S, He DS, et al. Comparison of gold versus platinum electrodes on myocardial lesion size using radiofrequency energy[J]. Pacing Clin Electrophysiol,1996,19:398–402.

29. Lewalter T, Bitzen A, Wurtz S, et al. Gold–tip electrodes; a new "deep lesion" technology for catheter ablation? In vitro comparison of a gold alloy versus platinum–iridium tip electrode ablation catheter[J]. J Cardiovasc Electrophysiol, 2005, 16:770–772.

30. Marrouche NF, Martin DO, Wazni O, et al. Phased–array intracardiac echocardiography monitoring during pulmonary vein isolation in patients with atrial fibrillation. Impact on outcome and complication[J]. Circulation, 2003, 107:2710–2716.

31. Petersen HH, Chen X, Pietersen A, et al. Temperature–controlled irrigated tip radiofrequency

catheter ablation: Comparison of in vivo and in vitro lesion dimensions for standard catheter and irrigated tip catheter with minimal infusion rate[J]. J Cardiovasc Electrophysiol, 1998, 9:409–414.

32. Yamane T, Jais P, Shah DC, et al. Efficacy and safety of an irrigated–tip catheter for the ablation of accessory pathways resistant to conventional radiofrequency ablation[J]. Circulation, 2000, 102:2565–2668.

33. Demazumder D, Mirotznik MS, Schwartzman D. Biophysics of radiofrequency ablation using an irrigated electrode[J]. J Interv Cardiac Electrophysiol, 2001, 5:377–389.

34. Matsumoto N, Kishi R, Kasugai H, et al. Experimental study on the effectiveness and safety of radiofrequency catheter ablation with the cooled ablation system[J]. Circ J, 2003, 67:154–158.

35. Yokoyama K, Nakagawa H, Wittkampf FHM, et al. Comparison of electrode cooling between internal and open irrigation in radiofrequency ablation; lesion depth and incidence of thrombus and steam pop[J]. Circulation, 2006, 113:11–19.

36. Wood MA, Shaffer KM, Ellenbogen AL, et al. Microbubbles during radiofrequency catheter ablation: composition and formation[J]. Heart Rhythm, 2005,2(4):397–403.

37. Cooper JM, Sapp JL, Tedrow U, et al. Ablation with an internally irrigated radiofrequency catheter: learning how to avoid steam pops[J]. Heart Rhythm, 2004,1(3):329–333.

38. Dorwarth U, Fiek M, Remp T, et al. Radiofrequency catheter ablation: Different cooled and noncooled electrode systems induce specific lesion geometries and adverse effects[J]. Pacing Clin Electrophysiol, 2003, 26:1438–1445.

39. Ring ME, Stephen Huang SK, Gorman G, et al. Determinants of impedance rise during catheter ablation of bovine myocardium with radiofrequency energy[J]. Pacing Clin Electrophysiol, 1989,12:1502–1513.

40. Haines DE, Verrow AF. Observations on electrode–tissue interface temperature and effect on electrical impedance during radiofrequency ablation of ventricular myocardium[J]. Circulation, 1990, 82:1034–1038.

41. Haverkamp W, Hindricks G, Gulker H, et al. Coagulation of ventricular myocardium using radiofrequency alternating current. Bio–physical aspects and experimental findings[J]. Pacing Clin Electrophysiol, 1989, 12:187–195.

42. Langberg JJ, Calkins H, El–Atassi R, et al. Temperature monitoring during radiofrequency catheter ablation of accessory pathways[J]. Circulation, 1992, 86:1469–1474.

43. Calkins H, Prystowsky E, Carlson M, et al. Temperature monitoring during radiofrequency catheter ablation procedures using closed loop control[J]. Circulation, 1994, 90:1279–1286.

44. Hindricks G, Haverkamp W, Gulker H, et al. Radiofrequency coagulation of ventricular myocardium: Improved prediction of lesion size by monitoring catheter tip temperature[J]. Eur Heart J, 1989, 10:972–984.

45. Haines DE, Verrow AF. Observations on electrode–tissue interface temperature and effect on electrical impedance during radiofrequency ablation of ventricular myocardium[J]. Circulation,

1990, 82:1034–1038.

46. Demolin JM, Eick OJ, Munch K, et al. Soft Thrombus Formation in Radiofrequency Catheter Ablation[J]? Pacing Clin Electrophysiol, 2002, 25:1219–1222.

47. Matsudaira K, Nakagawa H,Wittkampf FHM, et al. High incidence of thrombus formation without impedance rise during radiofrequency ablation using temperature control[J]. Pacing Clin Electrophysiol, 2003, 26:1227–1237.

48. Demolin JM, Eick OJ, Munch K, Soft Thrombus Formation in Radiofrequency Catheter Ablation[J]? Pacing Clin Electrophysiol, 2002, 25:1219–1222.

49. Matsudaira K, Nakagawa H, Wittkampf FHM, et al. High incidence of thrombus formation without impedance rise during radiofrequency ablation using temperature control[J]. Pacing Clin Electrophysiol, 2003, 26:1227–1237.

50. Thakur RK, Klein GJ,Yee R, et al. Embolic complications after radiofrequency catheter ablation[J]. Am J Cardiol, 1994, 74:278–279.

51. Zhou L, Keane D, Mrcpi, Reed G, et al. Thromboembolic complications of radiofrequency catheter ablation[J]. J Cardiovasc Electrophysiol, 1999; 10:611–620.

52. Delacretaz E, Stevenson WG, Winters GL, et al. Ablation of ventricular tachycardia with a saline–cooled radiofrequency catheter: Anatomic and histologic characteristics of the lesions in humans[J]. J Cardiovasc Electrophysiol, 1999, 10:860–865.

53. Calkins H, Epstein A, Packer D, et al. Catheter ablation of ventricular tachycardia in patients with structural heart disease using cooled radiofrequency energy[J]. J Am Coll Cardiol, 2000, 35:1905–1914.

54. Otomo K, Yamanashi WS, Tondo C, et al. Why a large tip electrode makes a deeper radiofrequency lesion: Effects of increase in electrode cooling and electrode–tissue interface area[J]. J Cardiovasc Electrophysiol, 1998, 9:47–54.

55. Thiagalingam A, D'Avila A, McPherson C, et al. Impedance and temperature monitoring improve the safety of closed–loop irrigated–tip radiofrequency ablation[J]. J Cardiovasc Electrophysiol, 2007,18(3):318–325.

房颤导管消融的围手术处理策略

房颤导管消融的围手术期并无确切定义，一般是指从患者拟行消融进行术前准备开始至术后1~3个月。随着房颤导管消融的广泛开展，加强手术期管理对于降低操作并发症、改善患者预后极具重要意义。

1 房颤导管消融患者的入选标准和排除标准

见（表4-1）。

表4-1 房颤导管消融患者的入选标准和排除标准

入选标准	排除标准
至少每月1次有症状的持续性房颤	临床心功能IV级，LVEF≤35%
至少每周发作1次阵发性房颤	年龄小于18岁或大于80岁
永久性房颤	有抗凝禁忌征
至少1种抗心律失常药物无效	有急性冠脉综合征表现（<6月）
应用1种以上抗心律失常药物才能控制症状	左心房内径≥65mm
有1项以上血栓形成危险因素	预计远期生存率小于1年
	经食管超声（TEE）提示左房或左心耳血栓形成
	合并有肾功能不全、阻塞性或弥散性肺功能障碍

2 房颤导管消融术前检查和准备

入院前常规华法林抗凝1个月，保持凝血酶原国际标准化比值（INR）2~3之间。入院后术前3d停用华法林，改用低分子肝素皮下注射，一日2次，至术前12h停用。

常规准备同普通导管射频消融，应进行X线胸片、心电图、经胸超声心动图、出凝血时间、血常规、肝肾功能等辅助检查和碘过敏试验，以及备皮和术前禁食等。

术前48h内经食管心脏超声心动图或心脏高速螺旋CT（要求16排以上）检查排除心脏血栓。如有条件行多层螺旋CT或核磁肺静脉成像检查，可更准确地了解肺静脉的解剖变异、肺静脉近段的直径及位置情况，结合影像融合技术指导导管消融，并可作为术后判断有无肺静脉狭窄的参照资料。

24h动态心电图检查除可以了解伴随律失常的类型而做出术前的基本诊断外，还可以了解窦房结和房室结的功能，手术前后进行对比便于术后分析消融效果和发现可能的心律失常并发症。

由于多数病人房颤发作频繁、症状明显，术前常已服用多种抗心律失常药物，故除临床研究需要外，不强调术前停用抗心律失常药物。

病人愿意选择导管射频消融治疗，对该治疗的疗效和危险性认知和理解，并在手术协议书上签字。

3 房颤导管消融的器械准备

房颤导管消融所需的设备主要有数字减影X线造影机（DSA）、多道电生理记录仪、三维标测系统（最常见的有CARTO系统或ENSITE系统）、射频能量发生仪、冷盐水泵等。

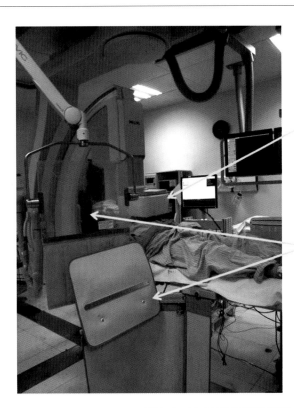

接收球管尽量靠近患者

上下挡板的使用

图4-1 减少X线辐射的技巧

3.1 数字减影X线造影机（DSA）

房颤导管消融对DSA机器并没有特殊要求，普通心血管专用DSA机可满足要求。房颤导管消融技术步骤较为复杂，不同经验术者的X线曝光时间差别很大，熟练的术者平均每台消融只需10~15min，而经验较少者可能需要30~50min，最好能够有较为完善的X线防护装置以减少术者的X线损伤。

减少X线的小技巧（图4-1）：

❋ 接受球管尽量靠近患者以减少X线的散射。

❋ 合理使用挡板。

❋ 降低X线透视的帧数。

❋ 使用透视图像储存回放功能来代替造影，当前很多DSA机都有能够储存并回放的透视片段的功能，这样通过透视来进行"造影"可以明显减少X线曝光（图4-2）。

注意：通常情况下房颤导管消融需要进行左心房及肺静脉造影，特别是环肺静脉消融时选择性肺静脉造影对确定肺静脉开口和选择合理的消融线至关重要，但是对于经验丰富的术者而言造影只是提供肺静脉开口的大体位置，精确定位还需术者的导管操作及三维标测系统辅助。

3.2 多导电生理记录仪

16道以上的电生理记录仪均可满足房颤导管消融的要求，本中心使用的是GE公司的Pruka多道电生理记录仪，用于电生理数据的实时记录与回顾。双极心内电图滤波30~500Hz，屏速100mm/s。多数情况下，环肺静脉消融术是最常用的房颤导管消融术式，建议多导电生理记录仪记录通道排列顺序为：体表心电图Ⅰ、V1导联，环状标测导管的电极

依次排列（从L12、L23、L34……到L910），冠状静脉窦导管的电极由近端至远端排列、消融导管的电极远端至近端排列（图4-3）。

3.3 射频消融仪和盐水灌注泵

本中心使用的是强生公司的射频消融仪（Stockert，Biosense Webster，USA）和冷盐水泵（图4-4），在冷盐水灌注消融导管的尾端侧孔，通过三通管与流量泵相连。放电时通过流量泵快速（17ml/min）给予冷盐水，以达到为消融导管的远端电极降温，从而产生较大和较深损伤的目的。在标测时以低流量（2ml/min）冷盐水持续输注以保持灌注通路的畅通。流量泵中的液体为低浓度肝素盐水（500U/500ml）。冷盐水灌注导管进行消融（Navistar），预设温度43~45℃，功率30~35W。术中根据病人的反应及具体情况适当进行调节，避免高功率、高温度设置下长时间放电。

3.4 三维标测系统

常用的是CARTO XP三维标测导航系统（Biosense Webster，USA）和EnSite-NavX三维标测导航系统（Endocardial Solutions Inc, USA），详细介绍见第6章。

3.5 心脏程序刺激仪

用于相关程序刺激进行拖带、诱发、协助识别电位和保护性起搏，国产的刺激仪即可满足临床需要，本中心采用的是苏州市东方电子仪器厂生产的DF-5A刺激仪。

3.6 导管消融术特殊器械准备

包括房间隔穿刺针、穿刺鞘（通常选用圣犹达公司的8.5F SL1鞘或强生公

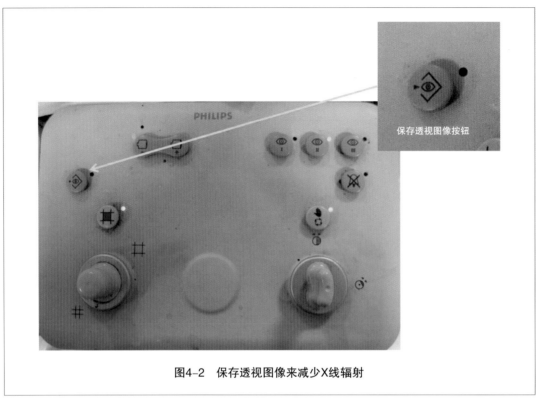

图4-2　保存透视图像来减少X线辐射

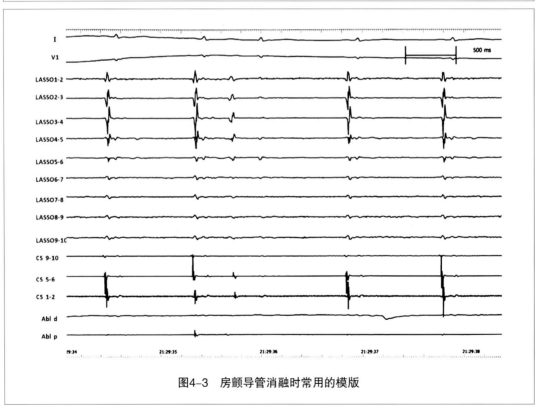

图4-3　房颤导管消融时常用的模版

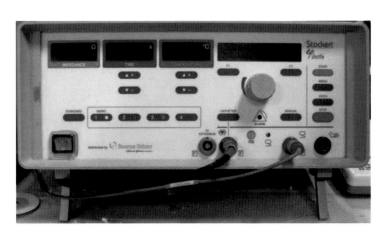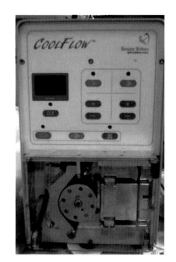

STOCKERT射频消融仪   灌注泵

图4-4 射频消融仪和盐水灌注泵

司的Preface鞘）、环形标测导管（通常使用Lasso，Cordis-Webster，USA）、冷盐水灌注消融导管（Thermo-cool NaviStar，Biosense Webster，USA）或其他特殊的消融器材（8mm温控消融导管、超声球囊、冷冻球囊等）。

4 房颤导管消融操作流程

4.1 建立静脉入路

2%利多卡因局麻，左锁骨下静脉穿刺置鞘，放置10极冠状静脉窦（CS）电极，左侧股静脉穿刺放置右心室起搏电极，右侧股静脉穿刺2次，送入两根8.5F L1 SWARTZ鞘至上腔静脉。

4.2 房间隔穿刺

沿SWARTZ鞘送入房间隔穿刺针，注射少许造影剂证实穿刺针位于鞘管之内。边缓慢回撤SWARTZ鞘穿刺针边将指示标记指向4点至5点方向，至

出现跳跃征（即左心房影下缘上方1椎体）多说明穿刺针已经位于卵圆窝内，此时再取右前斜（RAO）45°确定穿刺点后送穿刺针，有突破感后，注射少量造影剂，确定穿刺针在左心房后，将SWARTZ鞘送入左心房。注射普通肝素5 000U，以后每小时追加肝素1 000U预防血栓形成，术中进行活化凝血时间（ACT）监测，保持ACT在250~300s。再次穿刺房间隔并送入第二根SWARTZ鞘管。整个房间隔穿刺过程详见第5章。

4.3 肺静脉造影和定口

经SWARTZ鞘选择性逆行肺静脉造影，以显示肺静脉开口以及各肺静脉与周围毗邻结构的空间位置关系。左肺静脉造影：采用正位投影和右前斜30°、左前斜45°3个体位造影。右肺静脉造影：采用后前位和右前斜30°、左前斜45°3个造影体位。每次造影快速推注造影剂15ml左右，当SWARTZ鞘不能满意充盈肺静脉开口及

前庭时，采用6FJudkins右冠造影导管，在钢丝导引下送入肺静脉口内选择性造影。

经SWARTZ鞘送入10极环状电极（LASSO）置于各肺静脉内标测消融前后肺静脉电位，评估是否实现肺静脉电隔离。LASSO放置的标准位置：尽可能位于肺静脉开口，而且环状电极的1-2、9-10电极对位于每根肺静脉的上壁正"12"点钟位置。

肺静脉开口的定位方法详见第7章。造影确定肺静脉开口多在肺静脉根部与左心房轮廓转折之处，影像学定口的同时还必须结合局部电位的评估。

4.4 三维标测系统指引环肺静脉电隔离术

消融部位：左心房后壁距肺静脉口外1cm，前壁距肺静脉口0.5cm，同侧肺静脉口外环状消融（详见第7章）。导管消融终点：

❋ 环肺静脉消融线完整，无明显未消融到的区域。

❋ 观察30min后肺静脉电位消失或完全电学隔离。

❋ 合并三尖瓣峡部依赖的典型房扑患者，需达到双向传导阻滞。

❋ 合并房速患者，静脉滴注异丙肾上腺素后程序期前刺激或猝发刺激均不能诱发。

5 术后处理及随访

5.1 术后抗凝治疗方案

术后皮下注射低分子肝素3~5d，口服华法林抗凝治疗至少1月，INR控制在2~3之间（年龄大于75岁患者INR控制在1.6~2.5之间）。

术后第1d华法林首剂为2.5mg/d，首次接受治疗后第4d及第7d测定INR。此后每7d复查1次INR直至术后1月。若无房颤发作停服华法林，若仍有房颤发作则继续服用华法林。

如果测得的INR连续2次低于低限目标值，可适当加量，每次增加的华法林剂量不大于总剂量的1/2，加量后3d复测INR，观察是否达标。如果测得的INR高于目标值，处理方法见表4-2。

5.2 术后抗心律失常药物的应用

房颤导管消融术后常规应用抗心律失常药物的长期有效性尚不明确，因为数据有限。关于是否在消融术后常规应用抗心律失常药物治疗时间未达成一致意见。在得到更多的数据之前，导管消融术后抗心律失常药物的应用策略只是针对消融术后早期复发房颤或房性心动过速的患者。房颤导管消融术后短期应用抗心律失常药物除有助于减少术后房性心律失常发作，消除房颤致房颤作用外，尚可稳定患者情绪，促进其治疗依从性。术后选用何种抗心律失常药物，不同的电生理中心有不同的习惯。意大利Pappone根据患者病情个体化原则选择抗心律失常药物，对左心房直径>55mm和永久性心房颤动的患者口服胺碘酮，第1个月每周5d，200mg/d，第2个月每周5d，100mg/d。如果左心房直径缩小至35mm以下，且一直为窦性心律，从第3个月开始口服索他洛尔120mg/次、2次/d。如仍能维持窦性心律，服用索他洛尔1个月停药。对左心房直径40~55mm和阵发性心房颤动的患者，第1个月应用索他洛尔40mg/次、2次/d，合并应用氟卡尼50mg/次、2次/d。如果左心房直径缩小则继续服用索他洛尔1个月，40mg/次、

表4-2 INR监测超标时的相应处理方法

INR值	症状	处理方法
< 4.0	出血	停服华法林1~2d，出血控制后，恢复目标INR水平的治疗剂量
4.0~10.0		停服华法林，口服维生素K，1.0~2.5mg
< 5.0	无出血	减少剂量/停服华法林1次
5.0~9.0	无出血	停服华法林1次，口服维生素K，1.0~2.5mg，每天监测INR
> 9.0		停服华法林1次，口服维生素K，3~5mg
10.0~20.0		停服华法林，口服维生素K，5mg
> 20.0	严重出血	停服华法林1次，静注维生素K，10mg，q12h，补充新鲜血浆或凝血酶原复合物

2次/d。左心房内径<40mm和阵发性心房颤动的患者只服用索他洛尔1个月，40mg/次、2次/d。Haissaguerre 对于部分阵发性房颤患者术后使用抗心律失常药物3月，其中β受体拮抗剂占27%，胺碘酮占3%，氟卡因占16%,未予抗心律失常药物者占63%。国内多数医院对于无禁忌证的患者术后首选胺碘酮，并给予负荷量；不能服用胺碘酮的患者根据情况选用普罗帕酮或索他洛尔，对有病态窦房结综合征证据者则不用任何抗心律失常药物。

本中心的策略是术后所有患者继续服用抗心律失常药物1个月。满1个月后根据随访结果，若无房性心律失常发作则停用药物，反之继续服用。抗心律失常药物首选包括胺碘酮200~400mg/d、索他洛尔80~160mg/d，普罗帕酮450~600mg/d，次选药物包括维拉帕米120~240mg/d，地尔硫草90~120mg/d，可根据患者实际情况单用或联用，注意避免显著心动过缓、Q-T间期延长、甲状腺功能异常等不良反应。

5.3 术后观察期内房性快速性心律失常的处理方案

持续性房性快速性心律失常（包括房颤和房速），尽可能于持续48h内及时进行电复律治疗。阵发性房性快速性心律失常若症状严重、出现心力衰竭、心动过速心肌病等情况，应及时电复律。

5.4 再次消融

再次消融一般在首次房颤导管消融1月后进行。

5.5 术后疗效判断标准

房颤复发定义为术后1个月之后出现任何持续时间大于30s的房性快速性心律失常发作，包括症状性房颤和房速，或房颤或房速虽无症状但有客观心电图、动态心电图（Holter）、电话传输心电图证据。

5.6 术后心律失常的随访方法

可采用经电话传输心电图（SM 100型远程心电监护仪，德国TMS公司，图4-5），制订统一的随访方案，患者不适可随时传输心电图。结合48 h动态心电图和普通ECG评价患者术后心律失常发作情况。

术后第1，2，3 d及第7d复查心电图，1、3、6、9、12个月复查48 h Holter各1次。其他时间采用电话传输心电图方式随访。术后半年内每周检测1次，半年后每月检测1次。患者有心律失常症状性发作或根据随访医生的要求随时传输心电图。

所有随访心电图及电话心电图记录均由2名专职医师存档及保存。若出现失访情况则自动退出研究。

5.7 其他需要随访的指标或参数

甲状腺功能复查，口服胺碘酮患者每月随访1次，必要时B超检查甲状腺。

术后1个月随访经胸超声心动图，评估左心房大小、左心室内径和射血分数。

心脏螺旋CT扫描，评估有无肺静脉狭窄。

6 需要特别注意的问题

6.1 抗凝

房颤患者具有较高的栓塞并发症发生率，故房颤导管消融术前、术中及术后均涉及到抗凝问题，合理抗凝对减少导管消融相关的血栓栓塞事件具有重要意义。

6.1.1 术前抗凝

2006年《ACC／AHA／ESC房颤治疗指南》[1]指出房颤的复律可采用传统的复律策略，即"前三后四"抗凝复律方案；或采用经食管超声心动图指导下的复律方案。两种复律策略的栓塞率均较低，并且差异无显著性意义。国内部分电生理中心借鉴第一种复律策略，在房颤导管消融前进行3~4周华法林抗凝；另有一些中心借鉴第二种复律策略，在房颤导管消融前行经食管超声心动图检查排除心房及左心耳

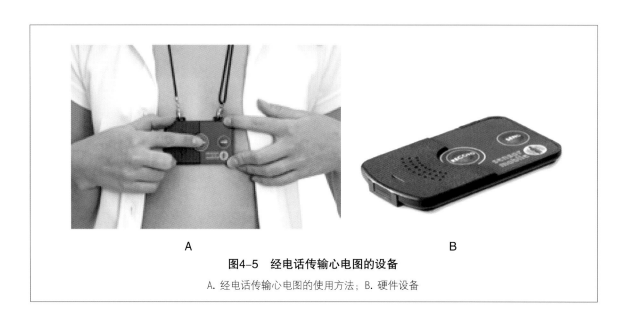

图4-5　经电话传输心电图的设备

A. 经电话传输心电图的使用方法；B. 硬件设备

血栓。北京安贞医院近1 000例房颤消融采用第二种抗凝策略（无额外术前1月抗凝），术前经食管超声心动图检查排除血栓，同时应用低分子肝素择期手术，围术期卒中仅仅4例，并不高于第一种抗凝策略[2]。本中心2006年及2007年1000余例房颤导管消融病例也采用第二种抗凝策略，2年共发生栓塞并发症5例，其中脑栓塞3例（1例为短暂性脑缺血发作），2例肠系膜动脉栓塞。尽管有研究显示64排CT、磁共振成像也可以显示左心房血栓，但是经食管超声心动图仍是显示左心房血栓的金标准[3]。经食管超声心动图检查时间应尽量接近于手术日，对持续性或永久性房颤者还应使用低分子肝素直至手术前夜。对于术前服用华法林的栓塞高危患者应于术前3d停用华法林，并以低分子肝素替代，要求手术当日INR<1.5。尽管目前也有不用低分子肝素替代华法林而直接进行导管消融的报道，其出血并发症并不高于目前常用的方案，但不做常规推荐。

6.1.2 术中抗凝

消融时左心房内的多根鞘管容易形成血栓，消融过程中全程有效的肝素化十分必要。研究显示，当穿间隔后很快就会在鞘管上形成血栓。2007年，HRS/EHRA/ECAS房颤导管和外科消融专家共识[4]建议，在穿间隔之前或穿间隔当时就应予100U／kg的负荷量肝素，并以10U／（kg·h）剂量补充肝素。应用肝素后应每10~15min测定一次ACT直至达到抗凝靶值后每30min测定一次ACT。整个操作过程ACT至少应为300~350s。对于心房显著增大或者具有左心房自发显影的患者，推荐ACT为350~400s。为避免鞘管内形成血栓，鞘管应以肝素盐水持续灌注。术中消融导管或标测电极撤出鞘管时应注意从鞘管外侧阀门抽吸血液至少5ml以上，并注意观察抽吸液内有无血栓，术中常规监测ACT具有重要意义，因为肝素的敏感性具有个体化差异，对于老年人、低体重指数、脑卒中高危患者通过监测ACT指导肝素应用尤显必要。为减少术后穿刺点出血的风险，手术结束后应当待ACT<200s再拔除鞘管。

6.1.3 术后抗凝

拔管后4~6h开始应用低分子肝素抗凝，同时合并应用华法林直至INR达标后停用。不同电生理中心的围术期抗凝策略不尽相同，2007年，HRS/EHRA/ECAS专家共识建议术后所有的患者均应服用华法林至少2月。尽管国内大多数中心对心房颤动消融后未服用抗心律失常药物仍维持窦性心律的患者停用华法林抗凝，但是HRS/EHRA/ECAS专家共识建议消融术后2个月后应根据脑卒中风险评估来决定是否继续服用华法林抗凝。对于CHADS2评分≥2分的患者即使是窦性心律也不应停用华法林，而对评分为1分的患者可应用华法林或阿司匹林。北京安贞医院房颤导管消融术后无论是否恢复窦性心律均须服用华法林3~6个月，维持INR 1.8~2.5。以后若无房颤发作则停用华法林，仍有房颤发作则继续应用华法林[2]。我们中心与之类似，但对于阵发性房颤导管消融术后3个月无房颤复发者，则停用华法林。服用华法林3d后应常规检查INR以识别对华法林高敏的患者，之后定期检查INR。华法林蛋白结合率高易受食物和其他药物的影响。新近应用其他药物或食物结构改变时应加强INR监测。此外，因胺碘酮可增加华法林的抗凝效果，术后服用胺碘酮的患者应警惕随着其血药浓度增加而增强华法林的抗凝作用，加大出血风险。

对植入冠脉支架且行房颤导管消融患者的抗凝策略目前尚无定论。对于此类患者，有限的数据表明三联（阿司匹林、氯吡格雷及华法林）抗凝治疗的安全性和阿司匹林加氯吡格雷抗凝治疗的临床疗效不满意，所以，亟需大规模的临床研究来进一步探讨此类患者的抗凝策略。现阶段，对于有长期服用华法林指征而需植入冠脉支架的患者，需慎重权衡出血和血栓的风险，选择个体化的抗凝策略[5]。

6.2 术中麻醉或镇静

房颤消融，特别是在左心房后壁消融时可引起难以耐受的疼痛。全身麻醉或适当的止痛、镇静是手术顺利进行的重要保障。术中适当的镇静既可以保证患者呼吸平稳，还可以避免患者术中因疼痛改变体位而影响三维电解剖标测系统定位的准确性。全麻适用于具有呼吸道阻塞风险的患者。北京安贞医院曾应用丙泊酚深度镇静，但需要经过培训的专业人员施行，心内科医生可能不能胜任，目前采用咪达唑仑／芬太尼镇静。应用时芬太尼1μg／kg负荷量静脉推注后，维持剂量1~2μg／（kg·h）静脉泵入，

咪达唑仑首剂0.03mg／kg缓慢静脉推注，镇静不满意者可追加1mg／0.5h。该方法对循环和呼吸抑制较小，过量时可用拮抗药物（氟马西尼）。但是术后患者有恶心、呕吐等不良反应。北京阜外医院房颤导管消融镇静方案如下，术前禁水、禁食6 h，术中咪达唑仑30mg、芬太尼0.5mg用生理盐水稀释到50ml，使用微泵推注，先20ml/h，稳定后10~15ml/h，用药15~20min，术中患者如有肢体活动，可临时推注0.5ml，术中需严密检测监测血氧、血压（正常一般下降20mmHg）、呼吸（可使用口咽通气管），在隔离完肺静脉后停药物20min，撤出导管时，快速静脉推注弗马西尼0.2mg，60s后呼唤，无反应，再推注0.2mg，唤醒病人，与之对话并检查其肢体活动情况。南京医科大学第一附属医院单纯采用芬太尼镇静，芬太尼100μg稀释后，消融预计疼痛前可先推注50μg，术中可追加50μg，一般最大剂量200μg，术中在电复律前一般不静脉推注地西泮。本中心术中一般采用地西泮加吗啡镇静，吗啡10mg稀释后在消融预计疼痛前静脉推注3~5mg，如疼痛仍较明显，则再分次静脉推注地西泮5~10mg，但对于有睡眠呼吸暂停综合征的患者则一般不主张推注地西泮。

参 考 文 献

1. Fuster V, Rydén LE, Cannom DS, et al. ACC/AHA/ESC 2006 guidelines for the management of patients with atrial fibrillation[J]. Circulation, 2006,114:257–354.

2. 董建增. 心房颤动射频导管消融的围手术期处理策略[J]. 心电学杂志，2008,27:37–40.

3. Gottlieb I, Pinheiro A, Brinker JA, et al. Diagnostic accuracy of arterial phase 64–slice multidetector CT angiography for left atrial appendage thrombus in patients undergoing atrial fibrillation ablation[J]. J Cardiovasc Electrophysiol,2008,19:247–251.

4. Calkins H, Brugada J, Packer DL, et al. HRS/EHRA/ECAS expert consensus statement on catheter and surgical ablation of atrial fibrillation: recommendations for personnel, policy, procedures and follow–up[J]. Heart Rhythm,2007,4:1–46.

5. Hermosillo AJ, Spinler SA. Aspirin, clopidogrel, and warfarin: is the combination appropriate and effective or inappropriate and too dangerous[J]? Ann Pharmacother,2008,42:790–805.

房间隔穿刺术

房间隔穿刺导管操作在心脏介入治疗如二尖瓣球囊成形术、左心房房性心律失常的射频消融中起重要作用。它最早从动物实验开始，后来在临床应用中不断得到改进和完善，成为一项成熟的技术。近几年，由于房颤导管消融的兴起，使房间隔穿刺术这个本来被渐渐遗忘的心脏介入基本技术重新获得了重视。

房间隔穿刺术的流派众多，方法各不相同，但其基本原理相同，所用器材和步骤也基本相似：

❋ 先将中空的房间隔穿刺针和长鞘送至上腔静脉。

❋ 穿刺针和鞘的顶端沿房间隔右心房面下滑至卵圆窝水平。

❋ 通过各个解剖标志精确定位理想的穿刺点。

❋ 穿刺针进入左心房（通过左心房的压力波形或手推造影剂证实）。

❋ 送入长鞘。

其中最重要的步骤是如何定位理想的穿刺点，而各个流派的主要区别在于强调不同的解剖标记。可供选择的解剖标记有：主动脉根部、冠状窦口、二尖瓣环、左心房影、右心房影和希氏束等。理想的解剖标记需要满足下面两个条件：

❋ X线透视下可见或可被标记。

❋ 其与卵圆窝的位置关系相对固定。

精确定位卵圆窝往往需要结合多种解剖标记，这就要求术者对房间隔、卵圆窝及其周围组织的解剖关系有充分了解。

1 房间隔穿刺的解剖基础

1.1 房间隔的大体解剖

房间隔位于左、右心房之间，由两层心内膜以及少量心肌和结缔组织构成，厚度为3~4mm。其前缘对向升主动脉中央，后缘与房间沟一致。房间隔平面与矢状面平均夹角45°±8°（30°~75°），与冠状面平均夹角为47°±8°（25°~60°）（图5-1），所以相对于其他透视角度，RAO45°透视能最大限度地展开房间隔，便于指导穿刺（图5-2，3）。左心房通常位于右心房的后上方，故房间隔相对于水平面有50°~70°的夹角（图5-4），这有助于理解房间隔穿

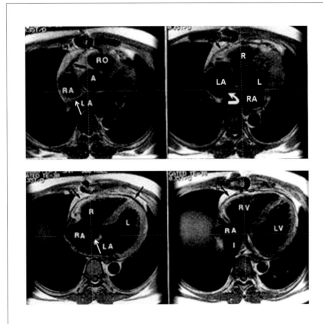

图5-1 房间隔位置的大体解剖（磁共振影像）

从左上到右下分别是不同层面的心脏横截面，箭头所指部位为房间隔位置，可见其与冠状面及矢状面均呈约45°夹角。RA：右心房；LA：左心房；AO：主动脉

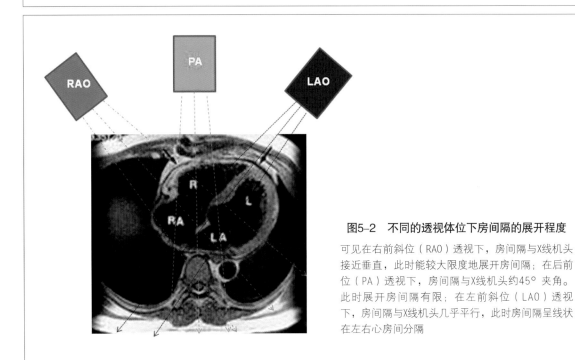

图5-2 不同的透视体位下房间隔的展开程度

可见在右前斜位（RAO）透视下，房间隔与X线机头接近垂直，此时能较大限度地展开房间隔；在后前位（PA）透视下，房间隔与X线机头约45°夹角。此时展开房间隔有限；在左前斜位（LAO）透视下，房间隔与X线机头几乎平行，此时房间隔呈线状在左右心房间分隔

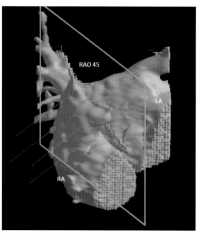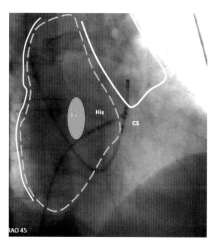

图5-3　RAO45°透视下房间隔最大限度展开

FO：卵圆窝；His：希氏束；cs：冠状窦

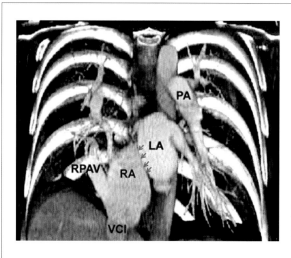

图5-4　左右心房及房间隔的具体位置

从图中可见左心房位于右心房的后上方，房间隔
面与水平也呈50°~70°夹角。 PA：肺动脉；
RPAV：右侧肺动脉；IVC：下腔静脉

**图5-5　不同的穿刺方向通过房间隔的
阻力不同**

在定位好理想的穿刺点后，不同的用力方向也
会影响到房间隔穿刺的难易。这是因为左心房
高右心房低，房间隔的位置是"倒向"穿刺针
方向的，图A 穿刺针下撤后保持原方向顶紧房
间隔，卵圆窝部位被顶起的"帐篷"样覆膜组
织和穿刺针的弧度接近平行关系，这样穿刺
的阻力也会大；这时保持针尖与房间隔的紧
密接触，然后顺钟向转动穿刺针，使其朝向
"后"，此时穿刺针顶端与房间隔面完全垂
直，接触面积最小阻力也最小，穿刺会比较顺
利，见图B

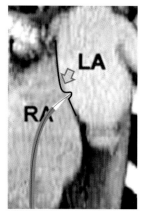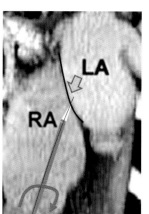

A　　　　　　B

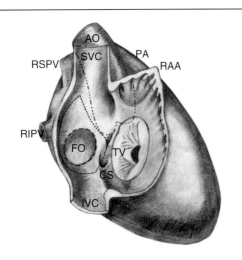

图5-6 房间隔右心房面观

3种不同线型的虚线分别勾勒出了主动脉、房间隔以及卵圆窝的大致界线。AO：主动脉；TV：三尖瓣；FO：卵圆窝；RAA：右心耳；PA：肺动脉；RSPV：右上肺静脉；RIPV：右下肺静脉；SVC：上腔静脉；IVC：下腔静脉；CS：冠状窦

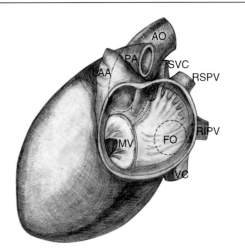

图5-7 房间隔左心房面观

3种不同线型的虚线分别勾勒出主动脉、房间隔以及卵圆窝的大致界线。AO：主动脉；MV：二尖瓣；FO：卵圆窝；LAA：左心耳；PA：肺动脉；RSPV：右上肺静脉；RIPV：右下肺静脉；SVC：上腔静脉；IVC：下腔静脉

刺时穿刺针的用力方向（图5-5）。

从右心房面观察，房间隔呈"叶片"形状，由前缘、后缘和下缘3个缘组成。"叶片"的顶端指向上腔静脉，前缘内凹与升主动脉走行基本一致，止于室间隔膜部之后的纤维三角，前缘和右心耳之间有一段平滑的右心房壁组织。后缘呈弧形绕过卵圆窝后缘止于冠状窦口。下缘较短，自冠状窦口附近至室间隔膜部之后的纤维三角。下缘和三尖瓣环之间有右心房心内膜和室间隔膜部相隔（图5-6）。

从左心房面观察，房间隔上缘与升主动脉后缘走行一致，宽阔平滑的左心房游离壁将房间隔上缘与左心耳分开。房间隔后缘呈弧形沿右肺静脉内侧下行，右上肺静脉与房间隔后缘的顶端接近。房间隔前缘由二尖瓣环构成。房间隔的左侧面较平坦，只在前缘上部附近可见一肌性弓状边缘，此为原发隔（第一房间隔）的残余。当房间隔未完全闭合时，此处可呈一小的

半月形裂隙使左、右心房相通。从左侧面观察卵圆窝形态不明显（图5-7）。

1.2 卵圆窝的解剖

房间隔右侧面中下部有一浅凹，称为卵圆窝（fossa ovalis，FO）。此处组织最薄，其中央仅厚1mm左右。卵圆窝边缘隆起，多呈倒"U"形，称为卵圆窝缘（图5-8）。

卵圆窝位于房间隔右侧面的中下部，

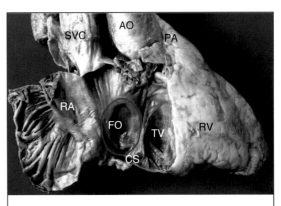

图5-8 卵圆窝的局部解剖

呈浅凹形。面积在儿童（1~10岁）和成人中分别为64mm²和240mm²。其前缘与房间隔前缘间的距离在儿童和成人中分别为3.6mm和5.0mm；其后缘与房间隔后缘的距离分别为3.9mm和6.1mm，所以卵圆窝位于右心房前后缘中间。

来自国内尸体解剖的资料报道，卵圆窝位于房间隔右侧面中下部，多为椭圆形（65.51%）或圆形（17.24%），少数为长条形（10.34%）或不规则形（6.91%），其纵轴长23.6±4.5mm（15~35mm），横轴长15.5±6.8mm（9~34mm）。

卵圆窝中点距上腔静脉口28±8mm，距下腔静脉口24±8mm，距冠状窦口中点平均为19mm，距三尖瓣隔瓣中点平均为25mm，距主动脉隆突底部中点平均为24mm，其前缘与主动脉升部最近距离为12±5mm，后缘距房间沟对应的心房壁为3±3mm。由卵圆窝中心水平方向穿刺，达到对侧心房壁之间的距离为28.4±6.4mm（图5-9）。

卵圆窝可被覆膜组织覆盖。一般情况下，左心房压力高于右心房，覆膜组

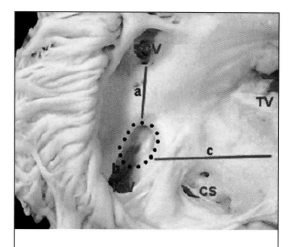

图5-9 卵圆窝的解剖位置

卵圆窝与上腔静脉、下腔静脉、三尖瓣隔瓣及冠状窦的解剖位置关系

织被压在房间隔上，没有分流；当有右心房压力超过左心房时，则可形成右向左分流，覆膜组织也可表现为部分覆盖和完全缺如（图5-10）。

理想的穿刺点其实就是卵圆窝部位，所以明确卵圆窝的解剖位置尤其是影像上的位置，熟悉其与各个解剖标记的相对关系，这对房间隔穿刺的指导意义很大（图5-11）。

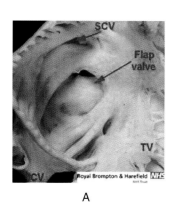
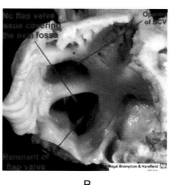
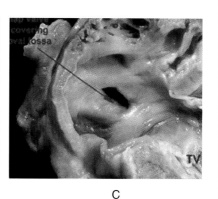

A   B   C

图5-10 卵圆窝的覆膜

A. 单向开放的覆膜基本遮盖整个卵圆窝；B. 卵圆窝的覆膜组织缺如；C. 覆膜部分覆盖卵圆窝

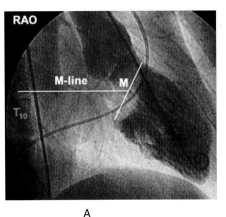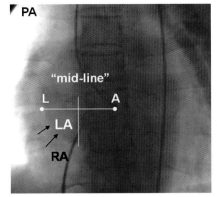

图5-11 Hung's 改良房间隔穿刺法

A. 右前斜30°定房间隔穿刺的高低，通过猪尾导管在左心室内造影可以清楚地显示二尖瓣环，二尖瓣中点的水平线定义为M线，M线可标志为房间隔穿刺的高度；B. 后前位，猪尾导管放置在主动脉根部无冠窦内，图中可见该患者左心房影清晰可见，猪尾导管水平线与左心房后壁（L）连线的中点就是mid-line线，mid-line线标志为房间隔穿刺的前后

2 房间隔穿刺术的历史沿革

2.1 Ross和Cope早期的报道（1959）

1959年，Ross和Cope几乎同时报道了房间隔穿刺术的临床应用，两人也因此被公认为是房间隔穿刺术的首创者。

Ross等报道的房间隔穿刺术，所用的房间隔穿刺针为19号直径，长61cm。用于房间隔穿刺的鞘管需要通过大隐静脉切开的方法置入。穿刺成功后，针尖置入左心房约15mm，但房间隔穿刺鞘管远端仍留在右心房。

Cope等报道的房间隔穿刺术中，所用的穿刺装置是应用Seldinger技术穿刺股静脉方法置入的。其方法是通过内径为1.67mm的聚乙烯鞘管送入一根70cm长的17号空心针，然后通过该针内芯送入一根细探针（stylet），并用后者进行穿刺。待探针进入左心房后再将聚乙烯鞘管远端置入左心房。

2.2 Brockenbrough对房间隔穿刺术的改良（1962）

20世纪60年代是房间隔穿刺术蓬勃发展的时期，主要用于二尖瓣和主动脉瓣病变的左心导管检查术中。在此期间，Brockenbrough对于该技术的改良做出了重要贡献。

2.3 Ross对房间隔穿刺部位选择的经典描述（1966）

1966年，Ross在其实验室1300例房间隔穿刺术的基础上，总结出后前位透视下选择房间隔穿刺部位的经验。Ross强调通过在右心房内的导管操作和利用患者自身的解剖标志，如脊柱、左心房影、左主支气管等协助选择房间隔穿刺点。

2.4 Mullins对房间隔穿刺术的改良（1977）

20世纪70年代至80年代初，随着肺动脉楔压逐渐替代左心房压和经动脉逆行测量左心室压的开展，房间隔穿刺术的临床应用迅速萎缩，文献报道的年度完成例数仅数10例。

1977年，Mullins改良了房间隔穿刺的器械，其所用的特制鞘管壁薄、腔大，现在又被称为Mullins鞘；可以通过Mullins鞘管将其他导管送入左心系统，为日后经房间隔途径的心脏介入治疗打下了基础。

1983年，Mullins在520例房间隔穿刺术的基础上，总结了应用其特制的穿间隔鞘管和Brokenbrough穿刺针进行房间隔穿刺术的经验。整个技术操作的流程已经与近年应用压力监测法进行房间隔穿刺的技术一致。

2.5 Croft等首倡右前斜位透视在房间隔穿刺术中的应用（1985）

20世纪80年代，随着经皮球囊二尖瓣成形术（PBMV）等心脏病介入治疗技术的开展，房间隔穿刺术的临床应用逐渐增多，陆续有新的房间隔穿刺方法问世。

Croft首倡在右前斜位45°透视及主动脉无冠窦内放置猪尾导管联合指示下行房间隔穿刺术。

2.6 Inoue报道PBMV术中房间隔穿刺点的选择方法（1991）

参见图5-12。

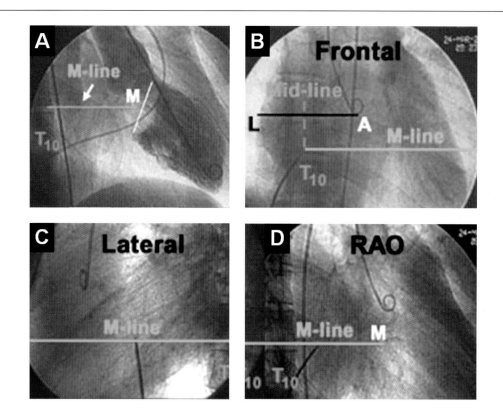

图5-12　PBMV术中房间隔穿刺法（Hung's 改良法）

在房颤导管消融前，经皮二尖瓣球囊扩张术（PBMV）是用到房间隔穿刺术最多的心血管介入技术，其具体定位方法如前所述。上图的ABCD分别是右前斜位、前后位、左侧位和右前斜位的穿刺点，均是通过M线和mid-line线来定位

2.7 房间隔穿刺在心律失常射频消融术中的应用（20世纪90年代末）

20世纪90年代，随着心律失常经导管消融治疗的推广普及，房间隔穿刺术开始被电生理医师重视。在此期间有多篇研究报道了采用心内标测电极导管辅助房间隔穿刺定位的研究。

对于电生理检查/射频消融术中的电极导管对房间隔穿刺点选择的路标作用，Jackman实验室总结了利用冠状窦电极和希氏束电极指导房间隔穿刺的经验。

2.8 国内学者在房间隔穿刺术方面的贡献

2.8.1 左心房影–脊柱影指导房间隔穿刺点定位（李华泰，陈传荣等）

❀ 对于左心房增大的患者，透视下多能看到左心房影。根据后前位透视下左心房的轮廓，将左心房影分成上、中、下三等份，取其中下1/3交界处作一水平线与脊柱的中右1/3交叉处作为预定房间隔穿刺点。

❀ 对于左心房中度以上增大的患者，将穿刺点进一步改进为左心房影中下1/4与脊柱右缘的交点。

2.8.2 右前斜位45°透视指导下的房间隔穿刺术（马长生等）

❀ 房间隔穿刺术的关键是穿刺部位和穿刺方向的判断，本法简单归纳为"后前位定高低，右前斜位定方向"。

❀ 后前位下将穿刺导管和穿刺针指向左后方向，从上腔静脉回撤至卵圆窝水平，无论左心房大小，一般在左心房下缘上方约一个椎体高度。

❀ 右前斜位透视常规取45°，此时视向为左后45°，穿刺点一般在心房影后缘前方2~3cm（约一个椎体高度）处，如果穿刺针顶端弯曲消失（与视线平行），呈伸直状，此即为理想的穿刺点。

3 房间隔穿刺术的指征与术前准备

3.1 房间隔穿刺术的适应证

❀ 左侧旁路穿间隔途径消融。

❀ 心房颤动的导管消融。

❀ 左心房房性心动过速的消融。

❀ 左心房心房扑动消融。

❀ 左室有关心律失常消融的替代途径和必要补充。

❀ 二尖瓣球囊扩张术。

❀ 经皮左心耳堵闭术（图5–13）。

❀ 先天性心脏病导管介入治疗。

❀ 左心房—股动脉循环支持。

❀ 潜在的需经房间隔途径的治疗技术，如经皮经导管主动脉瓣及二尖瓣置换术等。

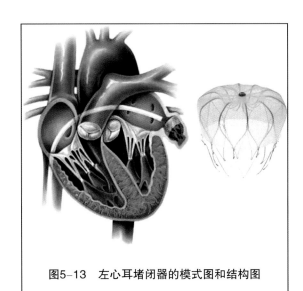

图5–13　左心耳堵闭器的模式图和结构图

3.2 房间隔穿刺术的禁忌证

❋ 明确的左心房血栓。

❋ 明确的左心房黏液瘤。

❋ 严重心脏、胸廓或脊柱畸形。

❋ 凝血机制严重障碍或不能耐受抗凝治疗。

❋ 下肢静脉、股静脉或髂静脉血栓形成。

❋ 下腔静脉梗阻，肿瘤压迫等。

❋ 血流动力学不稳定。

❋ 既往曾行房间隔缺损（金属）伞堵术，现在也有学者尝试在封堵器边缘的心房组织进行穿刺并获得成功。

❋ 既往曾行房间隔缺损补片（人造补片）手术，虽然穿刺困难，但是在经验丰富的术者操作下穿刺成功率仍很高。

❋ 造影剂过敏者。

3.3 房间隔穿刺的术前准备

3.3.1 患者的准备

❋ 血流动力学稳定，空腹6 h以上。

❋ 术前停用华法林至少3 d以上，并换用低分子肝素抗凝治疗。

❋ 未服华法令者，术前3~5 d常规给予低分子肝素抗凝治疗。

❋ 术前24h内进行经食管超声心动图检查，除外左心房血栓。

❋ 经胸超声心动图检查，明确心脏结构和功能变化。

❋ 进行X线胸片及其他常规化验检查，了解身体脏器功能状态。

❋ 控制不稳定心绞痛或治疗活动性感染等相关辅助治疗措施。

3.3.2 对术者的要求

❋ 掌握心脏，特别是房间隔及其毗邻解剖知识。

❋ 经过房间隔穿刺培训，熟悉操作过程及相关并发症的识别和处理。

❋ 初学者须有经验丰富医师指导，学习曲线通常需要30~50例。

❋ 术前充分熟悉病人心脏结构变化（有无心脏转位、心房大小……）。

4 房间隔穿刺的详细步骤

4.1 房间隔穿刺术的器械准备

4.1.1 用于房间隔穿刺的长鞘管

可选用SWARTZ鞘管（ST JUDE公司）或Mullins鞘管或Preface（Biosense Webster公司）鞘管。本中心通常采用8.5F的SWARTZ L1鞘管（SL1），穿刺前用肝素盐水充分冲洗房间隔穿刺鞘管的外鞘管和内鞘管（扩张管），并注意锁紧内外鞘管。

随着房间隔穿刺术的广泛使用，ST JUDE公司又推出了将鞘和穿刺针组合在一起的ACross Transseptal Access System套装，让鞘和穿刺针之间契合度更高，更利于穿刺（图5-14）。

4.1.2 Brockenbrough房间隔穿刺针

❋ 穿刺针原始弯度通常都偏小，先

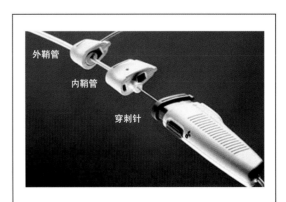

图5-14 ACross Transseptal Access System 房间隔穿刺套装

将穿刺针前端弧度加大，以确保在回撤穿刺针和鞘管的时候始终保持与房间隔的紧密接触（图5-15）。

❈ 连接注射器，观察造影剂注射是否通畅。

❈ 将房间隔穿刺针送入内鞘管内，观察推送过程中有无阻力，以及穿刺针顶端距离内鞘管顶端的距离（图5-16）。

❈ 需要注意的是，最好在穿刺针和鞘进入体内前先进行"组装"。一是检

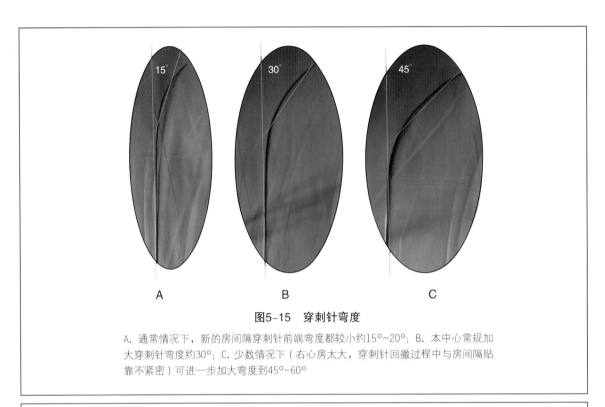

A   B   C

图5-15　穿刺针弯度

A. 通常情况下，新的房间隔穿刺针前端弯度都较小约15°~20°；B. 本中心常规加大穿刺针弯度约30°；C. 少数情况下（右心房太大，穿刺针回撤过程中与房间隔贴靠不紧密）可进一步加大弯度到45°~60°

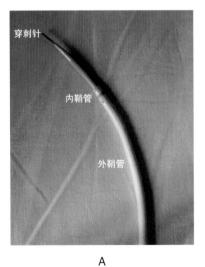
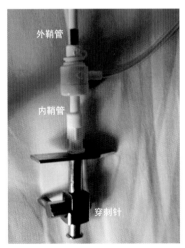

A   B

图5-16　穿刺针和SWARTZ鞘管

A. 显示穿刺针最多可突出内鞘管外0.5~1cm；B. 显示此时的穿刺针尾部和内鞘管之间已经完全不留空隙

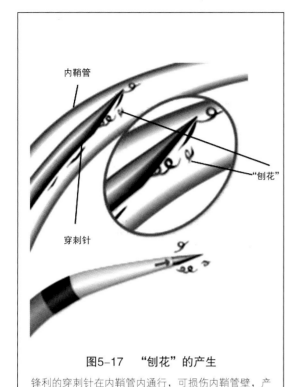

图5-17 "刨花"的产生

锋利的穿刺针在内鞘管内通行，可损伤内鞘管壁，产生"刨花"，这在穿刺针初次通过内鞘管时最为明显

验一下两者的契合度，二是在穿刺针初次通过内鞘管时，会有少量的"刨花"产生，如果是在体内"组装"。"刨花"会沉积到肺血管床（图5-17）。

❋ 还需要注意的是，在穿刺针通过内鞘管过程中，需要保持针和鞘弯曲方向一致（穿刺针尾部的指示器和外鞘管的输液皮条方向一致），否则可能会造成穿刺针卡在内鞘管，无法通过，甚至有刺破鞘管的危险（图5-18）。

4.2 房间隔穿刺过程

4.2.1 房间隔穿刺装置送到上腔静脉

通过0.032英寸 145cm长导丝将SL1送到上腔静脉，退出导丝，送入房间隔穿刺针（保持穿刺针的指示器指向12点钟），注意尾部留有适当距离（2cm左右），以确保穿刺针尖在内鞘管内，然后注射造影确保穿刺鞘游离（图5-19）。

注意穿刺针尾部和内鞘管之间距离也

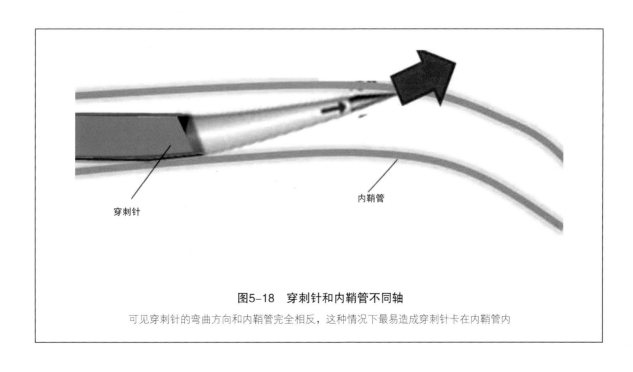

图5-18 穿刺针和内鞘管不同轴

可见穿刺针的弯曲方向和内鞘管完全相反，这种情况下最易造成穿刺针卡在内鞘管内

不宜太大，否则穿刺针对鞘管远端的操控性太差，也不利于精确定位穿刺点。

4.2.2 调整房间隔穿刺装置角度

左右手同时顺钟向转动鞘管和穿刺针，使穿刺针尾部指示器指向4~5点钟，此时鞘管远端开始贴向房间隔（图5-20）。

4.2.3 保持穿刺针和鞘管的距离同步后撤

使内鞘管头端沿间隔下滑向卵圆窝方向，后前位透视下从上腔静脉回撤导管过程中，内鞘管的头端会出现2~3次向左的突然摆动（或跳动），分别发生在该装置进入右心房、越过右心房主动

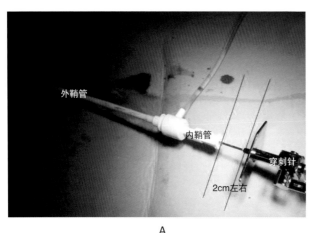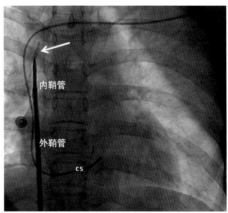

A

B

图5-19 穿刺针到达上腔静脉

A. 显示穿刺针尾部和内鞘管之间需留2cm左右空隙，以免使穿刺针头部突出在内鞘管外；B. 显示在上腔静脉内注射少量造影剂以再次确认穿刺鞘游离，注意此时针的指示器指向12点钟，所以后前位透视穿刺针的远端弧度不显现

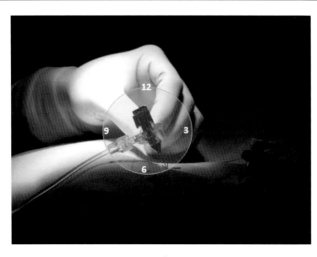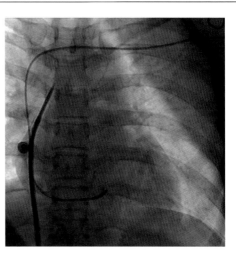

A

B

图5-20 穿刺针和鞘管的转动

A. 显示穿刺针已转动到5点钟；B. 显示鞘管头端已靠向间隔

脉根部位置及进入卵圆窝时，其中最后一次突然向左摆动是其滑入卵圆窝的可靠征象，应仔细观察寻找。需要注意，约有20%的卵圆窝组织与周围的房间隔组织厚度相当，难以发现此征象（图5-21）。我们中心房间隔穿刺的技术特色之一就是非常注重这个回撤过程。

4.2.4 准确将穿刺针头端定位到卵圆窝

房间隔穿刺中最关键的步骤就是如何准确将穿刺针头端定位到卵圆窝，经验丰富的术者仅仅凭手感就可以准确操纵房间隔穿刺装置顺利落在卵圆窝内，其中的诀窍是：

❋ 穿刺针弯度的合理选择：前文已经提到通常要增加穿刺针弯度使之和房间隔紧密接触。

❋ 穿刺针弯度的增加使得回撤过程阻力增加，而且受到心腔的限制使穿刺针容易偏离预想的轨迹，通常是偏前，

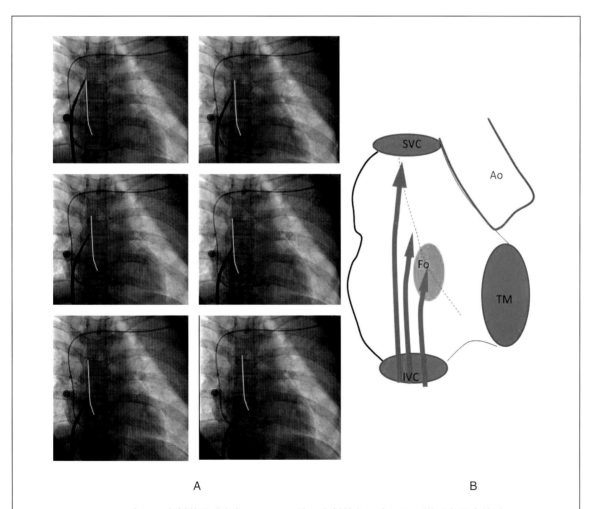

A   B

图5-21　房间隔穿刺装置（包括SWARTZ鞘和穿刺针）沿房间隔回撤到卵圆窝的过程

A. 从上到下的影像显示回撤过程，白线表示房间隔，最后内鞘管头端跳动后落在一个相对较固定的位置，从后前位上看，距离冠状窦电极近端约1个椎体高度，也符合卵圆窝的影像特征。白线表示的房间隔位于脊柱右缘和中线之间，注意有相当一部分患者的房间隔正位透视下位置并不典型;B. 显示右前斜示意图下房间隔穿刺装置沿房间隔回撤到卵圆窝，红色虚线显示理想的下滑轨迹

也可能会偏后（图5-22）。

❋ 通常术者通过调节指示器来控制穿刺针的指向，使其不偏离理想的下滑轨迹，这时候注意应通过透视下内鞘管的运动轨迹来调整穿刺针，通常保持顺钟向扭力（指示器指向4~5点钟）就可以（图5-23）。但有时回撤过程中会感觉张力很大，内鞘管头端不自主地偏移，这时需要根据透视下内鞘管头端的位置来及时调整穿刺针的方向，时而保持顺钟向扭力，时而需要保持逆钟向扭力，而不是机械地将穿刺针保持指向固定的度数回撤。这就好比开车，驾驶员应随道路情况来控制车辆的方向，而不是机械地保持方向盘在某一个位置。

❋ 如果穿刺装置在回撤过程中，术者感觉内鞘管前端阻力很小，头端很"空"，往往提示穿刺针弯度不够，需要加大弯度；如果回撤过程中，内鞘管头端控制不住地前后摇摆，往往提示穿刺针弯度过大，需减小弯度。

❋ 穿刺装置回撤到后前位透视下沿脊柱中线左心房影下缘上1个椎体高度左右（0.5~1.5个椎体高度），有一个较明显的跳动感，通常说明穿刺装置落到卵圆窝，这时候需要继续稍回撤后前送，使内鞘管头端顶在卵圆窝中心（图5-24）。

❋ 左心房影下缘一般都是冠状窦口稍偏高的位置，这样就可以通过冠状窦

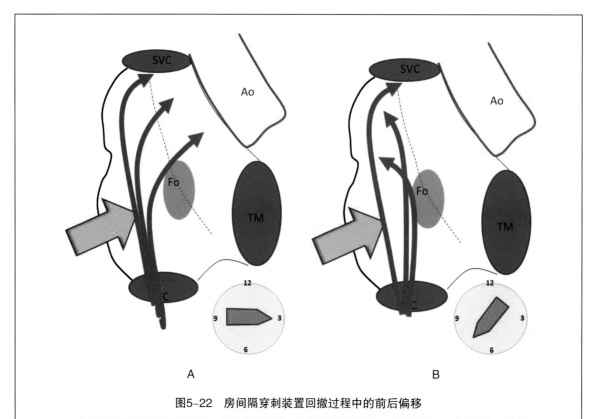

图5-22 房间隔穿刺装置回撤过程中的前后偏移

A. 房间隔穿刺装置在回撤过程中，受心腔的影响，使穿刺针容易偏前，这种情况下，如果不加以控制，指示器最终可能指向3点钟；B. 少数情况下，穿刺针在回撤过程中，有突然的向后偏移，指示器可能指向了7~8点钟，这种情况通常提示右心房前后径较小，需要将穿刺针的弯度减少

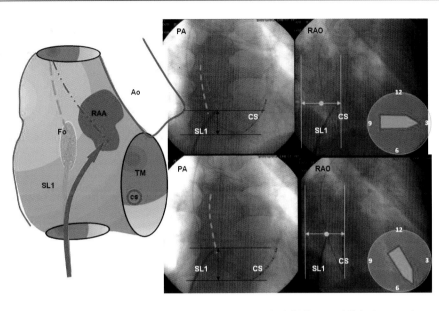

图5-23 显示下滑过程中不同的下滑轨迹使最终穿刺装置到达的部位不一致

绿色虚线显示理想的下滑轨迹，红色显示偏前的下滑轨迹。上左图显示正位下，穿刺装置沿红色轨迹下滑到距冠状窦口上1个椎体高度，注意其下滑轨迹到了脊柱中向的左侧；上右图显示右前斜位下穿刺针明显偏前，不是理想的穿刺点，其下滑时未能控制住穿刺针，指示器指在了3点钟左右；下左图显示再次下滑，保持穿刺针指示器在5点钟左右，控制穿刺装置沿脊柱中点右侧下滑，在距冠状窦口上1个椎体高度时有明显"跳动感"；此时右前斜位显示穿刺点在左心房影前后缘的中间，是较为理想的穿刺部位

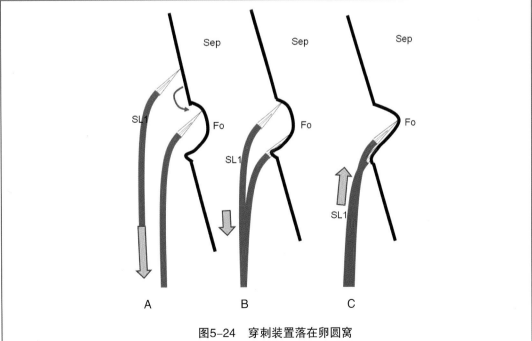

图5-24 穿刺装置落在卵圆窝

A. 显示穿刺装置落入卵圆窝后有跳动感，但这时候向前推送往往会滑出卵圆窝；

B. 显示需要继续回撤；C. 显示回撤后前送可以顶紧在卵圆窝中心

电极大体了解左心房下缘，帮助定位卵圆窝（图5-25）。但是有10%左右的患者冠状窦位置距离真正的左心房下缘较远。这时候可通过肺动脉造影确定左心房影。但多数情况下，经验丰富的术者凭借穿刺装置跳入卵圆窝的特征性影像就可准确定位卵圆窝。

※ 房间隔装置的回撤过程中有时会出现缠绕冠状窦电极或起搏器电极，这时候只要停止回撤，反方向旋转穿刺针和鞘管360°即可解开缠绕（图5-26）。

4.2.5 右前斜透视下进一步确定房间隔穿刺点的位置

※ 穿刺点前后位置：右前斜位45°透视下穿刺点位于心影后缘前方的一定范围内，该范围的前部边界为心影后缘与房室沟影的中点，后部边界距心影后缘相当于直立位1个椎体的高度（图5-27）。

※ 穿刺针指向：右前斜45°穿刺针及鞘管远段弧度消失呈直线状或接近直线状，穿刺针指向左后，（图5-28）。

※ 后前位透视下难以准确判断穿刺点的前后位置，该体位下认为理想的穿刺点在右前斜位45°透视下可能明显偏离卵圆窝（图5-29）。

※ 右前斜位45°透视指导下穿刺的最大优势是易于判断穿刺点的前后位置，从而可最大限度避免穿刺点过于偏前或偏后。穿刺进针的前后方向不正确时，一方面，穿刺鞘管不易穿过房间隔，即使穿过房间隔也会增加操作难度；另一方面易穿破心房，导致心脏填塞或刺入主动脉。

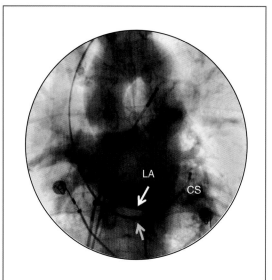

图5-25 冠状窦口和左心房下缘的位置

黄箭头指示的就是冠状窦口，白箭头指示的是左心房下缘

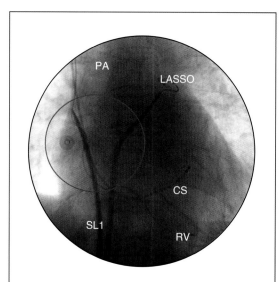

图5-26 房间隔穿刺装置和起搏器电极缠绕

房间隔穿刺装置在顺钟向转向房间隔并回撤过程中和右心室起搏电极缠绕，这时候停止回撤并逆钟向旋转穿刺针和鞘管即可解开缠绕

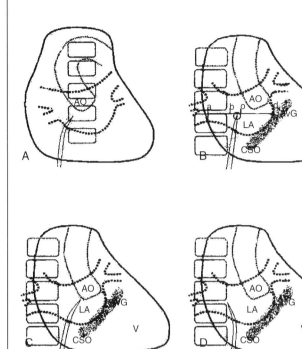

图5-27 右前斜位45°透视准确定位房间隔穿刺点模式图

A. 为后前位，图B~D. 为RAO 45°。A.后前位透视下初步定位的房间隔穿刺点，穿刺点高度位于左心房影下缘上1个椎体高度。该影像所示穿刺针位置在RAO45°时有3种可能（图B、C、D），只有1种（图B）穿刺点和穿刺方向理想；B. 理想穿刺方向，穿刺针（鞘管）远段弧形消失，呈一直线状，穿刺点（圆圈）位于心影后缘与房室沟影之中点。说明穿刺针方向垂直房间隔，并且鞘管头端位于卵圆窝的中央。线段ad代表在穿刺点水平自心影后缘至房室沟影之间的距离，线段ac=cd，ab=1个椎体高度，穿刺点应位于bc段；C. 穿刺点偏前，可穿入主动脉根；D. 穿刺点偏后，可从后壁穿入心包。穿刺针方向不正确时鞘管不易穿过房间隔，即使穿过房间隔也会因经房间隔肌部穿过使以后的操作困难，另一方面易穿破心房导致心脏压塞或刺入主动脉。AO代表主动脉根部；粗虚线代表左心房影边界(LA)；阴影代表房室沟影(AVG)；CSO代表冠状静脉窦口位置；V代表心室

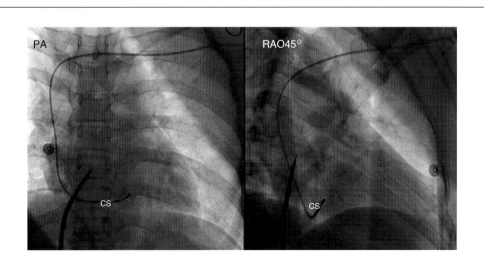

图5-28 不同透视体位下的穿刺针指向

A. 显示后前位下穿刺针指向间隔；B. 显示右前斜45°下穿刺针远端弧度消失，说明指向左后

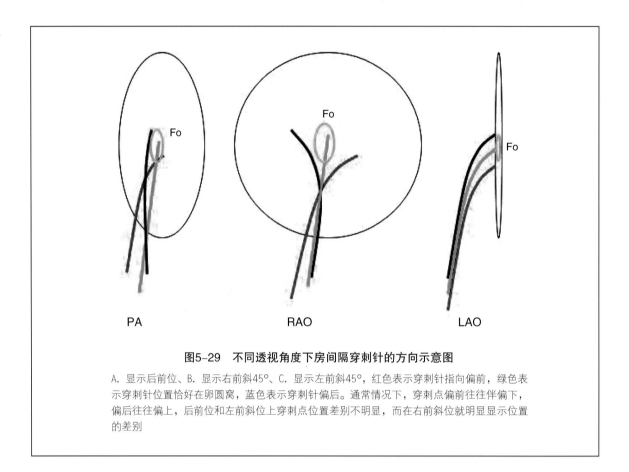

图5-29　不同透视角度下房间隔穿刺针的方向示意图

A. 显示后前位、B. 显示右前斜45°、C. 显示左前斜45°, 红色表示穿刺针指向偏前，绿色表示穿刺针位置恰好在卵圆窝，蓝色表示穿刺针偏后。通常情况下，穿刺点偏前往往伴偏下，偏后往往偏上，后前位和左前斜位上穿刺点位置差别不明显，而在右前斜位就明显显示位置的差别

※ 右前斜位45°角并非适用于每一例患者，但此角度对于绝大多数患者适用。少数患者由于心脏转位、左心房增大或主动脉根部扩张等情况，需要增加或者减少右前斜的角度。此时，可首先确定房间隔与术者视线（即X线投射）平行时的左前斜位角度（此角度下希氏束电极远端走行呈直线），然后据此角度选择与之垂直的右前斜位透视角度。例如，左前斜位50°角透视下房间隔平面与术者视线平行，那么右前斜位就需要选择40°角透视。此角度下的房间隔平面必然与术者视线垂直。

4.2.6　穿刺房间隔

※ 在右前斜45°角下确定穿刺位置后开始房间隔穿刺，我们在这个环节上强调两点：一是出针前内鞘管顶紧房间隔；二是穿刺针稍指向后穿刺。

※ 内鞘管顶紧房间隔时，往往可以感受到穿刺针顶端传来的和心脏节律一致的"跳动感"。有经验的术者仅仅凭这个跳动感就可以肯定穿刺位点在卵圆窝。这时因为心室收缩造成的心房被动扩张，而左心房内压力通常高于右心房（图5-30），故心室收缩时卵圆窝处覆膜组织是向右心房侧摆动，在右心房内也只有在与左心房毗邻的卵圆窝才会有这种特殊的与心率一致的搏动感，具有很高的特异性。

※ 20%的病例内鞘管顶紧房间隔，不用穿刺针就穿过房间隔。这通常在女性患者多见。内鞘管顶紧房间隔使得卵圆窝上的覆膜组织弹性度减少，张力增加，利于穿刺针轻松"破膜"。

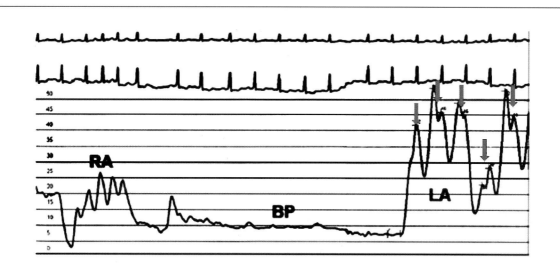

图5-30 房间隔穿刺过程中的压力变化曲线

上图是体表心电图，下图是连接在穿刺针尾部的压力感受器的波形。可见从左到右分别是右心房的压力波形（RA）顶紧房间隔的压力平台（BP）左心房压力波形（LA），注意左心房压力波形中每个QRS波（心室收缩）都伴随着一个正向的双峰波（红箭头），虽然右心房也有与QRS波同步的正向波，但是幅度明显小于左心房。所以心室收缩时左心房内压力幅度升高超过右心房，房间隔向右心房面摆动

❋ 内鞘管顶住房间隔后穿刺针穿刺的方向往往需要再向"后"一点，这是因为左心房高于右心房，所以房间隔并不是垂直于水平面，右前斜45°角穿刺针及鞘管远段弧度消失呈直线状或接近直线状的穿刺方向往往不能顺利穿过房间隔，而在内鞘管顶紧房间隔后，加大顺钟向扭力使穿刺针稍向"后"穿刺可以更顺利穿过房间隔（图5-31，32）。

❋ 需注意内鞘管先顶住房间隔再向后转动调整穿刺方向，如果未顶紧就调整可能造成穿刺位点的移动。

4.2.7 确认穿刺针尖进入左心房

❋ 推注造影剂，如造影剂呈线状喷出证实已穿入左心房（图5-33）。

❋ 如果连接压力检测，则会出现一个先是平台后下降但仍高于右心房压力

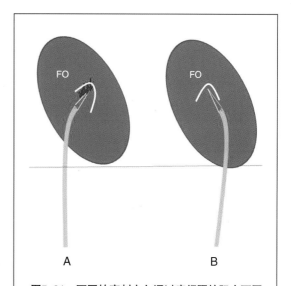

图5-31 不同的穿刺方向通过房间隔的阻力不同

房间隔的解剖位置是"倒向"穿刺方向的，所以A图穿刺针保持原方向顶紧房间隔后，其被顶起的"帐篷"样覆膜组织和穿刺针及内鞘管接触面积较大，穿刺的阻力也大；B图显示通过顺钟向转动穿刺针，使其朝向后一点穿刺，则接触面积小，穿刺比较顺利

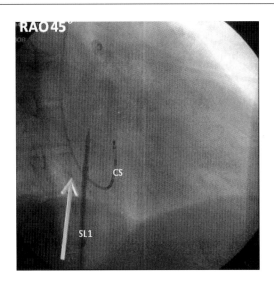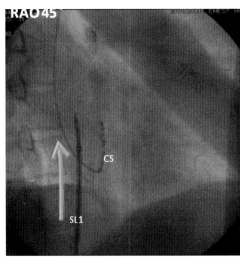

A | B

图5-32　穿刺方向的不同

A. 显示穿刺装置到位后顺势前送穿刺针未能穿过房间隔；B. 显示转动穿刺针使之稍向后穿刺顺利穿过房间隔

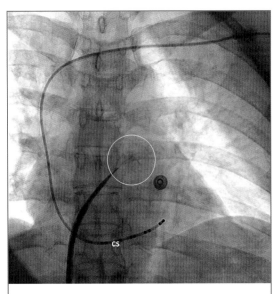

图5-33　穿刺入左心房，造影剂线状喷出

的特征性压力曲线（图5-34）。

❋ 如果推注造影剂有阻力应回撤鞘管，重新穿刺，避免过分用力造成局部造影剂潴留，影响以后的穿刺。

❋ 如果穿刺针有明显跳动感，位置很好但是前送无阻力，需要推少量造影剂，以鉴别此时房间隔穿刺装置顶端在左心房或右心房或其他部位。本中心1/2房间隔穿刺造成的心包填塞病例是由于房间隔穿刺装置已经在左心房内而术者不知，继续前送后顶到左心房后壁进行穿刺而造成的心包填塞（图5-35，36）。

❋ 如果造影剂快速向上飘散，则可能穿刺入主动脉，应及时撤出穿刺针，多无严重并发症。

❋ 如果造影剂局部潴留但逐渐减淡，需鉴别穿刺针是否在冠状窦内（图5-37）。可通过左前斜体位鉴别，这通常见于巨大冠状窦，特别是伴有左上腔静脉的患者。本中心多采用左锁骨下静脉穿刺放置冠状窦电极，所以往往能在穿刺前就鉴别出左上腔静脉，对其进行造影后指导房间隔穿刺，穿刺要点是在冠状窦口的后上方穿刺。

❋ 少见情况时，穿刺针已经滑入右

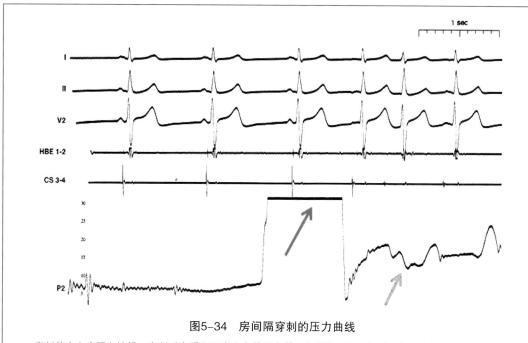

图5-34 房间隔穿刺的压力曲线

穿刺前右心房压力较低，穿刺时有明显压力升高的平台期，穿刺进入左心房后压力回落但仍高于右心房压

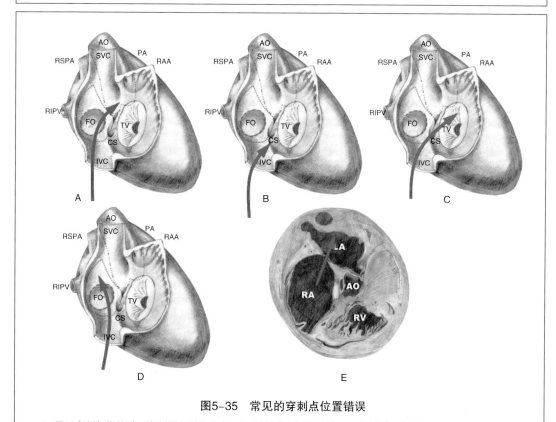

图5-35 常见的穿刺点位置错误

A. 显示穿刺部位偏前，穿刺到主动脉根部；B. 显示穿刺部位偏前下，穿刺到冠状窦内；C. 显示穿刺部位过分偏前，穿刺到室间隔；D. 显示穿刺部位偏后上，穿刺到右心房后壁；E. 显示已穿过房间隔而不知，穿刺针顶在左心房后壁上，此时穿刺可穿破左心房后壁

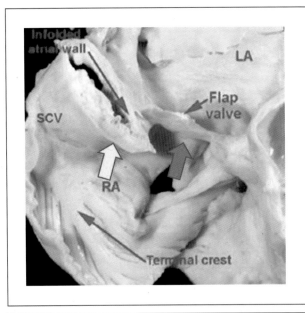

图5-36　房间沟很深患者的潜在穿刺风险

该患者的房间沟很深，相对而言连接两心房间的房间隔（蓝色箭头）较小，穿刺如果偏高（黄色箭头），就有可能穿刺针突破右心房进入房间沟内再进入左心房，如果再送入长鞘就有可能在拔出鞘管后发生心包填塞。RA：右心房；　LA：左心房；　SCV：上腔静脉；infolded atrial wall：心房壁转折形成的房间沟；　flap valve：房间隔上的覆膜；　terminal crest：　终末嵴

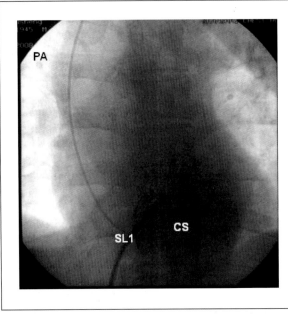

图5-37　房间隔穿刺装置落入冠状窦内

房间隔穿刺装置下滑后位置较低，且走行方向与冠状窦电极平行，要考虑其落入冠状窦内，不可穿刺，宜在左前斜位进一步证实

心室，这时候如果还贸然穿刺，就有可能穿入左心室。

❋ 穿刺位点如果过高且偏后，可直接穿透右心房后壁到心包腔，由于右心房压力较小，通常不会引起严重并发症。

❋ 房间隔穿刺术中，当针尖已进入左心房，为避免继续前送扩张管及外鞘管过程中左心房后壁穿孔，通常需要轻

轻逆钟向旋转导管，使针尖更偏向左心房左前方，这样前送穿间隔装置的空间会更大（图5-38）。

4.2.8　穿刺针和鞘管通过房间隔的技术要领

❋ 穿刺针穿入左心房后，边注射造影剂边同步短距离推送穿刺针和内外鞘管。

❋ 固定穿刺针，边注射造影剂边同步短距离推送内外鞘管。

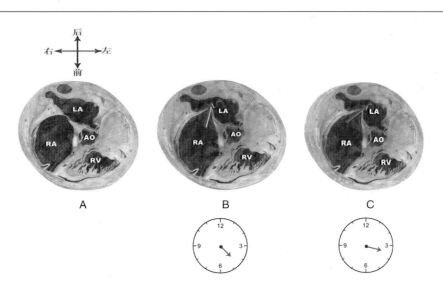

图5-38 针尖进入左心房后逆钟向旋转导管的解剖基础

A. 房间隔平面的左心房断面解剖，可见房间隔与左心房后壁之间为一相对狭长的区域；B. 当房间隔穿刺装置顶紧卵圆窝时，房间隔呈伞状，使得房间隔与左心房后壁之间的狭长区域更趋缩小，此时继续前送导管易于刺破左心房后壁；C. 通过适度逆钟向旋转针尖（指向3~4点钟）使之更偏左前时，则前进空间会增大。图B、图C中以蓝色箭头方向代表房间隔穿刺装置方向，以钟表盘指针代表穿刺针指示器位置

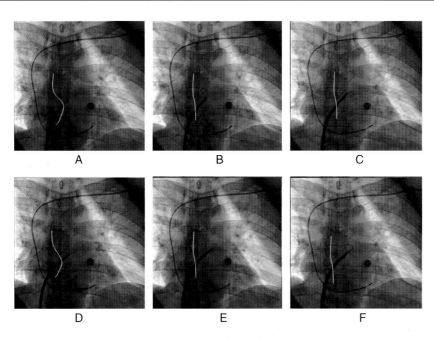

图5-39 鞘管通过房间隔

A. 房间隔穿刺针已进入左心房，内外鞘均在房间隔右心房侧；B. 固定穿刺针，一起推送内外鞘，内鞘管头端与穿刺针尖平齐；C. 继续稍推送内外鞘，使其头端超过穿刺针尖，注意注射少量造影剂确保内鞘管头端距离左心房壁有距离；D. 固定内鞘管和穿刺针，松解内外鞘管，外鞘管前送。注意通常外鞘管过房间隔前有一较明显阻力；E. 外鞘管"跳动"后通过房间隔进入左心房；F. 固定外鞘管，注射少量造影剂，如无意外，一起回撤穿刺针和内鞘管

※ 固定内鞘管（扩张管），边注射造影剂边推送外鞘管。

※ 通常情况下，如穿刺点在卵圆窝膜部，鞘管通过较为容易。如遇较大阻力，切勿盲目用力推送，首先应仔细判断穿刺点是否为卵圆窝膜部。如有疑问应尽可能重新选择穿刺点穿刺！如确认穿刺部位在正常范围，可能系房间隔较厚等原因引起，可以稍用力推送，但应完全能够控制鞘管前进的距离，以避免

简单回顾房间隔穿刺基本步骤

※ 后前位透视下通过长导丝将SWARTZ L1鞘管送至上腔静脉。

※ 经SL1鞘管送入房间隔穿刺针（头端不超过鞘管，指示器指向12点钟），推注少量造影剂。

※ 顺钟向旋转穿刺针和SL1鞘管，至指示器指向4~5点钟。

※ 后前位透视下缓慢回撤SL1鞘管和穿刺针，回撤过程中不断调整穿刺针方向，直至SL1鞘管尖端落入卵圆窝，（影像上有跳动感）。

※ 右前斜位45°角透视下调整SL1鞘管头端的前后方向，使之位于卵圆孔中央，轻轻整体推送SL1鞘管，使扩张管尖端顶紧卵圆窝。

※ 透视后前位定高低，通常在左心房底部上0.5~1.5个椎体，右前斜位定前后，通常在心房影后缘和冠状窦电极之间的中点稍偏后（图5-40）。

※ 前送穿刺针（同时顺钟向转动稍指向后穿刺），推注造影剂证实针尖已在左心房内。

※ 固定穿刺针，推送扩张管，使其尖端覆盖穿刺针。

※ 固定扩张管及穿刺针，推送外鞘管进入左心房。

※ 固定外鞘管，将扩张管和穿刺针一并撤出体外。

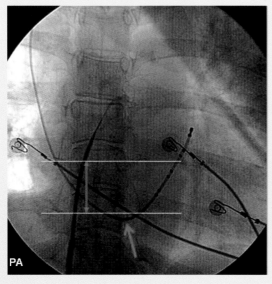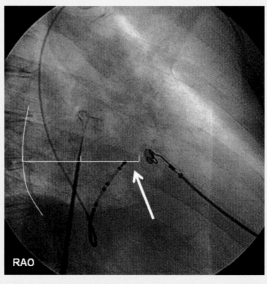

A   B

图5-40 不同体位定穿刺点

A．显示后前位穿刺点在冠状窦口上方1个椎体高度；B．显示右前斜45°角定前后，穿刺点在冠状窦电极代表的左心房前缘和心影后缘之间中点的稍后方

鞘管通过后惯性前进穿破左心房壁（图5-39）。

4.2.9 一针穿刺失败后重新定位穿刺点的方法

❋ 微调穿刺点：将穿刺针撤入鞘管内，在右前斜位45°角透视确保前段伸直前提下，适当旋转鞘管，调整穿刺点位置并再次穿刺。需要注意：如果向前微调，可以直接逆钟向转动鞘管和穿刺针；如果向后微调，由于房间隔的阻力，直接顺钟向转动鞘管和穿刺针会有阻力，通常需要向后撤穿刺装置，使其顶端游离，然后向后转动鞘管和导管，再前送顶紧房间隔。如果仍失败需将鞘管送至上腔静脉重新按原方法定位（图5-41）。

❋ 导丝引导下将鞘管送至上腔静脉：将鞘管撤至右心房下部并撤出穿刺针，经鞘管送入导丝至上腔静脉，注意常会出现导丝反复被右心耳阻隔，不能顺利送到上腔静脉，此时通常外鞘管的侧孔输液皮条指向上（12点钟左右），转动鞘管使其指向6~9点钟左右再送导引钢丝就可顺利通过（图5-42）。

❋ 直接将鞘管和穿刺针送至上腔静脉：将鞘管撤至右心房中部，保证穿刺针头端撤至鞘管内，同步旋转鞘管和穿刺针，使方向指示器指向12点钟方向，然后边左右摆动鞘管和穿刺针、边推注

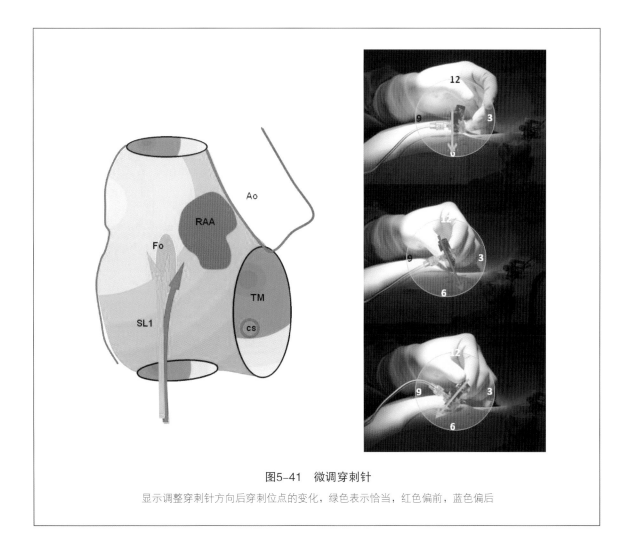

图5-41　微调穿刺针

显示调整穿刺针方向后穿刺位点的变化，绿色表示恰当，红色偏前，蓝色偏后

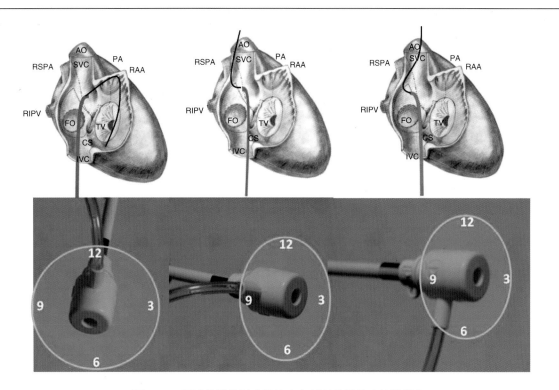

图5-42　通过外鞘管侧孔输液皮条判断外鞘管头端的指向

左图显示　外鞘管指向前则导引钢丝容易被右心耳阻隔，这时侧孔输液皮条指向12点钟左右；中图显示将外鞘管转动指向9点钟，使头端指向侧壁，导引钢丝可以送至上腔静脉；右图显示将外鞘管转动指向6点钟左右，使头端指向后壁，导引钢丝也可以送至上腔静脉

经鞘管在左心房内操作电生理导管时的注意事项

❋　持续恒速用肝素盐水冲洗鞘管（20ml/h）。

❋　每次更换电生理导管时，要先充分回抽鞘管内血液并用盐水冲鞘管。

❋　从鞘管内撤换电生理导管时速度不宜过快，以免负压进气。

❋　经鞘管送入电生理导管时要尽早透视，以免穿破左心房。因经鞘管送导管时力量易传导至头端，尤其是导管头端进入左心耳时，更易穿出导致心脏压塞等严重并发症。

造影剂、边向上腔静脉方向推送，以避免或及时发现鞘管刺入心房壁。

4.3　二次穿刺房间隔

本中心的房颤导管消融常规二次穿刺房间隔，用两根SL1鞘分别送入LASSO电极和冷盐水灌注大头导管。第二次穿刺房间隔的步骤和技术要点和初

次穿刺一致，但是第一次穿刺的SL1鞘管对再次穿刺可能会有阻碍，但多数情况下可以指示更好的穿刺位置。

4.3.1　通过第一次穿刺的鞘管判断穿刺位置

往往通过第一次鞘管放置LASSO电极到左上肺静脉的同时，就可以判断第一次房间隔穿刺的位置是否合适

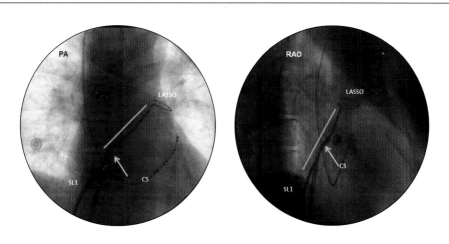

图5-43 第一针穿刺位置恰好

第一针的位置如果较满意，则LASSO电极和SL1鞘的远端往往在后前位及右前斜位上都是近似直线，这样第二针的位置就选择在同一位置附近即可（黄色箭头）

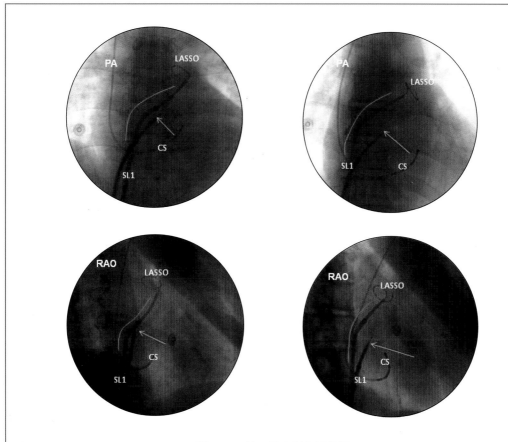

图5-44 第一针穿刺位置偏后

第一针的位置如果偏后，往往伴随偏高，则LASSO电极和SL1鞘的远端往往在后前位及右前斜位上都会呈弧度向上的弧线，这样第二针的位置就选择在偏前下的位置（黄色箭头），注意这两例患者的前后位第二针的穿刺点都已经到了脊柱中线的左侧，但是从右前斜位看并不偏前

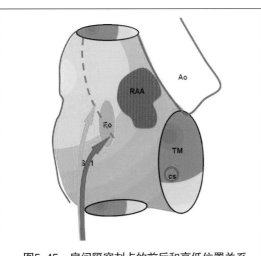

图5-45　房间隔穿刺点的前后和高低位置关系

由于房间隔穿刺装置的下滑轨迹是从后上到前下，所以穿刺点偏后者通常偏高，偏前者通常偏低

（图5-43~46）。

4.3.2 第二次穿刺困难者可采用在原穿刺位点进针

如果患者的卵圆窝较小，而其他部位穿刺困难，可采用在同一穿刺位点穿刺的策略（图5-47）。

4.3.3 通过可控弯导管送入第二根SWARTZ鞘管

有时候股静脉穿刺困难以至右侧只有一次成功穿刺的股静脉，而从左侧股静脉穿刺房间隔比较困难，这时候可以尝试利用第1次穿刺的房间隔上破口通过可控弯导管（普通大头消融导管或电极）协助送入SWARTZ鞘管（图5-48）。

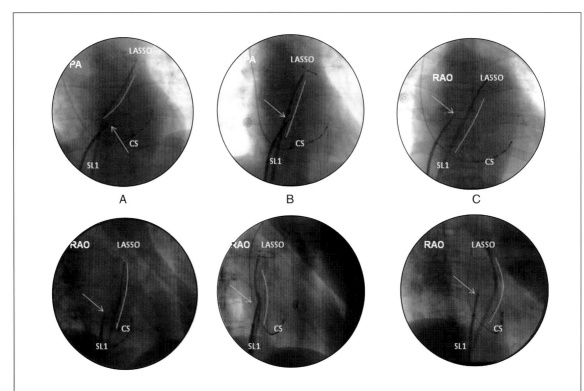

图5-46　第一针穿刺位置偏前

第一针的位置如果偏前，往往偏低，则LASSO电极和SL1鞘的远端往往在后前位及右前斜位上都会呈弧度向下的弧线，右前斜位更加明显，这样第二针的位置就选择在偏后上的位置（黄色箭头）。A. 患者右前斜位也显示第1针明显偏前；　B. 患者右前斜位从冠状窦和心影后缘的位置来看似乎并不偏前，且后前位也没有弧线，但其右前斜位的弧线比较明显，第二针还是选择在第一针的后面；C. 患者第1次穿刺明显偏前，所以其弧度也最大

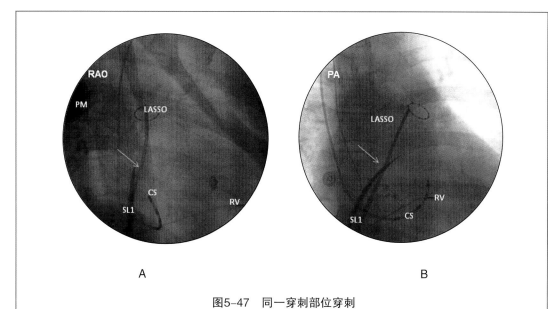

图5-47 同一穿刺部位穿刺

A. 右前斜位；B. 前后位。显示第二针穿刺房间隔从第一次穿刺部位进针（黄色箭头），注意为留出穿刺间隙，第一针的SL1外鞘管已经退到了右心房侧（红色箭头）

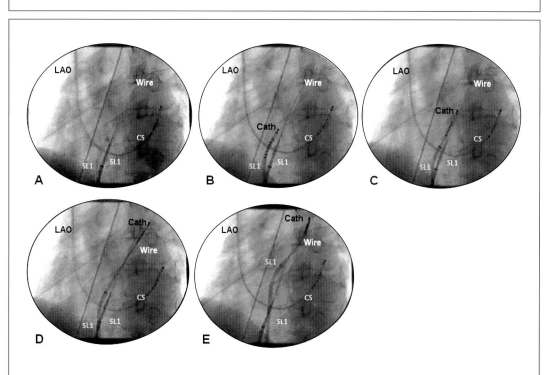

图5-48 利用可控弯导管将SWARTZ鞘送入左心房过程

A. 左前斜45°显示经右股静脉穿刺房间隔成功后，撤出穿刺针，送入长导丝到左上肺静脉远端，先通过SWARTZ内外鞘反复扩张房间隔破口后，将SWARTZ鞘后退至右心房；B. 从左侧股静脉送入另一根SWARTZ鞘到右心房，撤出长导丝和内鞘管，再送入可控弯电极寻找房间隔上破口，此时可结合其他体位如右前斜45°；C. 可控弯电极通过房间隔破口进入左心房；D. 尽量将电极送至左上肺静脉远端以获更强的支撑；E. 沿可控弯电极送入SWARTZ外鞘管，最后再沿长导丝送入第一根SWARTZ鞘管

5 房间隔穿刺术的复杂情况与对策

5.1 左心房内径偏小

❋ 容易误穿卵圆窝周围毗邻结构，应仔细选择穿刺点，避免尝试性穿刺。

❋ 卵圆窝右心房面仍存有凹陷，反复从上腔静脉回撤导管的过程多可根据导管的特征性移动确定卵圆窝位置。

❋ 针尖刺入左心房后，在前送穿刺装置的过程中应格外小心，以免针尖刺破左心房后壁。

5.2 左心房内径显著增大

❋ 房间隔及卵圆窝凸向右心房，此时的房间隔穿刺类似于在一个球面上穿刺，进针时导管易于向前滑向主动脉-房间隔间隙（aorto-atrial septal groove），或者向后滑向右心房后壁-房间隔间隙（posterior right atrium-septal groove），或者滑向房间隔上方，这时候穿刺针弯度太大不易操纵，宜将穿刺针弯度减小。

❋ 因为房间隔向右心房面凸出，卵圆窝的凹陷不明显，后前位从上腔静脉回撤导管过程中，可无明显的导管特征性移动。

❋ 低于常规穿刺点的位置，即在左心房影的下缘上方穿刺易于成功，此时穿刺点，有时甚至位于脊柱右缘。

❋ 左心房增大时，向后、向右扩张，房间隔与矢状面夹角增大，因此成功穿刺点穿刺针方向多指向5~6点钟，穿刺点比正常要偏后下（图5-49~51）。

❋ 因在心房低位穿刺，切勿偏前，应警惕误穿冠状静脉窦。

❋ 穿刺点部位勿过偏后，否则易于经过右心房进入左心房，从而导致心脏填塞（多发生于穿间隔操作之后或者撤出穿间隔装置后）。

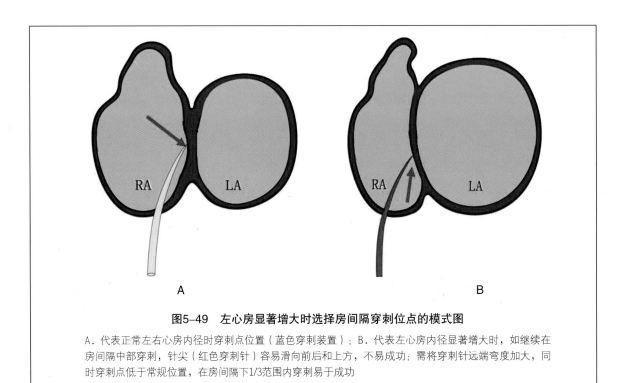

图5-49 左心房显著增大时选择房间隔穿刺位点的模式图

A. 代表正常左右心房内径时穿刺点位置（蓝色穿刺装置）；B. 代表左心房内径显著增大时，如继续在房间隔中部穿刺，针尖（红色穿刺针）容易滑向前后和上方，不易成功；需将穿刺针远端弯度加大，同时穿刺点低于常规位置，在房间隔下1/3范围内穿刺易于成功

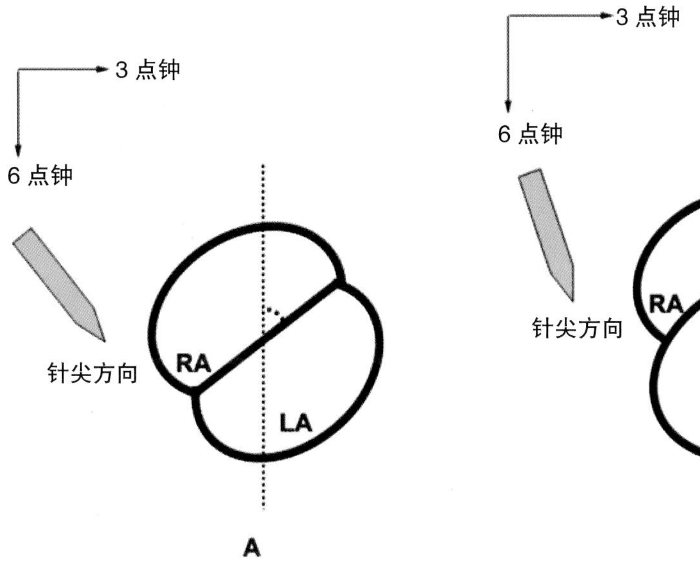

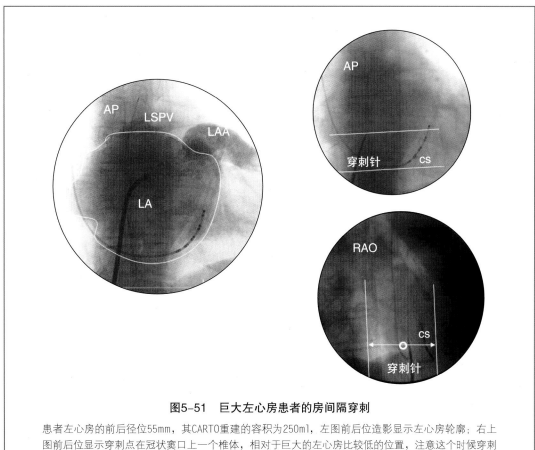

图5-50 左心房增大时房间隔穿刺时的针尖方向的改变

A．正常内径的左心房；B．内径显著增大的左心房

图5-51 巨大左心房患者的房间隔穿刺

患者左心房的前后径位55mm，其CARTO重建的容积为250ml，左图前后位造影显示左心房轮廓；右上图前后位显示穿刺点在冠状窦口上一个椎体，相对于巨大的左心房比较低的位置，注意这个时候穿刺针的弯度宜小；右下图显示右前斜位穿刺点位于左心房前后缘之间

5.3 卵圆孔未闭

✼ 先天性卵圆孔未闭约见于10%的患者。虽然此时导管可以不经穿刺即可直接进入左心房，但由于未闭的卵圆孔多位于房间隔的前上方（图5-52），因此导管经此孔进入左心房后可能会给其后的导管操作带来困难（如房颤消融），而且经此孔前送导管时应甚防左心房前壁穿孔。

✼ 按正常程序进行穿刺，调节穿刺装置稍偏后下滑，通常可以避开PFO。

5.4 主动脉根部显著扩张

✼ 常见于主动脉瓣狭窄、马方综合征等，术前应明确诊断，同时充分了解扩张形态及程度（超声心动检查），对于指导术中穿刺裨益良多。

✼ 由于扩张的主动脉根部（位于房间隔前部后方）对房间隔的挤推作用，导致房间隔平面与矢状面的夹角变小，严重者接近垂直。因此，针尖方向多指向2~3点钟。

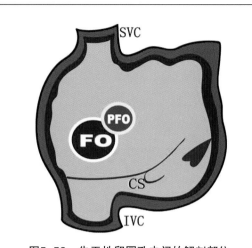

图5-52 先天性卵圆孔未闭的解剖部位

FO：卵圆窝部位；PFO：未闭的卵圆孔；SVC：上腔静脉；IVC：下腔静脉；CS：冠状窦

5.5 巨大右心房或下腔静脉与右心房成角异常

✼ 巨大右心房时（如三尖瓣严重返流），针尖常难以贴靠在房间隔上。

✼ 均可通过手工加大房间隔穿刺针远端的弯度得以解决（图5-53）。

✼ 但很多情况下，巨大右心房同时

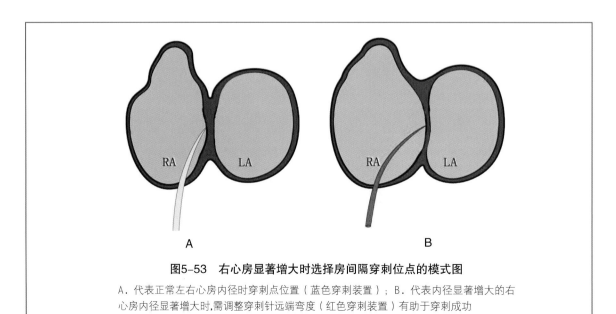

图5-53 右心房显著增大时选择房间隔穿刺位点的模式图

A. 代表正常左右心房内径时穿刺点位置（蓝色穿刺装置）；B. 代表内径显著增大的右心房内径显著增大时，需调整穿刺针远端弯度（红色穿刺装置）有助于穿刺成功

也伴有左心房增大，这时候增加穿刺针的弯度无益于穿刺，需要在回撤穿刺装置过程中感受穿刺针和房间隔之间贴靠的感觉来决定穿刺针的弯度大小，如果贴靠很紧，感觉穿刺针不易掌控方向容易偏前或偏后，则需要减小穿刺针弯度；如果感觉不到贴靠在房间隔上，穿刺针前端很"松"，则需要增加穿刺针弯度。

5.6 冠状静脉窦口显著扩张

❋ 特别常见于永存左上腔静脉患者。左侧锁骨下静脉穿刺放入导丝时就可发现该畸形（图5-54）。

❋ 穿刺鞘管进入冠状窦后，可表现为像冠状窦电极一样有特征性摆动。因此，对于可疑者暂缓进针，并进行左前斜位透视观察。

❋ 如为永存左上腔静脉，房间隔穿刺前应对其进行造影，以确定开口位置。

❋ 穿刺位置在冠状窦口上缘的后上（图5-55，56）。

5.7 卵圆窝处组织增厚，质地变韧

❋ 常见于心脏外科部分术后房间隔处瘢痕形成，如房间隔外科修补术后、瓣膜置换术后等情况时。穿刺针常难以刺透房间隔。对策：只要穿刺点选择和进针方向正确，适当增加推送力量后多能成功。前提是要求术者能够完全掌握推送穿刺针前进的幅度（图5-57）。

❋ 针尖已进入左心房，鞘管却难以跟进。此时，用力推送穿刺装置虽然增加鞘管通过的概率，但同时也增加左心房后壁穿孔的风险。对策：经鞘管送入PBMV术中专用的左心房导引导丝（俗称"两圈半"钢丝）。该钢丝质地较硬，支撑力好，以其为轨道，辅以多次

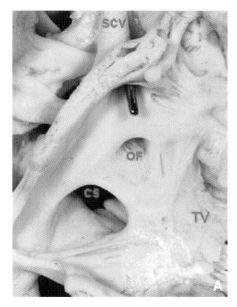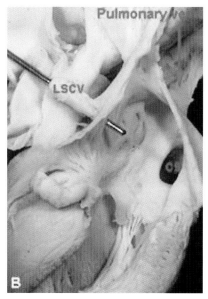

图5-54 左上腔静脉畸形和巨大冠状窦口

A. 右心房面，可见该畸形冠状窦口巨大，穿刺针极易进入其内，卵圆窝还是位于窦口上方；

B. 示左上腔静脉（探针所示），直接回流到心房，通过窦口到右心房

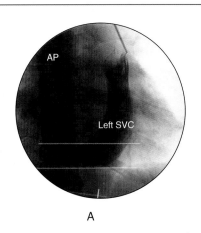

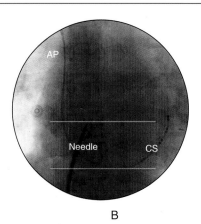

A   B

图5-55　永存左上腔患者的房间隔穿刺

A. 造影显示永存左上腔静脉，可见冠状窦口明显增大约一个椎体；B. 将冠状窦电极放入左上腔静脉内（通过穿刺右侧锁骨下静脉或颈静脉），可作为左上腔静脉下缘的标记，然后逐渐后撤穿刺装置到卵圆窝，约在冠状窦电极上1.5个椎体，注意切勿过分回撤导管，否则极易进入左上腔静脉内，再穿刺即可能引起左上腔静脉破裂导致心包填塞。Left SVC：左上腔静脉；needle：穿刺针；CS：冠状窦电极

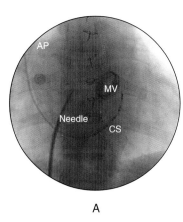

A

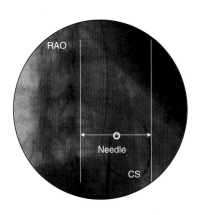

图5-56　永存左上腔患者的房间隔穿刺右前斜位

穿刺时还是采用右前斜45°角，穿刺部位也是在心房影前后缘之间中点的偏后，注意在理想的穿刺点术者通常可以感受到穿刺针顶端明显的与心脏跳动一致的搏动感

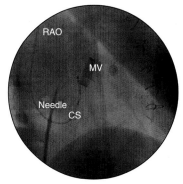

B

图5-57　换瓣术后的房间隔穿刺

A. 显示前后位，穿刺针位于冠状窦电极上方约1.5个椎体；B. 显示穿刺点位于左心房前后缘的中点，注意置换的金属瓣膜可以清晰地提示左心房的前缘

小幅前送扩张管扩张穿刺孔，最终多能将鞘管置入左心房。

❋ 本中心有十余例房间隔外科修补术后的穿刺，均获成功，但是有2例只能有一个鞘能进入左心房。

5.8 房间隔缺损双面伞封堵术后

近来，国内有报道ASD堵闭器封堵术后的房间隔穿刺，其穿刺点的选择在堵闭器边缘的房间隔组织，而避免在堵闭器内部穿刺（图5-58）。

5.9 心脏转位、胸廓/脊柱畸形或静脉入路问题等

常见异常包括垂位心、横位心、镜面右位心、胸廓畸形、脊柱侧弯、下腔静脉迂曲及股静脉入路问题（如右侧股静脉闭塞）等。上述情况下，右前斜位透视指导房间隔穿刺点选择的作用更加明显（图5-59）。

6 房间隔穿刺的新技术

6.1 心腔内超声指导下房间隔穿刺

心腔内超声（intracardia echocardiography, ICE）作为一项新技术，能很好地显示心脏内特殊解剖结构，与X线透视相结合，在心脏介入治疗和电生理检查中，已经显示出其良好的应用前景，ICE指导下房间隔穿刺（图5-60）具有一定的优点：

❋ 可清楚直观地显示卵圆窝与周围结构的关系，避免误穿主动脉和其他部位。

❋ 通过测量卵圆窝与左心房壁距离，选择最佳穿刺部位和方向，通过观察卵圆窝"帐篷"与左心房壁的关系，调节穿刺方向和位置，从而避免误穿左心房，造成心脏填塞等不良后果。

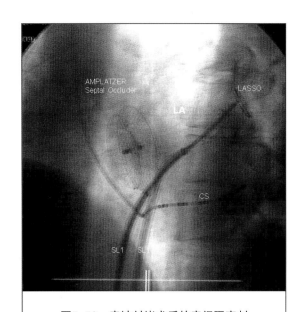

图5-58 房缺封堵术后的房间隔穿刺

1例继发孔房缺（36mm）封堵器置入10年后，行房颤导管消融术进行的两次穿刺房间隔均从封堵器下方的房间隔上穿过

❋ 确认穿刺针进入左心房后，通过导引钢丝导入长鞘，避免了应用造影剂，对造影剂过敏者尤为适用。

❋ 减少X线透视时间。

6.2 食管超声指导下房间隔穿刺

经胸超声指导房间隔穿刺作用有限，但是食管超声在患者全麻状态下指导房间隔穿刺的报道并不少见，现已经有三维食管超声，能更准确地显示房间隔穿刺时的"帐篷征"（图5-61）。

6.3 血管内镜下房间隔穿刺

运用远红外的血管内镜可以在心腔内排除血液的干扰"直接看到"卵圆窝等解剖结构，这已经在动物试验中得到了证实（图5-62）。那或许在不远的将来，心内科的介入操作包括房间隔穿刺术等都能像在内镜直视下完成，更加直观和准确。

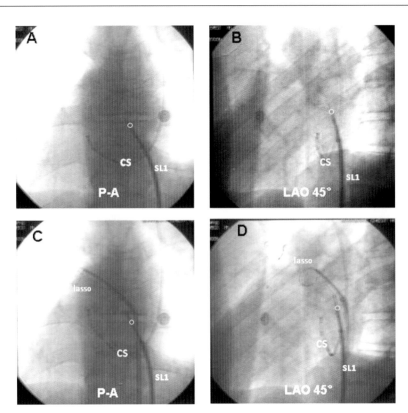

图5-59　右位心的房间隔穿刺

A、B. 显示PA位和LAO45°透视下第一次房间隔穿刺。　PA位穿刺点在CS电极上一个椎体高度；LAO45°将右位心患者的房间隔完全展开，穿刺针呈一直线提示穿刺方向与房间隔垂直；C、D. 显示第二次房间隔穿刺。PA位第二针比第一针稍低；LAO45°第二针穿刺也垂直于房间隔

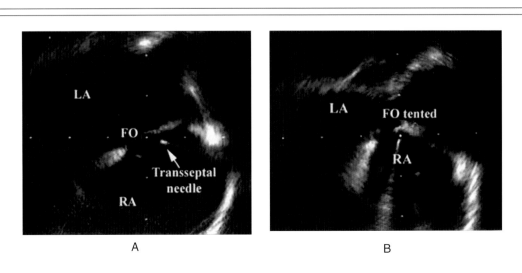

图5-60　ICE指导下的房间隔穿刺

A. 示ICE能清楚显示左右心房、房间隔和卵圆孔，甚至穿刺针的精确位置；B. 示在房间隔穿刺时穿刺针顶着房间隔而产生的"帐篷征"

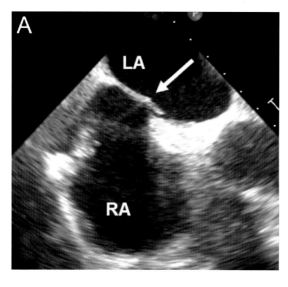
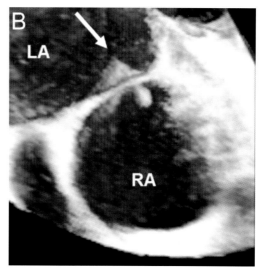

A

B

图5-61 食管超声指导下房间隔穿刺

A. 显示二维食管超声指导下的房间隔穿刺；B. 显示二维食管超声指导下的房间隔穿刺，箭头所指的穿刺针顶在房间隔上形成的"帐篷征"

6.4 消融穿刺针

一家加拿大公司（Radiofrequency Transseptal System, Baylis Medical, Montreal, Canada）开发的新型房间隔穿刺装置有可能提高房间隔穿刺的安全性。他们开发的"穿刺针"顶端并不尖锐（图5-62），但是可以发放射频能量，通过5W，2~5s的局部消融就可以在1~4s内轻松突破房间隔，在一些明显瘢痕化、增厚、钙化的房间隔甚至房间隔补片的困难病例中可能会提供较大帮助。

与普通房间隔穿刺不同的是消融穿刺针并不是靠锋利的穿刺针突破房间隔，而是在房间隔部位通过小功率放电消融来突破覆膜组织，其优势在于（图5-63）：

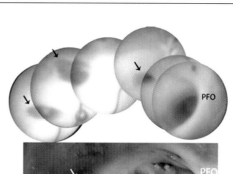
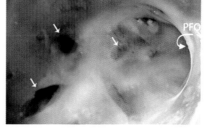

图5-62 血管镜下影像和大体标本对比结果

上图可见6个血管镜下所见，其拼接后的图像和解剖好的大体标本（猪）十分类似，各个解剖结构位置基本符合。PFO：卵圆孔未闭

❋ 消融穿刺针较柔软，能顺利通过内鞘管。

❋ 消融穿刺针无需很大的推送力，故其惯性较小，更安全。

❋ 通过心腔内压力波形确定房间隔穿刺的有效性，无须使用造影剂，这对造影剂过敏的患者尤其适用。

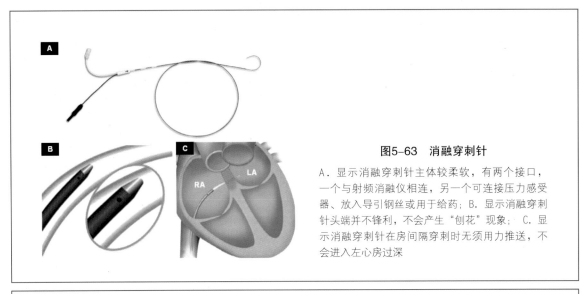

图5-63 消融穿刺针

A．显示消融穿刺针主体较柔软，有两个接口，一个与射频消融仪相连，另一个可连接压力感受器、放入导引钢丝或用于给药；B．显示消融穿刺针头端并不锋利，不会产生"刨花"现象；C．显示消融穿刺针在房间隔穿刺时无须用力推送，不会进入左心房过深

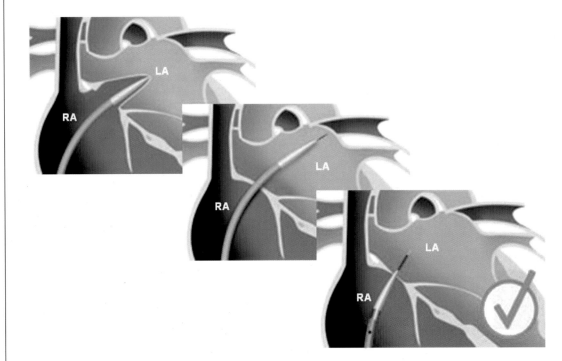

图5-64 消融穿刺针安全性较高

图上部普通房间隔穿刺针顶在房间隔的覆膜组织上，形成"帐篷"；图中部在穿破房间隔后，由于惯性的作用，针尖往往离左心房壁很接近；图下部运用消融穿刺针，无须很大的推送力，就可以突破房间隔

参 考 文 献

1. 纪荣明，主编.心脏的临床应用解剖学图谱[M].上海,第二军医大学出版社, 2004, 98.

2. 孙华明，郑和平，陈秀清，等.经卵圆窝行房间隔穿刺定位的应用解剖[J]. 中国临床解剖学杂志,1990,8(2):71–72.

3. Sweeney L, Rosenquist G. The normal anatomy of the atrial septum in the human heart[J]. Am Heart J, 1979, 98(2): 194–199.

4. 田恒,王勇.卵圆窝形态的观察及临床解剖学意义[J].四川解剖学杂志,2005,13(2):9–10.

5. Ross J, Braunwald E, Marrow AG. Transseptal left atrial puncture: new technique for the measurement of left atrial pressure in man[J]. Am J Cardiol,1959, 3: 653–655.

6. Cope C, Orange E. Technique for transseptal catheterization of the left atrium: preliminary report[J]. J Thorac Surg , 1959,37:482–486.

7. Brockenbrough EC, Brounwald E, Ross J. Transseptal left heart catheterization : a review of 450 studies and description of an improved technic[J]. Circulation, 1962,25:15–21.

8. Ross J. Considerations regarding the technique for transseptal left heart catheterization[J]. Circualtion,1966, 34:391–399.

9. Mullins CE. Transseptal Left Heart Catheterization :experience with a new technique in 520 pediatric and adult patients[J]. Pediatr Cardiol,1983,4:239–245.

10. Croft CH, lipscomb K. Modified technique of transseptal left heart catheterization[J]. J Am Coll Cardiol,1995,5:904–910.

11. Inoue K. Percutenous transvenous mitral commissurotomy using the Inoue balloon[J]. Euro Heart J,1991,12(Suppl B):99–108.

12. Gonzalez MD, Otomo K, Shah N, et al. Transseptal left heart catheterization for cardiac ablation procedures[J]. J Interv Cardio Electrophysiol, 2001,5:89–95.

13. 李华泰, 但苏, 钱河娟, 等. 自制球囊导管二尖瓣分离术215例及41例随访报告[J].中华心血管杂志, 1991, 19–148.

14. 陈传荣. 经房间隔左心导管术. 张维君,姜腾勇主编.心导管学[M].北京：人民卫生出版社,1997,521–522.

15. 马长生,秦永文.介入心脏病学[M]. 北京：人民卫生出版社, 1998, 533–547.

16. Schwinger ME,Gindea AJ,Freedberg RS, et al.The anatomy of the interatrial septem: a transesophageal echocardiogramphic study[J]. Am Heart J,1990,119(6):1401–1405.

17. Shaw TR. Anterior staircase manoeuvre for atrial transseptal puncture[J].Br Heart J,1994,71(3):297–301.

18. 马长生，董建增，刘旭，等. 右前斜45°透视指引下房间隔穿刺术方法学评价[J]. 中国介入心脏病学杂志, 2003, 11(4): 190–193.

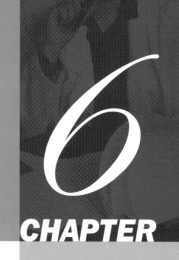

三维标测系统指导下的
左心房三维重构

CHAPTER 6

心律失常的传统电生理标测方法是通过直接记录多处心内心电图，根据局部电位的形态、振幅以及相互之间的时间关系分析心律失常的起源和机制。对于简单心律失常如阵发性室上速，该方法具有简单、实用和快速的优点，但对复杂的心律失常则具有较大的局限性。20世纪90年代开始，陆续出现了几种新型的标测方法，如CARTO系统和ENSITE系统等三维标测系统，对复杂心律失常如房颤、房速、室速的诊断和治疗有很大的帮助，已经越来越多地应用于临床。

1 临床常见的三维标测系统及其工作原理

1.1 CARTO系统

CARTO 三维磁标测系统是20世纪90年代由以色列工程技术学院的Ben-Haim等[1]设计并应用于临床。其核心技术源自军事上的某些定位技术。他们于1995年与CORDIS公司合作，研制出一种顶端埋置有磁性定位传感器的标测消融大头导管，并于1996年率先在欧洲几个心脏介入中心开始试用[2-4]。该技术可以明显地降低射频消融时的X线曝光量，简化复杂心律失常的标测定位。

1.1.1 系统的组成

CARTO系统由通讯主机（COM）、定位板、患者接口器（PIU）、Biosense Webster导航导管、参考电极、计算机工作站等组成（图6-1）。

※ 定位板：安置于患者台下方，由3个环形磁场发生器构成。3个磁场发生器排列成正三角型，每个磁头产生约0.05GS的磁场，能够精确检测 BiosenseWebster 导管内传感器的位置。

※ 参考定位电极：Biosense Webster的参考定位电极

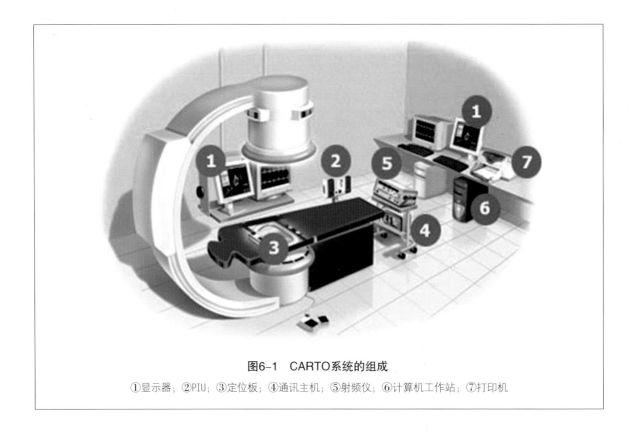

图6-1　CARTO系统的组成

①显示器；②PIU；③定位板；④通讯主机；⑤射频仪；⑥计算机工作站；⑦打印机

内部埋置有被动磁传感器，安放于患者背部第7胸椎左侧正位心脏投影对应部位，为CARTO® XP系统提供定位参考数据。

※ 消融大头导管：临床一般使用4mm灌流冷却大头消融导管，大头导管内埋置有温敏元件，可作温控放电。其顶端的弯曲度与常规射频导管一样可控。紧邻大头导管埋置着一个极微小的被动磁传感器。当大头导管进入定位板的磁场时，由传感器接收到的磁场信号和电极接收到的局部心电信号通过导管尾端的联线传入CARTO磁/电处理器进行处理。

※ PIU：连接患者、起搏器、消融仪、EP系统和CARTO处理器。

※ 通讯主机：用于进行所有定位和ECG计算的处理器，将标测消融导管记录到的磁场、心电信号进行放大，并加

以数字化后传入计算机工作站。

※ 计算机工作站：经磁/电处理器初步处理后的原始数据，由具有强大计算功能的小型计算机工作站处理，显示出心腔的二维或三维解剖图像、电激动播散顺序以及消融导管的位置。同时还可以像常规电生理系统一样显示局部心电信号的形态、振幅和周期[5]。

1.1.2 工作原理

患者平卧于DSA操作床，其心脏部位位于定位板上精确标测区域内（误差小于1mm），磁导航导管进入心腔后，与置于患者背部的参考电极均位于同一精确标测区域内，置于磁导航导管顶端的磁场传感器就可将接收到的磁场信号的振幅、频率以及周期的变化传入计算机处理器，从而将导管顶端在磁场内的三维位置（X，Y，Z）以及导管顶端所指的方向、导管顶端弯曲的前后经计算

后显示出来。由于心脏在不停地跳动，为确保采集信号的稳定，一般通过心电信号触发（比如，某个肢体导联的QRS波顶点），可以记录到心动周期某一特定时点，如心室收缩期大头导管顶端所处的位置。在具体操作时，当导管和室壁接触良好、心动周期稳定时，可以自动或手动将此点的电磁定位和局部心电信号的变化记录下来（图6-2）。

当记录到两点后，计算机自动将其联成一条线，三点则可成一面，当标测到一定数量的点后，就可采用表面融合技术计算形成三维图象。还可以通过不同的颜色表示心内膜电图上除极的早晚。

CARTO系统的最大优点是定位非常准确，理论标测误差<0.2 mm，动物实验活体内标测精度可达0.7 mm，完全可以满足临床诊疗的需要[6]。

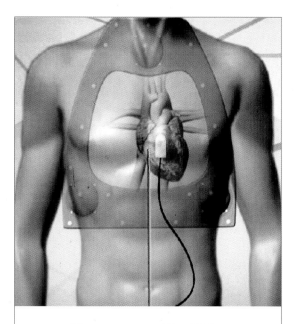

图6-2　CARTO系统工作原理

三角形为背部定位板，蓝色导管为消融电极，黑色导管为背部参考电极

1.1.3　主要不足

需要逐点标测才能获得各个不同解剖部位的心内膜电学信号，对非持续性、血流动力学不能耐受的心动过速及不稳定的心律失常无法标测电传导顺序。

必须使用专用磁导航导管，价格昂贵且有时间期限，限制了它的应用范围。

1.2　ENSITE系统

1987年，Taccardi等[7]首次报道了在犬的心腔内进行的非接触性心内膜激动标测方法，在此基础上逐渐发展成为非接触性心内膜激动标测的ENSITE 3000系统。该系统运用先进的数学方法可将某一心腔（心房或心室）在一个心动周期中整个心内膜的激动进行详细的标测并以不同的色彩动态显示出来，其独特的导航系统可指引消融电极到达靶点部位。该系统于1995年首次应用于临床，1998年获得美国FDA批准。

1.2.1　系统的组成

ENSITE 3000标测系统[8]主要有两个分支：

❋　非接触性球囊电极（multi-electrode array，MEA）。

❋　显像、导航及标测技术（visualization，navigation and mapping technology，ENSITE-NavX）。

非接触性球囊电极标测系统（ENSITE 3000）由多极阵列导管组成，包括探头、传统增益系统和用来显示心电活动的三维图形的计算机工作站组成。在9F导管上有一个7.5ml预设球囊，球囊导管由64根0.003mm的绝缘金属导线编制环绕。每一根导线上有一个0.025mm绝缘缺口置有非接触单极电极。

ENSITE-NavX三维标测导航系统

（Endocardial Solutions Inc, USA）：ENSITE-NavX系统是以电场为工作介质的三维标测系统，由体表驱动电极、参考电极、人机界面单元、接线盒、系统工作站组成。

1.2.2 工作原理

1. 非接触性球囊电极的工作原理

由球囊电极在心腔内探测到的远场电信号通过病人界面单元（PIU）转换成数字模式后传入系统工作站进行处理。此系统运用界面元素法对Laplace方程进行逆解，分辨并明显增强球囊电极探测到的信号，据此计算机系统将重建出心腔3360个位点的心内膜电图。这些电图可以单极形式显示在心内导联上。根据心电激动时间或电压差别，系统以不同的颜色以等时图或等电势图的方式在立体几何模型上显示。

2. ENSITE-NavX工作原理

将3对能发出5.6kHz的低压电场的驱动电极片分别贴于前胸-后背（第4肋间脊柱左侧缘）、左右腋下（第5肋间腋中线）、颈部-大腿内侧构成空间的X、Y、Z轴，产生一定强度的三维交流电场，人体的组织和体液对交流电场呈现电阻性。人体组织内电位的分布与测量探头与体表电极的相对距离有关，且呈单调函数，在获得某一点的电位值后可以反推出该点的空间位置信息。任何导管进入心腔后将检测到某个部位的电场强度、方向、相位的变化导入工作站进行处理，可以获得该部位的空间位点，系统以96次/s的速率连续采点，以参考原点为中心、远点覆盖近点的"轴向方式"重建三维心腔结构（图6-3）。系统能实时显示进入心腔各导管的位置和移动情况。ENSITE-NavX操作系统除建立三维解剖标测外，Diagnostic

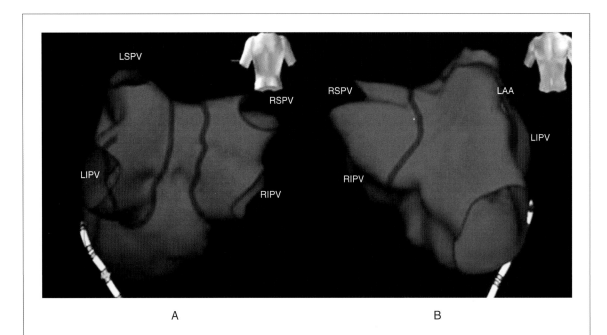

图6-3 ENSITE-NavX系统重建的左心房三维结构

A. 为后前位；B. 位前后位。LSPV：左上肺静脉；LIPV：左下肺静脉；RSPV：右上肺静脉；RIPV：右下肺静脉

Landmarking尚能进行静态的激动时间标测、电压标测。

1.2.3 ENSITE的主要不足

❋ MEA的球囊太大，在较小的心腔内会影响消融导管的操作。

❋ 当心腔太大使心内膜位点离MEA中心距离大于40mm时，局部电位的准确性和导管定位的精确性下降。

❋ 5.68 kHz的低频电位容易被滤波干扰,造成消融导管定位错误。

❋ 球囊昂贵的价格也阻碍了该项技术的广泛应用。

1.3 其他标测系统

1.3.1 网篮电极导管标测

网篮电极[9]标测导管由带有可折叠网状末端的开放管腔的导管构成。最新的网状导管是8个等距金属臂的64个单极电极或32个双极电极，电极间距3~5mm，直径38~60mm的超弹性导管，导管可被动进行调节达到与心内膜充分接触。通常根据超声预测心腔内径选择网状电极的大小。导管经静脉置入所选心腔后被动扩张打开。电极标测技术能够做到对一个心动周期的多部位电活动进行同时记录，使得瞬间电活动的标测范围增大，短时间内可以获得大量相对稳定且和解剖结构对应的心电信息。但是其和解剖较复杂的心腔心内膜的接触较差；容易形成血栓，空间分辨率小等缺点限制了其临床应用[10]。

1.3.2 LocaLisa常规导管三维立体标测系统

LocaLisa[11]是一项实时三维心内导管电极的识别检测技术，使用了额外的皮肤电极产生高频电场，通过标测导管电极检测到的外部电场来实现心内膜标测和导管消融过程中实时导管定位，定位精确度在1.5~2mm，且定位系统所产生的电场不影响心电图的质量，并可以兼容各种导管。但是该系统仅有解剖定位功能，不能同时分析局部电位，对心律失常的诊断帮助不大。

1.3.3 导管导航系统

利用低能量射频信号或超声信号定位导管。这些系统可在三维空间中辨识所需点，排列消融部位及重新引导定位。然而这些方法目前重建的分辨率不高，细节展示不尽如人意，另外不能生成电激动顺序图或等电位图，尚不能成为心律失常治疗领域的主流工具。

1.3.4 新型的影像技术

包括腔内超声心动图、CT和MR成像均可用于放置或指引导管。已有在电生理操作中使用了心腔内超声。

❋ 指引房间隔穿刺，特别是复杂或异常的解剖结构。

❋ 定位导管消融相关心脏结构（比如肺静脉前庭）。

❋ 控制射频消融损伤的程度（通过射频能量释放时的"气泡"存在的特征来判断）。

2 三维标测系统指导下的三维重建

磁定位技术可以定位磁导管的空间位置，但是并不能显示出所标测心腔的解剖结构以及导管和心腔的关系，而这对于临床应用相当重要，CARTO系统通过表面重建技术巧妙地解决了这个难题。

通过磁导管接触心腔内各处的心内膜，当其与心内膜接触良好时采点，此时导管的空间位置就代表了心内膜的空间位置，当记录到两点后，计算机自动

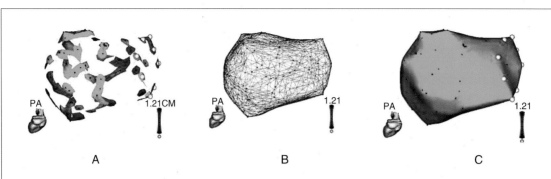

图6-4 采用表面融合技术计算出所标测心腔的三维模型

A. 显示在左心房所采集点的空间位置；B. 显示通过表面融合计算得出的左心房网状结构图；C. 显示CARTO重建的左心房解剖图

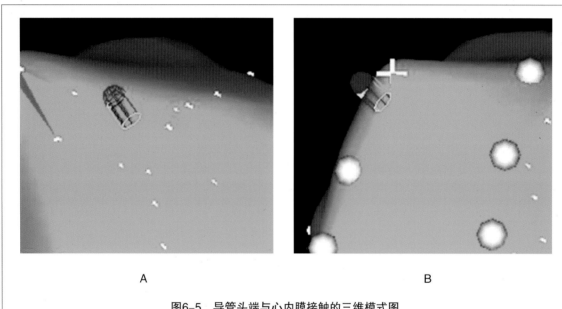

图6-5 导管头端与心内膜接触的三维模式图

A. 导管顶部空心圆柱体标志表示CARTO系统判断导管头端与心内膜尚未完全接触；B. 顶部实心标志表示CARTO系统判断导管头端与心内膜接触良好

将其连成一条线，三点则可成一面，当标测到一定数量的点后，就可采用表面融合技术计算出所标测心腔的三维模型（图6-4）。这就好比"盲人摸象"，虽然看不见，但是通过在大象身体各个部位的摸索，同样可以在脑海里形成大象的三维构像。

构建完成心腔的三维结构后，根据导管的三维位置，可以计算出其与心内膜是否接触，以及接触的方向等，并形象地表现出来（图6-5）。

在用磁导管标测完某一心腔后，通过计算机重建出该心腔的三维结构，并在此基础上应用计算机软件可以旋转心腔、转换观察角度甚至从剖面观对心脏进行研究，对了解心腔的结构、判断射频导管与某些特定结构的关系有很大的帮助。由于CARTO系统能记忆所有标测点大头导管所处的三维位置、导管顶端的指向，局部电位等，任何时候都可以引导大头导管重新回到曾标测过的某一特定位置，而且比双平面X线定位更准确可靠，所以一旦建立起三维解剖图像就不必在X线下操作，可以为医患双方创造一个更安全的环境。

2.1 电信号融合技术

心律失常的发生机制主要有折返、自律性增加和触发活动，而从表现形式来看主要是两种：局灶性和折返性。心律失常的诊治主要靠记录多处心内心电图，根据局部电位的形态、振幅以及相互之间的时间关系分析心律失常的起源和机制。因此，CARTO系统采用了电信号融合技术，在获得心脏局部三维坐标的同时，采集局部的电信号，经过分析对比，用颜色等形象的方式将电信号表现出来。

根据对其局部采集的电信号后不同的处理方式，CARTO系统可以显示出心脏的局部激动时间图（LAT Map）、电压图（Voltage Map）、碎裂电位图（CFAE Map）、阻抗图（Impedance Map）、激动传播图（Propagation Map）、等时线电图（Isochronal Map）等。其中应用最多的是局部激动时间图、电压图和碎裂电位图，阻抗图临床实际运用的不多，激动传播图和等时线电图均是局部激动时间图派生出来的。这6种电位图和前面的解剖重建图、网状结构图，均可以在一次采点取样同时完成，应用时通过鼠标右键调出快捷菜单进行转换，非常方便（图6-6）。

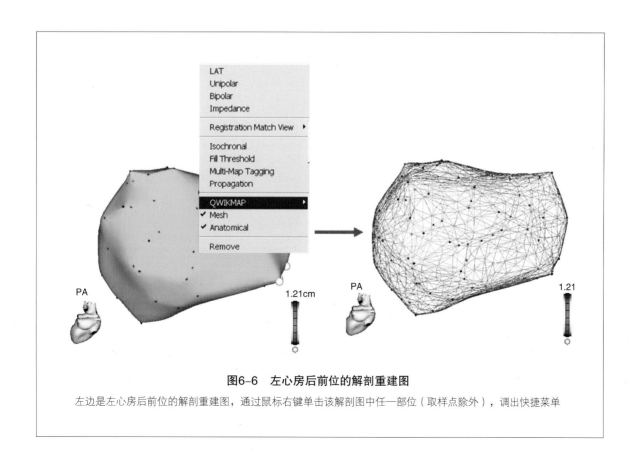

图6-6 左心房后前位的解剖重建图

左边是左心房后前位的解剖重建图，通过鼠标右键单击该解剖图中任一部位（取样点除外），调出快捷菜单

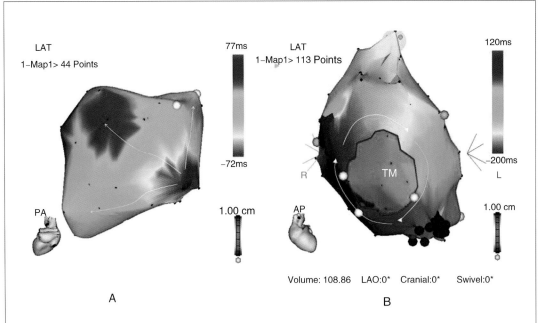

图6-7 激动顺序标测图

A. 为后前位的左心房局灶性房速的激动顺序标测图，红色区域提示最早激动部位（LAT负值最大），在此消融房速终止；B. 为前后位的三尖瓣环顺钟向房扑的激动顺序标测图，红色区域最早激动部位，紫色区域最晚激动部位，红色紫色区域首尾相接一般提示心动过速机制可能是折返。TM：三尖瓣环；His：希氏束；褐色的点：三尖瓣峡部消融点

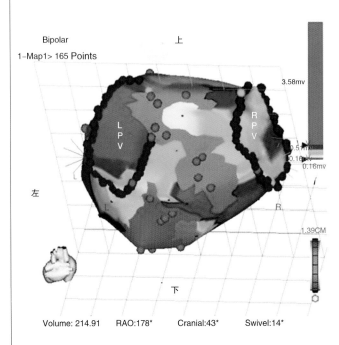

图6-8 慢性房颤病例电压图

在隔离肺静脉过程中，由于瘢痕组织的存在，使得环左侧肺静脉消融线未完成就达到了电隔离。LPV：左侧肺静脉；RPV：右侧肺静脉；褐色的点：表示消融点；粉红色点：代表局部消融时肺静脉电位延迟或减慢；绿色点：表示最终隔离的消融点；灰色点和灰色区域：标记左心房瘢痕组织

2.2 局部激动时间图

局部激动时间图是CARTO系统协助诊断治疗复杂心律失常的最主要的手段，通过磁导管记录心内膜各取样点约2.5s的心内电位，得出局部激动时间（LAT）这个参数，根据LAT的数值在局部以不同的色彩表示。通过分析色彩的变化推断激动的起始点、传导方向、速度和途径，由此推测心动过速的可能机制/关键部位等（图6-7）。

2.3 电压图

通过比较各取样点的最大峰值电压，即心内电图之最大振幅，以不同颜色表示，红色为最低振幅，紫色为最高振幅，灰色为瘢痕区（可自定义，比如

局部最大峰值电压小于0.05mV的组织为心房内瘢痕组织，心室组织＜0.5mV定义为瘢痕区）。这样可以直观地显示出心腔内的瘢痕区、低电压区以及正常心肌区，其作用是：了解局部心肌组织的活性、标出瘢痕的分布；协助分析心律失常的形成机制；有助于某些电生理现象的认识（图6-8）。

2.4 碎裂电位图

由Nademanee协助开发的，可以在心房颤动下建立心房三维解剖图的同时，自动计算心内膜电位的"碎裂程度"，主要是通过两个参数来判断碎裂电位，SCI（shortest complex interval，最短碎裂波间期）和ICL（interval

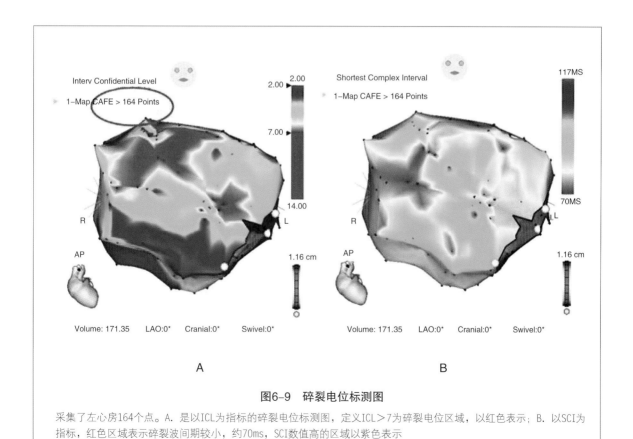

图6-9 碎裂电位标测图

采集了左心房164个点。A. 是以ICL为指标的碎裂电位标测图，定义ICL＞7为碎裂电位区域，以红色表示；B. 以SCI为指标，红色区域表示碎裂波间期较小，约70ms，SCI数值高的区域以紫色表示

confidential level，碎裂间期可信度水平）。该功能协助定位最符合碎裂电位标准的区域，引导消融大头到局部进行消融（图6-9）。

2.5 阻抗图

通过比较各取样点的阻抗值，以不同颜色表示，红色为最低阻抗，紫色为最高阻抗。这项功能只有在与Stockert 射频消融仪连接时才显示，临床不常使用。

2.6 激动传播图

激动传播图是建立在LAT Map基础上的一个辅助功能，可以直观地显示"电激动"的传导，对协助理解心律失常的机制有一定的帮助（图6-10）。

2.7 等时线电图

等时线电图也是由LAT Map基础上派生的功能，通过不同的颜色来表示同一LAT时区的激动心肌，临床上的应用有限（图6-11）。

综上所述，CARTO系统通过局部激动时间图明确心内激动的传导顺序、电压图记录局部心肌的活性、碎裂电位图来标识心腔内的碎裂电位区域，以及通过将一些心内电图特殊部位附加标识（双电位区域、舒张期电位区域、心内刺激拖带区域等），可以对包括室速、房速、房颤在内的复杂心律失常进行标测分析，及指导消融。

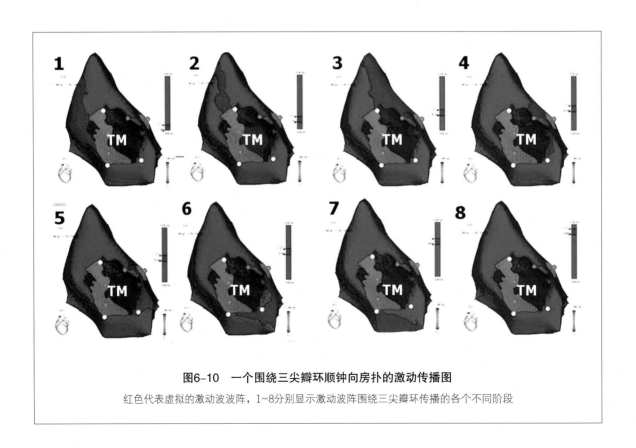

图6-10 一个围绕三尖瓣环顺钟向房扑的激动传播图

红色代表虚拟的激动波波阵，1~8分别显示激动波阵围绕三尖瓣环传播的各个不同阶段

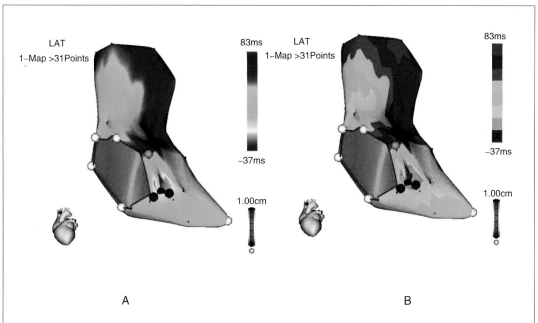

图6-11 LAT Map与等时线电图

A，是右心房HIS附近房速的LAT Map，白色点代表三尖瓣环，黄色点代表His，褐色点是消融点，红色区域是最早激动部位；B. 是等时线电图，其将整个房速的激动时间分8个时区，分别以8种颜色代表，同一LAT时区的心肌以一种颜色表示

参 考 文 献

1. Ben-Haim SA, Osadchy D, Schuster I,et al. Nonfluoroscopic, in vivo navigation and mapping technology[J]. Nature Medicine,1996,2: 1393-1395.

2. Gepstein L, Hayam G, Ben-Haim SA. A novel method for nonfluoroscopic catheter-based electroanatomical mapping of the heart: in vitro and in vivo accuracy results[J]. Circulation, 1997,95:1611-1622.

3. Shpun S, Gepstein L, Hayam G,et al. Guidance of radiofrequency endocardial ablation with real-time three-dimensional magnetic navigation system[J]. Circulation,1997,96:2016-2022.

4. Gepstein L, Hayam G, Ben-Haim SA. Activation-repolarization coupling in the normal swine endocardium[J]. Circulation,1997,96:4036-4043.

5. 陈旭. 三维电磁导管定位系统—CARTO[J]. 中国心脏起搏与心电生理杂志,2000,14 (1):1-3.

6. Smeets JLRM, Ben-Haim SA, Rodriguez LM, et al. New method for nonfluoroscopic endocardial mapping in humans. Accuracy assessment and first clinical results[J]. Circulation, 1998, 97:2426-2432.

7. Taccardi B, Arisi G, Macchi E, et al. A new intracavitary probe for detecting the site of origin of ectopic ventricular beats during one cardiac cycle[J]. Circulation, 1987,75:272-281.

8. 曹克将,朱莉. ENSITE 3000 标测系统及其临床应用[J]. 中国心脏起搏与心电生理杂志, 2001, 15: 217-220.

9. Schmitt C ,Zrenner B ,Schneider M, et al. Clinical experience with a novel multielectrode basket catheter in right atrial tachycardias[J]. Circulation ,1999 ,99 :2414-2422.

10. 侯月梅. 临床心脏电生理标测技术及应用现状[J]. 中国心脏起搏与心电生理杂志,2004,18:1-8.

11. Wittkampf FHM ,Wever EFD ,Derksen R. LocaLisa : new technique for real-time 3-dimensional localization of regular Intracardiac electrodes[J]. Circulation , 1999,99 :1312-1317a.

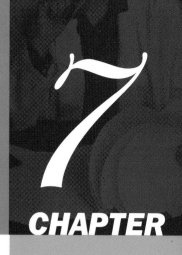

阵发性房颤的发病机制和消融策略

CHAPTER 7

心房颤动是临床上最常见的心律失常，其发病率随年龄增加。针对房颤机制的基础研究自20世纪初就已开始，但至今尚未完全明确。1998年，Haissaguerre等发现阵发性心房颤动是由起源于肺静脉内的局灶电活动所触发，而针对肺静脉内触发灶的局灶消融可有效控制房颤的复发。自此之后，房颤的发生机制以及治疗研究才得到了飞速的发展。本章节将着重探讨阵发性房颤的发病机制及其消融术式。

1　房颤的分类

房颤的分类繁简不一,迄今尚无普遍满意的命名和分类方法，一般说来,房颤分为:

❋ 阵发性房颤（paroxysmal AF）：指房颤持续发作<7d，大多在24h内，多有自行转复及反复发作的临床特点。

❋ 持续性房颤（persistent AF）：指房颤发作持续了7d以上，或未达到7d但是须经过药物或电复律干预后才能转复者。在持续性房颤中，还包括:

❋ 持久性房颤（longstanding persistent AF）：指病程大于1年的持续性房颤。

❋ 慢性房颤（chronic persistent AF）或永久性房颤（permenant AF）：指电复律无效或未经过电复律的持续性房颤患者。

❋ 初发的房颤（recent onset）或新近发现的房颤（recent discovered）：初发的房颤指房颤持续时间<24h者。

2 阵发性房颤的病因和发病危险因素

2.1 房颤的病因

阵发性房颤可见于多种疾病，所有能对心房肌产生影响的，导致心房扩张、心房肌炎症反应、心房肌纤维化等改变的心脏病都属于房颤的病因。另外，自主神经活性的变化也可对心房肌的电生理特性产生影响，使房颤易于发生。

2.1.1 可逆性病因

有些房颤病因是可逆的，如果这些原因消失或被治愈，房颤可终止发作。比如，房颤是心脏外科手术或胸腔手术后常见的并发症，还见于过量饮酒、急性心肌梗死、急性心包炎、急性心肌炎、肺动脉栓塞、急性肺疾病、甲状腺功能亢进、电解质或代谢失衡、药物影响（如茶碱、咖啡因）、严重感染、情绪紧张等。

2.1.2 器质性心脏病

房颤最常见的病因是器质性心脏病，其中瓣膜性心脏病（尤其是二尖瓣狭窄）患者发生房颤的概率最大，其次常见的是高血压病，而冠心病、各型心肌病、先天性心脏病、心脏肿瘤、缩窄性心包炎、二尖瓣脱垂、慢性肺源性心脏病、二尖瓣环钙化、特发性右心房扩张、充血性心力衰竭等也均可见有房颤发生。

分析具体病因，高血压和风湿性心脏瓣膜病与房颤的发生最为密切，冠心病伴房颤患者的总体发病人数虽然不低，但是只有在伴有心力衰竭和心肌梗死患者中房颤的发生率才增加。

总体来说，器质性心脏病导致房颤的根本原因还是在于心房压，特别是左心房压增加，导致的心房扩张、心肌炎

症和心肌纤维化。

2.1.3 心律失常

预激综合征患者可以发生房颤，而旁道的消融可以显著减低房颤的发生率；房扑的患者很多合并有房颤；其他室上性心律失常如房室交界区心动过速和房室折返性心动过速也均可转变为房颤；病态窦房结综合征患者中可有半数合并房颤。

2.1.4 特发性房颤

有部分患者无任何可发现的病因，被称为特发性房颤（孤立性房颤）（约占阵发性房颤病例的30%），可能和遗传因素有关。

针对房颤基础心脏病因的治疗往往对房颤发生后的自然病程并无影响，一旦房颤发生，去除病因比如二尖瓣扩张或置换、降血压治疗、冠脉介入和先心病手术治疗等并不能明确阻止房颤病程的发展。

2.2 房颤的危险因素

国外的流行病学研究发现，房颤更容易在有心血管疾病或心血管疾病危险因素的患者中发生。Framingham心脏研究提示了高龄、高血压、吸烟、糖尿病、瓣膜病、左心房扩大、心力衰竭、心肌梗死病史等是房颤发病的危险因子，而男性是房颤发病的独立危险因子。

国内由胡大一等[1]牵头的首次大规模中国房颤流行病学研究已经于2003年底完成，并于2004年初将部分统计结果公开发表，其结果显示：对14个自然人群的29 079人进行了调查，其中房颤患病人数为224人，房颤患病率为0.77%，根据中国1990年标准人口构成标准化后患病率为0.61%。其中房颤患病率按年龄和性别分组见表7-1。其中各年龄组之间比

表7-1 中国性别年龄与房颤患病率

年龄组	男性			女性			合计		
	n	N	%	n	N	%	n	N	%
30~39	0	1 904	0	0	2 640	0	0	4 544	0
40~49	10	3 684	0.27	8	4 395	0.18	18	8 079	0.2
50~59	19	3 819	0.50	24	4 347	0.55	43	8 166	0.5
60~59	41	2 843	1.44	34	3 037	1.12	75	5 880	1.3
70~69	41	1 149	3.57	25	9 67	2.59	66	2 116	3.1
80~89	12	1 59	7.55	10	1 35	7.41	22	2 94	7.5
合计	123	1 3558	0.91	101	1 5521	0.65	224	2 9079	0.77

注: n: 为各房颤患病人数; N: 为调查人数; %: 为在该年龄组中的患病率

较 $P<0.001$, 男性人群房颤患病率高于女性（ $0.9\%\,vs\,0.7\%$, $P=0.013$ ）。

应用多因素对中国房颤的可能危险因素进行初步筛选, 得出年龄≥60岁、风心病、冠心病、甲亢、吸烟和房颤的发生有关。同时, 对中国房颤的首次流行病学研究还提示, 文化程度、女性病人绝经、以及肥胖都可能和房颤患病率增高有关。尽管高血压人群中房颤患病率显著高于非高血压人群, 但是多元分析中没有达到显著性。此外, 吸烟、饮酒、糖尿病、体重指数、高脂血症等, 均未达到显著性。同时国外的研究资料, 如Framingham研究等[2], 多来自多年随访（50年等）的资料, 而目前我们进行的中国首次大规模流行病学研究的资料, 仅为一横断面研究。因此, 一些在Framingham等国外大规模房颤流行病学研究中与房颤发病率有显著性相关的因素, 在本研究中未能显示其统计学意义。因此, 需要对中国房颤流行病学研究的选定人群进行进一步长期的随访才能得出我们自己的资料。

3 房颤的发病机制

房颤的基础研究早在1914年就开始, 但是至今还未完全明确。长久以来, 各种学说如"多子波折返"、"主导折返环伴颤动样传导"、"局灶驱动伴颤动样传导"、"肺静脉波"、"肺静脉-左心房折返"等, 众说纷纭, 但就阵发性房颤而言, 机制已经渐渐明确, 摧毁肺静脉等入心静脉附近的房颤"维持基质"可以获得根治房颤的效果。

3.1 多子波折返学说

1914 ~ 1924年Garry等[3]的研究发现: 电刺激动物心耳部可诱发房颤, 将心耳尖端从心房分离, 离去的心耳组织则不颤动, 未被离去的心房组织颤动, 提出了著名的"临界量心房组织"概念, 即房颤的维持需要一定量的心房组织。而COX迷宫术通过分割心房而使房颤不能维持, 术后随访有很高的成功率, 又为"临界量心房组织"提供了有力的证据。同时Garry等描述了房颤是由一系列飘忽不定、高度复杂的环形运动组成。这就是后来"多子波折返理论"的雏形。

1959年，Moe 和 Abildskov[4, 5]通过犬迷走神经介导的房颤模型研究，提出了"多子波折返假说"：房颤的维持有赖于心房内一定数量（至少 3~5 个）折返子波的同时存在，折返环路与心房解剖无关，而由心房局部的有效不应期和可兴奋性决定。这些折返子波之间可以发生碰撞、湮灭、分裂、融合等多种作用方式，导致折返子波的数量、折返环的大小、速度等改变。1982年，Allessie等[6]在犬心通过灌注乙酰胆碱和快速心房起搏诱发出持续性房颤，并在心内膜密集标测，也证实了 Moe 和 Abildskov的"多子波折返学说"。

但是随着研究工作的进展，逐渐发现"临界量心房组织"和"多子波折返理论"的不足：

来自房颤外科治疗的研究表明，单纯旷置左心房后壁（涵盖肺静脉开口在内）的术式与对左、右心房均进行复杂线性切割的迷宫手术具有相近的治疗效果，成功率均达到90%左右；而导管消融治疗房颤的研究结果也显示，单纯通过在肺静脉口外行环状消融直至肺静脉及其周围区域电学隔离就可以使90%以上的阵发性房颤不能维持。而这些区域充其量不过占整个心房组织的30%，显然这部分组织才是房颤维持的重要区域，这表明房颤发生时并不是所有的心房组织都参与维持，并不是靠多子波折返之间相互碰撞、湮灭、分裂、融合，也不是只要达到了足够的心房组织房颤就可以维持，而是存在有重要的"维持基质"。

Haissaguerre和欧阳等报道[7,8]，在隔离的心房组织或环肺静区域可以记录到局部房颤而其余心房组织为窦性心律（图7-1），这些局部隔离的组织不过

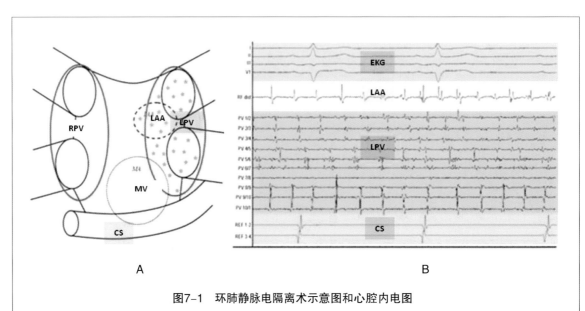

A   B

图7-1 环肺静脉电隔离术示意图和心腔内电图

A. 环肺静脉电隔离术示意图，RPV：右肺静脉；LPV：左肺静脉；LAA：左心耳；MV：二尖瓣；CS：冠状窦；B. 心腔内电图，EKG体表心电图和CS的记录显示为窦性心律，而LPV和LAA仍记录到快频率的颤动波（引自Haissaguerre的文献）

占整个心房组织的10%左右，显然低于临界量心房组织，也无法容纳足够多的折返环，这更进一步说明"多子波折返学说"已经不能正确解释房颤的维持机制。

3.2 主导折返环学说

随着更加精细的标测技术被使用到房颤研究中，近10余年的房颤研究表明，多子波折返只是房颤发生后的表象，而"主导折返环伴颤动样传导"才是房颤维持的真正机制。

1992年，Schuessler研究[9]结果显示，心房内存在着的周长很短的"8"字形密闭的功能性折返环，这种周长很短的折返环可使折返环周围心房肌组织产生颤动样传导从而导致房颤。

同样在1992年，Wang等[10]研究了Moe和Abildskov的房颤模型后得出结论：房颤维持的机制不是多子波折返，而是闭环运行的不稳定折返环。

1997年，Kumagai等[11]对无菌性心包炎房颤模型进行同步多部位标测的研究显示：①多个周长极短的闭环折返伴颤动样传导；②单个周长极短的闭环折返伴颤动样传导，这种折返环通常围绕一根或几根肺静脉开口运行。

1998年，Skanes等[12]通过快速起搏离体山羊心房研究显示：左心房单个或多个不稳定的环形运动的折返环向右心房的颤动样传导是房颤维持的重要机制。

在阵发性房颤，主导折返环的分布多位于入心静脉及其周围区域。通常情况下，消融并隔离这些区域后房颤可以终止；但是在持续性房颤阶段，主导折返环多不局限在入心静脉及其周围区域，所以消融并隔离这些区域后房颤很少能终止。

3.3 局灶驱动学说

局灶驱动是指房颤产生和维持的关键部位在同一局部，局部既有触发灶又有主导折返环。早在1947年，Scherf发现[13]在动物的心耳部注射乌头碱后心房即发生颤动，他据此认为房颤的发生可能是由于局部异位兴奋灶的兴奋所引起，但在随后的年代里，房颤的折返学说，特别是多子波折返学说逐渐占据主导地位，局灶机制学说并未引起人们的重视。直到1996年，Haissaguerre等[14]报道8例房性早搏（简称房早）触发房颤的患者，并在电生理检查时发现这些房早的起源部位主要位于肺静脉，射频消融这些异位兴奋灶后房颤随之消失。1997年，Jais等[15]报道了9例经局灶性消融治疗成功的伴有频发房早或短阵房性心动过速的阵发性房颤，并将此种房颤命名为局灶性房颤（focal atrial fibrillation）。1998年Haissaguerre等[16]对异位兴奋灶进行了研究，在标测到的69个异位兴奋灶中，94%位于肺静脉，其中48%位于左上肺静脉，26%位于右上肺静脉。1999年，Haissaguerre[17]等的研究认为几乎所有的阵发性房颤均为局灶驱动机制，此后国内外许多学者就此学说进行了大量的研究工作，认为异位兴奋灶以左心房的肺静脉开口或开口内1~4cm处发生率最高，占90%以上，其中约2/3以上在左上或右上肺静脉。其他关键部位有腔静脉、冠状窦、Marshall韧带、右心房游离壁、界嵴、窦房结附近、左心房游离壁等心房特殊结构处[18]（图7-2）。

局部驱动使房颤维持的具体机制可以是自律性增加，触发活动和局部微折返，但从临床研究的结果来看，以局部

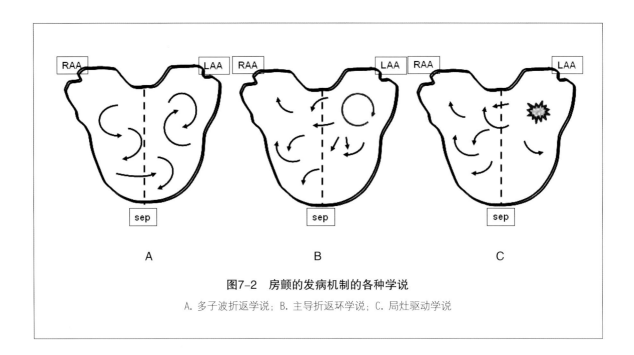

图7-2 房颤的发病机制的各种学说
A. 多子波折返学说；B. 主导折返环学说；C. 局灶驱动学说

微折返的可能性大。在环肺静脉电学隔离的临床工作中发现，往往在隔离了肺静脉-左心房电连接后，原本肺静脉内非常快速的电激动终止，代之以缓慢的自发电位（图7-3）。这说明了多数情况下肺静脉内记录到的快速性电激动并非自律性增加或触发活动而是折返，心房肌或肺静脉-左心房交界处是局部折返的重要组成部分。而且欧阳和Takahashi等[19]在隔离的肺静脉区域行程序刺激可以诱发和终止这种快速性电激动，也说明了其为折返机制。

3.4 肺静脉波学说和肺静脉-左心房折返学说

虽然"局灶驱动学说"假说可以合理解释"肺静脉电隔离"为核心策略的房颤非药物治疗方法的满意疗效，但却无法解释为何在环肺静脉电隔离时，导管消融部位在肺静脉口外，并未干预肺静脉内的病灶，但是术中电学隔离成功后95%以上的肺静脉内高频电活动突然

完全消失这一常见的电生理现象。近年来，Haissaguerre在房颤的"局灶驱动"说和"主导折返环"说的基础上，提出了"肺静脉波"假说[20]，肺静脉及其周围的心房组织是房颤维持的关键部位，即一方面来自肺静脉内的局灶快速兴奋在此部位易于出现颤动样传导，另一方面此部位易于形成折返激动，从而使房颤的维持更加稳定（图7-4）。

国内学者[21]则提出了肺静脉-左心房折返学说。肺静脉-左心房折返学说的核心在于房颤维持过程中在肺静脉和左心房之间的折返激动，而且该激动是驱动房颤维持的主要动力。对肺静脉—左心房折返环路来讲，左心房和肺静脉都是必需的组成部分。因此，该假说在理论上能够同时解释电学隔离肺静脉治疗房颤的临床效果和消融终点表现。同时研究者也承认虽然绝大部分维持阵发性房颤折返环需要肺静脉和左心房的共同参与，但确实有部分驱动房颤的折返环是完全位于肺静脉内，这也解释了有临床上极少部分的肺静脉

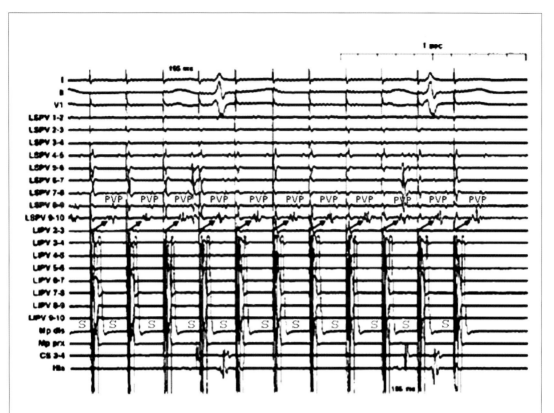

图7-3 房颤维持的具体机制分析

从上到下依次是体表心电图Ⅰ～ⅡV1 、左上肺静脉LASSO、左下肺静脉LASSO、大头导管远端近端、冠状窦34极和His电极，在左下肺静脉上部的大头导管高频刺激（185ms）使被隔离的肺静脉内快频率电激动终止，这说明其机制为折返的可能性大。注意冠状窦电极显示心房是窦性心率，未受肺静脉内高频刺激影响，提示左侧肺静脉已经被电隔离（Ouyang F. Circulation , 2004, 110: 2090.）

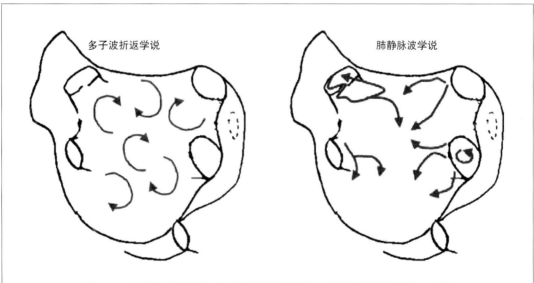

图7-4 心房颤动维持的"多子波折返学说"和"肺静脉波学说"示意图

A. 多发子波折返假说；B.肺静脉波假说（引自Haissaguerre M, et al. JACC, 2004, 12：2290-2292.）

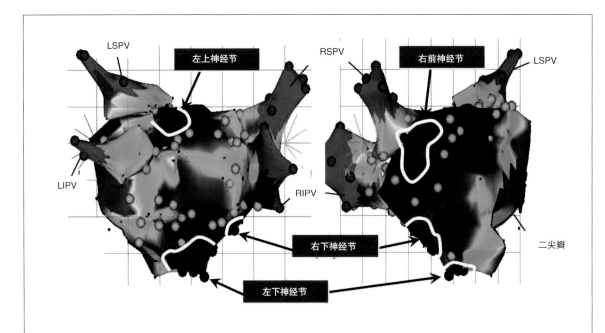

图7-5 左心房迷走神经节分布

左图为后前位、右图为前后位左心房CARTO重构图，图中白线圈起的红色点是高频刺激呈阳性反应的区域，即迷走神经节部位，可见左心房有四组迷走神经节，分别是Superior left GP（左上神经节）、Inferior left GP（左下神经节）、Inferior right GP（右下神经节）和Anterior right GP（右前神经节）。 LSPV：左上肺静脉； LIPV：左下肺静脉； RSPV：右上肺静脉； RIPV：右下肺静脉（Nakagawa H, Boston AF meeting, 2005.）

（<5%）在被电隔离后仍能够持续记录到高频电活动，符合"肺静脉局灶驱动伴颤动样传导"假说。

3.5 自主神经学在房颤发病中的作用

自主神经在房颤机制中的作用一直都受到重视， 早在1955年Nahum和Hoff[22]通过刺激犬的胆碱能神经能够诱发房颤或房性早搏。为房颤的去迷走神经治疗提供了理论基础。之后多项研究表明刺激迷走神经可以缩短心房有效不应期（AERP）， 因此缩短了心房激动的波长，波长越短，越容易形成高频小折返，高频小折返的形成，则产生了颤动样传导。Liu和Nattel[23]通过刺激麻醉犬的交感神经和迷走神经，发现交感神经和迷走神经对AERP有相似的影响，但刺激迷走神经可使房颤持续时间明显延长，并且使AERP离散度升高;而刺激交感神经对AERP离散度影响不明显。现已基本明确迷走神经张力增加后通过缩短心房肌的有效不应期和减慢传导使房颤的折返环易于维持，而交感神经张力增加有利于局灶性冲动发放增加。近年来，Jackman实验室[24]通过高频刺激确定左心房内有4组迷走神经节，分别为左上、左下、右下和右前迷走神经节，针对其进行消融对阵发性房颤也获得80%以上的疗效（图7-5）。

3.6 阵发性房颤发病机制中各个因素的作用

阵发性房颤的发病主要分为触发

因素和维持基质，触发因素常见部位有入心静脉及其周围组织（肺静脉、腔静脉、冠状窦、 Marshall 韧带 ）、右心房游离壁、界嵴、窦房结附近、左心房游离壁等，维持基质常见于入心静脉及其周围，触发因素和维持基质可以在同一病灶部位或不同部位，房颤的各种病因通过导致心房扩张、心房肌炎症反应、心房肌纤维化和自主神经张力来作用于触发因素和（或）维持基质，导致房颤的发病（图7-6）。

4 阵发性房颤维持的关键部位：房颤维持基质

4.1 阵发性房颤的维持基质

和房颤维持密切相关的主导折返环就是房颤的维持基质，在阵发性房颤患者中，房颤的维持基质往往位于入心静脉（肺静脉、腔静脉、冠状窦、Marshall 韧带等部位）及其周围组织。

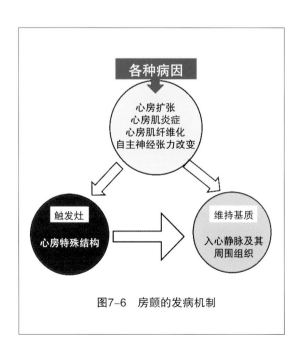

图7-6 房颤的发病机制

虽然早在1876年就有学者报道[25]在肺静脉内存在右自发的独立的电激动，但是直到1998年Haissaguerre报道[25]在肺静脉内的触发活动是房颤的起源点，才引起世人广泛关注。肺静脉所致的局灶性房颤最早是由Haissaguerre等报道。他们检验了45例阵发性房颤患者，其中41例房颤是由肺静脉起源的，同时期的另一篇文献报道了97例阵发性房颤患者中90%的房颤起源于肺静脉，这两篇文献不仅报道了肺静脉在房颤发病中的价值，更重要的是他们的研究均证实了局灶性消融可以根治阵发性房颤。现已清楚肺静脉及其周围的前庭组织是房性心律失常最常见的局灶性起源和维持基质，在外科迷宫术切割和隔离肺静脉后房性心律失常大为减少也证实了这点，其成为房颤维持基质的具体机制可能和以下因素有关。

4.1.1 解剖因素

人类有4条肺静脉与左心房相连，即左上肺静脉、左下肺静脉、右上肺静脉、右下肺静脉，有时也存在一定的变异。肺静脉可以多于或少于4条，比如，左右肺静脉共干或出现右中肺静脉以及罕见的左、右上肺静脉或下肺静脉共同开口于左心房。

肺静脉之所以成为房性心律失常最常见的局部病灶是因为肺静脉肌袖的存在，肺静脉肌袖是与心房肌细胞同源的由左心房伸入到肺静脉内的心肌组织。1641年，Wale就发现人的肺静脉中有"心肌袖"存在，左心房心肌延伸到肺静脉内，把心房及肺静脉连成一体。组织学、光镜和电镜证实肺静脉由内皮层、内皮下层、内连接组织层、横纹肌层和外连接组织层等构成，肌袖细胞位于心房肌细胞相同的横纹肌层并与左心房的心肌相连，在其与静脉内皮层之间被内连接层隔开。上肺静脉的下壁和下肺静脉的上壁与心房连接处的心肌袖最厚，这与临床电生理研究中发现的冲动好发部位相一致。肺静脉肌袖的厚度由近到远逐渐变薄，在肺静脉远端，心肌细胞束被包埋在致密的结缔组织内。

肺静脉肌袖可呈环形分布（沿肺静脉长轴螺旋形），也可纵形分布（沿肺静脉长轴排列）、斜行及网状排列，环形肌袖间有时有明确连接，有时被纤维组织分割。Nakagawa 等[26]研究了62例房颤患者210根肺静脉，提出肺静脉的触发活动在肺静脉–心房连接呈环形连接的肺静脉内最为常见（72%），推测环形或广泛的左心房–肺静脉连接可能有助于折返环的形成或促进触发活动。

正因为肺静脉左心房交界区心肌束绝对不规则的走行和排列上的变化增大了激动传导的各向异性，增加了冲动传导的阻力，而且随着年龄增长，肺静脉纤维化程度也增加，这些均造成冲动在肺静脉内传导速度和方向的不均一性，易于形成微折返，从而参与房颤的发生和维持，这也解释了何以老年患者的房颤发生率较年轻人高。

4.1.2 肺静脉肌袖的组织起源

肺静脉肌袖的胚胎起源一直存在着争议，究竟是起源于心房部分，还是与心内传导系统一样起源于静脉窦。HNK–1抗原是发育中的房室传导组织的共同标志。人类胚胎学研究发现，发育中的心脏传导系统、房室环、窦房环以及围绕共同肺静脉的心肌细胞，均有暂时性的HNK–1抗原表达。Blom等[27]对孕42~54d的人胚胎行HNK–1抗原的免疫组织化学染色，发现肺静脉口周心肌为HNK–1染色阳性，与右心房的静脉经房

间隔相延续。也就是说，在胚胎早期，肺静脉心肌袖的发育与左心房的发育不同，它源于窦静脉系，与窦房结、房室结、希氏束等传导系统存在共性，而且胚胎期的肺静脉存在自律性。还有一些学者在动物实验研究中证实肺静脉心肌袖中具有窦房结样细胞，单独或成群出现在肺静脉心肌袖终末部分的近心端。

肺静脉肌袖和心脏传导系统有相同组织起源的意义在于肺静脉肌袖有普通心房肌细胞和平滑肌细胞所没有的特性即自律性，但在正常条件下，肺静脉的电活动频率远低于窦房结，而受到超速抑制，只是在病理情况下，肺静脉肌袖的自律性增加或触发活动才有可能触发房颤（图7–7）。

4.1.3 肺静脉肌袖的电生理特性

Hwang等[28]的研究发现无论有无房颤发作，均可在肺静脉内记录到这种双电位，并认为第一个电位代表心房肌的电活动，第二个电位代表肺静脉的电活动。尖峰电位的特点是：激动时间短，波峰尖锐，振幅高。窦性心律时，高频的肺静脉电位常在低频的左心房远场电位后记录到，反映的是由左心房电激动进入肺静脉的正常传导顺序，然而在肺静脉起源的房性心律失常发生时，常可见肺静脉电位在左心房电位前出现，表明了电激动从肺静脉向左心房传导（图7–8）。

肺静脉内还可以记录到多个连续的尖峰电位，其机制尚未完全阐明，推测与自律性增高、触发活动和微折返有关（图7–9）。

1. 自律性增高

Perez-LugonesA[29]发现在房颤患者的肺静脉肌袖中存在P细胞、移行细胞和浦肯野细胞。电生理研究方面也证实在静息电位下,一部分肺静脉肌袖细胞可自发

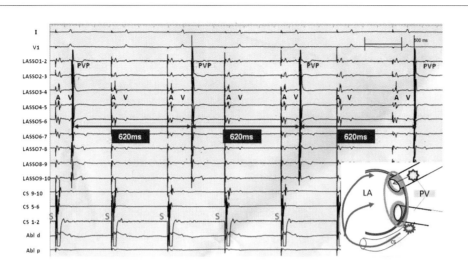

图7-7　肺静脉内自发电位

在环肺静脉隔离成功后，LASSO电极在肺静脉内记录到周长为620ms的电位，和窦性频率几乎一致，难以分清是否肺静脉和左心房电连接仍然存在，通过冠状窦远端刺激后心房频率增加，显示与肺静脉电位分开，证实环肺静脉消融已成功阻断肺静脉-左心房电连接。一般肺静脉自发电位频率都较慢，约10次/min，而此患者的自发频率接近60次/min，是我们中心记录到的最快的肺静脉自发电位

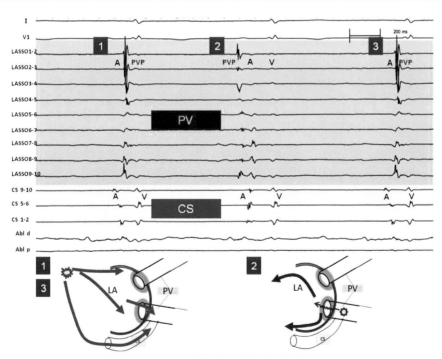

图7-8　肺静脉起源的局灶激动

上图显示腔内图，从上到下依次是体表心电图 I 、V1 、LASSO（放在左下肺肺静脉内）、冠状窦远、中、近端和大头导管远端、近端。第一、第三次心跳都是窦性心律，激动由左心房传导向肺静脉内，且无明显延迟，第二次心跳是由左下肺静脉内起源的局灶激动提前激动左心房，从肺静脉内传出时有单向的传导延迟，注意冠状窦激动顺序是远端早于近端

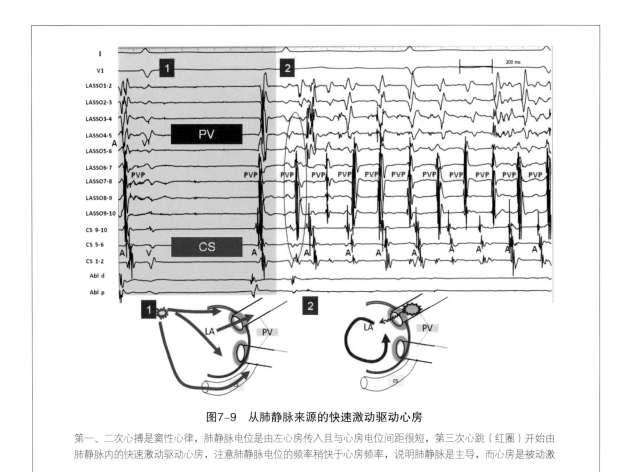

图7-9 从肺静脉来源的快速激动驱动心房

第一、二次心搏是窦性心律，肺静脉电位是由左心房传入且与心房电位间距很短，第三次心跳（红圈）开始由肺静脉内的快速激动驱动心房，注意肺静脉电位的频率稍快于心房频率，说明肺静脉是主导，而心房是被动激

产生与起搏细胞相似的慢反应动作电位，具有缓慢的0相除极化和显著的4相除极化，并且肺静脉肌袖细胞离子流特点与普通起搏细胞的相似，具有起搏活动的肺静脉肌袖细胞，其内向整流钾电流（Ik1）与心脏起搏细胞的Ik1相似。利用膜片钳技术Nam等记录到75％的肺静脉的心肌细胞有自发电活动伴舒张期除极，自发动作电位可被乙酰胆碱抑制，被异丙肾上腺素增强，而心房肌细胞则无此现象。

2. 触发活动

Chen等[301]观察到犬肺静脉心肌袖细胞能自发（或用异丙肾上腺素诱发）产生显著的4期去极化，由此产生慢反应动作电位和快反应动作电位，并且在动作电位平台期或3相复极早期可记录到由于早期

后除极（EAD）所产生的高频不规则电活动。由此可以认为尖峰电位实际上由两部分组成，起始部分是由于肺静脉自律性增高所致的快或慢反应动作电位，其后可能是由于触发活动（触发活动诱因未明，可能涉及体内神经、体液调节系统）所产生的高频不规则电活动。

3. 微折返

❋ 肺静脉-左心房交界处微折返：有证据证实肺静脉近端存在缓慢传导区，通常可以在肺静脉左心房连接处记录到碎裂电位。在人和动物均可见到肺静脉近端的缓慢传导碎裂电位区域还具有递减性传导的特性，这其实是一种自我保护的机制，有利于保护肺静脉内不被快速的心房电激动所驱动，还可避免

肺静脉内短联律间期早搏的传出，但是在病理情况下，传导减慢和传导阻滞使折返得以产生和维持。Arora等[31]应用高分辨率光学标测技术观察了离体灌注心脏的电激动时发现肺静脉近端是一个缓慢的碎裂电位区域，而这个区域的组织学特点正是肌纤维细胞排列方向的突然改变。

❋ 肺静脉内折返：肺静脉内的传导延迟和肺静脉肌袖的解剖结构和电学特性有关。肌纤维走行方向变化越大，传导延迟越明显；肌纤维走行的突然变化，增加了传导的轴向阻力，从而增加了折返的机会并有利于异位激动的发生，各向异性增加有利于局灶激动的传出和折返的形成。同时肺静脉内肌袖的动作电位时程长于心房肌，有效不应期也长于相邻的心房肌；肺静脉肌袖的静息膜电位较低，故0相除极速度较慢，传导较慢；肺静脉肌袖的CX43分布无明显差别而CX40缺乏，这会使心肌细胞间失耦联而导致传导减慢，这些均是肺静脉易发生折返的原因。

Hocini等[32]标测健康犬肺静脉的心内膜电活动,发现肺静脉内同时存在着局部的激动延迟和相邻部位的传导延迟。期前收缩刺激时，激动可围绕传导阻滞区发生弯曲，这一现象容易导致折返。有研究发现，约50%的肺静脉相关性折返可被期前收缩所诱发，折返环的大小仅1~2cm，而频率高达300~400次/min。

4.1.4 肺静脉周围的神经节

对心房神经丛的深入研究显示，肺静脉处的神经丛占据了心房神经丛的大部分，占总量44%的神经元或神经丛位于肺静脉开口处，12%在肺静脉尾部，左肺静脉的左侧有12%[33]。最近也发现人类肺静脉壁中含有神经节细胞和大量神经

纤维。这些神经元和神经纤维的激动可以引起肌袖细胞的自律性、不应期、传导速度等电生理特征发生改变。当肺静脉受到缺血、扩张或其他因素刺激时，肺静脉神经纤维空间分布和功能发生改变，这种空间分布的调整和功能的改变导致肌袖细胞电生理特征空间不均一性的增加，最终引起肺静脉源性心律失常发作。

总之，肺静脉区域复杂的解剖特性、电学特征，肺静脉肌袖的组织学特点和肺静脉区域的神经分布及在阵发性房颤的诱发和维持上，都起着重要的作用，肺静脉区域是大部分阵发性房颤的维持基质。

4.2 阵发性房颤维持基质的相互交替

有些房颤病例主导折返环并不只有一处，可以有多处，也就是存在有多个房颤维持基质，这时候主导折返环并不是恒定不变的，往往出现有折返环交替主导的情况，出现所谓的"乒乓现象"（图7-10）。

4.3 从环肺静脉消融电隔离过程看阵发性房颤的发病和维持

4.3.1 肺静脉和房颤的诱发及维持

肺静脉及其周围组织在房颤发病机制的作用主要有局灶诱发和驱动两方面，肺静脉是诱发房颤的最常见病灶，在房颤患者常可记录到来自肺静脉的早搏激动心房。按诱发局灶和维持基质的不同可将房颤的诱发分为：

1. 肺静脉起源后肺静脉维持

即肺静脉局灶驱动，是阵发性房颤最常见的情况（图7-9）。

2. 肺静脉起源后肺静脉外维持

见图7-11。

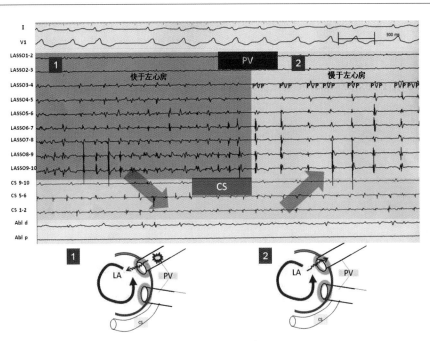

图7-10 乒乓现象

前一部分肺静脉内的电激动频率快于冠状窦电极，提示肺静脉驱动心房，而后一部分，冠状窦电极记录的电激动频率要高于肺静脉内，提示肺静脉由左心房驱动，这说明该患者至少有两处房颤维持基质，分别成为房颤发作时的主导折返环

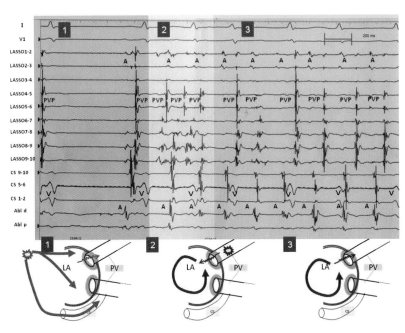

图7-11 肺静脉起源后肺静脉外维持

第一部分窦性心律时，电激动由左心房向肺静脉内传导，并且有传导延缓；第二部分见肺静脉电位领先于冠状窦电极且频率较快，提示是肺静脉的电激动向外传导；第三部分见冠状窦电极记录到的电位频率快于肺静脉内，提示肺静脉是被动激动，从这过程可以发现触发灶是肺静脉但维持基质在肺静脉外

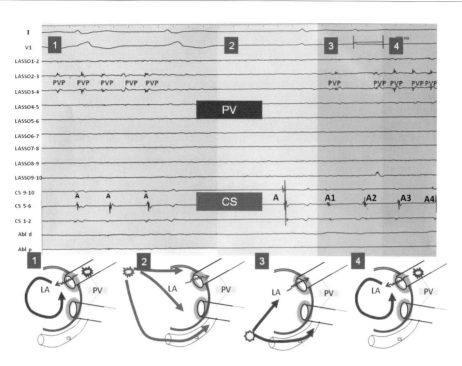

图7-12　肺静脉外起源后肺静脉维持

第一部分肺静脉电位频率较快，提示是肺静脉的电激动向外；第二部分窦性心律；第三部分见冠状窦电极记录的心房波A1、A2领先于相应的肺静脉波，提示异位激动由左心房向肺静脉内传导；第四部分见肺静脉电位领先于冠状窦电极且频率较快，提示是肺静脉的电激动向外传导；这说明虽然触发灶来源于该肺静脉外，但是该肺静脉参与房颤的维持基质

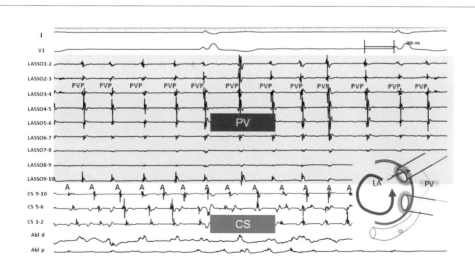

图7-13　起源和维持都与肺静脉无关

主导折返环不在肺静脉内　该病例4条肺静脉LASSO电极标测均表现为肺静脉电位频率慢于冠状窦电极频率，在隔离了4根肺静脉后房颤仍未停止，后将LASSO电极放在上腔静脉后发现，上腔静脉记录到的电激动频率快于冠状窦电极，并有触发驱动表现，隔离上腔静脉后房颤终止。最后证实上腔静脉及其周围组织是该患者房颤的维持基质

3. 肺静脉外起源后肺静脉维持

和第一种情况一起，约占阵发性房颤的绝大部分（图7-12）。

4. 起源和维持都和肺静脉无关

肺静脉属于旁观者（图7-13）。

4.3.2 环肺静脉前庭消融过程中房颤的变化

（1）通过阻断肺静脉和左心房间的电连接可以判断该侧肺静脉是否是房颤的维持基质或触发因素，但是在环肺静脉前庭消融过程中常会出现：

房颤终止而肺静脉电位依然存在（图7-14，15）。

（2）有时候在环肺静脉前庭消融过程中，房颤转变成房扑或房速等规律性心律失常，而且在未隔离肺静脉前还可以观察到阵发性房颤患者起病时为房扑，但是很快转为房颤，这也就说明正是由于肺静脉及其周围组织的房颤维持基质的存在，使规律性心房快速电活动演变为房颤，而去除这些房颤维持基质，又能使无序的心房电活动重新变成

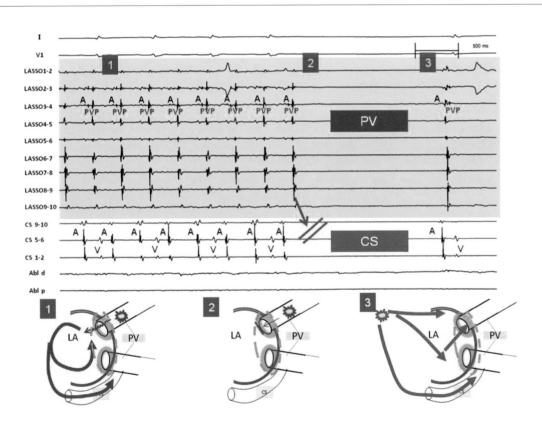

图7-14 房颤终止而肺静脉电位依然存在

此阵发性房颤患者，记录到左上肺静脉驱动的房颤，并在环左侧肺静脉消融过程中，肺静脉内的电激动变规律，房颤转变成房速，并在左侧肺静脉顶部消融时房速终止。第一部分显示肺静脉电位向左心房传导，注意此时虽然A-PVP小于PVP-A且冠状窦近端领先，易和典型房扑伴肺静脉内传导混淆，但是从此患者房颤的发生和消融的反应可以肯定是左上肺静脉驱动的房颤和房速；第二部分注意房速终止于肺静脉电位向左心房传导，同时肺静脉内快频率电活动也终止，这说明该肺静脉是主导折返环的一部分，此时的消融部位（肺静脉前庭）也是折返环的关键部位；第三部分恢复窦性后显示该肺静脉未达到隔离，窦性激动仍可以从左心房向肺静脉传导

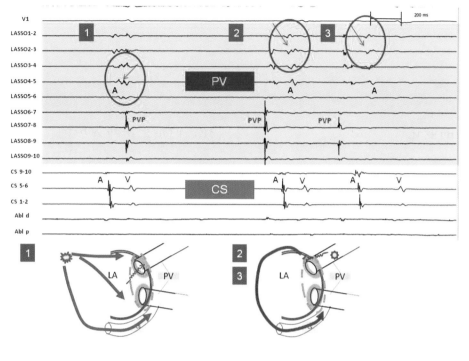

图7-15 左心房–肺静脉传导和肺静脉左心房传导不在相同部位

第一次心搏为窦性心律，显示左心房向冠状窦内传导，以LASSO 45电极记录到的PVP最领先，提示左心房–肺静脉传导在LASSO 45电极附近（左侧肺静脉前壁中部）；第二第三次心搏为左上肺静脉起源的早搏激动左心房，显示从左上肺静脉向左心房传导，以LASSO12电极记录到的A波最领先，提示–肺静脉传导–左心房传导在在LASSO 12电极附近（左侧肺静脉顶部），与房速时的肺静脉–左心房传导顺序相同且与环肺静脉消融终止房速的位置吻合，说明该处仍未达到阻滞还需要加强消融，注意此时的冠状窦电激动顺序还是近端领先，说明来自左上肺静脉的早搏或房速从房顶部传导是可以表现为冠状窦领先

有序（图7-16，17）。

（3）从达到肺静脉隔离后房颤是否终止来判断该侧肺静脉是否是房颤的维持基质。

❋ 如果达到肺静脉隔离而房颤仍持续，说明该侧肺静脉不是房颤的维持基质，需要在其他部位寻找房颤的维持基质（图7-18）。

❋ 如果达到肺静脉隔离的同时房颤终止，可以明确该侧肺静脉是房颤维持基质的一部分（图7-19）。

❋ 少见情况下，肺静脉内房颤仍存在而心房已经恢复窦性，同样说明该侧肺静脉是房颤维持机制的一部分（图7-20）。

（4）从达到肺静脉隔离后房早是否还出现来判断该侧肺静脉是否是房颤的触发灶，如果隔离后患者的房早也消失，那说明患者房颤的诱发因素也被根除，可能更进一步较少复发率。但是这在临床上的意义不大，毕竟对房颤而言，"维持基质"才是最重要的，只要确保"维持基质"受到破坏，房颤就不再发生。

4.3.3 环肺静脉前庭消融术后诱发

阵发性房颤患者在双侧肺静脉电隔离

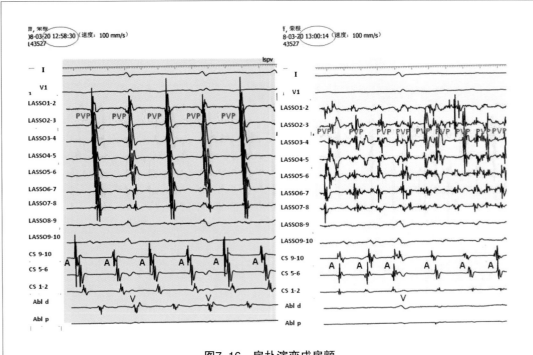

图7-16　房扑演变成房颤

A. 显示该患者12:58发生三尖瓣房扑；B. 13:00显示该患者房扑已经演变成房颤，肺静脉内电活动明显快于冠状窦，提示房颤的主导折返环在该肺静脉

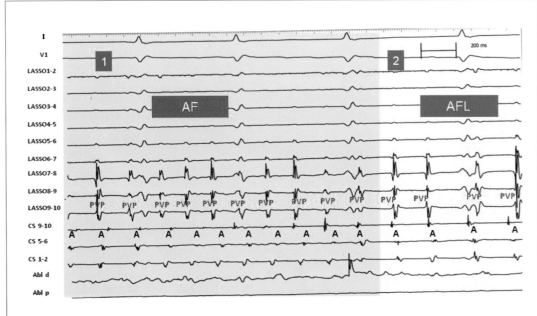

图7-17　房颤转变成房扑

第一部分显示肺静脉和冠状窦记录到电位显示是房颤，在环左侧肺静脉前庭消融过程中，房颤转变成第二部分的典型房扑（可见冠状窦电极上近端领先），最后在隔离了双侧肺静脉后在三尖瓣峡部消融后房扑终止

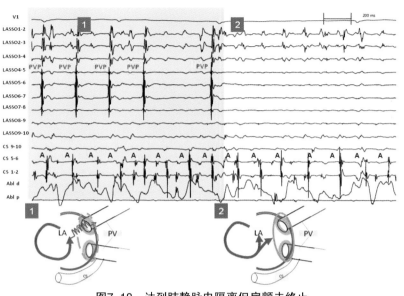

图7-18 达到肺静脉电隔离但房颤未终止

第一部分显示LASSO电极标测的肺静脉电位频率慢于冠状窦电极频率，表明激动由左心房向肺静脉传导，已经有部分传导阻滞；第二部分已达到左心房向肺静脉传导的完全阻滞而房颤仍未终止，进一步证实了该侧肺静脉不是房颤的维持基质

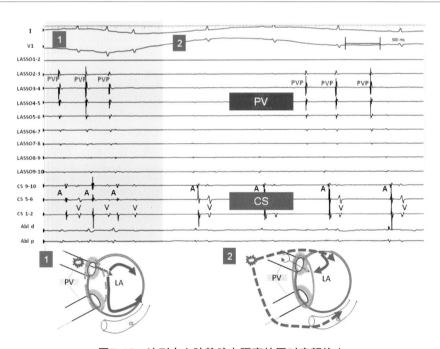

图7-19 达到右上肺静脉电隔离的同时房颤终止

此阵发性房颤患者，记录到右上肺静脉驱动的房颤，并在环右侧肺静脉消融过程中，肺静脉内的电激动变规律，房颤转变成房速，并在右侧静脉后上部消融时房速终止。第一部分显示LASSO电极标测的肺静脉电位早于冠状窦A波，表明激动由右上肺静脉驱动左心房；第二部分显示肺静脉内自发折返，而与冠状窦电极记录到的A波无关，说明左心房-右侧肺静脉之间的传导完全阻滞，该患者在右侧肺静脉隔离的同时房颤终止，进一步证实了右侧肺静脉是房颤的维持基质

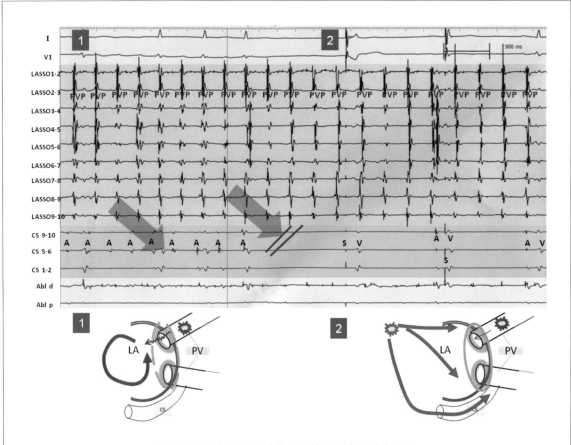

图7-20　房颤终止而肺静脉内快频率电活动未终止

第一部分显示肺静脉仍有向左房传导；第二部分显示冠状窦电极已经显示为窦性心律，而肺静脉内仍为快频率电激动，说明该侧肺静脉是房颤的维持基质，且环肺静脉前庭消融过程中未损伤到主导折返环，提示主导折返环位于消融线内侧

及其他部位的房颤维持基质受到破坏后，常有心房高频电刺激也不能诱发房颤或房颤诱发不能持续（图7-21，22）。但是据报道，房颤不能诱发或诱发不能持续与环肺静脉前庭电隔离术的远期成功率无明确相关。这可能是因为，对于阵发性房颤而言，房颤的维持基质多位于肺静脉及其周围，故远期成功率应该和远期隔离率密切相关，不能诱发只是代表手术即刻成功以及在隔离区外存在较少房颤维持基质，只有保证隔离才能减少阵发性房颤环肺静脉前庭电隔离术后的复发。

5　阵发性房颤导管消融术式的演变

自从Swartz等受到来自外科迷宫手术的启发通过模仿外科手术径线的方法进行导管消融以来，房颤导管消融治疗策略经过世界范围内电生理中心10多年的不懈努力，如今已经发展成为较系统的治疗方法。同时，世界范围内的很多电生理中心在攻克房颤这一顽症的过程中形成了具有本中心特色的一套治疗策略，其中比较著名的电生理中心有：法国的波尔多的

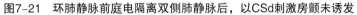

图7-21 环肺静脉前庭电隔离双侧肺静脉后,以CSd刺激房颤未诱发

注意刺激信号(S)和心房波(A)是1:1,否则需要更换刺激导联或增加刺激强度

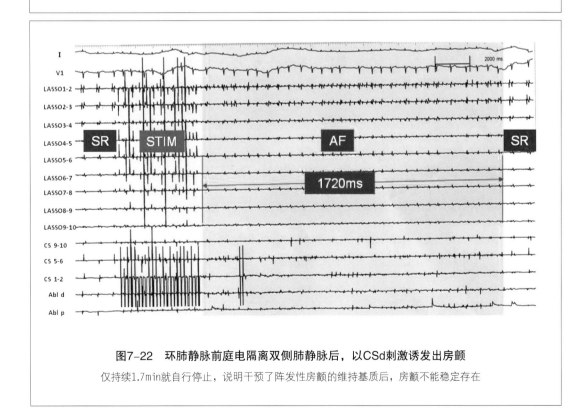

图7-22 环肺静脉前庭电隔离双侧肺静脉后,以CSd刺激诱发出房颤

仅持续1.7min就自行停止,说明干预了阵发性房颤的维持基质后,房颤不能稳定存在

Haissaguerre电生理中心、意大利米兰的Pappone电生理中心、德国汉堡的Kuck电生理中心以及美国克利夫兰的 Natale电生理中心、加利福尼亚的Nademanee电生理中心和俄克拉荷马州的Jackman电生理中心。实际上，国际上关于阵发性房颤导管消融治疗已经非常成熟，采取任何一种消融策略都有较高的成功率。目前的房颤导管消融治疗的整体策略目前主要包括以下几种，即以Haissaguerre电生理中心为代表的"肺静脉隔离术（PVI）"、以Kuck电生理中心为代表的"环肺静脉线性消融电隔离术"、以Natale电生理中心为代表的"环肺静脉前庭电隔离术"、以Pappone电生理中心为代表的"左心房线性消融术"、以Nademanee电生理中心为代表的"心房碎裂电位消融术"和Jackman电生理中心率先研究的"去迷走神经消融"，以下分别对这些电生理中心的房颤导管消融策略的发展做一介绍。

5.1 Haissaguerre电生理中心

1996年，Haissaguerre等[34]对45例药物治疗无效的阵发性房颤先行右心房线性消融，平均随访11个月但是手术成功率小于30%，之后对右心房线性消融无效的10例患者再行左心房线性消融，术后随访成功率达60%，左右心房的线性消融证明了房颤经导管消融的可行性，但由于操作时间及X线曝光时间过长，成功率太低，临床疗效不满意。此后，1998年Haissaguerre[16]等发现肺静脉局灶发放快速冲动可以诱发房颤，消除房颤的触发灶就可以消除房颤的发生。这一里程碑式的研究成为房颤导管消融研究历程上的重要转折点，自1998年开始几乎全球所有电生理中心均开始尝试进行

阵发性房颤点消融治疗。然而，由于肺静脉内的触发灶很难被全部发现和彻底消融，这一消融方法的成功率仍难尽人意，而且导致了一种医源性疾病，即导管消融所致的肺静脉狭窄。

为此，Haissaguerre等于2000年将肺静脉内点消融术改进为肺静脉节段性电隔离术，通过环状电极标测左心房与肺静脉肌束间的电连接为主要的突破点（breakthroughs），将这些突破点消融后，可实现肺静脉的电隔离。所谓"节段性电隔离"是指无须连续环状消融整根肺静脉的开口，而只需消融肺静脉开口部或开口近段的一个或若干个节段即可完全阻断肺静脉和左心房之间的电学连接。Haissaguerre等在肺静脉环状标测电极指导下进行肺静脉节段消融，实现肺静脉电隔离，对阵发性房颤的成功率为56%。

后来Haissagerre等人[36]的研究发现，虽然多数触发房颤的异位激动来源于肺静脉，但也有部分异位激动也可来源于心脏其他部位。通过导管射频消融达到肺静脉电隔离后标测和消融心房内异位兴奋灶可以进一步提高房颤消融成功率。目前，在法国波尔多的Haissaguerre电生理中心房颤导管消融治疗的主流策略还是由该实验室所创用的标测指导下的"肺静脉电隔离术 ± 左心房线性消融"，后者包括二尖瓣环峡部（左下肺静脉与二尖瓣环之间）和左心房顶部（双上肺静脉之间）的线性消融。

5.2 Pappone电生理中心

1998年，Pappone等[37]开始了房颤导管消融的尝试，也是先从仿迷宫术，进行右心房三条线（腔静脉间后壁线、三尖瓣峡部线和房间隔线）和左心房环

绕肺静脉消融并延伸至二尖瓣环消融，平均耗时5h和100min以上透视时间，达到74.1%的疗效。2000年，Pappone等[38]报道在全球首先应用三维标测系统指导进行环肺静脉线形消融，消融终点为局部电位振幅降低或跨消融线的激动时间延迟，随访的成功率为76%。2004年，Pappone等[39]又在环肺静脉线性消融的基础上加左心房后壁线消融和二尖瓣峡部消融，报道成功率达到85%以上。

虽然Pappone医师所领导的电生理中心是近年这一领域最为活跃的中心，该中心的房颤消融例数已达30 000例左右，但其报道的高成功率（80%~90%），却受到大部分学者的质疑。主要原因是该实验室消融策略的高成功率很少能被成功复制，而且其环肺静脉线形消融方法的即刻成功指标不要求肺静脉电位消失或肺静脉电隔离，而是消融部位双极心内膜电图幅度的明显下降（电位幅度下降80%或电位幅度小于0.1mV）。目前Pappone医师报道[40]已应用磁导航系统治疗房颤。在美国心律学会2006年会上，Pappone医师在美国波士顿通过卫星和磁导航系统为远在意大利米兰的患者成功实施了房颤导管消融治疗。

5.3 Kuck电生理中心

在德国汉堡的Kuck电生理中心，所采用的房颤导管消融策略是CARTO系统指导下的"环肺静脉线性消融电隔离术"，在同侧肺静脉口外进行消融，同时放置两根环状标测电极分别置于同侧上肺或下肺静脉，其消融的终点在于严格的同侧肺静脉电隔离。2004年，Ouyang等[41]报告，对于阵发性房颤，CARTO指导下肺静脉前庭隔离术后平均随访6个月一次手术成功率达75.6%，

二次消融成功率达95.1%。该方法由于相对简单、终点明确，且结果可重复性强。目前国内各个介入中心多采用该策略进行阵发性房颤导管消融并取得较高的成功率。

5.4 Natale电生理中心

位于美国Cleveland的Natale电生理中心[40]率先提出肺静脉前庭的概念，即在肺静脉开口外0.5~1.5cm处，心腔内超声下左心房和肺静脉近端膨大部位的交界处。2003年，Verma A[42]等报告，使用心腔内超声（ICE）监测下在肺静脉前庭行线性消融，消融终点是肺静脉环状标测显示的肺静脉电隔离。在其入选的152例房颤患者中，近一半为持续性或持久性房颤，近1/3合并器质性心脏病。术后通过安置事件记录器进行随访（平均11个月）的结果显示，高达90.2%的患者房颤未再发作。其中持续性和永久性房颤以及合并器质性心脏病的房颤的消融成功率与阵发性房颤无异。由于该方法需要ICE进行辅助，操作相对繁复，目前采用该策略的介入中心并不多。

5.5 Nademanee电生理中心

以心房内碎裂电位作为靶点的消融，该方法由Nademanee电生理中心在2004年首先[43]报道，在房颤心律下通过CARTO系统重建左右心房的三维构型，在心房内选择呈现复杂碎裂电位（complex fractionated atrial electrograms，CFAEs）的部位进行消融。房颤时在心内膜可记录到复杂碎裂心房电活动的部位常常是心房内的缓慢传导区，是形成房颤多波折返的重要部位（pivot）。2004年，Nademanee等对入选的121例房颤患者，其中阵发性

57例，慢性房颤64例（持续性26例，永久性38例），使用CARLO系统重建双侧心房后，在电解剖图上标记CFAEs区域进行消融,结果发现CFAEs主要位于房间隔、肺静脉、左心房顶部、左后间隔二尖瓣环及冠状窦口。随访1年，总共110例（91%）的患者无心律失常发作。2006年，Nademanee等在国际会议上报道对302例患者进行碎裂电位消融消融治疗，其中阵发性房颤141例，慢性房颤161例。结果显示超过90%的病人消融CFAEs区域后房颤中止，这一事实说明CFAEs区域在房颤维持上起重要作用，同时说明通过标测CFAEs区域可以找到维持房颤的基质。302例房颤病人消融治疗后的长期效果显示：141例阵发性房颤患者中，129例（91%）无复发心律失常，其中13例（10%）需服用抗心律失常药物。Nademane医师的策略不干预肺静脉，可谓独树一帜。人们对CFAEs消融争议一直比较大，主要表现在对碎裂电位的理解难以形成统一认识，Nademanee等治疗房颤成功率的结果至今仍无人完全复制。

5.6 Jackman电生理中心

Jackman电生理中心率先研究的"去迷走神经消融"在近年亦备受关注。

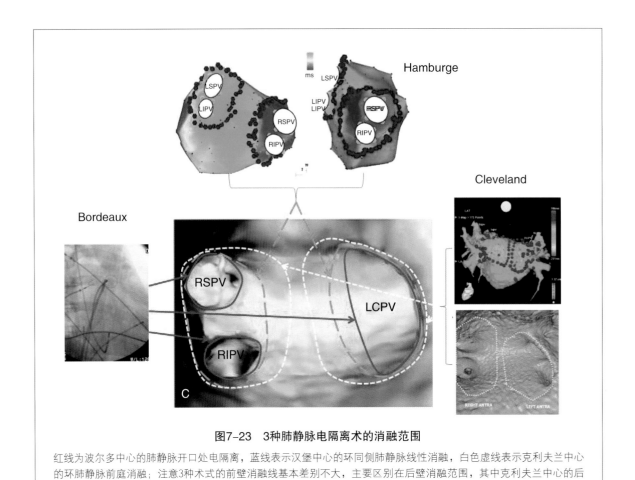

图7-23 3种肺静脉电隔离术的消融范围

红线为波尔多中心的肺静脉开口处电隔离，蓝线表示汉堡中心的环同侧肺静脉线性消融，白色虚线表示克利夫兰中心的环肺静脉前庭消融；注意3种术式的前壁消融线基本差别不大，主要区别在后壁消融范围，其中克利夫兰中心的后壁消融线非常比较接近，其后壁的消融范围较大

Jackman 等[33]的研究提示，对肺静脉口周围的心脏自主神经节（ganglionated pad）进行导管射频消融可以有效预防房颤的发生。Jackman电生理中心分别观察了实验性房颤犬和临床永久性房颤患者心房的去迷走神经支配治疗对房颤诱发性的影响。确定自主神经节分布部位的方法是，首先将肺静脉环状电极置于肺静脉开口部位，然后通过环状电极发放阈下刺激（20Hz/脉宽0.1mV/12V）确定肺静脉开口及其周围迷走神经节的分布部位，最后对这些部位施以射频消融。消融终点是房颤不被诱发。所有患者均未进行肺静脉电隔离术。结果显示，23例（89%）达到消融终点，随访1~12个月（平均6个月）后22例（84%）维持窦性心律，其中14例患者需要服用一种术前无效的抗心律失常药物。目前去迷走神经化作为一种独立的消融策略的成功率不高，主要作为其他消融策略的辅助治疗。

上述的各种消融策略各有特色。其中法国波尔多的Haissaguerre电生理中心、德国汉堡的Kuck电生理中心和美国克利夫兰的Natale电生理中心均是以肺静脉电隔离为核心，所不同的是消融范围不同。Haissaguerre电生理中心在影像或三维标测系统指导下在肺静脉开口处进行消融；Kuck电生理中心在选择性肺静脉造影辅助下，通过三维标测系统确定肺静脉开口，在肺静脉开口外0.5~2cm进行环形消融；而Natale电生理中心根据心腔内超声指导下环肺静脉前庭消融，其中区别在于消融范围不同（图7-23）。

对于阵发性房颤而言，上述3种消融术式虽然消融的范围大小不同，但都是强调肺静脉电隔离终点，其成功率类似。需要注意如果选择在肺静脉开口处消融，由于肺静脉的开口附近心内膜面结构复杂、且肺静脉的走行也各不相同，对导管操作要求较高、不易完成连续线性消融，但是由于靠近肺静脉开口的心房肌较薄，导管消融可造成透壁损伤，相对容易达到电隔离终点；而对于环肺静脉前庭消融而言，消融线离开肺静脉开口，内膜面较平滑，导管容易操作成连续性线性消融，但是离开肺静脉开口较远的心房肌组织厚度明显增加，导管消融不易造成透壁损伤，比较困难达到电隔离终点，而如果使用大功率和长时间在后壁消融，又增加了心房后壁甚至食管损伤的可能，如果能有条件在心腔内超声的监测下消融就比较安全。

参 考 文 献

1. 周自强，胡大一，陈捷，等.中国心房颤动现状的流行病学研究[J]. 中华内科杂志，2004,43(7):491.

2. Benjamin, Levy D, Vaziri SM, et a1.Independent risk factors for atrial fibrilation in a population–based cohort[J], The Framingham Heart Study, JAMA,1994,271:840–844.

3. Garrey WE. Auricular fibrillation[J].Physiol Rev, 1924,4:215–250.

4. Moe GK, Rheinboldt WC, Abildskov JA. A computer model of atrial fibrillation[J]. Am Heart J, 1964,67:200–220.

5. Moe GK. On the multiple wavelet hypothesis of atrial fibrillation[J]. Arch Int Pharmacodyn Ther, 1962,140:183–188

6. Allessie MA, Lammers WJ, Smeets JL, et al. Total mapping of atrial excitation during acetylcholine–induced atrial flutter and fibrillation in the isolated heart[M]. //Kulbertus HE,Olsson SB, Schlepper M. Atrial fibrillation, Astra Cardiovascular. Sweden: Moldal, 1982.

7. Rostock T, Rotter M, Sanders P, et al. Fibrillating areas isolated within the left atrium after radiofrequency linear catheter ablation[J].J Cardiovasc Electrophysiol, 2006,17(8):807–812.

8. Huang H, Wang X, Chun J, et al. A single pulmonary vein as electrophysiological substrate of paroxysmal atrial fibrillation[J].J Cardiovasc Electrophysiol, 2006,17(11):1193–1201.

9. Schuessler RB, Grayson TM, Bromberg BI, et al. Cholinergically mediated tachyarrhythmias induced by a single extrastimulus in the isolated canine right atrium[J].Circulation Research, 1992,71:1254–1267.

10. Wang Z, Pagé P, Nattel S. Mechanism of flecainide's antiarrhythmic action in experimental atrial fibrillation[J]. Circulation Research, 1992,71:271–287.

11. Kumagai K, Khrestian C, Waldo AL. Simultaneous multisite mapping studies during induced atrial fibrillation in the sterile pericarditis model. Insights into the mechanism of its maintenance[J]. Circulation, 1997,95:511–521.

12. Skanes AC, Mandapati R, Berenfeld O,etal. Spatiotemporal periodicity during atrial fibrillation in the isolated sheep heart[J]. Circulation, 1998,98:1236–1248.

13. Scherf D, Romano FJ, Terranova R. Experimental studies on auricular flutter and auricular fibrillation[J]. Am Heart J, 1948,36(2):241–251.

14. Haissaguerre M, Jais P, Shah DC, et al. Right and left atrial radiofrequency catheter therapy of paroxysmal atrial fibrillation[J]. J Cardiovasc Electrophysiol, 1996,7:1132–1144.

15. Jais P, Haissaguerre M, Shah DC, et al. A focal source of atrial fibrillation treated by discrete radiofrequency ablation[J]. Circulation, 1997,95:572–576.

16. Haissaguerre M, Jais P, Shah DC,et al. Spontaneous initiation of atrial fibrillation by ectopic beats originating in the pulmonary veins[J]. N Engl J Med, 1998,339:659–666.

17. Jais P, Shah DC, Haissaguerre M,et al. Atrial fibrillation: role of arrhythmogenic foci[J]. J Interv Card Electrophysiol, 2000,4:29–37.

18. Shah DC, Haissaguerre M, Jais P. Catheter ablation of pulmonary vein foci for atrial fibrillation[J]. Thorac Cardiovasc Surg, 1999,47:352–356.

19. Takahashi A, Iesaka Y, Takahashi Y, et al. Electrical connections between pulmonary veins: implications for ostial ablation of pulmonary veins in patients with atrial fibrillation[J]. Circulation, 2002,105:2998–3003.

20. Haissaguerre M, Sanders P, Hocini M, et al. Pulmonary veins in the substrate for atrial fibrillation: the "venous wave" hypothesis[J]. J Am Coll Cardiol, 2004,43(12):2290–2292.

21. 董建增, 刘兴鹏. 心房颤动维持机制的新观点——"肺静脉–左心房折返"假说[J]. 心血管病学进展, 2006,27(1):9.

22. Hoffo HE, Geddes LA. Cholinergic factor in auricular fibrillation[J]. J Appl Physiol, 1955,8(2):177–192.

23. Liu L, Nattel S. Differing sympathetic and vagal effects on atrial fibrillation in dogs: role of refractoriness heterogeneity[J]. Am J Physiol, 1997,273(2 Pt 2):H805–816.

24. Nakagawa H, Scherlag BJ, Lockwood DJ, et al.Localization of left atrial autonomic ganglionated plexuses using endocardial and epicardial high frequency stimulation in patients with atrial fibrillation[J]. Heart Rhythm, 2005,6:S10.

25. Brunton TL,Fayrer J. Note on Independent Pulsation of the Pulmonary Veins and Vena Cava[J]. Proceedings of the Royal Society of London,Vol 25,1876 – 1877,174–176.

26. Nakagawa H, Aoyama H, Beckman KJ,et al. Relation between pulmonary vein firing and extent of left atrial–pulmonary vein connection in patients with atrial fibrillation[J]. Circulation, 2004,109(12):1523–1529.

27. Bloom NA, Gittenberger GAC, DeBuiter MC, et al, Development of the cardiac conduction tissue in human embryos using HNK–1 antigen expression, possible relevance for understanding of abnormal atrial automaficity[J]. Circulaion(1999,99:800–806)

28. Hwang C, Wu TJ, Doshi RN,et al. Vein of marshall cannulation for the analysis of electrical activity in patients with focal atrial fibrillation[J]. Circulation, 2000,101(13):1503–1505.

29. Perez–Lugones A, McMahon JT, Ratliff NB,et al. Evidence of specialized conduction cells in human pulmonary veins of patients with atrial fibrillation[J]. J Cardiovasc Electrophysiol, 2003,14(8):803–809.

30. Chen YJ,Chen SA,Chen YC,et al. Effects of rapid atrial pacing on the arrhythmogenic activity of single cardiomyocytes from pulmonary veins: Implication in initiation of atrial fibrillation[J]. Circulation, 2001,104: 2849 – 2854.

31. Arora R, Verheule S, Scott L,et al. Arrhythmogenic substrate of the pulmonary veins assessed by high–resolution optical mapping[J]. Circulation, 2003,107 (13):1816–1821.

32. Hocini M, Ho SY, Kawara T, et al. Electrical conduction in canine pulmonary veins electrophysiological and anatomic correlaton[J](Circulation)2002,105:2442.

33. Schauerte P, Scherlag BJ, Pitha J, et al. Catheter ablation of cardiac autonomic nerves for prevention of vagal atrial fibrillation[J]. Circulaton, 2000,102(22):2774–2780.

34. Haissaguerre M, Jais P, Shah DC,et al. Right and left atrial radiofrequency catheter therapy of paroxysmal atrial fibrillation[J]. J Cardiovasc Electrophysiol, 1996,7(12):1132–1144.

35. Haissaguerre M, Shah DC, Jais P,et al. Electrophysiological breakthroughs from the left atrium to the pulmonary veins[J]. Circulation, 200,102（20）:2463–2465.

36. Shah D, Haissaguerre M, Jais P, Hocini M. Nonpulmonary vein foci: do they exist[J]? Pacing Clin Electrophysiol, 2003,26:1631–1635.

37. Pappone C, Oreto G, Lamberti F,et al. Catheter ablation of paroxysmal atrial fibrillation using a 3D mapping system[J]. Circulation, 1999,100(11):1203–1208

38. Pappone C,Rosanio S,Oreto G, et al. Circumferential radiofrequency ablation of pulmonary vein ostia: A new anatomic approach for curing atrial fibrillation[J]. Circulation, 2000,102:2619–2628.

39. Pappone C,Manguso F,Vicedomini G,et al. Prevention of iatrogenic atrial tachycardia after ablation of atrial fibrillation: a prospective randomized study comparing circumferential pulmonary vein ablation with a modified approach[J]. Circulation, 2004,110:3036–3042.

40. Pappone C, Vicedomini G, Manguso F, et al. Robotic magnetic navigation for atrial fibrillation ablation[J]. J Am Coll Cardiol, 2006,47(7):1390–1400.

41. Ouyang F,Bansch D, Ernst S,et al. Complete isolation of left atrium surrounding the pulmonary veins new insights from the double–Lasso technique in paroxysmal atrial fibrillation[J]. Circulation, 2004,110:2090–2096.

42. Verma A, Marrouche NF, Natale A. Pulmonary vein antrum isolation: intracardiac echocardiography–guided technique[J]. J Cardiovasc Electrophysiol, 2004,15 (11) :1335–1340

43. Nademanee K, McKenzie J,Kosar,E,et al. A New Approach for Catheter Ablation of Atrial Fibrillation:Mapping of the Electrophysiologic Substrate[J]. J Am Coll Cardiol, 2004,43:2044–2053.

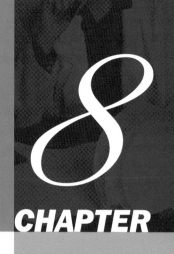

环肺静脉电隔离术

CHAPTER 8

本中心采用的术式主要是环同侧肺静脉线性消融术，其主要特点是强调同侧肺静脉口外连续性消融线和严格电隔离终点。采用的是单LASSO标测来验证肺静脉电隔离。

本中心环肺静脉电隔离术的技术要点主要有：肺静脉定口、环肺静脉消融、消融线上补点电隔离和电隔离的验证。下面将分别阐述。

1 肺静脉定口

环肺静脉电隔离术（CPVI）中最重要的技术难点就是肺静脉定口，这要求对肺静脉开口处的解剖、肺静脉的走行、鞘管和导管的操作手法等有比较深入的理解，同时对肺静脉开口处电位的正确认识对肺静脉开口的识别也有帮助，本章将详细介绍如何操作导管及鞘管进行肺静脉定口。

1.1 肺静脉走行

1.1.1 左侧肺静脉（LPV）

通常情况下，左侧肺静脉（LPV）分为上下两支，左上肺静脉(LSPV)走行通常向左、前、上，但其向前和向上的角度因人而异。通常情况下，LSPV位于左心耳（LAA）的后上方（图8-1）。

1.1.2 左下肺静脉（LIPV）

左下肺静脉（LIPV）走行通常向左、后、下，其向后和向下的角度也因人而异。通常情况下，LIPV位于左心耳的后下方（图8-2）。

1.1.3 右侧肺静脉（RPV）

右侧肺静脉（RPV）一般也分为两支，右上肺静脉（RSPV）走行通常向右、前、上；而右下肺静脉

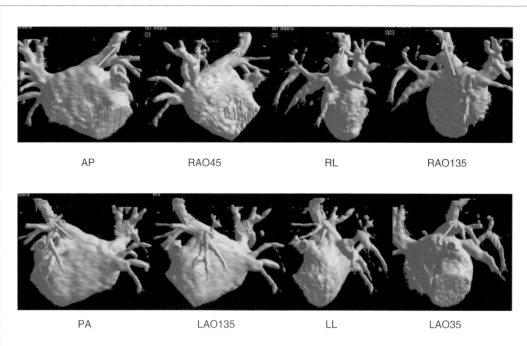

AP   RAO45   RL   RAO135

PA   LAO135   LL   LAO35

图8-1 三维MRI左心房重构模型

从前后位开始顺时针旋转以显示左上肺静脉的空间位置。黄色箭头：LSPV主干走行；红色点：心耳；AP：前后位；RAO：右前斜位；RL：右侧位；PA：后前位；LAO：左前斜位；LL：左侧位

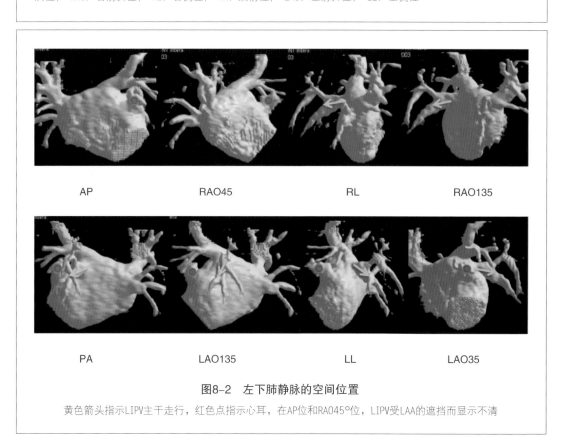

AP   RAO45   RL   RAO135

PA   LAO135   LL   LAO35

图8-2 左下肺静脉的空间位置

黄色箭头指示LIPV主干走行，红色点指示心耳，在AP位和RAO45°位，LIPV受LAA的遮挡而显示不清

（RIPV）走行通常向右、后、下（图8-3，4）。

清楚各个肺静脉的走行，对于肺静脉造影和定口中SWARTZ鞘管的操作有重要指导意义。一般来说，宜转动SWARTZ鞘管尽量使其远端与肺静脉主干走行保持一致，方便消融导管的操作。但有时难以使SWARTZ鞘管远端与肺静脉同轴，则需要配合特殊的消融导管操作，这也是肺静脉电位难以隔离的原因之一。

1.2 肺静脉开口

右上肺静脉开口于左心房右侧壁的上部，右下肺静脉开口在左心房后侧壁或后壁；左上肺静脉开口于左心房左侧壁的上部，左下肺静脉开口在左心房后壁（图8-5，6）。

1.3 选择性肺静脉造影

可使用SWARTZ外鞘管进行肺静脉造影来显示肺静脉的走行和开口，如果显示不清楚，可在SWARTZ外鞘管内插入右冠造影导管进行选择性肺静脉造影。

1.3.1 左上肺静脉造影

先将导引钢丝送到LSPV远端（注意先将SWARTZ外鞘管和内鞘管顺钟向旋转使鞘管头端指向后壁，导丝从左心房后上壁伸入LSPV远端），沿钢丝送入内外鞘管到LSPV内，退出内鞘管和导引钢丝，采用外鞘管进行造影（图8-7）。

如果外鞘管已经从LSPV内退出，禁忌在左心房内直接推送外鞘管到LSPV，因为如果直接推送外鞘管，按房间隔穿刺后的鞘管走向，穿刺点偏前时很容易

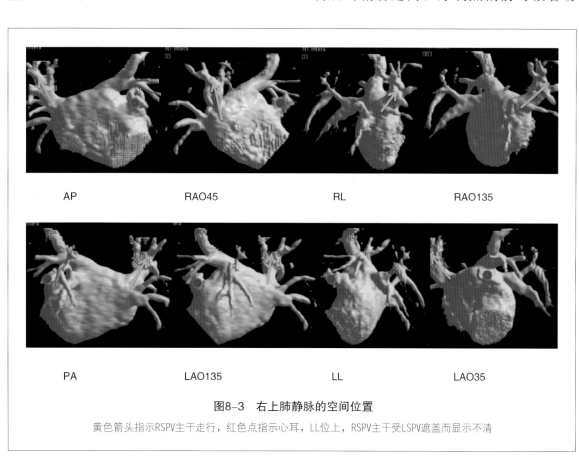

| AP | RAO45 | RL | RAO135 |

| PA | LAO135 | LL | LAO35 |

图8-3 右上肺静脉的空间位置

黄色箭头指示RSPV主干走行，红色点指示心耳，LL位上，RSPV主干受LSPV遮盖而显示不清

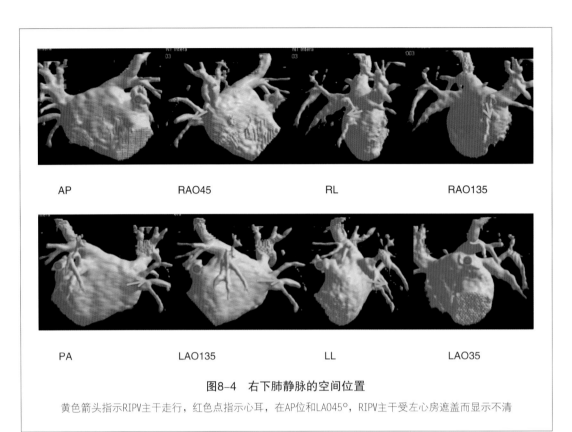

图8-4 右下肺静脉的空间位置

黄色箭头指示RIPV主干走行，红色点指示心耳，在AP位和LAO45°，RIPV主干受左心房遮盖而显示不清

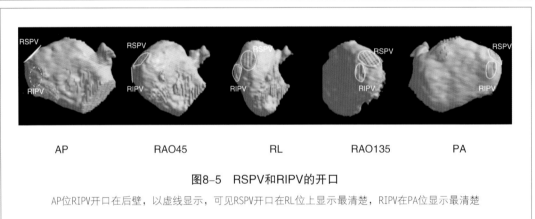

图8-5 RSPV和RIPV的开口

AP位RIPV开口在后壁，以虚线显示，可见RSPV开口在RL位上显示最清楚，RIPV在PA位显示最清楚

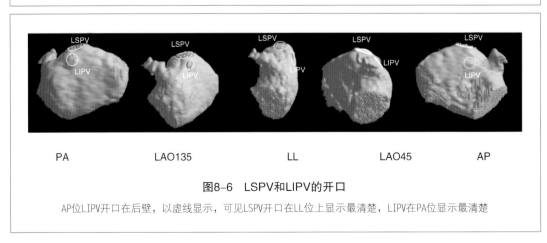

图8-6 LSPV和LIPV的开口

AP位LIPV开口在后壁，以虚线显示，可见LSPV开口在LL位上显示最清楚，LIPV在PA位显示最清楚

伸到左心耳；穿刺偏后时会抵住左心房后上壁。

1.3.2 右上肺静脉造影

在完成LSPV造影后，在后前位透视下后撤外鞘管，边回撤边转动，推荐顺时针转动（这样鞘管头端从后壁转向右侧），使鞘管前端和RSPV走行保持一致，这时体外SWARTZ鞘的侧孔输液皮条一般指向9~11点钟位置（图8-8，9）。

保持外鞘管远端和肺静脉同轴是CPVI的基本操作，可通过造影来判断同轴性是否良好（图8-10）。

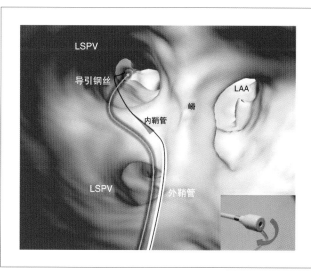

图8-7 LSPV造影的操作技巧

绿色箭头显示将鞘管送到LSPV需要靠导引钢丝，有个先向后再向前上的过程，红色箭头显示顺钟向旋转外鞘管使侧孔输液皮条指向4~6点钟位置，这时体内鞘管指向后壁（侧孔输液皮条指向与鞘管的头端一致），导引钢丝就容易进入LSPV

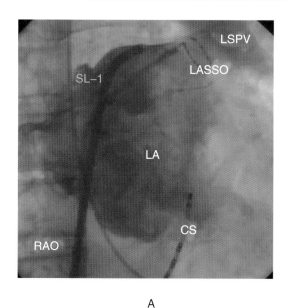

A

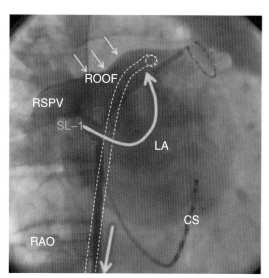

B

图8-8 鞘管从左上肺转向右上肺静脉

A. SWARTZ外销管（SL-1）在LSPV内造影，B. 显示将外鞘管从LSPV转向RSPV，黄色箭头指示左心房顶部左侧高右侧低，白色虚线表示LSPV造影时外鞘管的位置，绿色箭头显示回撤并顺钟向旋转至右侧。LSPV：左上肺静脉 LASSO环状标测电极；LA：左心房；CS：冠状窦；RAO：右前斜位；ROOF：左心房顶；RSPV：右上肺静脉

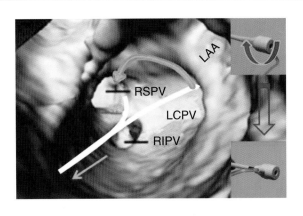

图8-9 左心房内膜面显示SWARTZ外鞘管从LSPV转向RSPV的过程

绿色箭头显示回撤外鞘管并顺钟向旋转至右侧，红色箭头显示顺动向旋转外鞘管使侧孔输液皮条从4~6点钟位置转向9~11点钟位置，这时外鞘管头端与RSPV同轴

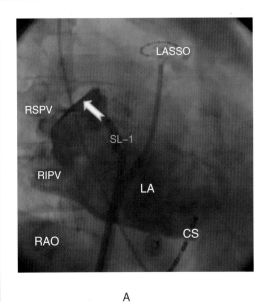

A

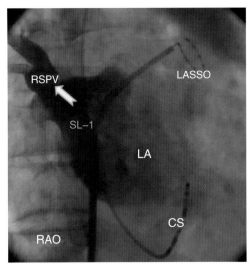

B

图8-10 鞘管和肺静脉的同轴性

A. 显示造影时SWARTZ外鞘管（SL-1）和RSPV同轴性不好，造影剂喷射方向（箭头）指向RSPV和房顶交界处，应稍回撤鞘管及局部微调以保持同轴；B. 显示造影鞘管和RSPV同轴性很好

1.3.3 右下肺静脉造影

完成RSPV造影后，在RAO位透视下后撤外鞘管，边回撤边稍微逆时针转动，使鞘管前端和RIPV走行保持一致，这时体外SWARTZ鞘的侧孔输液皮条一般指向6~9点钟位置（图8-11，12）。

1.3.4 左下肺静脉造影

在完成RIPV造影后，转向LAO位透视，顺时针转动鞘管并稍向上推送鞘管，这时体外SWARTZ鞘的侧孔输液皮条一般指向4~5点位置，高度约在LSPV的下一个椎体（图8-13）。

通常情况下外鞘管离LIPV开口比较远，尤其是在左心房扩大的情况下，单用外鞘管进行LIPV造影比较困难，这时多选择导引钢丝引导右冠造影导管到LIPV内进行选择性造影（图8-14）。

最后将4个肺静脉造影的过程汇总见

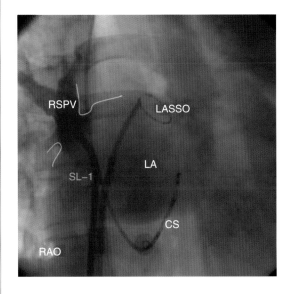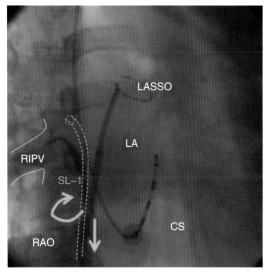

A   B

图8-11　从RSPV到RIPV造影

A．显示SWARTZ外鞘管（SL-1）在RSPV内造影，B．显示将外鞘管从RSPV转向RIPV，白色虚线代表RSPV造影时外鞘管的位置，绿色箭头显示回撤外鞘管并逆时针旋转至后侧壁。红色JR 3.5表示用外鞘管造影不清楚时送入Judikin 3.5右冠造影管有利于RIPV的选择性造影

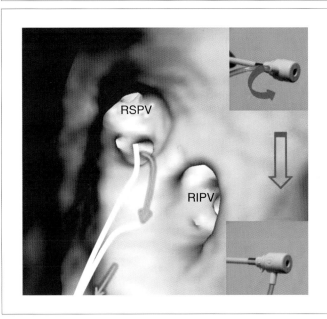

图8-12　左心房内膜面显示SWARTZ外鞘管从RSPV转向RIPV的过程

绿色箭头显示回撤外鞘管并逆钟向旋转至后壁，红色箭头显示逆钟向旋转外鞘管使侧孔输液皮条从9～11点钟位置转向6～9点钟位置，这时外鞘管头端指向RIPV方向

图8-15。

1.3.5　选择性肺静脉造影时投照角度的选择

选择性肺静脉造影的主要目的是清楚显示肺静脉开口，所以造影投照角度的选择非常重要。

1. 右侧肺静脉造影

右侧肺静脉造影的常用投照角度有

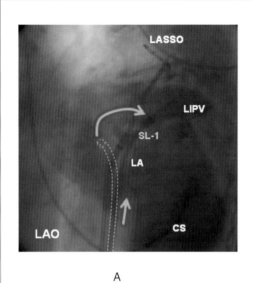
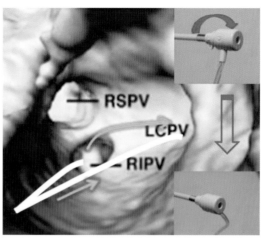

A

B

图8-13　从RIPV转向LIPV

A. 显示LAO位上将外鞘管从RIPV转向LIPV，白色虚线代表RIPV造影时外鞘管（SL-1）的位置，绿色箭头显示向上推送鞘管并顺时针旋转至左后侧壁，送的高度在LASSO电极（代表LSPV）的下一个椎体；B. 显示左心房内膜面外鞘管从RIPV转向左侧肺静脉共干（LCPV）的过程，红色箭头显示顺钟向旋转外鞘管使侧孔输液皮条从6~9点钟位置转向4~5点钟位置，这时外鞘管头端指向左后壁，与LIPV走行一致。

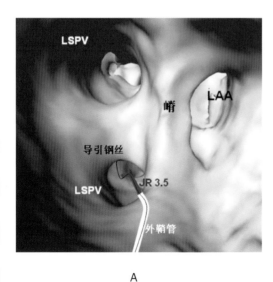
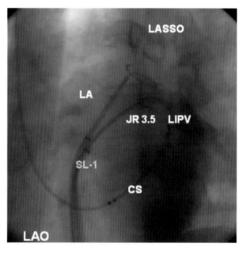

A

B

图8-14　通过右冠导管进行LIPV造影

A. 显示通过导引钢丝将JR 3.5造影管送入LIPV，注意外鞘管指向左后；B. 显示使用JR 3.5造影管选择性LIPV造影，注意为了能将JR 3.5造影管顺利送入LIPV，通常需要将SWARTZ外鞘管后撤，甚至可能撤到右心房，在造影结束后，需在透视下沿JR 3.5造影管再将外鞘管送入左心房

RAO 30°、PA位和LAO 45°，其中RAO 30°为辅助定口最常用体位，各个体位投照特点见图8-16~18。

综合上述3个造影体位，只有RAO 30°能清楚显示RSPV上缘、上下肺静脉交界处和RIPV下缘，结合三维标测系统实时显示消融导管头端的指向，可有效防止定口及消融时消融导管进入肺静脉内过深。LAO 45°造影虽然不易看清开口，但是如果能清楚显示开口，则在后壁定口（尤其RIPV）时有很大帮助。

2. 左侧肺静脉造影

左侧肺静脉造影的常用投照角度有LAO 45°、PA位和RAO 30°，其中

LAO 45°为辅助定口最常用体位，各个体位投照特点见图8-19~21。

综合上述3个造影体位，能清楚显示LSPV上缘、上下肺静脉交界处和LIPV下缘的投照体位是LAO 45°，所以对于结合三维标测系统的左肺静脉定口来说，LAO45°能提供较大帮助。RAO 30°造影虽然不易看清开口，但在后壁定口时有很大帮助。

1.4 鞘管和导管的选择

目前除了少数经验丰富的术者采用一次穿间隔，单导管进行房颤消融外，国内大部分的术者都采用两次穿刺房间隔置入两根SWARTZ鞘到左心房，一个

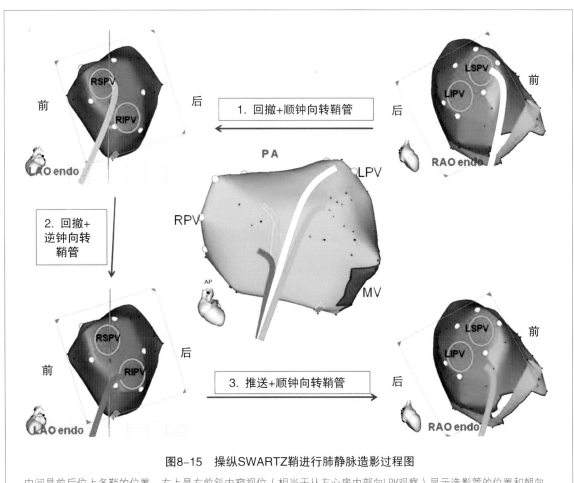

图8-15 操纵SWARTZ鞘进行肺静脉造影过程图

中间是前后位上各鞘的位置，右上是右前斜内窥视位（相当于从左心房内部向LPV观察）显示造影管的位置和朝向，左上左前斜内窥视位（相当于从左心房内部向RPV观察）是RSPV造影，左下和右下分别是RIPV和LIPV造影

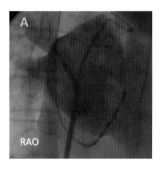
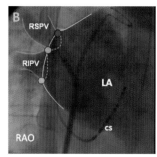
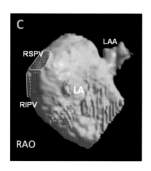

图8-16 RAO 30°造影对肺静脉及其开口的显示

图A造影显示出RSPV和RIPV，图B蓝色线条标记出RSPV和RIPV，白色线条标记出左心房影轮廓，虚线显示RSPV和RIPV开口，对比图C就明确RSPV开口的前缘和RIPV开口的后缘被左心房影遮挡，但是由于RSPV上缘（红点）、上下肺静脉交界处（黄点）和RIPV下缘（绿点）均能清楚显示，所以RAO 30°造影对指导RPV定口价值最大

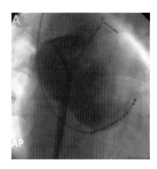
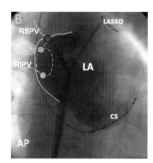
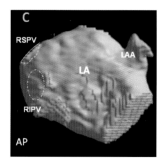

图8-17 PA造影对肺静脉及其开口的显示

图A为肺静脉造影，图B蓝色线条标记出RSPV和RIPV，白色线条标记出左心房影轮廓，虚线显示RSPV和RIPV开口，对比图C就明确除了RSPV开口的前缘外，RSPV开口后缘及RIPV开口均被左心房影遮挡，只有RSPV上缘（红点）能清楚显示、上下肺静脉交界处（黄点）和RIPV下缘（绿点）均不能清楚显示，所以PA造影对指导RPV定口价值不大

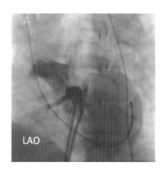
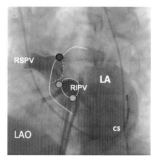
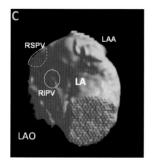

图8-18 LAO 45°造影对肺静脉及其开口的显示

图A为肺静脉造影，图B蓝色线条标记出RSPV，白色线条标记出左心房影轮廓，虚线显示RSPV和RIPV开口，对比图C就明确除了RSPV开口的前缘外，RSPV开口后缘及RIPV开口均被左心房影遮挡，只有RSPV上缘（红点）能清楚显示、上下肺静脉交界处（黄点）和RIPV下缘（绿点）均不能清楚显示，所以LAO 45°造影对指导RPV定口价值不大

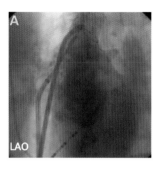
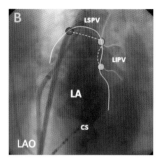
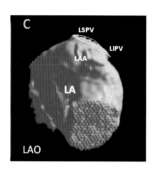

图8-19　LAO 45°造影对肺静脉及其开口的显示

图A造影显示出LSPV和LIPV，图B蓝色线条标记出LSPV和LIPV，白色线条标记出左心房影轮廓，虚线显示LSPV和LIPV开口，对比图C就可以理解LSPV开口的前壁和LIPV开口的后缘会被左心房影遮挡，但是由于LSPV上缘（红点）、上下肺静脉交界处（黄点）和LIPV下缘（绿点）均能清楚显示，所以LAO 45°造影对指导LPV定口价值最大

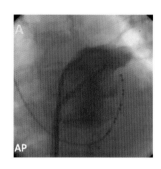
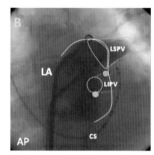
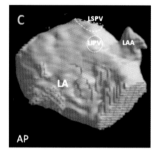

图8-20　PA造影对左肺静脉及其开口的显示

图A为肺静脉造影，图B蓝色线条标记出LSPV和LIPV，白色线条标记出左心房影轮廓，虚线显示LSPV和LIPV开口，对比图C就明确除了LSPV开口的前缘外，LSPV开口后缘及LIPV开口均被左心房影遮挡，只有LSPV上缘（红点）能清楚显示、上下肺静脉交界处（黄点）和LIPV下缘（绿点）均不能清楚显示，所以PA造影对指导RPV定口价值不大

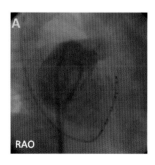
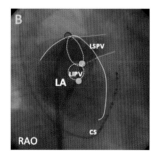
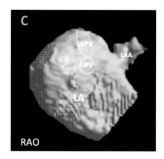

图8-21　RAO 30°造影对左肺静脉及其开口的显示

图A造影显示出LSPV和LIPV，图B蓝色线条标记出LSPV和LIPV，白色线条标记出左心房影轮廓，虚线显示LSPV和LIPV开口，对比图C就可以理解LSPV和LIPV开口均被左心房影遮挡，所以RAO 30°造影对指导LPV定口价值不大

放入LASSO电极，另一个放入消融导管，2根SWARTZ鞘的位置和指向会有些不同。由于选择不同的鞘管对环肺静脉电隔离会有很大影响，在此对如何针对不同的肺静脉选择合适的SWARTZ鞘稍作介绍。

1.4.1 右下肺静脉

由于离房间隔穿刺部位最近，所以最容易受穿刺影响。一般来讲，穿刺部位靠近RIPV开口，即偏后偏下，对RIPV消融会有帮助（图8-22）。

1.4.2 右上肺静脉

在进行RSPV消融时，需要将SWARTZ鞘送到RSPV中部或稍偏下的地方，如果此时鞘的远端离肺静脉开口的距离适中，就

有利于RSPV的消融（图8-23）。

由于消融导管头端的可弯曲部分在电极对近端，所以消融导管头端刚出SWARTZ鞘管时基本没有控弯力，只有在头端出来5cm左右才能达到比较满意的控弯效果，这就是SWARTZ鞘远端靠肺静脉口太近不利于消融导管操作的原因（图8-24）。

由于房间隔穿刺太靠后所致的SWARTZ鞘远端太靠近RPV，影响消融导管操作，其解决办法有：换另一根SWARTZ鞘进行消融、重新进行房间隔穿刺以及特殊的操作手法（图8-25）。

1.4.3 左侧肺静脉

对于左心房没有明显扩大的房颤消融

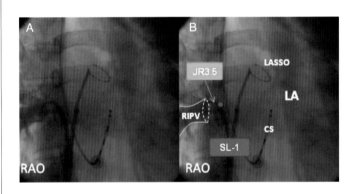
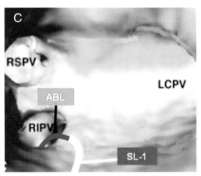
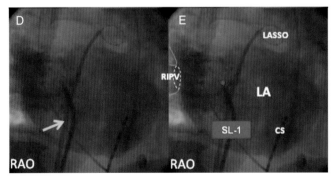
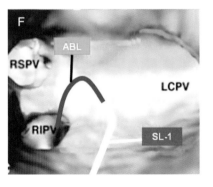

图8-22　显示在进行RPV造影时就可以初步判断哪根SWARTZ鞘更有利于RIPV消融

A. 显示RAO 30° 选择性RIPV造影；B. 显示SWARTZ鞘（SL-1）远端（红点表示）距RIPV开口很近，右冠造影管很容易进入RIPV中，提示消融导管（ABL）从SWARTZ鞘中伸出稍给弯度会很容易到达RIPV开口底部（图C）；D. 显示RAO 30° 非选择性RPV造影，显示RSPV和RIPV；E显示SWARTZ鞘（SL-1）远端（红点表示）距RIPV开口较远，提示消融导管从SWARTZ鞘中伸出需要给较大弯度才能到达RIPV开口底部（图F），而图F的另一根放置LASSO电极的SWARTZ鞘（黄箭头）更适合RPV消融

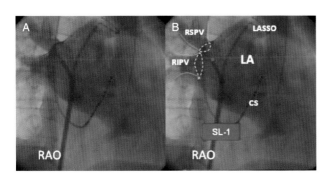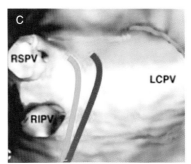
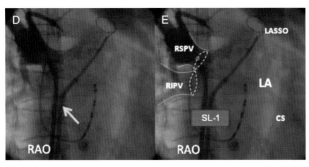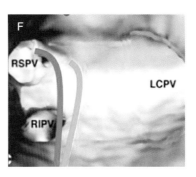

图8-23 显示在进行RPV造影时就可以初步判断哪根SWARTZ鞘更有利于RSPV消融

A. 显示RAO30°非选择性RPV造影；B. 显示SWARTZ鞘（SL-1）远端（红点表示）送到上下肺静脉之间，距RSPV和RIPV开口均适中，利于进行RPV的消融；C. 绿色的SWARTZ鞘与RSPV开口距离适中，而红色的SWARTZ鞘因为穿刺点偏前，头端离RPV较远，既不利于RSPV也不利于RIPV 的消融；D. 显示RAO30°非选择性RPV造影；E. 显示SWARTZ鞘（L-1）远端（红点表示）距RPV开口太近，消融导管从SWARTZ鞘中伸出非常有限，不利于RPV的消融；F. 绿色的SWARTZ鞘与RSPV开口距离适中，而蓝色的SWARTZ鞘因为穿刺点太偏后，头端离RPV太近，不利于RSPV及RIPV 的消融，而图F的另一根放置LASSO电极的SWARTZ鞘（黄箭头）可能更适合RPV消融

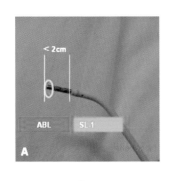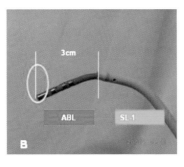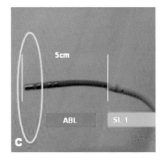

A B C

图8-24 消融导管头端的控弯与头端伸出SWARTZ鞘远端的距离有关

A. 显示消融导管头端刚出SWARTZ鞘管，这时操纵消融导管基本不会影响到头端的弯度变化，头端的移动范围（黄色圈）很小；B. 显示消融导管头端距离SWARTZ鞘管头端约3cm，已经有部分控弯能力，导管头端的移动范围明显增大，基本可满足CPVI的需要；C. 显示消融导管头端距离SWARTZ鞘管头端约5cm，控弯操作比较自如，消融导管头端活动范围较大

病例，房间隔穿刺只要不是特别靠后，基本都能满足LPV消融的需要；但左心房明显扩大时，SWARTZ鞘头端往往距离LIPV下缘太远，影响到LPV的消融，这时需要换前端弯度更大的橘黄把冷盐水灌注大头导管（左心房大不对常用的是蓝把冷盐水灌注大头导管）（图8-26）。

对于明显扩大的左心房，左右侧肺静脉开口相距较远，如果房间隔穿刺点靠近右侧肺静脉，则可能影响到左侧肺静脉的消融，反之亦然（图8-27）。

我们临床工作中也常常采用两次房间隔穿刺，一针偏前，另一针偏后，可根据情况酌情选用不同的鞘管进行不同部位的消融（图8-28）。

1.5 肺静脉定口及相关导管操作

和普通电生理的导管操作不同，左心房内的导管操作一般都是在使用鞘管的基础上调控消融导管，其基本动作除了推送

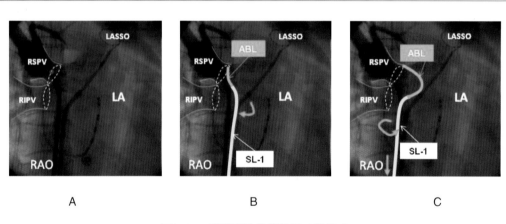

图8-25　鞘管离肺静脉较近时的策略

A. 显示SWARTZ鞘（SL-1）远端（红点表示）距RIPV开口太近，不利于RPV的消融；B. 显示换用另一根鞘管，将其头端转向RSPV，高度在上下肺静脉之间，这样有利于RPV消融；C. 显示将同一根鞘管回撤到RIPV高度，但是通过旋转使其头端指向左侧，送出导管并给最大弯度，使其与鞘管呈反S型，也可以到达RSPV顶部

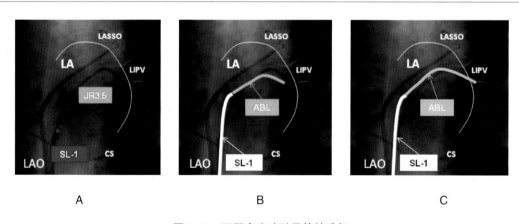

图8-26　不同弯度消融导管的选择

A. 显示SWARTZ鞘（SL-1）远端（红点表示）距LIPV开口太远；B. 显示即使将鞘前端送到LIPV水平，蓝把大头导管（ABL）仍无法贴靠到LIPV开口底部；C. 显示更换前端弯度更大的橘黄把大头导管就可以顺利靠近LIPV开口底部

或回撤导管、转动导管和调节导管头端弯度外，还有鞘管的推送或回撤以及鞘管的转动，总共5个环节。左心房内导管操作的要点是：先调整鞘管的高低和朝向，再调整消融导管；左手控制鞘管，右手控制消融导管，双手配合微调；同时注意鞘管对消融导管的限制作用。

肺静脉定口是环肺静脉电隔离的核心，要求术者对肺静脉的解剖、走行、肺静脉开口的位置、肺静脉造影的影像特点了然于心，并熟练掌握对鞘管和消融导管的五维操作（鞘管的推送和回撤、鞘管的转动，推送或回撤导管、导管的转动和调节导管头端弯度）。

下面按本中心手术方法逐步分解介绍肺静脉定口的操作过程。

1.5.1 右侧肺静脉定口及相关导管操作

❋ 相对于环左侧肺静脉消融，环右侧肺静脉消融更容易达成电隔离的临床终

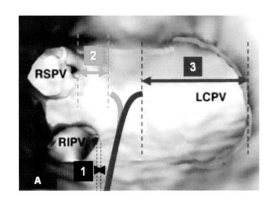
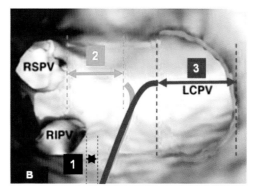

图8-27 穿刺点不同和两侧肺静脉的距离

A. 显示房间隔穿刺点偏后，距离1（穿刺点与RIPV距离）小，SWARTZ鞘（绿色）远端距RPV开口（距离2）适中，但SWARTZ鞘（红色）远端距LPV前壁（距离3）偏远；B. 显示如果穿刺点偏前，距离1稍大，则距离3适中而距离2偏远

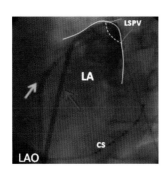
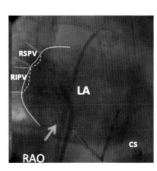
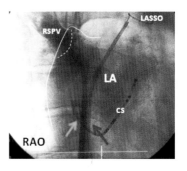

A   B   C

图8-28 双侧肺静脉消融选择不同的鞘管

A. 为LAO45°LPV造影，可见红色箭头所指SWARTZ鞘距离LPV较近，适合LPV消融，而绿色箭头所指鞘管距离LPV较远，不适合LPV消融；B. 为RAO 30°RPV造影，红色箭头所指鞘管离RPV较远，不适合RPV消融；C. 为RAO 30°RPV造影，绿色箭头所指鞘管距离RPV较近，适合PRV消融

点，所以通常先进行RPV定口和消融，本中心RPV定口的顺序是：右前上（顶部）→右后下（底部）→右后中（后壁）→右后上（顶部）→右前中（前壁）。

❋ 右侧肺静脉定口主要参考RAO30°造影，所以通常在同一体位透视下进行。本中心主要采用CARTO系统指导消融导管，左图为辅助构图窗口，在定口及消融过程中一般均固定为右侧位，右图为主构图窗口，随导管头端调整，后壁定口时为后前位，前壁定口时采用RAO位（图8-29）。

1.5.1.1 右前上（顶部）定口

1. 先通过选择性造影分析RSPV的走行和开口大体位置

在影像上初步确定RSPV的开口位置（图8-30）。

2. SWARTZ鞘管的调整

在左心房内操作的一般原则是先调整鞘管，再调整导管。右前上（顶部）定口时通常将SWARTZ鞘管送到上下肺静脉开口之间或稍偏上，转动鞘管使之

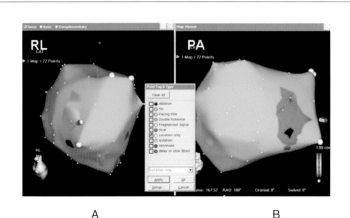

图8-29 CARTO指导下右侧肺静脉定口

A. 辅助构图窗口为右侧位，B. 主构图窗口为后前位，综合两个体位判断导管空间位置（当前导管位置在右肺静脉左心房交界处后壁）、各定口点的自然连接（直线/弧线）即可成为环RPV的消融路线

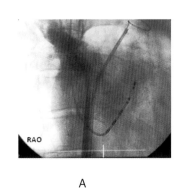

A

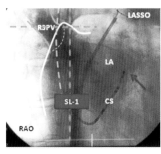

B

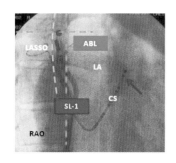

C

图8-30 RSPV前上定口

A. 为RAO30°的RSPV造影；B. 显示根据造影结果初步确定RPV前上开口位置，蓝色线条表示肺静脉轮廓，白色线条表示左心房轮廓，白色虚线表示RSPV开口，红点表示RSPV前上开口，黄色虚线表示冠状窦（CS）电极，红色箭头指示冠状窦电极头端（CSd），绿色虚线表示椎间隙下缘和椎体左缘，红点位于CSd上一个椎间隙下缘水平，CS电极与椎体左缘之间；C. 显示在透视下行RSPV定口，由于没有肺静脉和左心房影的轮廓作指引，只能采用冠状窦电极，椎体等标志来定位肺静脉开口，图中显示大头导管（ABL）头端就在肺静脉开口附近

头端指向右前（图8-31）。

3. 右肺静脉前上（顶部）定口的消融导管操作手法

❋ 右前上（顶部）定口时，消融导管保持与鞘管同轴，送到右上肺静脉内

（可能需要稍增加导管弯度）。

❋ 松开导管弯度，同步顺时针转动导管和鞘管（以保持导管和鞘管同轴），使导管头端贴靠在RSPV前壁顶部。

❋ 回撤导管靠近造影提示的开口

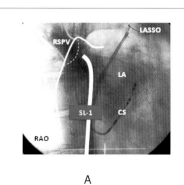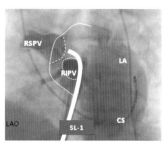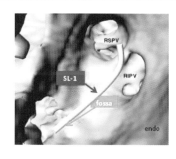

图8-31 右前上（顶部）定口时鞘管的指向

A. RAO30°；B. LAO45°；C. 心腔内面观（虚拟重现）；Fossa：卵圆孔

消融导管和鞘管同轴

是指消融导管弯曲的方向与鞘管头端方向一致，可根据SWARTZ鞘的侧孔输液皮条和消融导管近端的管身标记的方向来确定两者是否同轴（图8-32）。

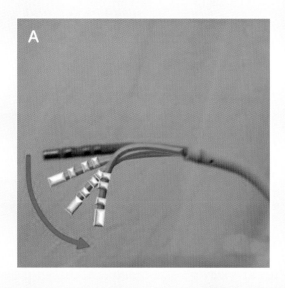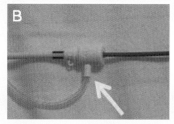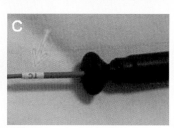

图8-32 鞘管和导管的同轴性

A．显示消融导管弯曲的方向与鞘管头端的弯曲方向一致；B. 黄色箭头显示SWARTZ鞘的侧孔输液皮条与鞘管头端的弯曲方向一致；C. 绿色箭头显示消融导管近控弯手柄部位的管身标记与消融导管远端的弯曲方向是完全相反的。如果消融导管和鞘管同轴，SWARTZ鞘的侧孔输液皮条和消融导管管身标记方向是相反的

位置时，利用三维标测系统（CARTO系统）的空间记忆功能标记右前上（顶部）开口的三维位置（图8-33）。

在定口过程中，利用CARTO三维标测系统实时显示消融导管头端的指向，可以帮助术者了解导管头端的三维位置（图8-34）。

❋ 有时RSPV口径较粗大时，需要弯

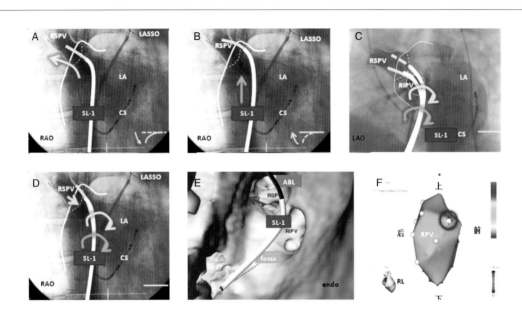

图8-33　RPV前上定口的操作过程

A. 推送消融导管伸入RSPV内，这时可能需要稍微增加导管弯度；B. 前送鞘管并松开导管弯度，使消融导管贴靠在RSPV顶部；C. 同步顺时针转动鞘管和导管使导管头端贴靠在RSPV前壁；D. 保持导管和鞘管顺时针贴靠在RSPV前壁，微微后撤导管到肺静脉开口，注意导管往往难以稳定贴靠在造影所标记的开口（红色点）处，而在肺静脉侧可以获得较稳定的支撑；E. 心腔内面观显示鞘管和导管的指向，注意红色虚线所指示的肺静脉左心房交界处有一定角度的心内膜转折，导管不易稳定贴靠，而在肺静脉侧导管能稳定贴靠；F. 显示在CARTO指导下右侧位上以白色圆球标记出右侧肺静脉前上（顶部）开口的空间位置。（图中以黄色粗箭头 表示消融导管的推送和回撤，绿色粗箭头表示鞘的推送和回撤，黄色弧形箭头表示导管的旋转，绿色弧形箭头表示鞘管的旋转，黄色细箭头表示增加导管弯度或松弯，黄色细虚线表示调整前导管弯曲状态，实线表示调整后状态，本章节以后的图均以该图例标记）

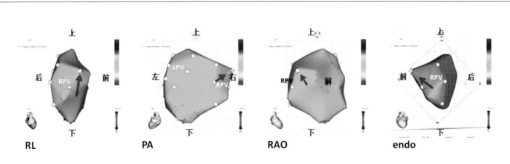

图8-34　CARTO对右前上定口的指导作用

从左到右分别是右侧位、后前位、右前斜位和左前斜内窥视位，红色箭头指示导管头端指向，综合各个体位表明在右前上（顶部）定口时，消融导管头端指向右、前、上

曲导管并给予更多的顺钟向转动（此时导管相对于鞘管不再保持同轴）才能使导管头端到达右前上顶部（图8-35）。

1.5.1.2 右后下（底部）定口

1. 通过选择性造影分析RIPV的走行和开口大体位置

在影像上初步确定RIPV的开口位置（图8-36）。

2. SWARTZ鞘管的调整

先将鞘管回撤到RIPV开口水平同时向后旋转（逆时针），使其远端指向RIPV开口，手法同RIPV造影（图8-37）。

3. 消融导管定右肺静脉后下开口的操作步骤

❋ 右后下（底部）定口时，消融导管保持与鞘管同轴，边送边加大消融导管弯度到右下肺静脉内。

❋ 同步回撤鞘管和导管使消融导管头端贴于右下肺静脉底部，稍逆时针转动导管和鞘管，使导管头端贴靠在RIPV后壁开口。

❋ 在导管头端靠近造影提示的开口

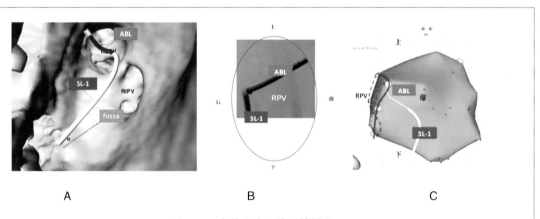

图8-35　右前上定口的导管操作

A. 为心腔内面观显示鞘管和导管的指向，注意此时导管和鞘管并不同轴，需要增加导管弯度并顺钟向转动导管使其头端到达右前上开口；B. 从右侧肺静脉内看导管头端和鞘管的走行；C. 为右前斜位导管和鞘管的走行

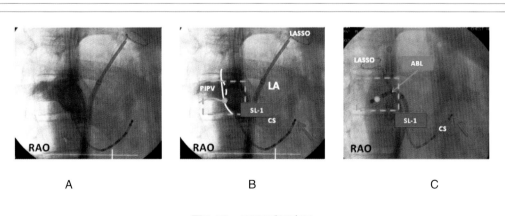

图8-36　RIPV后下定口

A. 为RAO30°的RIPV造影；B. 显示根据造影结果初步确定RZPV后下开口位置，蓝色线条表示肺静脉轮廓，白色线条表示左心房轮廓，白色虚线表示RIPV开口，绿点表示RIPV后下开口，红色箭头指示冠状窦电极头端，绿色虚线表示冠状窦上一个椎体，绿点位于这一椎体的中点偏下位置；C. 显示在透视下行RIPV定口，采用冠状窦电极，椎体等标志来定位右肺静脉后下（底部）开口，图中显示大头导管头端就在此开口附近

位置时，利用CARTO给予标记，如果位于LIPV较深部位，在适当回撤导管的同时注意逆钟向转动导管和鞘管保持在后壁的贴靠（图8-38）。

✽ 还可通过CARTO系统帮助确定消融大头导管是在肺静脉内还是在肺静脉开口，这点对于准确定口相当重要（图8-39）。

通过左右侧位可清楚判断大头导管是否在肺静脉内，这也是为何很多术者在使用CARTO等三维标测系统时喜欢参考这两个体位的原因。

通过CARTO系统实时显示导管头端，可以清楚显示在肺静脉定口时导管的位置和指向（图8-40）。

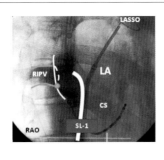 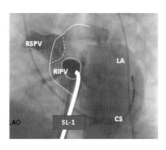 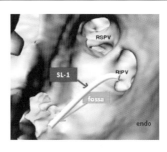

图8-37　右后下（底部）定口时鞘管的指向

A. RAO30°；B. LAO45°；C. 心腔内面观（虚拟重现）

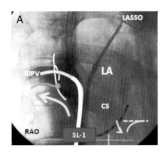 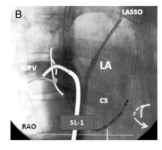 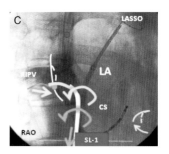

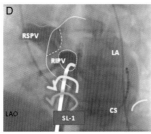 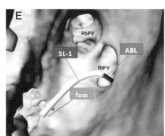 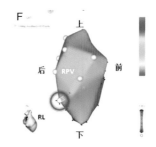

图8-38　RPV后壁底部定口的操作过程

A. 当鞘管和RZPV同轴时，可推送消融导管伸入RZPV内，这时可能需要稍微增加导管弯度；B. 通过继续加大导管弯度使消融导管贴靠在RIPV底部；C. 同步逆时针转动鞘管和导管使导管头端贴靠在RIPV后壁，同时回撤鞘管及消融导管使导管头端接近LIPV开口的后下（底部）；D. LAO45°显示导管头端贴靠于右后下开口；E. 虚拟重现心腔内面观显示鞘管和导管的指向；F. 显示在CARTO指导下右侧位上以白色圆球标记出右侧肺静脉后下（底部）开口的空间位置

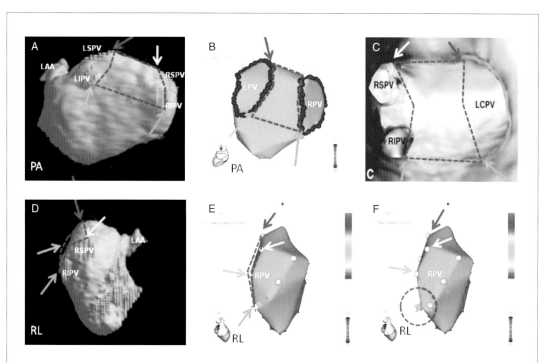

图8-39　CARTO系统帮助定位消融导管

A. 后前位左心房三维重建，红、蓝、黄和绿色箭头分别显示左肺静脉后上，左肺静脉后下，右肺静脉后上和
右肺静脉后下，其中间区域为左心房后壁，以红色虚线表示，可见左心房后壁较为平坦；B. CARTO系统后前
位左心房三维重建；C. MRI三维重建心内膜面显示左心房后壁平坦；D. 右侧位显示左心房后壁平坦，稍向后
凸出；E. CARTO系统也显示后壁平坦，两侧后壁定口基本重叠在一个平面，大头导管指示位置正是右肺静脉
后下；F. CARTO显示处导管头端超出后壁平面，提示在导管可能在LIPV内

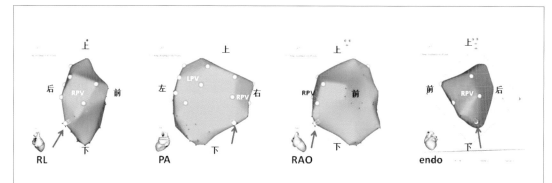

图8-40　CARTO图显示的右后下定口

从左到右分别是左心房CARTO右侧位、后前位、右前斜位和左前斜内窥视位，红色箭头指示导管头端指向，综
合各个体位表明在右后下（底部）定口时，消融导管头端指向右、后、下

1.5.1.3 右后中（后壁）定口

1. 分析定口大体位置

肺静脉造影不能直接显示右肺静脉后壁中点的位置，但是可以参照肺静脉顶部点和底部点的位置来确定该点（图8-41）。

2. 右肺静脉后壁中部定口的鞘管和导管操作步骤

松开消融导管头端弯曲度，并将鞘管和导管同时向上推送延右肺静脉后壁向上滑动，可以比较顺利地到达后壁中点，注意保持适当的逆钟向旋转使消融导管头端

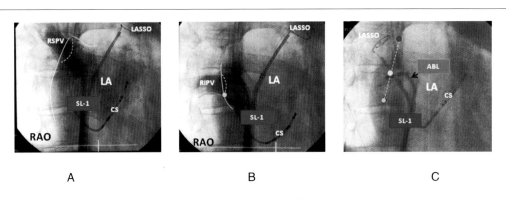

图8-41 RPV后壁中定口

A. 为RAO30°的RSPV选择性造影，图中红点显示RSPV顶部（前点和后点基本重叠）；B. 显示RAO30°的RIPV选择性造影，图中绿点显示RIPV后壁底部；C. 显示在透视下行RPV后壁中部的定口，一般在红点和绿点连线的中点附近

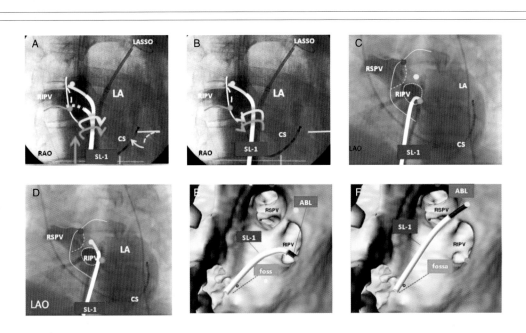

图8-42 RPV后壁中点定口的操作过程

A. RAO30°透视下，松开消融导管弯度并向上推送鞘管和导管，延后壁向上滑动到中点，在此过程中保持鞘和导管同轴；B. 导管滑到后壁中点时，需要给适当的逆钟向力量以保持稳定贴靠；C. LAO45°透视下，导管头端在RPV后下；D. LAO45°透视下，导管头端在后壁中间；E. 心腔内面观显示导管头端在RPV后下；F. 心腔内面观显示导管头端在RPV后壁中部。图中红点表示RPV后上点，绿点表示RPV后下点，黄点表示RPV后壁中点

与RIPV后壁紧密接触（图8-42）。

3. 定口时导管头端的位置和指向

CARTO显示的RPV后壁中部定口时导管头端的位置和指向（图8-43）。

1.5.1.4 右后上（顶部）定口

1. 分析定口大体位置

在RAO30°RSPV选择性造影上，右后上和右前上的位置几乎重叠，可以直接通过逆钟向旋转鞘管使导管转向右后上（图8-44）。

2. 导管头端的位置和指向

CARTO显示RPV后壁顶部定口时导管头端的位置和指向（图8-45）。

1.5.1.5 右前中定口

1. 确定定口位置

通过RAO30°选择性造影可以确定RSPV开口的底部和RIPV开口的顶部，两者通常重叠但如果右中肺静脉较大，两者间也可以有较大距离，前壁中点就定在该两者之间，而其和后壁中点在RAO30°造影下经常并不重叠（图8-46）。

2. 右肺静脉前壁中部定口的鞘管和导管操作步骤

❋ 右前中定口时，鞘管仍放置在右上肺静脉水平，增加消融导管弯度到两肺静脉中间。

❋ 同时顺钟向转动鞘管和导管使导管头端贴靠在右上下肺静脉中间的部位。

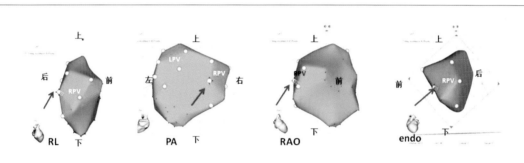

图8-43 CARTO对右后中定口的指导作用

从左到右分别是右侧位、后前位、右前斜位和左前斜内窥视位，红色箭头指示导管头端指向

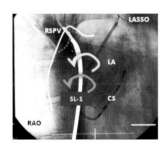
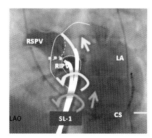
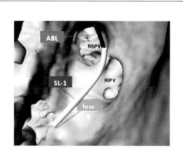

A   B   C

图8-44 RPV后下定口

A. RAO30°鞘管和导管同时逆钟向转动从右侧肺静脉前上转向后上；B. LAO45°显示除了逆钟向转动外，还需要稍前送导管（或和鞘管一起推送），先确保导管头端在右上肺静脉内，然后保持导管逆钟向张力的同时，缓慢回撤消融导管，往往在导管头端到达右后上开口的那一刻，会有一个导管突然滑出肺静脉的"跳动"；C. 心腔内面观显示导管头端在RPV后壁顶部

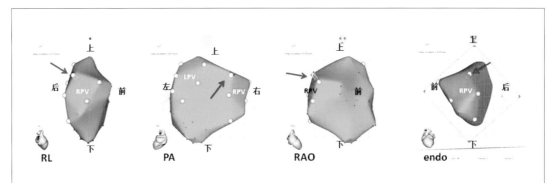

图8-45　CARTO对右后上定口的指导作用

从左到右分别是右侧位、后前位、右前斜位和左前斜内窥视位，红色箭头指示导管头端指向

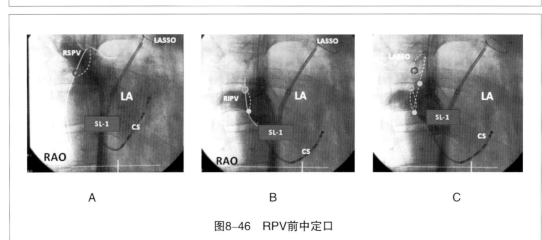

图8-46　RPV前中定口

A. 显示RSPV选择性造影，红色点表示RSPV顶部，红色空心点表示RSPV底部；B. 显示RIPV选择性造影，蓝色点表示RIPV底部，蓝色空心点表示RIPV顶部；C. 显示右前中的定口应该在红色和蓝色空心点之间，而黄色点表示后壁中点

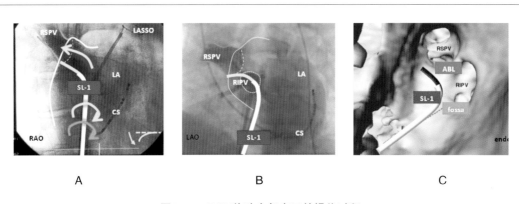

图8-47　RPV前壁中部定口的操作过程

A. RAO30°消融导管推进的同时给予弯度，鞘管和导管同时顺钟向转动，从右侧肺静脉内转向右肺静脉前壁中间；B. LAO45°透视下，导管头端在后壁中间；C. 心腔内面观显示导管头端在RPV前壁中部

在导管头端靠近造影提示的开口位置时，利用CARTO给予标记（图8-47）。

3. 导管头端的位置和指向

CARTO显示RPV前壁中部定口时导管头端的位置和指向（图8-48）。

1.5.2 左侧肺静脉定口及相关导管操作

※ 环左侧肺静脉消融通常比右侧难度大一些，本中心LPV定口的顺序是：左后上（顶部）→左后下（底部）→左后中（后壁）→左前中（前壁）→左前上（顶部）→左前下（底部）。

※ 左侧肺静脉定口主要参考

LAO45° 左肺静脉造影， CARTO系统辅助构图窗口在定口及消融过程中一般均固定为左侧位，主构图窗口多设定为后前位，并随导管头端位置稍做调整（图8-49）。

1.5.2.1 左后上定口

1. 先通过选择性造影分析LSPV的走行和开口大体位置

在影像上初步确定LSPV的开口位置（图8-50）。由于LPV的后上开口往往没有明确的转折，不能准确定位在一个点，通常的做法是通过垂直线法来确定（图8-50）。该方法在右侧肺静脉顶部

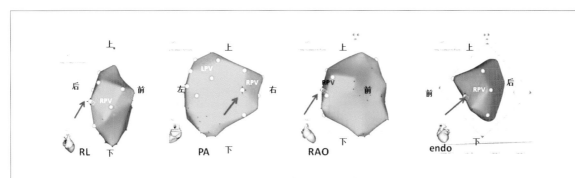

图8-48 CARTO对右前中定口的指导作用

从左到右分别是右侧位、后前位、右前斜位和左前斜内窥视位，红色箭头指示导管头端

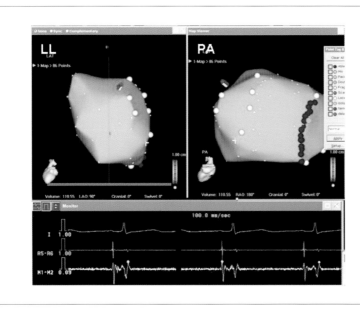

图8-49 左侧肺静脉定口

左图辅助构图窗口在定口消融过程中一般均固定为左侧位，右图随导管头端调整，目前后前位，根据两个体位判断导管在左肺静脉左心房交界处前壁，其下方的Monitor窗口示局部大头电位清晰（注意左侧有时可记录到较大的心室远场电位），结合影像可以定口。各个定口点的自然连接（直线/弧线）即为LPV的消融路线

定口的时候有时也采用。

2. SWARTZ鞘管的调整

左上肺静脉定口时通常将SWARTZ鞘管送到上下肺静脉开口之间或稍偏上，顺钟向转动鞘管使之头端指向后（图8-51）。但也有术者为了获得更大的导管活动度，将鞘管回撤，甚至撤回到右心房。

3. 左肺静脉后上（顶部）定口的消融导管操作手法

❈ 左后上（顶部）定口时，鞘管指向左心房后壁，消融导管保持与鞘管同轴，送到左心房后壁，这时多在后壁中部。

❈ 可以采用两种方式操作导管顶端到达左后上，一种是固定鞘管，顺钟向转动导管使其沿后壁向上滑动，同时送导管

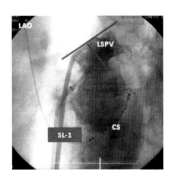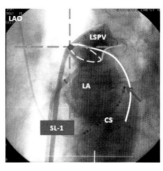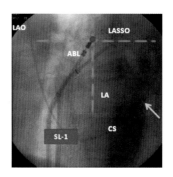

A   B   C

图8-50　LPV后上开口的影像学位置

A. 为LAO45°的LSPV造影，显示从从LSPV下壁与左心房连接处向LSPV上壁做一垂直线，两者相交处就是LSPV后上开口；B. 显示根据造影结果初步确定LSPV后上开口位置，蓝色线条表示肺静脉轮廓，白色线条表示左心房轮廓，白色虚线表示LSPV开口，红点表示LSPV后上开口，红色箭头指示冠状窦电极头端（CSd），绿色虚线分别表示椎间隙下缘和椎体前缘，红点位于CSd上一个椎间隙下缘水平，与椎体前缘的交叉点；C. 显示在透视下行LSPV定口，由于没有肺静脉和左心房影的轮廓作指引，只能采用骨性标志（椎体）定位肺静脉开口，图中显示大头导管（ABL）头端就在LSPV后上开口附近，注意黄箭头指示的冠状窦电极远端比造影的时候回落了一个椎体，此时注意结合LASSO电极和骨性标志就可以确定LSPV开口的具体位置

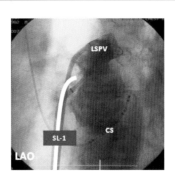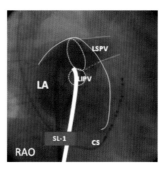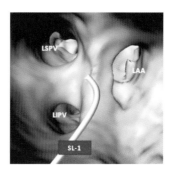

A   B   C

图8-51　左上肺定口时鞘管的指向

A. RAO30°；B. LAO45°；C. 心腔内面观（虚拟重现）

并加大弯度，可到左后上；另一种方式是同时将鞘管和导管向上送，也可到达左后上肺静脉开口（图8-52，53）。

❋ 消融导管到达造影提示的左后上开口位置附近时，加大弯度可以使导管头端向口外移动，减小弯度则可以使导管头端向口内移动，局部微调后利用三维标测系统（CARTO系统）的空间记忆功能标记左前上（顶部）开口的三维位置（图8-54）。

1.5.2.2 左后下定口

1. 通过选择性造影分析LIPV的走行和开口大体位置

在影像上初步确定LIPV的开口位置（图8-55）。

2. SWARTZ鞘管的调整

左下肺静脉定口时通常将SWARTZ鞘管回撤到与下肺静脉开口平齐的位置，顺钟向转动鞘管使头端指向后（图8-56）。

3. 左肺静脉后下（底部）定口的消融导管操作手法

❋ 左后下（底部）定口时，鞘管指向左心房后壁，消融导管保持与鞘管同轴，送到左下肺静脉内。

❋ 弯曲消融导管，保持顺钟向扭力，缓慢逐渐后撤，到LPV底部开口外时会有一个明显滑落感，反复几次尝试，在消融导管快滑出左下肺静脉时定口（图8-57，58）。

4. 导管头端的位置和指向

CARTO显示的LPV后下定口时导管头端的位置和指向（图8-59）。

1.5.2.3 左后中定口

1. 通过选择性造影分析LSPV和

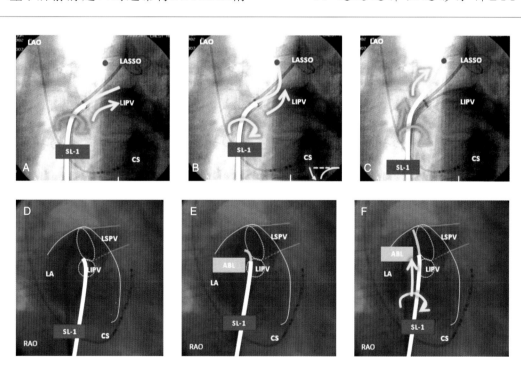

图8-52 左后上定口的操作过程

A. 左前斜45°鞘管在左上下肺静脉交界处，顺钟向转动鞘管保持其头端指向后壁，推送消融导管接触到左心房后壁，这时通常在后壁中间；B. 固定鞘管并前送导管的同时顺钟向转动导管并给予适当弯度，使消融导管贴靠在LSPV后顶部；C. 前送鞘管并顺时针转动，再前送导管头端贴靠在LSPV后顶部；D. 右前斜30°鞘管位置和指向；E. 前送导管到后壁中间；F. 示前送消融导管并顺转、给弯度到左后上

LIPV的走行和开口大体位置

在影像上初步确定LPV的后壁开口位置（图8-60）。LPV后壁开口没有影像学的直接标记，一般都根据LPV顶部和底部的开口来间接确定，需要指出的是，本中心后壁消融时多在定口外侧0.5~1cm的部位进行。

2. 左肺静脉后壁中部定口的消融导管操作手法

⁂ 左后中（后壁）定口时，鞘管稍向前送，消融导管顺钟向转动沿后壁向上，送到左肺静脉后壁中部，这时多数情况需要回撤一些导管（图8-61）。

⁂ 注意这时加大弯度可以使导管头端向外移动（左心房侧），减小弯度则可以使导管头端向内移动（肺静脉侧）。

3. 导管头端的位置和指向

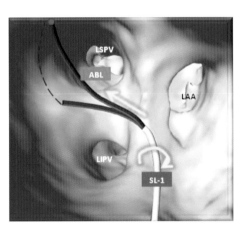
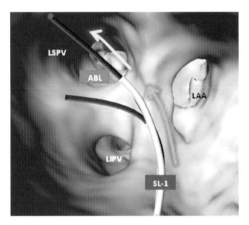

A   B

图8-53　虚拟内膜面显示左后上定口的操作过程

A. 显示通过前送消融导管并顺转、给弯度到左后上的过程中导管在内膜面的运行轨迹，注意这也是消融时导管的移动方法；B. 显示通过前送鞘管和导管到达左后上的定口方法

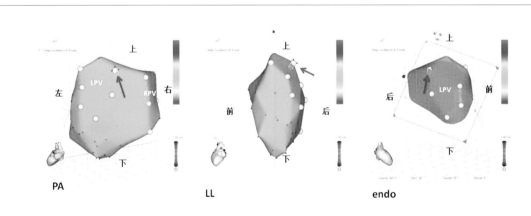

PA   LL   endo

图8-54　CARTO对LPV后上定口的指导作用

从左到右分别是后前位、左侧位和右前斜内窥视位，红色箭头指示导管头端指向，综合各个体位表明在左前上（顶部）定口时，消融导管头端指向后、上、左

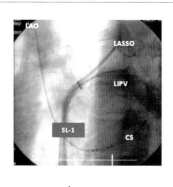 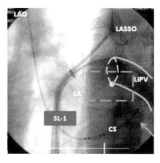 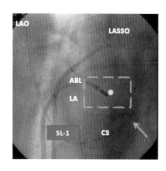

A   B   C

图8-55　LPV后下定口的影像学位置

A. 为LAO45°的LIPV造影；B. 显示根据造影结果初步确定LIPV后下开口位置，蓝色线条表示肺静脉轮廓，白色虚线表示LIPV开口，绿点表示LPV后下开口，绿色箭头指示冠状窦电极头端，绿色虚线表示冠状窦上一个椎体，绿点位于这一椎体的中点附近；C. 显示在透视下行LIPV定口，采用冠状窦电极，椎体等标志来定位左肺静脉后下（底部）开口，图中显示消融导管头端就在此开口附近

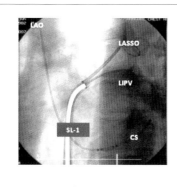 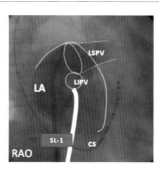 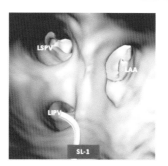

A   B   C

图8-56　左下肺定口时鞘管的指向

A. RAO30°；B. LAO45°；C. 心腔内面观（虚拟重现）

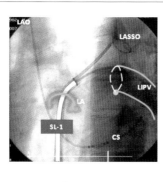 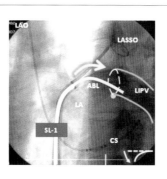 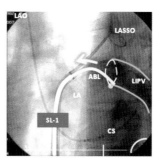

A   B   C

图8-57　左后下定口的操作过程

A. 左前斜45°鞘管在左下肺静脉水平，顺钟向转动鞘管保持其头端指向后壁；B. 固定鞘管并推送导管及给予恰当弯度到LIPV内；C. 弯曲导管，保持顺钟向扭力使之贴靠在后壁，逐步回撤导管到左下肺静脉底部开口

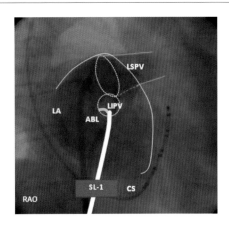
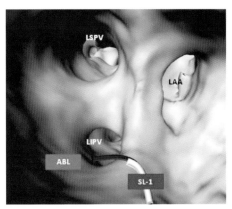

A   B

图8-58 右前斜位及虚拟内膜面显示左后下定口

A. 显示右前斜位左后下定口时的鞘管和导管的位置；B. 显示虚拟内膜面下导管和鞘管的位置

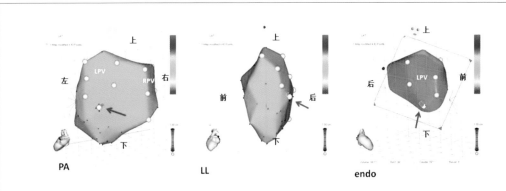

PA   LL   endo

图8-59 CARTO对LPV后下定口的指导作用

从左到右分别是后前位、左侧位和右前斜内窥视位，红色箭头指示导管头端指向左、后、下

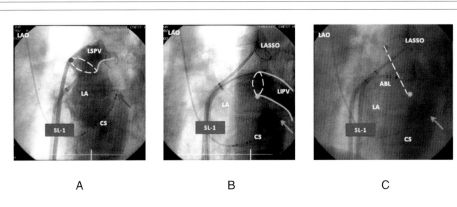

A   B   C

图8-60 LPV后中定口的影像位置

A. 为LAO45°的LSPV造影，红点显示LPV的顶部开口；B. 为LAO45°的LIPV造影，绿色点显示为LPV的底部开口；C. 显示根据LPV的顶部和底部开口决定LPV的后壁开口（虚线表示），图中显示消融导管头端（蓝点）就在后壁中点附近。注意图B及图C的冠状窦电极头端位置改变了，比图A下降了一个椎体

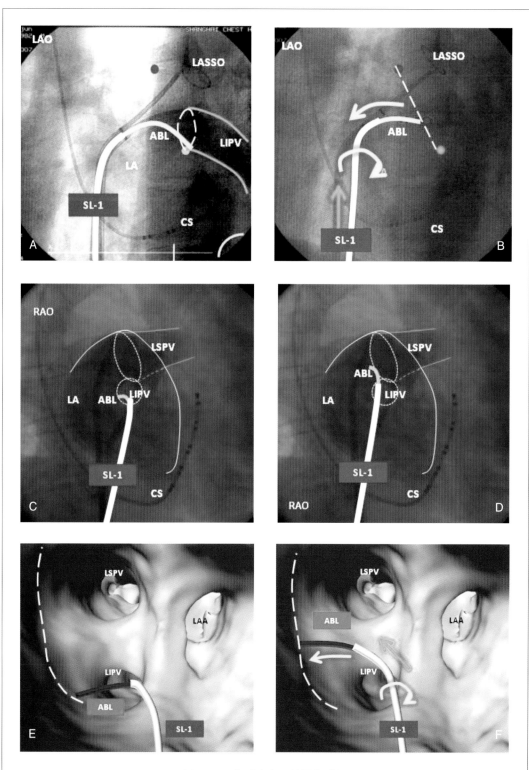

图8-61 左后中定口的操作过程

A. 左前斜45°导管在左后下定口；B. 通过前送鞘管，顺钟向转动并适当回撤消融导管可以使导管头端到后壁线中部，注意这时候再顺钟向转动导管可继续向上滑动；C、D. 显示右前斜30°消融导管从左后下转向左后中；E、F. 显示内膜面消融导管从左后下到左后中

CARTO显示的LPV后壁中部定口时导管头端的位置和指向（图8-62）。

1.5.2.4 左前中定口

1. 通过选择性造影分析LSPV的走行和开口大体位置

在影像上初步确定LPV的前壁中点开口位置（图8-63）。

2. 左肺静脉前壁中部定口的鞘管和导管操作步骤

左上肺静脉的前壁消融通常从左前中开始向上消融，因此前壁中部定口非常重要，一般情况下可操作导管先到后壁中点附近，再逆时针转动鞘管及导管使之靠向LSPV的前壁，此过程中一般需要前送导管到LSPV内，然后通过加大弯度伴或不伴回撤导管，使其头端贴靠在前壁中点（图8-64）。

3. 导管头端的位置和指向

CARTO显示LPV前壁中点定口时导管头端的位置和指向（图8-65）。

1.5.2.5 左前上（顶部）定口

1. 通过选择性造影分析LSPV的走行和开口大体位置

在影像上初步确定LSPV的开口位置

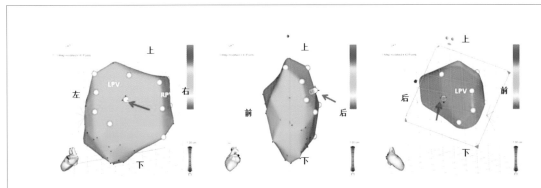

图8-62 CARTO对LPV后中定口的指导作用

从左到右分别是后前位、左侧位和右前斜内窥视位，红色箭头指示导管头端指向左、后

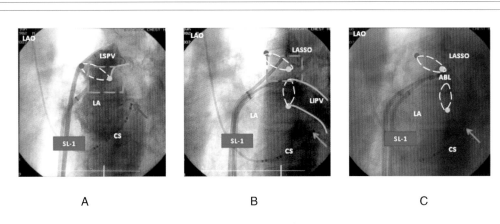

A   B   C

图8-63 LPV前壁中点定口

A. 为LAO45°的LSPV造影，蓝色线条表示肺静脉轮廓，白色虚线表示LSPV开口，黄点表示LPV的前壁中点开口（其实是LSPV的下口），位于椎体的中间（绿色虚线）；B. 显示LIPV造影，LIPV的上口（红色箭头）与LSPV的下口（黄点）位置接近；C. 显示在透视下行LPV前壁中点定口，图中显示消融导管头端就在此开口附近

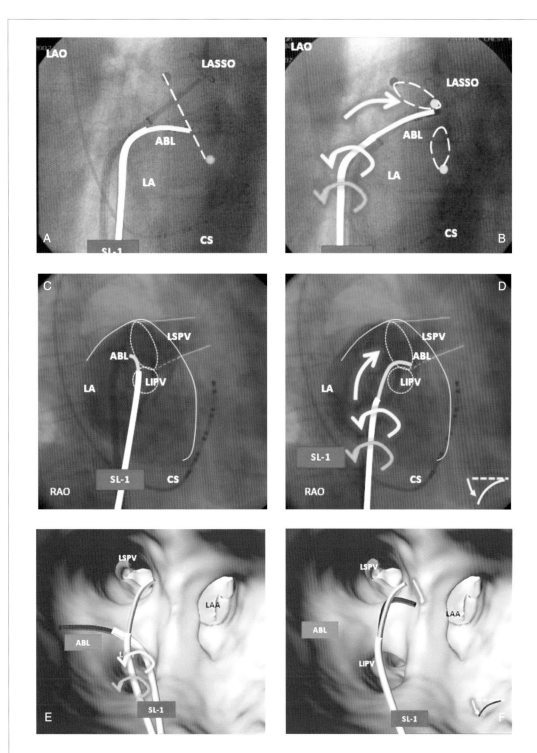

图8-64 LPV前壁中部定口的操作过程

A. 左前斜45°导管在左后壁中部开口处；B. 通过逆钟向转动鞘管和导管并前送导管，使导管头端到LSPV前壁；C、D. 显示右前斜30°消融导管从左后中转向左前中，注意消融导管有一个从肺静脉内加大弯度向外到肺静脉开口的步骤；E、F.显示内膜面消融导管从左后中到左前中，图F也有一个从肺静脉内加大弯度向外的操作

（图8-66）。

2. 左肺静脉前壁顶部定口的鞘管和导管操作步骤

导管头端位于左前壁中部时，直接逆时针转动导管可到达左上肺静脉前顶部，但容易从开口滑出，可先松弯度将导管头端置于肺静脉内，再逆钟向转向房顶，然后给弯度调节导管和肺静脉开口的距离（图8-67）。

3. 导管头端的位置和指向

CARTO显示LPV前上定口时导管头端的位置和指向（图8-68）。

1.5.2.6 左前下定口

1. 通过选择性造影分析LIPV的走行和开口大体位置

在影像上确定LIPV的开口位置（图8-69）。

2. 左肺静脉前壁下部定口的鞘管和导管操作步骤

先将消融导管回撤到左侧肺静脉底部，直接逆钟向转动鞘管和导管，此时稍向前送导管以保持导管在肺静脉内而

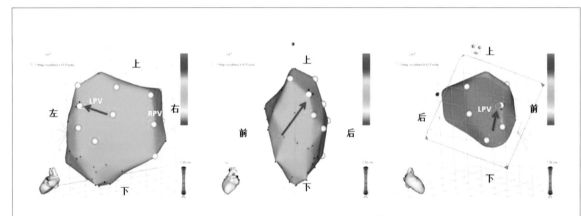

图8-65　CARTO对LPV前壁中点定口的指导作用

从左到右分别是后前位、左侧位和右前斜内窥视位，红色箭头指示导管头端指向左、前

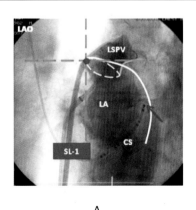 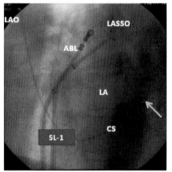 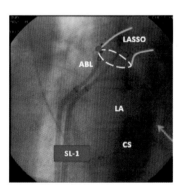

图8-66　LSPV后上定口

A. 为LAO45°的LSPV造影，红点显示左后上的开口位置；B. 显示导管在左后上开口附近；C. 显示消融导管头端在左前上开口附近，注意两者虽然在左前斜45°影像位置重叠，但是导管走形完全不一致，分别指向后上和前上

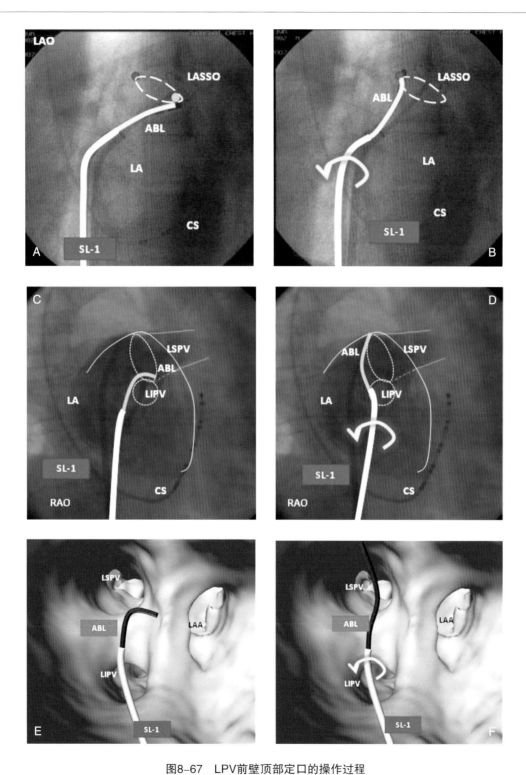

图8-67 LPV前壁顶部定口的操作过程

A、B、C、D、E、F. 分别显示LAO45°、RAO30°及虚拟内膜面导管从左前中转向左前上的操作

不至于向外滑到嵴的心房侧，缓慢回撤导管并保持这种逆钟向力量，使导管沿左下肺静脉前壁回撤到嵴的肺静脉侧。此过程中须注意：一是尽量逆钟向转动鞘管和导管贴紧前壁；二是勿使导管突然从嵴上滑出肺静脉；三是不能在左下肺静脉内过深，以防肺静脉狭窄（图8-70）。

3. 导管头端的位置和指向

CARTO系统显示LPV前下定口时导管头端的位置和指向（图8-71）。

1.6 定口时局部电位的重要性

准确的肺静脉定口在参考肺静脉造影结果的同时，导管局部的心内膜电位有十分重要的意义（图8-102）。一般阵发性房颤患者心肌纤维化并不明显。各部位的心内膜电位都比较明显。如果在定口局部心内膜电位显著小于其他部位，首先要考虑导管是否贴靠；同时还

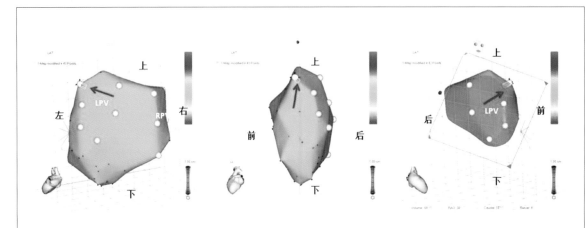

图8-68　CARTO对LPV左前上定口的指导作用

从左到右分别是后前位、左侧位和右前斜内窥视位，红色箭头指示导管头端指向左、前、上

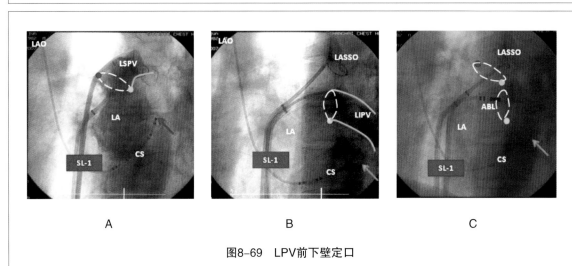

A　　　　　　　　　　B　　　　　　　　　　C

图8-69　LPV前下壁定口

A. 为LAO45°的LSPV造影，红点显示LPV顶部开口，黄点显示LPV前壁中点开口；B. 为LAO45°的LIPV造影，绿点显示LPV底部开口；C.显示在透视下行LPV前下定口

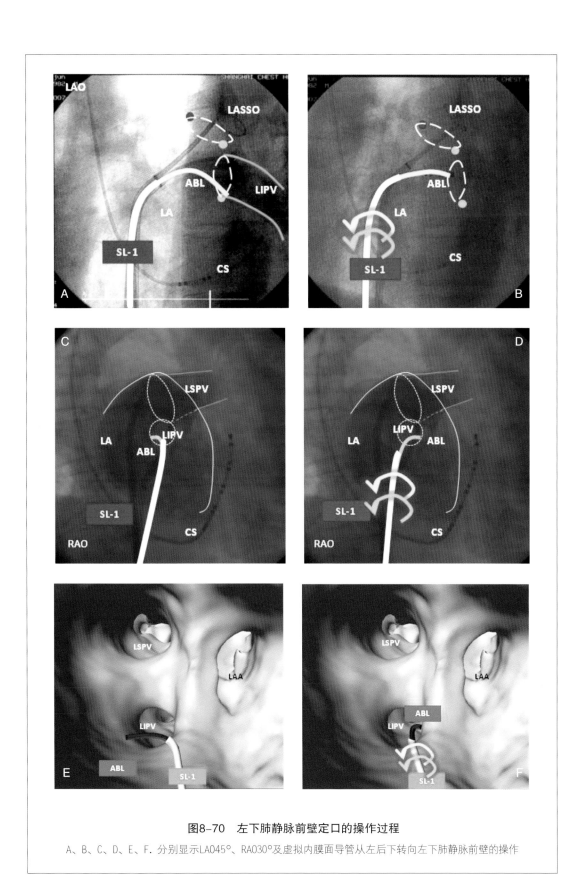

图8-70　左下肺静脉前壁定口的操作过程

A、B、C、D、E、F. 分别显示LAO45°、RAO30°及虚拟内膜面导管从左后下转向左下肺静脉前壁的操作

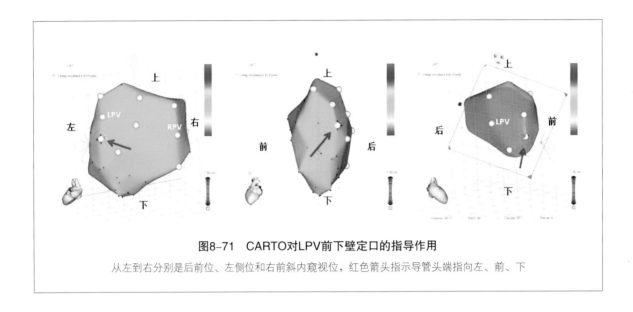

图8-71　CARTO对LPV前下壁定口的指导作用

从左到右分别是后前位、左侧位和右前斜内窥视位，红色箭头指示导管头端指向左、前、下

需要根据导管在心内膜的贴靠感觉，而这种贴靠的感觉即所谓的"手感"是需要较大数量的病例不断强化才能获得。

2　鞘管和消融导管的操作

环肺静脉电隔离术的导管操作具有一定的特殊性，左心房内的导管操作一般都是在使用鞘管的基础上调控消融导管，其基本动作除了推送或回撤导管、转动导管和调节导管头端弯度外，还有鞘管的推送或回撤以及鞘管的转动，总共5个环节。其中鞘管的推送回撤和转动在前面肺静脉造影时就已经描述过，而消融导管如何操作将在这一节详细描述。

环肺静脉消融时消融大头导管的基本操作步骤可分为：导管的深浅调节、高低调节和前后调节。深浅调节控制消融大头导管与肺静脉开口的距离；高低和前后调节控制消融大头在环肺静脉消融线上的移动。

2.1　消融导管的深浅调节

如何调整消融大头导管在肺静脉开口的合适位置，通常都是先将大头导管送入肺静脉内，然后逐步回撤大头到肺静脉开口处。大头导管从肺静脉内向肺静脉口移动主要有两种方式：一是回撤导管为主，配合适当的鞘管的导管转动保持导管头端和内膜面的紧密接触；二是通过增加导管弯度，将头端"勾向"口部。两者之间的区别在于头端和内膜面的接触方式不同。第一种方法导管头端和内膜面多平行贴靠，接触力较小，第二种方法导管头端和内膜面可达到垂直贴靠，接触力较大，消融较好（图8-72）。

一般来说，垂直贴靠有两大优点：一是贴靠紧密，消融效果较好；另一点是可以贴靠到肺静脉开口附近的任何部位，而平行贴靠有时会有操作盲区，特别是左侧肺静脉前壁的消融，通常需要

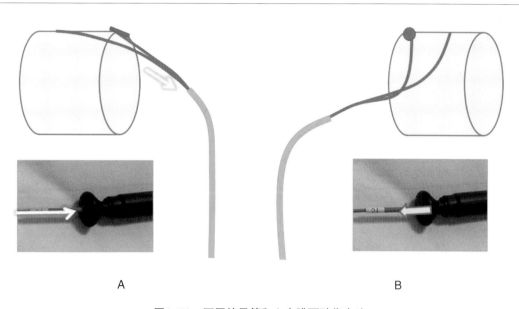

图8-72 不同的导管和心内膜面贴靠方法

A. 显示通过直接从肺静脉内回撤导管到肺静脉口的方法，导管头端和内膜面平行接触；B. 显示通过增加导管弯度的方法将头端"勾出"到开口处，这样头端和心内膜垂直接触

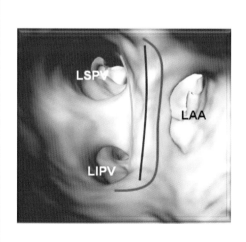

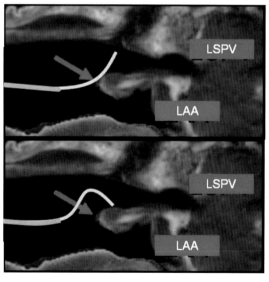

图8-73 左肺静脉前壁消融线的选择和消融导管贴靠方式

A. 显示在左肺静脉前壁进行消融时，通常选择在肺静脉开口外、嵴的肺静脉侧（绿线）进行消融可以有较好的贴靠；也可以选择在嵴上消融（蓝线），但是由于嵴的宽度一般较窄，多数情况下消融导管头端无法稳定贴靠；而在嵴的心耳侧（红线）消融几乎无法达到电隔离终点。B. 上部显示以平行贴靠方法操纵大头，由于嵴的存在（红色箭头），大头导管几乎无法和嵴的肺静脉侧接触良好；下部显示以主动打弯、垂直贴靠的方法可以与嵴的肺静脉侧接触良好

在嵴的肺静脉侧进行消融（图8-73）。

通常来说，鞘管开口位置离肺静脉开口位置较近时，因为导管伸出鞘管部分较少而不能充分控弯的接触部位多采用平行贴靠法，而导管能充分伸展时尽量采用垂直贴靠法能增加局部的接触力度。平行贴靠法通常应用在右上肺静脉后壁、右下肺静脉和左下肺静脉前壁，而垂直贴靠方法通常应用在右上肺静脉前壁、左上肺静脉和左下肺静脉后壁（图8-74）。

2.2 消融导管的前后调节和上下调节

消融导管从前壁转向后壁或从后壁移向前壁的过程通常需要同时转动鞘管和导管，以鞘管为轴带动导管转动，比如从右侧肺静脉前壁移向后壁需要逆钟向转动鞘管和导管，而从左侧肺静脉前壁移向后壁需要顺钟向转动鞘管和导管（图8-75）。

术者通过转动鞘管和导管的手感可以轻易判断出导管是在环肺静脉消融线的前壁还是后壁，但对于一些经验较少的术者，在常规体位（右前斜30°指导右肺静脉消融，左前斜45°指导左肺静脉消融）时无法清楚地判断导管的位置在前壁或是后壁，这是可以通过CARTO等三维标测系统帮助定位或互补体位透视（右肺静脉消融时采用左前斜，左肺静脉消融时采用右前斜30°）帮助判断导管的位置。

而在环肺静脉电隔离过程中，如何控制消融导管的上下移动主要也有两种方式，而且这两种方式分别和消融导管深浅调节的两种方式相关联。一种方法是通过送鞘管和导管及松弯的方法，使导管沿消融线向上，同时给予鞘管和导管相应的转动以贴紧心内膜面，这常用于消融导管头端和心内膜平行贴靠时（图8-76）。

另一种方法是在消融导管头端和心

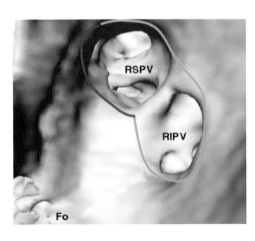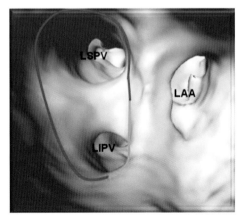

| A | B |

图8-74 两种导管头端贴靠方法在环肺静脉消融中的应用

A. 显示在环右侧肺静脉消融时，由于鞘管离肺静脉开口较近，大部分区域采用平行贴靠方法进行导管操作（绿线），而在右上肺静脉前壁，由于通常RSPV向前上伸展，可采用垂直贴靠方法进行操作（红线）；

B. 显示在环左侧肺静脉消融时，由于鞘管离肺静脉开口较远，大部分区域采用垂直贴靠方法（红线）进行导管操作，而在左下肺静脉前壁，通常离鞘管较近，可采用平行贴靠方法（绿线）进行操作

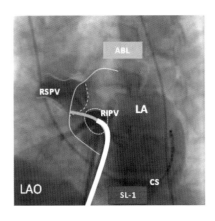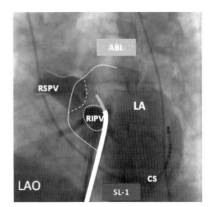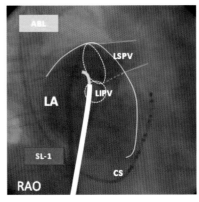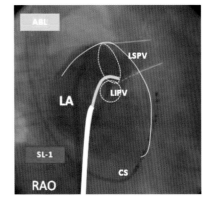

图8-75 消融导管的前后调节

上行的左右图分别显示消融导管在右肺静脉消融线的前壁和后壁，可以想象从前壁转向后壁需要逆钟向转动鞘管和导管，但必须注意通常需要回撤导管，反之则需要顺钟向转动鞘管和导管加推送导管从后壁到前壁；下行的左右图分别显示消融导管在左肺静脉消融线的前壁和后壁，从前壁转向后壁需要顺钟向转动鞘管和导管，通常需要回撤导管，反之则需要逆钟向转动鞘管和导管加推送导管从后壁到前壁

内膜垂直贴靠时采用，主要通过转动消融导管而鞘相对保持不动的方法来获得导管头端的移动（图8-77）。

左肺静脉消融时多数部位采用导管垂直贴靠方式，所以通过转动使导管在消融线上下移动（图8-78，79）。

环肺静脉电隔离术导管消融时，为达到理想的消融效果，尽量要求消融导管头端和心内膜面紧密接触，即达到垂直贴靠。但是多数情况下，SWARTZ鞘管离右肺静脉开口距离较近，消融导管

没有很大的弯曲空间，所以在右肺静脉后壁线的消融时通常采用直接回撤、平行贴靠的方法，同时为增加贴靠力，通常给予鞘管和导管适当的逆钟向力量；而在左肺静脉后壁线的消融时，由于消融导管距离左肺静脉开口较远，可采用垂直贴靠的方法。

总之，在进行环肺静脉消融时，需根据心房和肺静脉的具体解剖特点，通过鞘管和导管的配合，努力达到消融导管头端和心内膜面紧密结合，才能获得

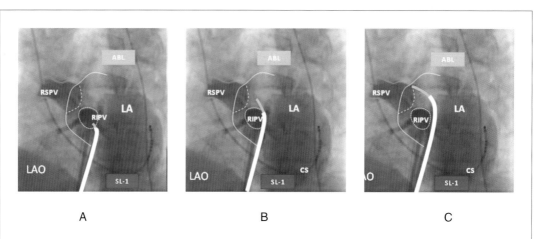

图8-76 消融导管沿右侧肺静脉后壁向上

通过推送鞘管和导管并松弯的方法，使消融导管沿RPV后壁线从下而上活动，同时注意保持鞘管和导管逆钟向旋转以贴紧后壁

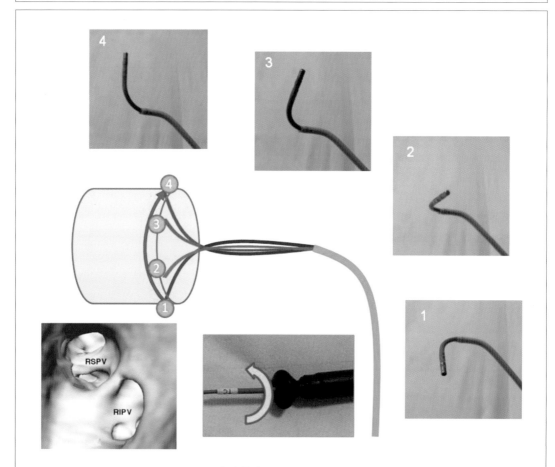

图8-77 右肺静脉前壁消融导管的上下移动

显示通过加大导管弯度可以使得导管前端和RSPV前壁垂直贴靠，然后顺钟向转动导管，可以使得消融导管从前下转向前上，1、2、3、4分别显示在前壁不同位置时的消融导管走行，注意鞘管相对不动，仅仅是消融导管在转动

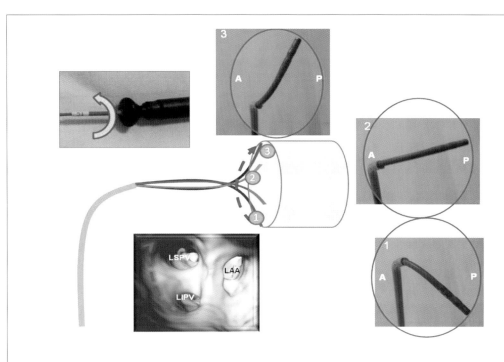

图8-78 左肺静脉后壁消融导管的上下移动

显示通过加大导管弯度可以使得导管前端和LPV后壁垂直贴靠，然后顺钟向转动导管，可以使得消融导管从后下转向后上，1、 2 、3 分别显示在后壁不同位置时的消融导管走行，注意从下而上的过程中，鞘管应配合稍推送有助于导管操作

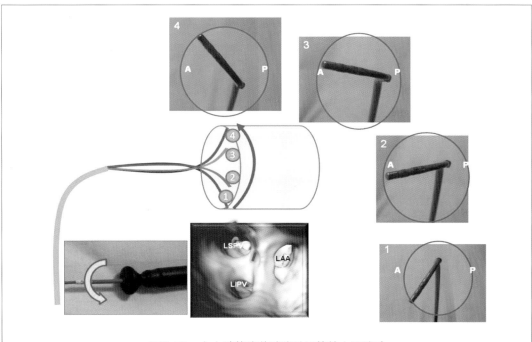

图8-79 左上肺静脉前壁消融导管的上下移动

显示通过加大导管弯度可以使得导管前端和LSPV前壁垂直贴靠，然后逆钟向转动导管，可以使得消融导管从前下转向前上，1、2、 3 、4 分别显示在前壁不同位置时的消融导管走行，注意这种操作导管的方式是确保LSPV前壁消融的最佳方式

较好的治疗效果。

如果记录到的局部电位过小，通常提示贴靠不满意（图8-80）。

3 环肺静脉电隔离术的消融难点部位分析

环肺静脉消融达到电隔离术的难点部位通常就是导管操作困难，以至于未能满意地贴靠造成消融后遗留传导"GAP"的部位。本小节将具体分析环肺静脉消融线上的难点区域及导管操作特点。

3.1 左上肺静脉前壁

左上肺静脉前壁是经验较少术者的最常见GAP部位，但是如果掌握了垂直贴靠方法，左上肺静脉前壁的消融其实并不困难，须注意通过增减弯度控制消融的深度，勿使消融过深以致肺静脉狭窄，在阵发性房颤患者，前壁局部电位通常较大，

3.2 左上肺静脉顶部

左上肺静脉顶部也是常见的GAP部位，建议采用垂直贴靠的方法，通过增减弯度控制消融的深度，顺钟向转动导管头端向前壁移动，逆钟向转动导管头端向后壁移动（图8-81）。

3.3 左侧肺静脉后壁

本中心在左侧肺静脉后壁的GAP较少，通常位于左后上，国内其他中心的报道在左后上的GAP占有很大比例，这与消融导管的操作手法无明显关系，主要是和消融线与肺静脉开口间的距离有关，如果片面追求环肺静脉"前庭"消融，会使后壁线靠近心房侧，从而在较厚的心肌组织上消融，难以达到透壁损伤，本

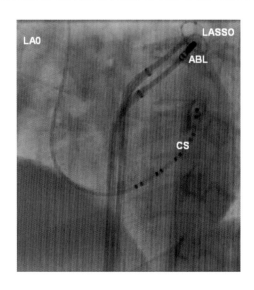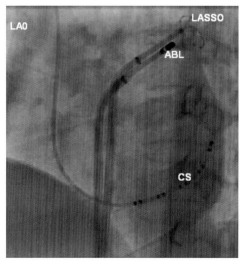

A	B

图8-80 左上肺静脉前壁消融导管垂直贴靠

A. 显示消融导管在左上肺静脉内；B. 显示增加消融导管弯度，使其头端垂直贴靠在嵴的肺静脉侧，导管头端指向左前，在左前斜位上显示似乎消融导管"缩短"

中心的后壁线的设定位于肺静脉开口外0.5~1cm，局部心肌并不明显增厚，一般局部每点消融20~30s即可达到满意隔离效果，且均无肺静脉狭窄的发生。

3.4 左侧肺静脉底部

左侧肺静脉底部少见有GAP，但在左下肺静脉下壁的前壁交界处常有GAP，需注意这通常是导管和鞘管逆钟向转动不够以至于未能很好贴靠的缘故（图8-82）。

3.5 左侧肺静脉前壁中部

左侧肺静脉前壁中部的GAP最为常见，可能与局部解剖结构复杂且心肌较厚有关，通常我们中心都在此局部给予35W、45℃及盐水流速20ml/min消融40s以上，同时在LSPV的前下缘及LIPV的前

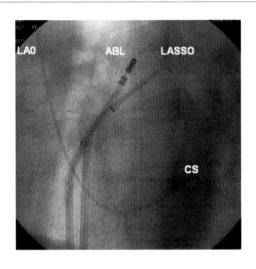
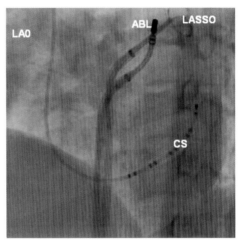

A   B

图8-81 左上肺静脉顶部消融导管的两种贴靠方式

A. 显示消融导管左侧肺静脉顶部平行贴靠；B. 显示通过增加弯度，消融导管在左侧肺静脉顶部垂直贴靠，这种方法可以明显减少顶部GAP的发生率

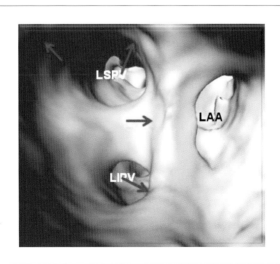

图8-82 左侧环肺静脉消融GAP常见部位

左后上、左前上、左前中和左前下是左侧环肺静脉消融的GAP的常见部位

上缘给予加强消融（图8-83）。

3.6 右侧肺静脉后壁上部

右侧肺静脉后壁的GAP比例要明显高于前壁，特别是在右后上部位，和左侧一样通常导管的操作和贴靠不会有太大的困难，主要是消融线的选择。与肺静脉开口越远，达到透壁性损伤需要的消融能量和时间越多，我们中心的选择通常在肺静脉开口外0.5cm即可，有时候在困难病例，即使在开口处消融也是可以接受的（图8-84）。

3.7 右侧肺静脉后壁中部

右侧肺静脉后壁中部是环右侧肺静脉消融GAP的最常见部位，和右后上一

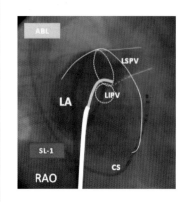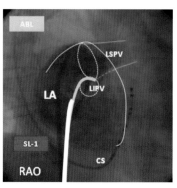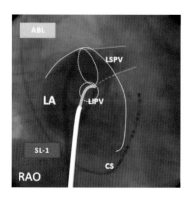

图8-83 左侧肺静脉前壁中部的消融

分别显示消融导管在左上肺静脉前下缘、左上下肺静脉交界处和左下肺静脉前上缘进行贴靠和消融，均需要较大的功率、设定温度、盐水流速和消融时间，为保证消融效果可以允许少许伸入肺静脉开口内进行消融

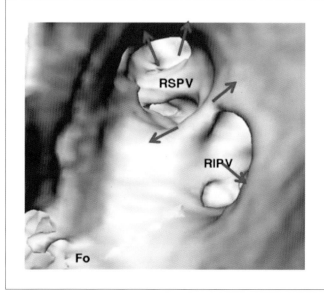

图8-84 左侧环肺静脉消融GAP常见部位

右后上、右后中、右后下和右前中是右侧环肺静脉消融的GAP的常见部位

样，导管的操作和贴靠不会有太大的困难，主要由于难以达到透壁性损伤所致。

3.8 右侧肺静脉后壁下部

右侧肺静脉后壁下部的GAP也很常见，通常是由于导管贴靠不好所致，往往需要将鞘管和导管尽可能地逆钟向转

动以贴紧内膜面，有时候将LASSO电极放置在RIPV有利于判断消融大头是否与后壁紧密接触（图8-85）。

3.9 右侧肺静脉顶部

右侧肺静脉顶部的GAP很常见，通常也是由于导管贴靠不好所致。一般情

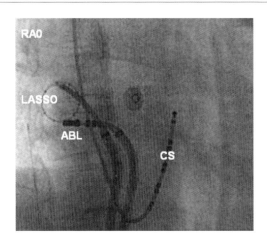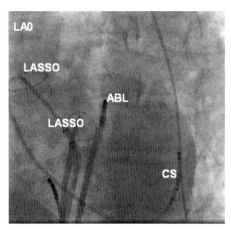

A	B

图8-85 LASSO电极放置在左下肺静脉可以帮助确认导管的贴靠

A. 显示右前斜位LASSO电极在RIPV开口，消融导管在RIPV底部；B. 显示左前斜位，两根LASSO电极分别位于RSPV和RIPV，消融导管位于RPV后下，可见放置在RIPV的LASSO电极可以协助判断消融导管是否贴壁

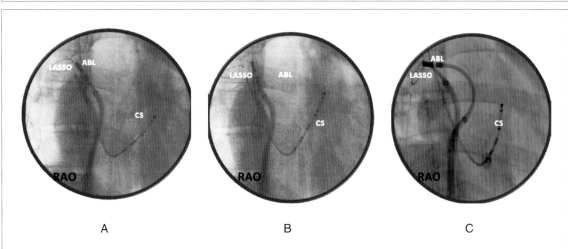

A	B	C

图8-86 RPV顶部3种导管操作方法

A. 显示顶部最常见的贴靠方法–平行贴靠，从前壁到后壁时同步转动鞘管和导管，同时稍微回撤导管，在此过程中保持适当推送鞘的力量以使导管头端和顶部密切接触；B. 显示S形构型–垂直贴靠，用于鞘管离RSPV过远、RSPV呈"烟囱"样向上伸展或平行贴靠消融效果不满意；C. 显示反S形构型–平行贴靠，用于鞘管离RPV过近时

况下，从RPV顶部消融时只要同步转动鞘管和导管即可，但有时候需要特殊走行的导管操作才行（图8-86）。

3.10 右侧肺静脉前壁中部

相比于左侧肺静脉前壁中部而言，此处的GAP较少见，通常也是由于消融线过外造成损伤不够所致。在RSPV前下缘、右上下肺静脉交界处和RIPV前上缘进行加强消融即可。

4 环肺静脉消融电隔离术

在了解了肺静脉定口和鞘管导管操作手法后，本小节将介绍环肺静脉消融电隔离术的具体步骤和方法。

4.1 环肺静脉消融电隔离的术前准备

4.1.1 常规准备同普通导管射频消融

如患者应进行X线胸片、经胸超声心动图、出凝血时间、血常规、肝肾功能等检查和碘过敏试验，以及备皮和术前禁食等。

4.1.2 术前48h内经食管心脏超声心动图检查排除心脏血栓

如有条件可行多层螺旋CT或核磁肺静脉成像检查，更准确地了解肺静脉的解剖变异、肺静脉近段的直径及位置情况、心房内特别是左心耳内有无血栓，并作为术后判断有无肺静脉狭窄的参照资料。

4.1.3 24h动态心电图检查

除可以了解伴随的心律失常类型而做出术前的基本诊断外，还可以了解窦房结和房室结的功能，手术前后的对比便于术后分析消融治疗效果和发现可能

的心律失常并发症。

4.1.4 不必停用抗心律失常药物

由于多数病人房颤发作频繁、症状明显，术前常已服用多种抗心律失常药物，故除临床研究需要外，不强调术前停用抗心律失常药物。

4.1.5 特殊器械准备

包括房间隔穿刺针、穿刺鞘、环形标测导管、三维标测系统、冷盐水灌注消融导管或其他特殊的消融器材（8mm温控消融导管、超声球囊、冷冻球囊等）。

4.1.6 射频发生仪设置

采用冷盐水灌注导管进行消融，预设温度40~45 ℃，功率30~35 W。术中可根据病人的反应及具体情况适当进行调节，应尽可能避免高功率、高温度设置下长时间放电。

4.1.7 冷盐水灌注导管的连接与设置

在冷盐水灌注消融导管的尾端侧孔，通过三通管与流量泵相连。放电时通过流量泵快速（17ml/min）给予冷盐水，以达到为消融导管的远端电极降温，从而产生较大和较深损伤的目的。在标测时以低流量（2ml/min）冷盐水持续输注以保持灌注通路的畅通。流量泵中的液体为低浓度肝素盐水（500U/500ml）。

4.1.8 多导电生理记录仪

建议多导电生理记录仪记录通道排列顺序为：体表心电图 I、V1导联，环状标测导管的电极依次排列（从L1-2、L2-3、L3-4…到L9-10），冠状静脉窦导管的电极由近端至远端排列、消融导管的电极远端至近端排列。

4.1.9 病人意愿

病人愿意选择导管射频消融电隔离治疗，对该治疗的疗效和危险性认知和

理解，并在手术协议书上签字。

4.2 环肺静脉消融电隔离的方法和步骤

4.2.1 普通导管放置

经锁骨下静脉或颈内静脉途径放置冠状静脉窦导管；经股静脉途径放置标测电极到右心室心尖部，远端可连接临时起搏器（设置基础起搏频率在50次/min，方便在消融产生迷走反射时自动起搏支持），近端记录心内电图。

4.2.2 房间隔穿刺

一般采取两次房间隔穿刺放置两根外鞘管，也可以进行一次房间隔穿刺放置一根外鞘管作为造影和送入环形标测电极的途径，而消融导管直接通过穿刺孔送入左心房。完成穿刺后及时静脉注射肝素(70~100U/kg)，并在操作过程中每小时补充1000U或根据ACT调整剂量（目标值300~350s）。

4.2.3 选择性肺静脉造影

了解肺静脉的大小和开口部位的位置，对环肺静脉消融时判断消融线距离肺静脉口的距离很有帮助。造影后根据肺静脉开口部的直径，选择合适的环状标测电极导管，最常选用的是15mm LASSO电极。

4.2.4 环状标测导管的放置

环状标测导管的放置原则是临近开口部和尽可能与静脉长轴垂直。应利用不同的投照体位判断环状标测导管与静脉开口的相对关系。通常在左侧肺静脉放置LASSO电极时选用左前斜位45°~60°，有助于判断其深浅，右前斜位30°~45°则有助于确定LASSO电极和右侧肺静脉之间的关系。

4.2.5 左心房三维解剖模型重建和定口

利用CARTO系统或ENSITE-NavX标测系统，通过专用标测消融导管于左心房取点行左心房三维解剖重建，然后结合造影、导管操作以及电位特征确定肺静脉开口的位置，即各支肺静脉前、后缘以及上肺静脉的上缘和下肺静脉的下缘。

4.2.6 环肺静脉消融

在确定的开口部位的心房侧0.5~1.0cm处行环同侧肺静脉的逐点消融和标记，积点成线，连线成环，每点消融终点是局部双极心内膜电图振幅降低80%以上、局部电位从单电位变成双电位或有效放电至20~40s。消融过程中或完成预设消融环后可通过环形标测电极判断同侧上、下肺静脉的电位变化，以证实是否达到了肺静脉与左心房完全电隔离的消融终点，即消融环内的肺静脉电位完全消失。

4.3 LASSO电极的作用

4.3.1 识别肺静脉电位

放置在肺静脉内的LASSO电极记录到的电位分为局部电位和远场电位，通常局部电位表现尖锐，振幅较大，而远场电位常较低钝。

窦性心律下左侧肺静脉LASSO电极可记录到左肺静脉电位（局部）、左心耳电位（远场）和左心房电位（远场），但在消融前通常处于同一时相，难以鉴别（图8-87）。

环肺静脉消融后，由于出现了左心房和肺静脉间的电传导延搁（特别是房顶传向肺静脉内的肌肉束消融后），肺静脉电位可落后于左心房电位和左心耳电位（图8-88）。

左心房的远场电位通常比较小，低钝，从电位特点上就可以和肺静脉局部电位鉴别开（图8-89）。

左心耳由于存在排列规则的梳状肌，记录到的电位振幅明显高于左心房内膜局

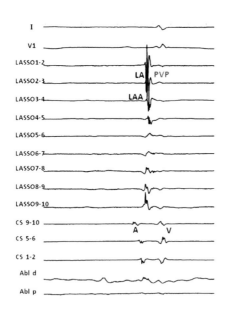
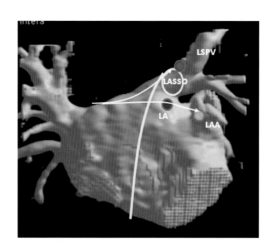

图8-87　LASSO电极在窦性心律时记录到的电位

由于未消融时左心房和肺静脉及左心耳间的电位传导无明显延搁，窦性心律下LASSO电极记录到的左肺静脉电位（局部）、左心耳电位（远场）和左心房电位（远场）均在同一时相，难以鉴别

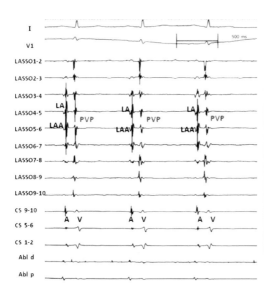
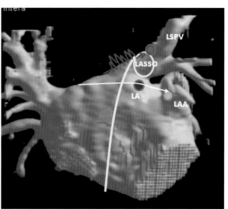

图8-88　LASSO电极在环肺静脉消融后记录到的肺静脉电位延迟

由于消融后左心房和肺静脉间的传导延迟，而左心房和左心耳间的电位传导无明显延搁，窦性心律下LASSO电极记录到的左肺静脉电位（局部）落后于左心耳电位（远场）及左心房电位（远场），可以清楚地鉴别出来。注意前一个电位在L3-7上明显高大尖锐，提示除了左心房的远场电位外还有左心耳的远场电位夹杂其中，而L1-2及L8-10上只有低钝的小电位，提示以左心房的远场电位为主

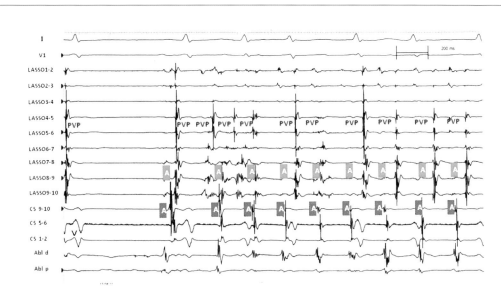

图8-89　LASSO电极在房颤时记录到的肺静脉电位和左心房远场电位分开

在房颤时，左心房和肺静脉间激动不同步，可以清楚地鉴别出右肺静脉电位（局部）和左心房电位（远场），注意左心房远场电位的特点是低钝，且激动频率往往和冠状窦电极一致，而肺静脉电位比较高尖，容易鉴别

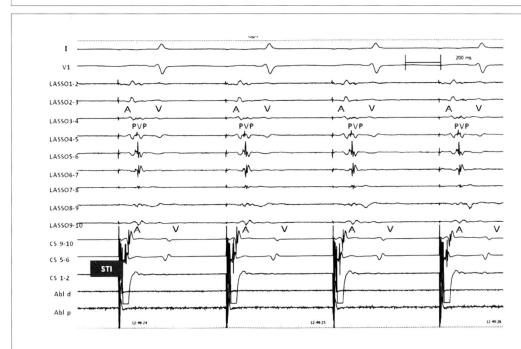

图8-90　冠状窦远端电极起搏鉴别肺静脉电位

在窦性心律时，可采用冠状窦远端电极起搏鉴别出左肺静脉电位（局部）和左心房电位及左心耳电位（远场），注意这时左心房和左心耳的远场电位仍在同一时相，而左肺静脉电位稍延迟

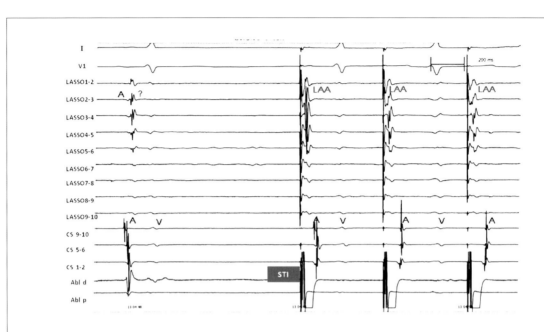

图8-91　大头导管放置在左心耳内起搏鉴别电位

在环左侧肺静脉消融后，放置在LSPV的LASSO电极上记录到低钝的心房电位和稍落后的尖锐较大电
位，是否为肺静脉电位？可将大头导管放置在左心耳内进行起搏，高尖电位紧跟在起搏信号后领先于
心房波（对比冠状窦电极的心房波），说明其为左心耳的远场电位

部电位，往往在5V以上，且左心耳靠近
左上肺静脉，所以在LSPV内的LASSO电
极记录到的左心耳远场电位往往高大尖
锐，从电位特点上易与肺静脉局部电位混
淆。这时候可采用冠状静脉窦远端或左心
耳内起搏下标测，起搏这两个部位对于左
肺静脉电位的识别和消融后残存电位来源
的判读均具有重要意义（图8-90，91）。

右肺静脉电位的识别，多数情况下，
窦性心律时右肺静脉开口近端记录的高频
电位即为肺静脉电位。因为该部位的心房
远场电位多较低钝。少数情况下（特别是
使用10极宽间距环状标测电极时）。除
肺静脉电位外，在右上肺静脉还可记录到
一相对高频的电位，此时需验证该电位是
否是上腔静脉电位。对于窦性心律下右上
肺静脉电位和心房远场电位融合的情况，
冠状静脉窦远端起搏的价值有限，更理想
的起搏部位是高位右心房或冠状静脉窦近

端（图8-92，93）。

4.3.2　协助了解肺静脉在房颤或房性心律失常中的作用

窦性心律或冠状静脉窦/左心耳起搏
时，在肺静脉内记录到的电位是心房远场
电位在前，肺静脉电位在后；而在起源于
肺静脉的早搏或房颤发生时，肺静脉电位
跃至心房远场电位前方或在肺静脉内出现
频率远快于左心房电位的高频电活动。如
术中无起源于肺静脉的房早或房颤，可
以通过静脉滴注异丙肾上腺素（2~4μg/
min）、快速心房起搏、电复律后等待房
颤复发等方法来确定致心律失常肺静脉。
少数情况下，可以让患者进行病史中容易
触发房颤的特殊动作，如吞咽动作、侧卧
位等来诱发房颤。

4.3.3　确认肺静脉电隔离

放置在肺静脉内的LASSO电极，可
以实时提供很多的电生理信息，比如肺

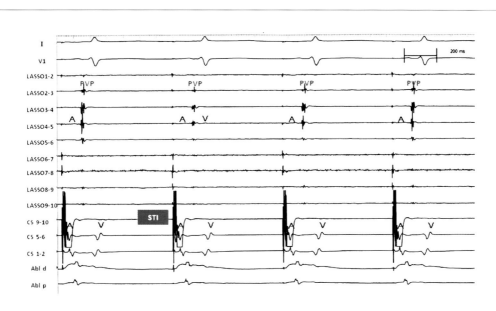

图8-92 冠状窦近端电极起搏鉴别肺静脉电位

在窦性心律时，可采用冠状窦近端电极起搏鉴别出右肺静脉电位（局部）和心房电位（远场）。一般情况下，由于局部电位和远场电位的电位特点不同，能轻易分辨出PVP

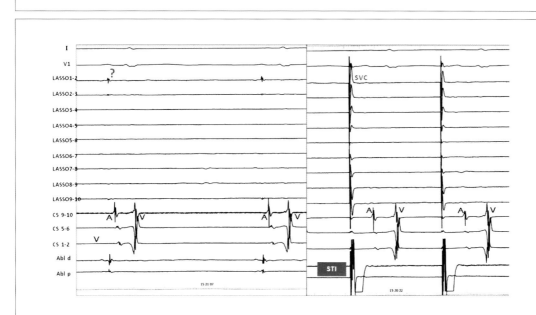

图8-93 上腔静脉起搏鉴别电位

环右侧肺静脉消融后，在RSPV的LASSO电极记录到局部的小电位，从电位性质上看比较尖锐，无法排除PVP，这时候需要考虑上腔静脉远场电位的可能性，将消融导管放置在SVC进行起搏后发现，此电位融合在起搏信号内，说明是上腔静脉的远场电位

静脉电位延迟、消失、肺静脉电位频率减慢或增加、肺静脉电位传入顺序的改变等等。如果在每次放电过程中都记录LASSO电极上的电位变化，可以确保术者清楚地判断何时达到肺静脉电学隔离。

一般说来，通过环肺静脉消融达到电隔离时，大部分（70%）是上下肺静脉电位同时消失，而CPVI达到电学隔离和肺静脉节段性电隔离的区别就在于，肺静脉电位在消失前通常会有：电位延迟、传导顺序改变、电位频率减慢等，而不是电位变小逐渐模糊不清（图8-94，95）。

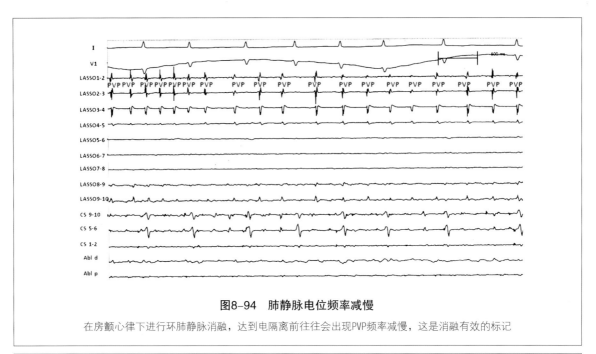

图8-94　肺静脉电位频率减慢

在房颤心律下进行环肺静脉消融，达到电隔离前往往会出现PVP频率减慢，这是消融有效的标记

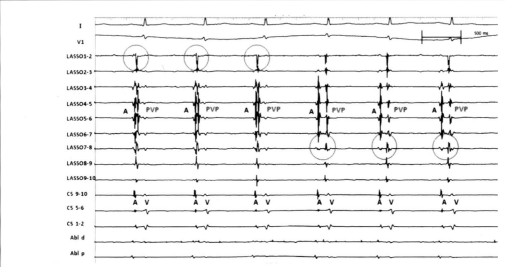

图8-95　肺静脉电位延迟及传导顺序变化

在窦性心律下进行环肺静脉消融，达到电隔离前往往会出现PVP延迟且传导顺序变化，而不是肺静脉电位变小，这也是消融有效的标志。图中红圈表示前3次心律，LASSO电极1-2极附近PVP最提前，而后3次心律，LASSO电极7-8极附近PVP最提前

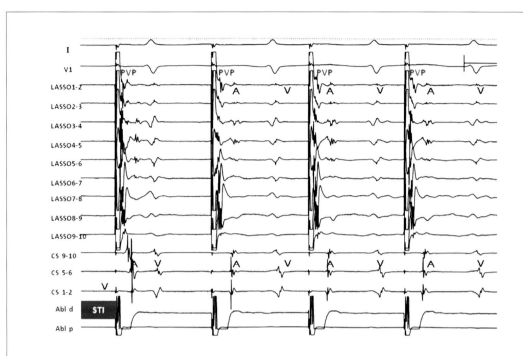

图8-96　肺静脉起搏传出

在环肺静脉消融后，将大头导管放置在肺静脉内起搏，可见起搏信号1：1带动心房，可见从肺静脉向心房的传导未达到阻滞。注意LASSO电极起搏信号后有PVP成分，如果单纯的起搏信号未带动肺静脉电位，则不能反映肺静脉和心房间的传导关系

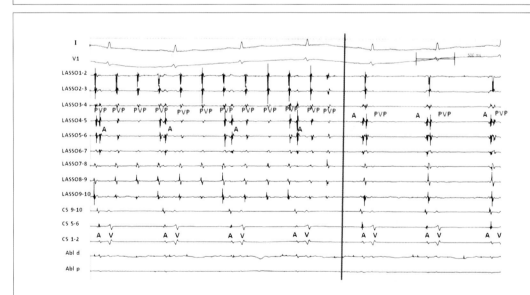

图8-97　肺静脉向心房单向阻滞

红线左侧显示肺静脉内快频率时窦性心律未受其影响，右侧显示心房向肺静脉内1：1传导，提示为肺静脉向心房的单向传导阻滞

达到肺静脉电隔离可有各种表现形式：

※ 心房向肺静脉传导阻滞，表现为：心房窦性或房颤，肺静脉内无电位；心房窦性或房颤，肺静脉内自发电位；心房向肺静脉内单向传导阻滞（窦性时无PVP，但自发或起搏的PVP可以从肺静脉传导出来，需要通过肺静脉起搏来验证）（图8-96）。

※ 肺静脉向心房传导阻滞，表现为：心房窦性心律肺静脉内颤动；肺静脉向心房单向传导阻滞（窦性时有PVP，快频率的PVP无法从肺静脉传导出来）（图8-97，98）。

4.3.4 确认消融线上GAP方位

判断肺静脉周径上激动顺序的关键是确定最提前的肺静脉电位。如果窦性心律下或冠状静脉窦远端起搏时心房远场电位和肺静脉电位均容易识别，肺静脉电位最

提前处往往也是心房电位和肺静脉电位间期最短的部位（图8-99~101）。

4.3.5 辅助定位消融导管的位置

这点在定口及导管操作的章节已有描述。

虽然已有经验丰富的医生选择单导管进行环肺静脉消融（不用LASSO电极指导），且在阵发性房颤患者中也取得满意的隔离率，对于大部分术者来说，还是提倡在环肺静脉电隔离过程中使用LASSO电极，不仅仅在于指导消融，更快更好地达到电隔离效果，还有利于观察和研究房颤导管消融中的各种电生理现象。就像对于旁道的电生理检查和消融，经验丰富的医生完全可以采用单大头消融导管进行治疗，但是对于大部分急症医生来说，还是选择标准程序——放置冠状窦、右心房、右心室及His电极，便于进行系统的电生

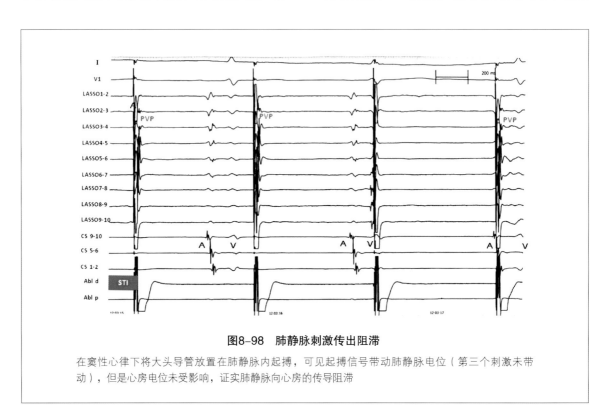

图8-98 肺静脉刺激传出阻滞

在窦性心律下将大头导管放置在肺静脉内起搏，可见起搏信号带动肺静脉电位（第三个刺激未带动），但是心房电位未受影响，证实肺静脉向心房的传导阻滞

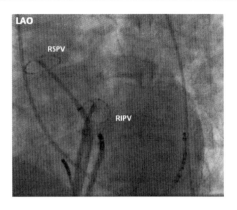
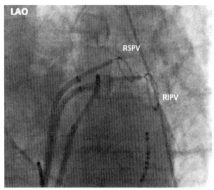

图8-99　LASSO电极在肺静脉内的放置

一般来说，尽量将LASSO电极放置在肺静脉内的开口附近，且"杆"放置在上方，这样便于定位环肺静脉消融线上的GAP

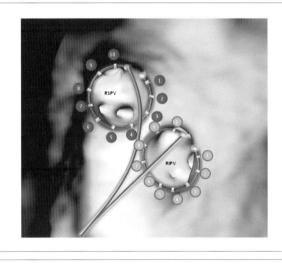

图8-100　通过LASSO电极指示GAP方向

通过定位心房电位和肺静脉电位最靠近的电极对，可以确定GAP的空间位置，比如在RSPV的L9-10记录到的电位最接近，则GAP部位就在右前上，L1-2则在右后上，RIPV的L3-4则在右侧肺静脉底部

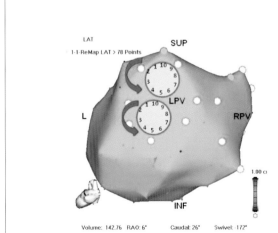
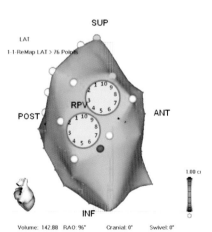

图8-101　通过LASSO电极指示GAP方向

按统一要求放置好LASSO电极后，可以方便快速地判断GAP的大体方位

理检查和指导消融。

4.4 消融导管的局部标测

消融导管在心内膜面局部移动过程中，标测记录到的电位往往是最有价值的，所以经验丰富的术者从不忽视导管头端局部记录到的电位变化，在房颤消融的环肺静脉电隔离过程中也是如此。

4.4.1 定口时的局部电位

在定口时，除了仔细观察选择性肺静脉造影结果，通过CARTO等三维标测系统了解导管头端的立体方位和指向外，准

确的定口还需要影像、局部电位和手感三者结合。在阵发性房颤患者中，如果定口局部的电位不明显清晰，几乎可以判定导管头端的局部贴靠不佳（图8-102）。

4.4.2 消融时局部电位的变化

虽然环状电极在环肺静脉消融中有重要的指示作用，但是最重要的心电学信息往往还是由消融导管局部记录到，所以有经验的医生非常注重消融过程中局部电位的变化。环肺静脉电隔离过程中，判断每个消融点是否到"火候"，有几个标准：

✻ 消融后局部双极电图记录到双电

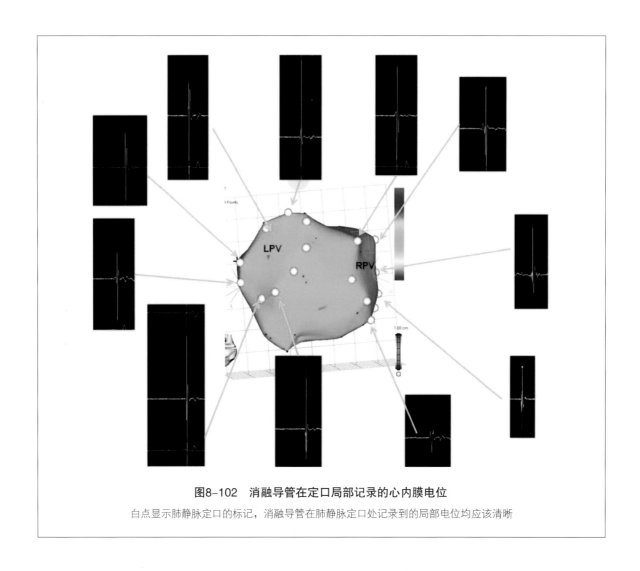

图8-102 消融导管在定口局部记录的心内膜电位

白点显示肺静脉定口的标记，消融导管在肺静脉定口处记录到的局部电位均应该清晰

位——首选标准。

❉ 消融后心内膜电图振幅降低80％以上——次选标准。

❉ 有效放电至30s——安全标准。

4.4.3 理想的消融模式

经过消融导管局部消融20~30s后心房电位和肺静脉电位分开，移动导管到

下一个点继续消融，这样完成一圈线性消融后，肺静脉和左心房间的电连接就完全被隔断，整个过程就像"拉链"一样（图8-103）。

4.4.4 首选标准——消融后局部双极电图记录到双电位

消融导管局部双电位必须与消融前记录到的电位对比，很多时候左右肺静脉前壁在消融前即可记录到双电位（图8-104）。

如果消融前局部电位单一而消融后电位分开呈双电位，是局部消融有效的最有力证据（图8-105~108）。

4.4.5 次选标准——消融后心内膜电图振幅降低80％以上

消融后导管局部记录到的电位电压幅度明显下降达80％以上也可以作为局部消融有效的标志（图8-109，110）。

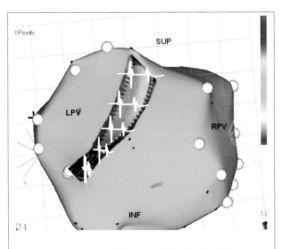

图8-103　环肺静脉消融的理想消融模式

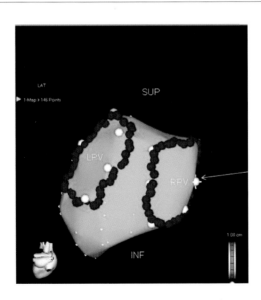
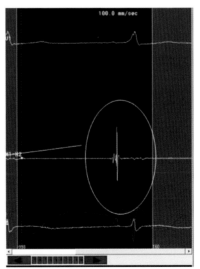

图8-104　消融导管在右肺静脉前壁中点定口局部记录的心内膜电位

白点显示肺静脉定口的标记，褐色点显示消融点，可见在右侧肺静脉前壁中部定口时（未消融）记录到的局部双电位，其具体机制不清楚

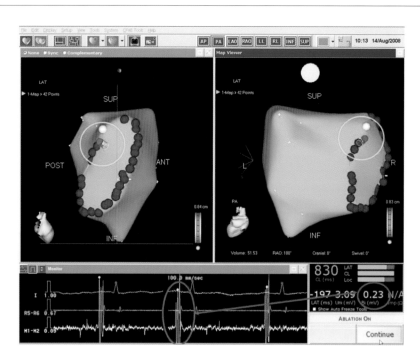

图8-105 消融导管在右后上消融前记录到的局部心内膜电位

黄圈显示局部消融导管的位置-右肺静脉后上，记录到的局部电位比较单一，局部电压0.23mV

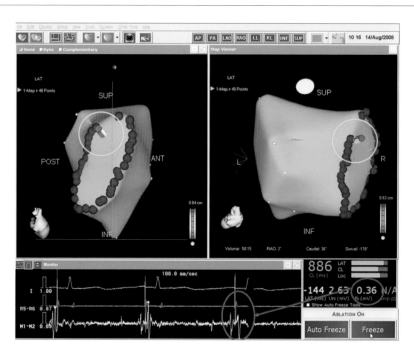

图8-106 消融导管在右后上消融后记录到的局部心内膜电位

黄圈显示局部消融导管的位置-右肺静脉后上，记录到的局部电位分开，但是局部电压0.36mV，并不低于消融前

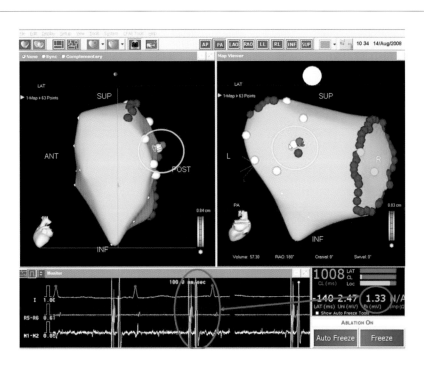

图8-107 消融导管在左后下消融前记录到的局部心内膜电位

黄圈显示局部消融导管的位置-左肺静脉后下，记录到的局部电位比较单一，局部电压1.33mV

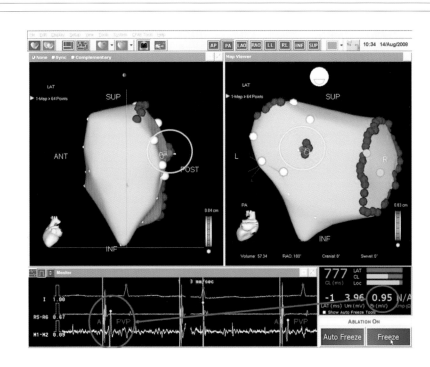

图8-108 消融导管在左后下消融后记录到的局部心内膜电位

黄圈显示局部消融导管的位置-左肺静脉后下，记录到的局部电位分开，但是局部电压0.95mV，并无明显降低

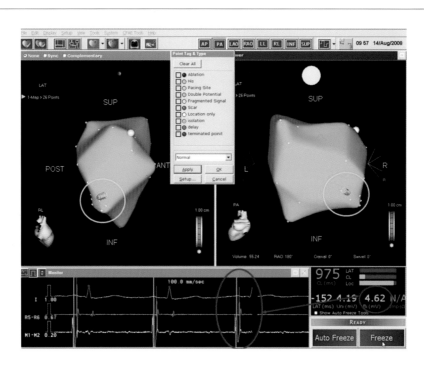

图8-109　消融导管在右后上消融前记录到的局部心内膜电位

黄圈显示局部消融导管的位置–右肺静脉后下，记录到的局部电位电压4.62mV

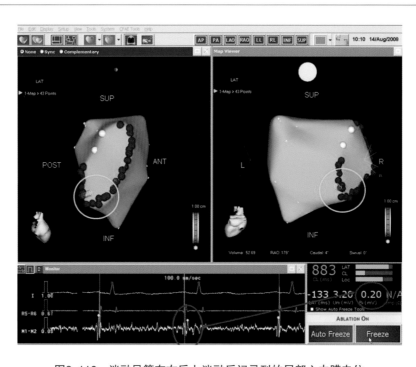

图8-110　消融导管在右后上消融后记录到的局部心内膜电位

黄圈显示局部消融导管的位置–右肺静脉后下，记录到消融后的局部电位电压仅0.2mV，说明消融有效

4.4.6 安全标准——有效放电至30s

即使未达到上述主要或次要标准，为避免严重并发症的发生也不允许长时间放电，尤其是在左心房后壁或顶部。放电30s后电位无明显变化可有几种方法选择：

❋ 稍停顿后局部继续消融。

❋ 增加消融功率或盐水流速，前壁可用35W，45℃，盐水流速可调整至25ml/min。

❋ 在消融线的肺静脉侧进行消融。并非是节段性电隔离，而是在消融困难时将消融线改在原消融线的内侧（肺静脉侧），仍然强调消融线的连续性，这是左右肺静脉后上壁消融时常采用的策略，有助于提高隔离成功率（图8-111）。

4.5 补点技巧

为确保能达到电隔离的消融终点，环肺静脉前庭消融术在完成了定口环肺静脉电隔离术后GAP的定位方法对保证隔离率至关重要（图8-112，113），一般有以下几种方法：

❋ 影像定线，LASSO定片，大头定点。

❋ 单导管补点消融。

❋ 经验部位消融。

❋ CPVI复发病例补点消融。

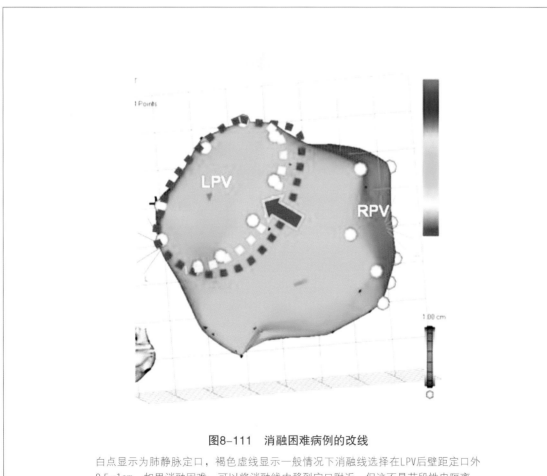

图8-111 消融困难病例的改线

白点显示为肺静脉定口，褐色虚线显示一般情况下消融线选择在LPV后壁距定口外0.5~1cm，如果消融困难，可以将消融线内移到定口附近，但这不是节段性电隔离，仍属环肺静脉消融范畴

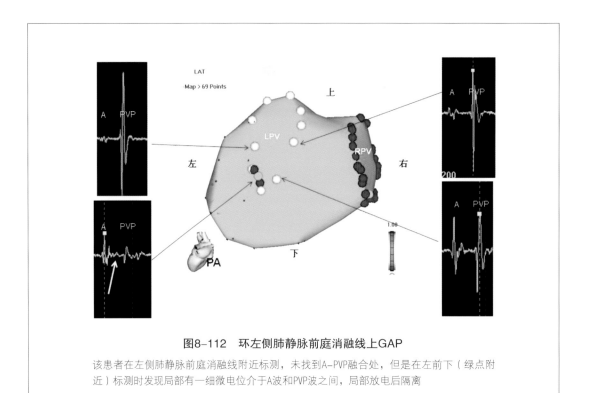

图8-112　环左侧肺静脉前庭消融线上GAP

该患者在左侧肺静脉前庭消融线附近标测，未找到A-PVP融合处，但是在左前下（绿点附近）标测时发现局部有一细微电位介于A波和PVP波之间，局部放电后隔离

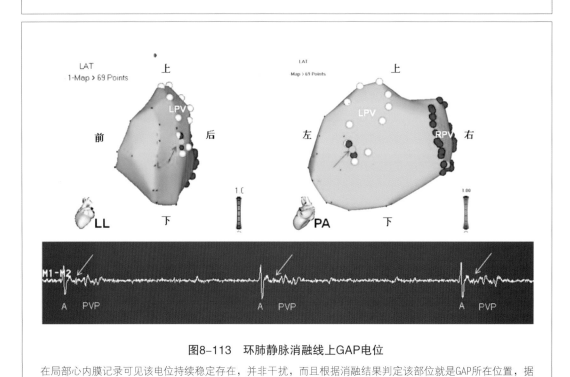

图8-113　环肺静脉消融线上GAP电位

在局部心内膜记录可见该电位持续稳定存在，并非干扰，而且根据消融结果判定该部位就是GAP所在位置，据此认为该小电位就是GAP电位。

参 考 文 献

1. Wang XH, Liu X, Sun YM, et al. Pulmonary vein isolation combined with substrate modification for persistent atrial fibrillation treatment in case with valvular heart disease[J]. Heart,2009 (in press).

2. Wang XH, Liu X, Sun YM, et al. Pulmonary vein isolation combined with superior vena cava isolation for atrial fibrillation ablation: a prospective randomized study[J]. Europace, 2008,10(5):600–605.

3. Wang XH, Shi HF, Sun YM, et al. Circumferential pulmonary vein isolation: the role of key target sites[J]. Europace, 2008,10(2):197–204.

4. Wang XH, Liu X, Sun YM, et al. Early identification and treatment of PV re-connections: role of observation time and impact on clinical results of atrial fibrillation ablation[J]. Europace, 2007,9(7):481–486.

5. Liu X, Wang XH, Gu JN, et al. Electroanatomical systems to guided circumferential pulmonary veins ablation for atrial fibrillation: initial experience from comparison between the Ensite/NavX and CARTO system[J]. Chin Med J (Engl), 2005,118(14):1156–1160.

6. 董佳霖, 刘旭, 王新华,等. 持续性心房颤动环肺静脉消融术后随访及复发因素[J]. 中国心脏起搏与心电生理杂志, 2008,22(3),219–221.

7. 顾佳宇, 刘旭. 器质性心脏病合并心房颤动射频导管消融的疗效分析[J]. 心电学杂志, 2008, 27(1),44–48.

8. 孙育民, 刘旭, 王新华,等. 同一肺静脉内缓慢性和快速性肺静脉电位共存现象[J]. 中国心脏起搏与心电生理杂志, 2008;22(1),43–46.

9. 孙育民, 刘旭, 王新华,等. 心房颤动导管消融术后心率的变化[J]. 中国介入心脏病学杂志, 2008,16(1),28–30.

10. 施海峰, 刘旭, 王新华, 等. 三维标测系统指导下射频消融局灶性房性心动过速47例临床评价[J]. 国际心血管病杂志, 2008,35(1),51–55.

11. 王新华, 刘旭, 孙育民, 等. 心房颤动消融术中肺静脉传导恢复的识别及再干预对疗效的影响[J].中国介入心脏病学杂志, 2007,15(4),182–185.

12. 孙育民, 刘旭, 王新华, 等. 导管消融治疗持续性心房颤动伴左室功能不全的初步随访[J]. 中国介入心脏病学杂志, 2007,15(4),207–209.

13. 刘旭, 王新华, 施海峰, 等. 三维标测系统指引导管消融治疗心房颤动——单中心800例总结[J].中国介入心脏病学杂志, 2007,15(3),128–132.

14. 施海峰, 刘旭, 王新华, 等. 导管消融治疗慢性心房颤动两种消融策略对比研究[J]. 中国介入心脏病学杂志, 2007,15(3),133–138.

15. 施海峰, 刘旭. 环肺静脉前庭电隔离术后快速性房性心律失常的发生及处理[J]. 中国心脏起搏与心电生理杂志, 2007,21(3),269–271.

16. 王新华, 刘旭, 孙育民, 等. 心房颤动导管消融术后房性心动过速的电生理机制及治疗[J]. 中华心律失常学杂志, 2007,11(1),14–18.

17. 刘旭, 顾佳宁, 王新华, 等. 阵发性心房颤动患者肺静脉前庭电生理现象及分析[J]. 中国心脏起搏与心电生理杂志, 2006,20(5),394–400.

18. 王新华, 刘旭, 顾佳宁, 等. 环肺静脉消融电隔离治疗持续性心房颤动的疗效观察[J]. 中国介入心脏病学杂志, 2006,14(3),147–151.

19. 刘旭, 王新华, 顾佳宁, 等. EnSite-NavX与CARTO系统引导对心房颤动环肺静脉消融术的初步比较[J]. 中华心血管病杂志, 2005,33(11),975–978.

20. 刘旭 王新华 马建伟等. 环状电极在Ensite-NavX指导下的心房颤动环肺静脉消融术中的应用[J]. 中国介入心脏病学杂志, 2005,13(4),212–214.

21. 王新华, 刘旭. 心房颤动经导管消融治疗方法的历史演变概述[J]. 中国心脏起搏与心电生理杂志, 2005,19(2),144–146.

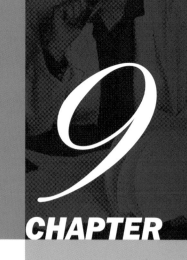

慢性房颤导管消融

CHAPTER 9

　　21世纪初房颤导管消融治疗取得了显著进展，阵发性房颤的导管消融方法学已经相对成熟，业已有越来越多的电生理中心将导管消融作为阵发性房颤的一线治疗方法，其疗效和安全性得到确认；但是导管消融治疗慢性房颤仍然处于深入探索阶段，最大的瓶颈是慢性房颤的发生和维持机制不甚清楚，其导管消融的方法学和疗效尚未形成较为统一的意见。根据2006年《ACC/AHA/ESC房颤治疗指南》，房颤分为初发房颤、阵发性房颤、持续性房颤（包括持久性房颤）和永久性房颤，并无慢性房颤这一分类方法。实际上，慢性房颤（chronic atrial fibrillation）是常用的临床分类，通常指不能自行终止、电转律后不能维持窦性心律的房颤。文献中慢性房颤的定义[1]为房颤持续时间超过半年期间无自发的窦性心律出现，及电复律后1周内复发，包括大部分持续性房颤(persistent atrial fibrillation)和永久性房颤(permanent atrial fibrillation)。而持久性房颤(long-standing atrial fibrillation)通常指的是房颤持续时间超过1年的持续性房颤[2]。其实上述分类反映了房颤在多个病理因素作用下逐渐加重过程中的某个或某些阶段，慢性房颤临床上很难有非常明确的界限。此外，对于接受导管消融的患者，《指南》中关于永久性房颤的分类显得不甚妥当，因为有相当一部分永久性房颤导管消融后能长期维持窦性心律。

1 对于慢性房颤机制的再认识

1.1 房颤外科迷宫术的启示

　　目前，对于房颤缘何从阵发性演变为持续性仍不甚清楚。20世纪90年代前"多子波折返"学说被广泛用来解释房颤的维持机制[3]。该学说认为，房颤时心房内同时存在一定数量的折返子波，并在随机运行过程中不停地发生碰撞、潭灭、分裂和融合，其数量、传导速度、折返环的大小随时发生改变，心房的活动完全处于混沌和无序状态。外科心外膜标测显示，房颤发作后心房电活动就变得非常复杂和多变，折返环不固定。动物试验中发现肺静脉等入心大静脉开口及瓣环等解剖障碍区是最容易形成折返的部位。基于上述发现，Cox认为彻底根治房颤需要打断实验及临床中发现的所有折返传导通路。他创立迷宫术的手术设计就是基于这一原理：采用多个线性切口分割心房组织，使每一个被分隔的心房组织小于能容纳折返所需的组织临界量。迷宫术是一种心脏直视手术，通过"切和缝"分割心房组织，达到消除房颤、保持窦房结和房室传导功能、恢复心房收缩功能的目标[4]。由于最早提出的术式复杂，迷宫术经历了Ⅰ~Ⅲ型改良。早期迷宫术包括：环肺静脉线性切割线和上下腔静脉切割线、二尖瓣和三尖瓣峡部线性切割、左心耳切除、连接肺静脉线性切割、右心耳切除、连接上下腔静脉切口和左右心房顶部切割线。后来动物实验发现，去除左右心房顶部切割线并不影响效果，逐渐改良迷宫术Ⅱ和Ⅲ。迷宫术Ⅱ与Ⅲ的主要区别是跨间隔切口不同。前者跨间隔后与上腔静脉开口相连，后者跨间隔后与上下腔静脉的连线相连。自1993年起应用迷宫术Ⅲ型至2000年，Cox共为346例慢性房颤患者进行了迷宫术。其中包括部分患者同时行心脏手术，房颤的治愈率为99%，手术病死率为2%~3%，93%的患者于迷宫术后左心房功能恢复，99%右心房功能恢复[5]。此后，多个中心采用迷宫术治疗慢性房颤成功率多在80%~90%以上。

分析房颤"多子波折返"学说可以发现，它仅是对于房颤持续时心房电活动的一种观察性、写实性的描述，它并未阐明心房这种电活动背后的机制。

1.2 导管消融实践对于慢性房颤机制的思索

与外科迷宫术入选对象多为慢性房颤不同，导管消融的最初适应证却是阵发性房颤。肺静脉触发机制的发现极大地促进了导管消融技术的发展，反过来导管消融实践又推动人们进一步深化房颤特别是慢性房颤机制的认识。通过肺静脉电隔离可以使90%以上的阵发性房颤得到根治[6]。随着认识深入和经验积累，慢性房颤也逐步成为导管消融的适应证范围。早期的慢性房颤导管消融术式采用了与阵发性房颤相同的肺静脉节段性电隔离术。然而研究发现这种术式治疗慢性房颤的成功率仅为20%~40%[7]，促使电生理学者认识到肺静脉触发灶在慢性房颤机制中可能不占主导作用。心房解剖重构和电重构造成的基质改变可能是慢性房颤发生和维持的主要因素。

此后，随着CARTO、ENSNITE 3000三维标测系统的应用，德国汉堡Kuck中心开始采用环肺静脉前庭电隔离治疗慢性房颤。与节段性肺静脉开口电隔离不同，环肺静脉前庭消融术除了隔离肺静脉电位外，还消融和隔离了肺静脉开口外的前庭组织。根据Haissaguerre的肺静脉波学说[8]，肺静脉前庭的肌束排列紊乱，各向异性明显，肺静脉快速激动可以再次形成颤动样传导进而导致房颤持续。因此，环肺静脉前庭消融包含了一定的基质改良。环肺静脉前庭电隔离治疗持续时间不太长（小于1年）的慢性房颤的疗效较好[9]，但对于病程长、左心房明显增大的慢性房颤效果不佳，提示多数慢性房颤的维持基质可能不仅仅局限于肺静脉前庭部位。与此同时，意大利米兰的Pappone中心则采用环肺静脉消融（不严格评价肺静脉隔离）附加多条线性消融（左心房顶部、二尖瓣峡部、左心房后下部）（不严格评价消融线径双向阻滞）治疗慢性房颤。该中心报道成功率可达90%以上[110-111]。理论上这种消融术式与外科迷宫术类似，只是用射频能量代替外科的"切和缝"或微波消融，在心房内形成多条阻滞线以打断多子波折返形成，因而可以认为是心房基质改良的一种重要方法，但是运用射频能量要安全和高效地实现所有消融线径的双向阻滞并非易事，而外科迷宫术通过直接切断心房肌纤维，阻断心肌传导效果非常确切和持久。微波能量的透壁性也较射频能量好，且能直视下评价消融效果（透壁性消融往往使另一侧心肌呈现灰白色）。导管射频消融虽然能通过电生理指标（电位消失、电压下降、起搏标测）明确消融线的双向阻滞，但是随访中阻滞线的传导恢复并非少见。纵观多年来发表的文献，鲜有其他电生理中心采用Pappone术式复制出与其类似的结果。

在改良心房基质的导管消融方法无显著突破之际，2004年Nademanee报道采用心房复杂碎裂电位（CFAEs）消融治疗慢性房颤[12]。该术式的特点是一不干预肺静脉，二不常规进行线性消融。单纯进行复杂碎裂电位消融即可使80%以上的慢性房颤终止，长期随访成功率在91%以上。此项研究发表后，引起电生理学者的广泛兴趣。Nademanee认为碎裂电位区域具有时间和空间的稳定性，代表了颤动波进入同一区域后的连续折返或在不同时间内进入同一区域的多个子波的重叠。消除碎裂电位区域后可能就意味着消除了房颤赖以维持的多子波折返机制。因此，将复杂碎裂电位

区域视为心房基质改良的理想靶区。随后多个中心采用Nademanee的术式进行慢性房颤消融[13-15]，但是迄今几乎没有其他电生理中心复制出类似的消融成功率。尽管如此，目前多数中心观察到消融碎裂电位使心房颤动转化为房扑和终止为窦性心律的比例较单纯肺静脉隔离和线性消融显著增加。因此，很多电生理中心将碎裂电位消融作为一种重要的辅助术式加以运用[16-20]。

2005年，法国Haissaguerre中心提出序贯式消融术式（stepwise approach）治疗慢性房颤，报道的成功率高达95%（包括40%患者二次消融）。该术式消融过程包括肺静脉隔离、腔静脉隔离、心房碎裂电位消融、冠状窦消融、左心房顶部、二尖瓣峡部线性消融诸多步骤[21-22]。从心房基质改良的角度上讲，该术式综合采用了线性消融和碎裂电位消融两种方法，而且线性消融以严格实现消融线双向阻滞为终点，因此是一种非常激进的消融术式，充分干预了心房基质，平均手术时间长达260min，平均X线透视时间长达84min（X线透视指导下）。尽管如此，首次消融术后依然有40%的患者出现房性心动过速。其中大折返性房速与消融线上的GAP有关。受到此种术式较好效果的影响，目前越来越多的电生理学者认识到慢性房颤的机制远较阵发性房颤复杂，肺静脉触发机制的作用下降。心房基质可能是慢性房颤自我维持的关键机制。

1.3 心房基质在慢性房颤发生和维持中的作用

何为心房基质？心房基质是导致慢性房颤自我维持的一系列心房电生理特性和结构改变。多数慢性房颤在进展为持续

性以前均有阵发性发作病史，但现在尚不明确是否慢性房颤均由阵发性房颤演变而来。若非如此，亦不明确初发即表现为慢性房颤的比例。根据临床观察结果，心房基质多数情况下可能由房颤导致，又反过来促进房颤进一步持续。房颤持续状态可以造成心房一系列电生理特性和结构的改变，称为电重构和解剖重构。此外，业已发现心脏自主神经功能失调可以导致房颤，而房颤发生后可以进一步造成心脏自主神经重构。

1.3.1 慢性房颤心房电重构

关于心房电重构最早的描述由1995年Wijffels提出的[23]。房颤发生一段时间后临床电生理检查时存在持续性心房不应期缩短，促使房颤自我维持。1998年，Allessie[24]发现电重构在房颤发生后数小时即可出现，并随着房颤病程延长进一步进展。房颤持续状态导致的心房不应期持续性缩短导致房颤的自我维持，称为房颤引起房颤（AF begets AF）现象。

房颤引起心房电重构有其电生理基础和分子生物学基础。房颤电重构主要表现在心房动作电位时程和有效不应期缩短。Goette等[25]发现犬房颤模型的心房有效不应期在前30min内迅速缩短，此后心房有效不应期呈缓慢进展性缩短，并出现心房内传导速度降低，传导时间延长，房颤波平均周长缩短，心房内各部位不应期离散性增大，房颤更易于维持。房颤发生电重构的机制在于细胞膜离子通道的重构。Pandozi报道[26]，快速心房率历时仅数分钟即可导致细胞内钙超载，后者可因跨膜钙梯度降低及L型钙通道失活而减少L型钙离子流。当快速心房率持续时间较久者，则继后L型钙通道下调及L型钙离子流减少导致持续性短心

房不应期状态。慢性房颤患者心房标本的电生理研究亦证实，有L型钙离子流减少及钙通道失活之类似结果。同时房颤发生后可使心房肌细胞的钠通道功能下降，细胞除极速度减慢，心房传导速度减慢。

1.3.2 慢性房颤状态下心房的解剖重构

慢性房颤心房结构重构发生于房颤持续数月之后，并随着房颤病程延长持续进展。解剖重构最显著的特点是心房内径增大和组织不同程度的纤维化。心房内径增大导致能够容纳的子波折返环数增多，房颤更易于持续。心房组织纤维化使心房内传导减慢和不均一性，形成更多的慢传导区，更易形成子波折返。1977年，Thiedemann等[27]第一次描述了二尖瓣病变患者心房结构改变特点为心房组织不同程度的纤维化，心房肌细胞肥大、溶解，细胞核数量和大小改变以及出现一定数量的肥大细胞。在这些细胞内部发生了肌溶解，细胞核在形态和大小上都发生了变化。1995年，Morillo等[28]也发现房颤能引起心房肌细胞体积增大、肌纤维排列方向紊乱、肌纤维溶解、线粒体增大及肌质膜崩解等，并描述了快速心房起搏6周后的结构变化，如左右心房急剧增大，也可以看到纤维化的早期征象和局灶性肥大。通过对心房不同部位的光镜分析均发现心房肌细胞扩大，表现出肌原纤维的损耗，同时伴随着糖原积累。随着房颤的持续，这些改变进行性加重，直至出现心房肌纤维拉长，肌原纤维增宽、消失，细胞间质纤维化。

慢性房颤导致的心房解剖重构不仅表现于普通心房肌，也表现于肺静脉前庭。慢性房颤患者肺静脉造影常可以发现

肺静脉前庭的增宽。动物实验证实[29]，房颤状态下左心房和肺静脉压力升高，压力波形显示其自上肺静脉-左心房连接处向外传导，提示肺静脉前庭区域的压力上升有可能是其机械性扩张的病理生理学基础。肺静脉前庭的增宽和组织纤维化导致局部心肌传导不均一性增强，使得来自于肺静脉的快速异位电活动在此更易产生颤动样传导，导致房颤进一步持续。

1.3.3 心脏自主神经重构及其在慢性房颤维持中的作用

房颤可以导致交感神经的过度支配和不均一支配。Vijay Jayachandran等[30]用右心房心内膜快速起搏的方法造成持续性犬房颤模型。交感神经末梢在房颤犬的窦房结区、界嵴部明显多于对照组。在左、右心房的前、后壁，左、右心耳及房间隔、界嵴部交感神经较对照组有明显的扩展性分布。Chang等[31]在相同的模型中发现，房颤使犬心房交感神经萌出，右心房的交感神经萌出量最多，左心房最少，房间隔居中。在一侧心房内，心耳和游离壁交感神经分布无明显差异，然而在两侧心房的对应位置神经分布存在显著差别。交感神经过度支配和不均一支配影响心房肌动作电位时程和有效不应期，使其不适当延长或缩短（视递质浓度而定），加剧心房电活动的不均一性，可能也是促使房颤持续的重要因素之一。

房颤也可以导致迷走神经分布和功能发生变化。Gonzalez等[32]发现在房颤病人中球形胆碱酯酶(AChE)较窦性心率者降低，即对乙酰胆碱起主要水解作用的球形AChE降低，从而导致乙酰胆碱在突触处的堆积，使迷走神经的兴奋性增强。迷走神经兴奋性增强，可以通过增加K+外流促使心房有效不应期缩短，使房颤易于持续。

1.3.4 肾素-血管紧张素系统（RAS）在房颤电和解剖重构中的作用

房颤状态下导致心房压升高，研究显示心房压力超负荷可以导致心血管紧张素转换酶（ACE）的mRNA和蛋白表达上调，使ACE活性增高，进而导致局部心肌内Ang Ⅱ浓度升高，后者通过激活L型Ca通道和蛋白激酶C途径增加细胞外Ca摄取和肌浆网Ca释放，从而明显增加细胞内Ca的浓度，最终引起细胞内Ca超载。Ca超载导致L型钙通道失活和钙内流下降，造成心房肌细胞持续性不应期缩短。此外，Ang Ⅱ可以促进成纤维细胞增生，Ⅰ型和Ⅲ型胶原增生，最终造成心房肌间质纤维化；Ang Ⅱ还能促进正常心房肌细胞凋亡，造成心房肌细胞减少，促进心房结构重构。

1.4 慢性房颤消融基质改良有效性的机制

广义上说，除了肺静脉、上腔静脉及少见部位（界嵴、冠状窦、Marshall韧带，心房后壁等）的触发灶外，其他促进房颤持续的因素均可以称为心房基质。因而导管消融术式中除肺静脉节段性隔离外的其他术式都包含了心房基质改良的成分。环肺静脉前庭电隔离较节段性隔离治疗慢性房颤有效，主要是因为前者隔离了肺静脉前庭而后者仅是肺静脉隔离。肺静脉前庭可能分布有异位灶，同时前庭部位心肌排列紊乱，各向异性明显，异位激动在此易形成颤动样传导。更重要的是，慢性房颤的肺静脉前庭已有电重构和解剖重构，隔离肺静脉前庭直接消除了此处电重构的影响。

此外，虽然不能消除解剖重构，但是可以消除前庭心肌纤维化造成的传导速度下降和不均一性。已有研究提示[9]环肺静脉隔离对于持续时间较短（小于1年）的慢性房颤效果较好，但是临床实践说明，此术式对于病程长、心房内径明显增大的慢性房颤效果不佳。

目前主要的基质改良方法之一为心房内多条线性消融。与外科迷宫术线性切割的原理相同，线性消融使得心房肌被分成彼此电学绝缘的多块区域，使得每一块小区域小于容纳折返环的组织临界量。一般消融线设定为左心房顶部连接环肺静脉消融线、二尖瓣峡部线、左心房后下壁线连接环肺静脉消融线、房间隔线、三尖瓣峡部线。但是外科迷宫术除以上线径外，还有上下腔静脉之间（沿右心房后侧壁界嵴）、冠状窦等。线性消融通过分割心房组织理论上起到了抵消心房扩大重构和阻断围绕房顶部、瓣环运行折返环的作用，但对于心房组织纤维化无改善作用。实际上，迷宫术的疗效受心房内径影响，心房内径显著增大时即使多条线性切割或消融线可能亦不足以阻断多子波折返的形成。

除了心房线性消融外，心房基质改良的另一种主要方法为复杂碎裂电位消融。复杂碎裂电位区常位于微折返的慢传导区或子波围绕功能性传导阻滞弧末端旋转的中心点（pivot point）。慢性房颤导致的心房扩大和弥漫性纤维化易形成众多的慢传导区继而形成多个微折返，碎裂电位常位于微折返环的慢传导区，消除碎裂电位就阻断了微折返环，因而可能治疗慢性房颤。此外，新近研究发现碎裂电位分布区域与迷走神经节分布区域基本吻合，均主要分布于左上肺静脉后上壁、左下肺静脉后下壁、右肺静脉前壁和间隔部；消融碎裂电位同时也消融了迷走神经节，产生去迷走神经化作用，消除了慢性房颤导致的自主神经重构。

2 导管消融治疗慢性房颤的术式及评价

2.1 肺静脉电学隔离

肺静脉电学隔离包括节段性肺静脉口电隔离和特殊导管（超声球囊、冷冻导管）进行环肺静脉口消融电隔离。房颤消融开展早期这一术式主要用于阵发性房颤的导管消融，但随着在慢性房颤消融开展早期也曾被采用。2000年，Haissaguerre医师发现肺静脉开口部的左心房-肺静脉电连接是不连续的，存在节段性电突破（breakthrough），只需节段性消融电突破即可实现肺静脉电隔离。左心房-肺静脉电突破在窦性心律下表现为左心房-肺静脉传导最早的点，但在房颤状态下不易识别，一般表现为肺静脉电位频率最快和最紊乱的部位。由于房颤状态下肺静脉电突破不易识别，所以可以将房颤转律后在窦性心律下隔离肺静脉。节段性电隔离消融采用环状电极引导。环状电极主要有Biosense Webster的Lasso电极和IBI的A-Focus电极。环状电极远端为固定直径（常用15~25mm）或可调直径的电极环，环上有10极或20极电极记录肺静脉电位（图9-1）。通常采用10极环状电极即可满意记录肺静脉电位指导导管消融。

2.1.1 环状电极引导肺静脉节段性消融电隔离术

2.1.1.1 肺静脉造影和环状电极的放置

由于采用LASSO标测，对每个肺静脉造影务必清晰显示肺静脉开口。对于左

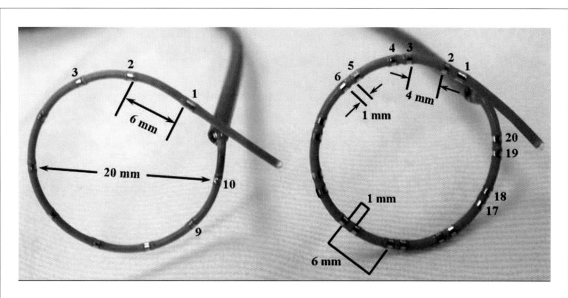

图9-1　10极与20极Lasso电极（直径20mm）

左图为10极Lasso，电极间距6mm；右图为20极Lasso，电极对间距4mm或6mm，电极对之间间距1mm

侧肺静脉采用左前斜位45°和右前斜30°造影，对于右肺静脉采用右前斜30°和左前斜45°造影，以充分显示肺静脉的解剖变异和肺静脉开口（图9-2）。根据肺静脉直径选择适当直径的环状电极放置于肺静脉口，通常对于独立开口的肺静脉采用15mm或20mm直径的环状电极，对于共干或共同开口的肺静脉选择25mm的环状电极。放置环状电极采用统一方法，对于左肺静脉采用左前斜45°，对于右肺静脉采用右前斜30°，使得环状电极10-1电极对位于12点钟方向，以指引消融点的确切部位。一般的，对于左肺静脉环状电极1-5位于左肺静脉前壁，而6-10位于左肺静脉后壁；对于右肺静脉则与此相反：环状电极1-5位于右肺静脉后壁，环状电极6-10位于右肺静脉前壁（图9-3）。

2.1.1.2 肺静脉电位的识别和节段性消融靶点选择

如前所述，慢性房颤节段性隔离肺静脉电位可以采取先电转复后在窦律下电隔离的方法，亦可直接在房颤状态下进行。窦律下首先要区分肺静脉电位与心房远场电位。一般情况下，右肺静脉电位与心房远场较易区分，前者为尖峰电位，而后者为低幅、圆钝的电位。但有时需要与上腔静脉的远场电位区分，上腔静脉电位与肺静脉电位类似也为尖峰电位，可以通过起搏上腔静脉加以区分。如果起搏上腔静脉后尖峰电位与起搏信号融合，则提示此电位为上腔静脉的远场电位，反之则为右肺静脉电位（图9-4）。窦性心律下左肺静脉电位通常与左心耳电位相融合，两者不易区分，此时可以通过起搏冠状窦远端来加以区分：起搏冠状窦远端后，左肺静脉电位通常呈现一定的延迟。此外，当怀疑某电位是左心耳远场电位时可以通过起搏左心耳加以区分：若起搏左心耳此电位与起搏信号融合，则为左心耳远场

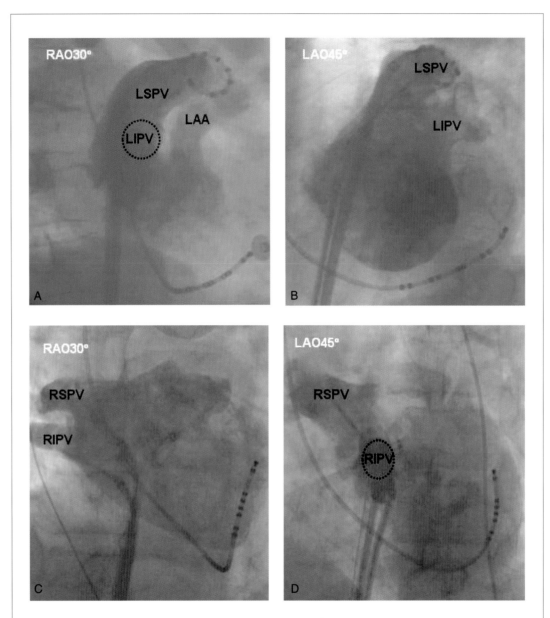

图9-2 双侧肺静脉造影

A、B. 左肺静脉造影（RAO30°和LAO45°）可见RAO30°造影左下肺静脉(LIPV)呈横截面正对术者；LAO45°则使左上、左下肺静脉（LSPV、LIPV）长轴展开，便于显示环状电极和消融导管的深度。C、D. 右肺静脉造影（RAO30°和LAO45°）RAO30°则使右上、右下肺静脉（RSPV、RIPV）长轴展开，便于显示环状电极和消融导管的深度；LAO45°造影右下肺静脉(RIPV)呈横截面正对术者；

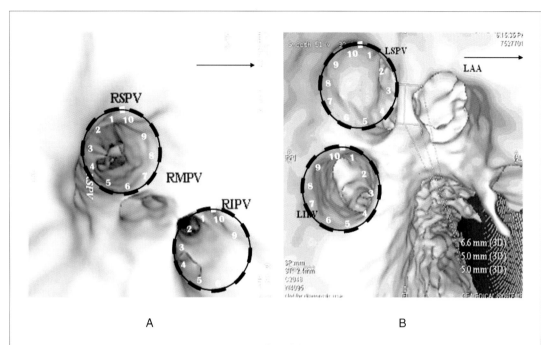

图9-3　环状电极的标准化放置

A. 为右肺静脉开口三维重建内面观，显示右上肺静脉(RSPV)和右下肺静脉(RIPV)环状电极放置后各电极对所在的具体位置；B. 为左肺静脉开口三维重建内面观，显示左上肺静脉(LSPV)和左下肺静脉(LIPV)环状电极放置后各电极对所在的具体位置

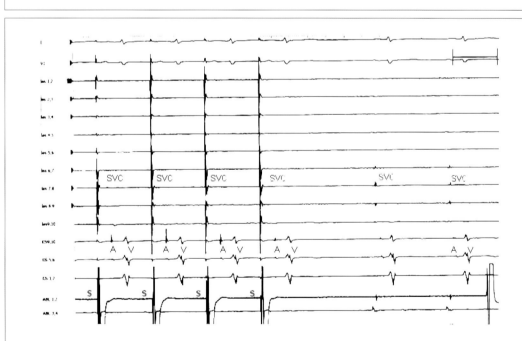

图9-4　证实右上肺静脉记录到的电位为上腔静脉远场电位的方法

环状电极放置于右上肺静脉内，从上至下依次为 I、V1、Lasso1-2~Lasso9-10、CS9-10、CS1-2、ABL1-2、ABL3-4。可见窦性心律下Lasso6-7~Lasso9-10 可见一尖峰电位，消融导管放置于上腔静脉内起搏，起搏后可见此尖峰电位与起搏信号融合，证实为上腔静脉的远场电位。S: 起搏信号； SVC: 上腔静脉； A: 心房波； V: 心室波

电位。此外，有时在确定左肺静脉隔离后左肺静脉前壁仍可以记录到的延迟尖峰电位，起搏冠状窦远端反而与远场电位相融合，此电位为Marshall静脉电位。

窦性心律下或冠状窦起搏下以最提前的肺静脉电位部位为消融靶点。消融有效的标志为肺静脉电位延迟或传导顺序发生变化。当消融顺序发生变化时，重新标测肺静脉传导顺序，再以最提前的肺静脉电位为消融靶点，直至达到肺静脉隔离。为避免肺静脉狭窄，消融应当尽可能位于肺静脉开口，判断肺静脉开口的方法主要有以下几种：① 根据肺静脉造影显示的肺静脉与心房连接处判断为肺静脉开口；② 导管首先送入肺静脉内然后逐步回撤，导管落空处为肺静脉开口；③ 导管自肺静脉内回撤阻抗骤降处[34]（肺静脉内阻抗通常在140~160Ω，肺静脉与左心房交界处的阻抗在100~120Ω）；④ 结合电位特点判断，肺静脉开口的电位特点有多折、碎裂的特征。肺静脉电隔离的表现是：心房－肺静脉传导逐渐延迟直至消失、肺静脉出现缓慢的自发电位与心房电活动相分离。采用节段性消融术式的患者中，多数情况下消融终点表现为肺静脉电位的消失，而出现肺静脉自发电位的比例少于15%。

房颤状态下肺静脉电位的激动顺序不易区分，肺静脉电位与远场电位也不易区分。但临床观察发现，房颤状态下右肺静脉电位顺序并非完全杂乱无章。一般右肺静脉电位慢而较规则，或有序与无序相交替，而左肺静脉电位顺序的识别难度较大，因为存在快速而紊乱的左心耳远场电位干扰。房颤状态下确定消融靶点有常用的3种方法：

❀ 肺静脉无序或无序与有序交替时（图9-5）：以有序时最早的肺静脉电位部位为消融靶点。

❀ 肺静脉电位紊乱时：以肺静脉电位最紊乱处为消融靶点。

❀ 环形消融整个肺静脉开口，或经验性消融肺静脉电突破常见部位：左肺静脉前壁、顶部、后上壁；右肺静脉后上壁、后下壁。

消融部位应尽可能位于肺静脉开口，特别是环形消融整个肺静脉时更应如此，以避免肺静脉狭窄。有效靶点表现为消融后肺静脉电位频率减慢、肺静脉电位激动顺序变化(图9-6)。当肺静脉电位频率减慢，并能识别激动顺序后，以能识别的肺静脉最早激动处为消融靶点。达到肺静脉隔离终点表现为肺静脉电位逐步减慢直至消失。出现缓慢的规律性肺静脉自发电位与心房颤动无关。肺静脉电位激动频率无变化而心房恢复窦性心律（图9-7）。

2.1.1.3 节段性消融参数设置

节段性消融通常采用4mm温控盐水灌注消融导管或者8mm普通温控消融导管。前者消融能量为35~40W（前壁）、30W（后壁和房顶部），盐水灌注流速为17ml/min，温度45℃，每一点消融时间30~60s。由于灌注消融导管放电开始后到达到30W功率约需20s，所以每一点的有效放电应多在30s以上。为避免一次放电时间过长引起组织爆裂发生心脏穿孔，可采用多次有效放电的方法。消融左肺静脉前壁与左心耳交界的嵴部时，为达到透壁性消融，有时需要每一点消融时间超过100s。8mm普通温控导管消融通常采用50W、55℃，每一点放电时间控制在30s左右。消融温度不宜高于55℃，以减少组织焦痂形成，防止栓塞并发症发生。

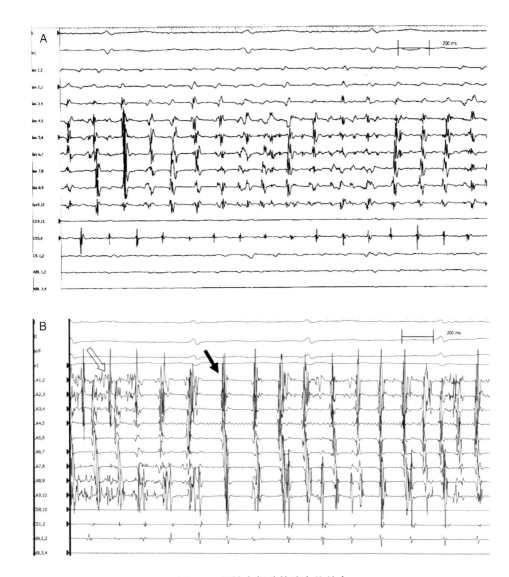

图9-5 慢性房颤肺静脉电位特点

A．为左上肺静脉环状电极标测 从上至下依次为Ⅰ、V1、Lasso1-2~Lasso9-10、CS9-10、CS1-2、
ABL1-2、ABL3-4。可见肺静脉电位紊乱无序。B．为右上肺静脉环状电极标测，从上至下依次为Ⅰ、
Ⅱ、aVF、V1、Lasso1-2~Lasso9-10、CS9-10、CS1-2、ABL1-2、ABL3-4。可见肺静脉电位紊乱与规则
相交替。白色箭头显示为高频、紊乱的肺静脉电位，黑色箭头显示为相对规则的肺静脉电位

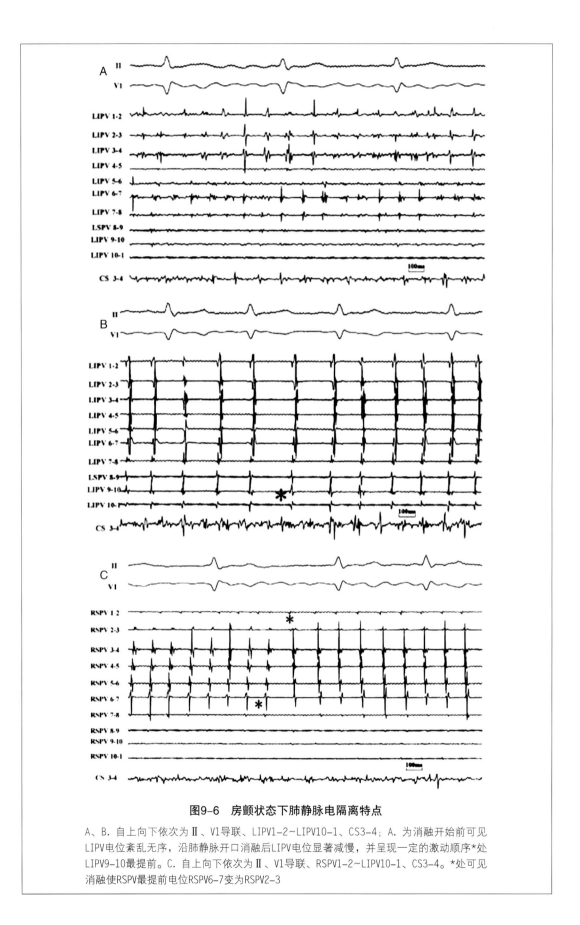

图9-6 房颤状态下肺静脉电隔离特点

A、B. 自上向下依次为 Ⅱ、V1导联、LIPV1-2~LIPV10-1、CS3-4；A. 为消融开始前可见
LIPV电位紊乱无序，沿肺静脉开口消融后LIPV电位显著减慢，并呈现一定的激动顺序*处
LIPV9-10最提前。C. 自上向下依次为 Ⅱ、V1导联、RSPV1-2~LIPV10-1、CS3-4。*处可见
消融使RSPV最提前电位RSPV6-7变为RSPV2-3

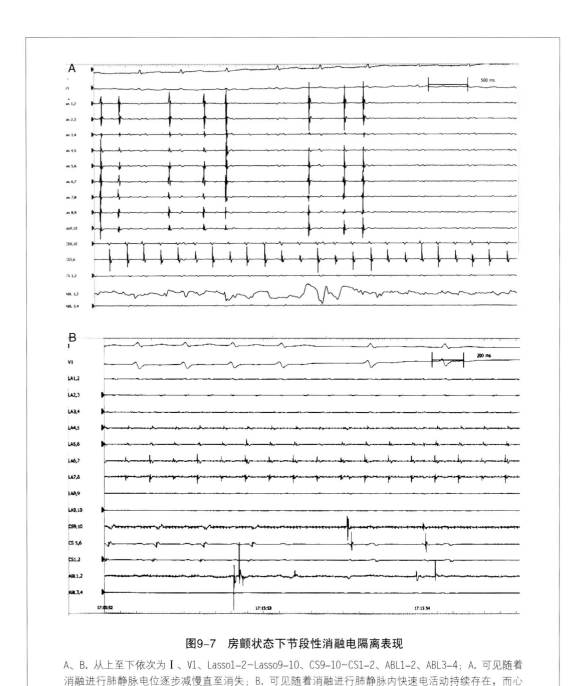

图9-7 房颤状态下节段性消融电隔离表现

A、B. 从上至下依次为 I 、V1、Lasso1-2~Lasso9-10、CS9-10~CS1-2、ABL1-2、ABL3-4；A. 可见随着消融进行肺静脉电位逐步减慢直至消失；B. 可见随着消融进行肺静脉内快速电活动持续存在，而心房频率逐步减慢直至恢复窦性心律

2.1.1.4 肺静脉电隔离的验证和传导恢复的观察

房颤状态下节段性消融达到肺静脉电隔离后必须在恢复窦律情况下进行验证。据本中心资料，肺静脉电隔离仅能使不到5%的患者无须行电复律直接转律，且多发生于房颤持续时间短于3个月、左心房内径正常的患者，绝大多数患者需要电转复。实践证明，房颤状态下电隔离的肺静脉在恢复窦律后验证约有20%的肺静脉并未彻底隔离，表现为肺静脉显著延迟或存在少数独立的肌束连接。这种肺静脉电位常为不典型的低振幅、较圆钝的电位。此时不能轻易视为远场电位，而应通过冠状窦起搏加以明确，并消融激动顺序最早的靶点，以彻底隔离所有心房-肺静脉电连接。由于采用节段性消融，消融部位常常位于肺静脉开口内。消融往往使肺静脉电位振幅变小，这将增加电位识别的难度。此外，肺静脉电隔离后电位恢复也是一个很常见的问题。据本中心经验一次消融肺静脉电隔离后半小时内约50%肺静脉电位恢复。特别是左上肺静脉和右下肺静脉，而心房-肺静脉传导恢复是导致房颤术后复发的重要因素。因此，建议肺静脉隔离后给予一定的观察时间，通常观察20~30min，若发现肺静脉传导恢复，在传导恢复的节段重点强化消融，以期实现永久隔离，降低房颤复发率。

2.1.1.5 肺静脉节段性电隔离治疗慢性房颤的疗效

肺静脉节段性电隔离治疗慢性房颤的疗效有限，多数报道显示低于50%。2002年，Oral[35]一项研究比较了阵发性房颤和慢性房颤采用此术式治疗的效果，研究入选了58例阵发性房颤和12例持续性房颤，采用普通温控导管，最大功率35W，消融成功定义为术后不用抗心律失常药物的情况下没有症状性房颤发作。术中肺静脉隔离成功率为94%，随访5个月时持续性房颤消融成功率仅为22%，而阵发性房颤成功率为70%，两者相比差异有统计学意义。2006年，另一项研究[36]报道入选51例慢性房颤患者，平均房颤持续时间7.6±7.3年，39%患者合并器质性心脏病，采用盐水灌注射频消融导管进行肺静脉节段性消融电隔离，平均经过1.7±0.9次消融，随访16.9±9.1个月，仅有45%患者维持窦性心律。本中心自2002~2004年共对46例慢性房颤进行环肺静脉节段性消融，随访总体成功率在30%左右。肺静脉节段性电隔离治疗慢性房颤效果差强人意的原因是仅隔离房颤触发灶，未进一步改良心房基质。为提高消融疗效，2004年Haissaguerre实验室提出在肺静脉前庭（后壁离肺静脉开口1cm）消融隔离肺静脉，并结合三尖瓣峡部、二尖瓣峡部线性消融的"组合"式消融方法，治疗35例左心房增大的房颤，随访7±3个月成功率可达83%[37]。肺静脉前庭消融有助于消除肺静脉口外的触发灶和微折返，并且线性消融打断了可能发生的大折返，因此有助于提高消融慢性房颤消融成功率。

2.1.2 采用超声球囊和冷冻能源达到肺静脉电隔离

与传统射频导管"point by point"消融方式不同，采用超声球囊和冷冻能源进行肺静脉电隔离需要依赖特殊的消融导管才能实现，主要是普通超声球囊和共聚焦超声球囊（图9-8）和冷冻球囊。此外，还有环形冷冻消融导管、激光球囊（图9-9）。

根据目前的资料普通超声球囊实现

肺静脉隔离率在70%左右（图9-10），影响超声球囊即刻隔离效果的主要因素是消融温度和肺静脉解剖变异。但由于肺静脉开口解剖变异相当多见，本中心发现左肺静脉共干比例可高达20%，巨大的漏斗形肺静脉开口使球囊显得过小、不能很好贴靠肺静脉壁、或是球囊与肺静脉不同轴等原因，球囊肺静脉电隔离效果劣于环状电极节段性消融。此外，采用高温度（60~65℃）进行肺静脉超声消融的隔离率（78%）显著高于低温度（50~55℃）消融时的肺静脉隔离率（60%）。采用共聚焦超声球囊的优点在于并不要求球囊与肺静脉开口的紧密贴靠，聚焦超声能量集中，文献报道采用共聚焦超声球囊隔离肺静脉成功率在87%~89%[38-39]，高于普通超声球囊。采用冷冻球囊消融报道肺静脉隔离成功

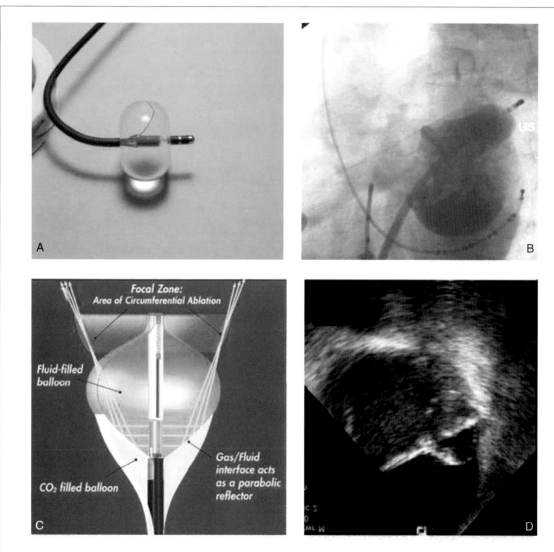

图9-8 普通超声球囊和共聚焦超声球囊

A. 普通超声球囊实物；B. 超声球囊放置于左下肺静脉开口，经左前斜位45°造影证实。C. 共聚焦超声（HIFU）球囊示意图；D. 在心腔内超声指引下将共聚焦超声放置于左下肺静脉开口，注意球囊与肺静脉—心房壁无需密切贴靠

率在84%左右（图9-11），15%左右肺静脉隔离需要辅助冷冻消融导管节段性补点消融。冷冻球囊肺静脉隔离术治疗慢性房颤成功率在42%左右[40]。环形冷冻消融导管头端具有自扩张功能的消融环，在到达肺静脉开口时消融环扩张至肺静脉直径大小，以保持与组织良好贴靠。初步结果[41]显示肺静脉隔离成功率在80%~90%，其余需要节段性消融以消融环线上的传导GAP（图9-12）。

优缺点和安全性：普通超声球囊优点在于均匀加热肺静脉组织，不易出现肺静脉狭窄，但要求球囊与肺静脉壁的良好贴靠。共聚焦超声球囊不要求球囊与肺静脉壁的紧密贴靠，但是导管的操控较差（本身为14F）。有文献报道1例采用共聚焦超声球囊治疗房颤导致心房-食管瘘并发症。冷冻球囊和冷冻导管的优点在于不会导致肺静脉狭窄，即使深入肺静脉内消融也很安全（图9-13）[42]，但是冷冻球囊的肺静脉隔离耗时较长，也需要球囊与肺静脉壁的良好贴靠。不管是

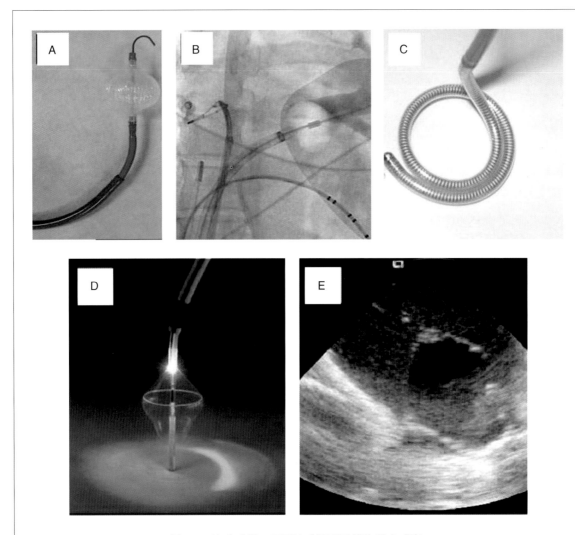

图9-9　冷冻球囊、环形冷冻消融导管和激光球囊

A. 冷冻球囊；B. 冷冻球囊放置于左上肺静脉开口，注射造影剂显示肺静脉完全被球囊堵住，提示球囊与肺静脉壁贴靠良好；C. 环形冷冻消融导管；D. 激光球囊；E. 心腔内超声指引激光球囊放置于左上肺静脉开口

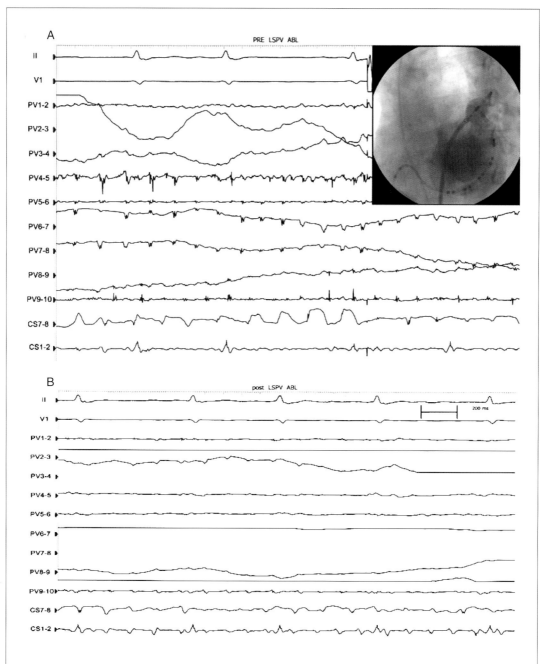

图9-10 慢性房颤普通超声球囊消融电隔离LSPV

A.消融前LSPV环状电极标测，可见PV4-5的激动高度紊乱，频率极快，难以确定肺静脉电位（PVP）的激动顺序。图A右上角为使用超声球囊导管的影像；B.消融后的LSPV环状电极标测，可见PVP全部消失，LSPV实现完全电隔离

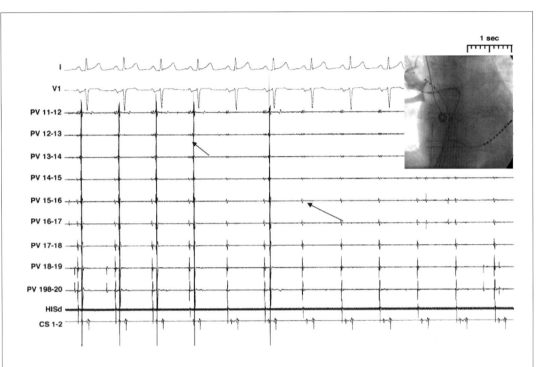

图9-11 冷冻球囊隔离右上肺静脉

可见随着冷冻继续，肺静脉电位延迟最后消失。右上为冷冻球囊放置于右上肺静脉开口，注射造影剂提示肺静脉被球囊完全堵住，提示球囊贴壁良好

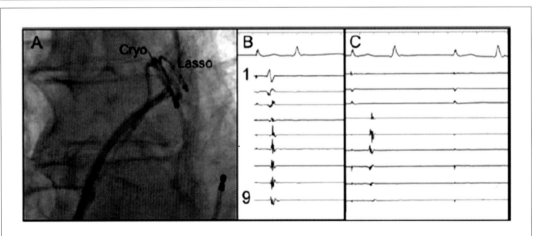

图9-12 环形冷冻导管隔离肺静脉

A. 示环形冷冻导管（Cryo）放置于左上肺静脉口，环状标测电极（Lasso）放置于冷冻消融导管的远端标测肺静脉电位；B、C. 示肺静脉隔离过程。从上至下为体表ECG，肺静脉1-9。可见图B冠状窦起搏下心房远场电位与肺静脉电位融合，图C可见第一跳肺静脉电位传导延迟，第二跳肺静脉电位消失

超声球囊或冷冻球囊，最常见的并发症是隔离右上肺静脉时右侧膈神经麻痹，发生率在1%~4.3%。其中多数在数月至半年内恢复，少数为持久性。患者可以出现活动后气促等症状，严重者静息时出现呼吸困难甚至呼吸衰竭。

如前所述，肺静脉节段性电隔离治疗慢性房颤的效果不佳，主要是因为肺静脉开口或稍内侧的消融未能去除房颤得以维持的基质。那么球囊消融隔离肺静脉的部位在哪儿呢？有研究显示[143]，球囊消融隔离肺静脉的部位仍然位于肺静脉开口

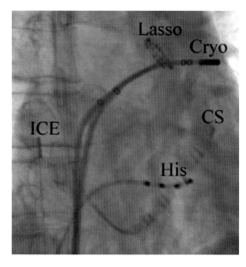
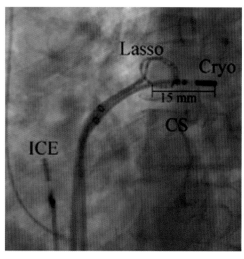

图9-13　冷冻消融导管深入左下肺静脉15mm隔离肺静脉

A. 为右前斜位；B. 为左前斜位。ICE：心腔内超声；CS：冠状静脉窦；Lasso：环状电极；Cryo：冷冻消融导管

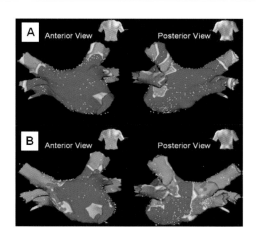
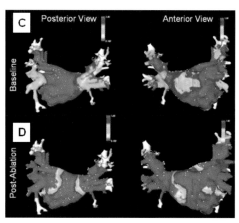

图9-14　采用盐水灌注射频导管与冷冻球囊隔离肺静脉部位的差异

A、B. 为采用盐水灌注射频导管隔离肺静脉前后低电位区，可见隔离区域（灰色）位于肺静脉开口外的前庭部位；C、D. 为采用冷冻球囊隔离肺静脉前后低电位区，可见隔离区域（红色）位于肺静脉开口

（图9-14），而未在肺静脉前庭部位，提示目前球囊消融器械还需进一步改进和完善。主要是改进球囊设计，以提高操控性能。此外，需要改进消融球囊的可塑性，以实现在肺静脉前庭良好贴靠，提高肺静脉隔离成功率。此外，冷冻导管实现肺静脉电隔离耗时较长，因此需要改进设计以提高肺静脉隔离的效果和效率。

2.2 环肺静脉消融术（CPVA）

　　2000年，意大利米兰Pappone医生率先将三维电解剖标测应用于房颤导管消融，开创了房颤导管消融新的一页。CARTO、ENSITE 3000等三维标测系统应用于房颤消融，使肺静脉及心房其他重要结构的三维精确定位成为可能，三维激动顺序标测、三维电压标测则成为诊断和治疗房性心律时常的重要工具。三维标测系统的应用使术者的X线受照射剂量减少，使房颤消融临床推广成为可能。Pappone中心目前已经累计完成3万例以上的房颤导管消融，如此高的消融例数使世界上其他电生理中心难以望其项背。多年来，尽管在不断地改进消融术式，该中心所报道的房颤总体消融成功率在90%以上，而且对于慢性房颤依然有85%以上的成功率。虽然该式式一度引起电生理学者的极大兴趣，但是迄今为止少有其他电生理中心能重复出如此高的成功率。因此，Pappone术式也是备受争议的术式。

2.2.1 环肺静脉消融术式的历史变迁

　　Pappone医师的环肺静脉消融术（circumferential pulmonary vein ablation，CPVA）术式自被提出以来，不是一成不变的，而是处于不断修正改进中。大致分成3个阶段。第一个阶段为2000~2001年[10,44]，消融围绕每一个肺静脉进行，消融线径距离肺静脉开口0.5 cm以上，成功标准是消融线内电位振幅降低（0.08±0.02mV）和隔离线两侧激动时间相差58±12ms。随访中9±3个月，房颤根治率为85%。第二个阶段为2003年[11]。此时消融线包绕同侧肺静脉，并在同侧上下肺静脉之间做消融连线，形成"8"字形消融，消融终点为消融线内电压降低80%或<0.1mV。随访1年、2年、3年成功率84%、79%、78%。第3个阶段是2004年[45]，在第二个阶段的基础上增加左心房内3条消融线径：左心房后上壁连接双侧肺静脉消融线、左心房后下壁连接双侧肺静脉消融线以及左肺静脉至二尖瓣环（二尖瓣峡部）消融线。消融终点为消融线内电压降低90%或<0.05mV。随访成功率87%，但与不附加3条消融线径的术式相比显著降低术后房速的发生率（10%vs3.9%，P<0.05）。2004年以后，其核心的CPVA术式不再变化，融合其他电生理中心的经验做了某些改进和微调。例如，强调肺静脉隔离（仍坚持不用环状电极标测），增加碎裂电位消融，房间隔消融等（图9-15）。消融采用采用8mm标准大头：能量设定为55~65℃、100W，消融后壁时减少到55℃、55W。采用盐水灌注导管：标测和消融时均采用恒定流速（20ml/min），消融时能量设定为40W，温度50℃每点消融时间为5~10s，且每点消融时间取决于电位是否明显降低，基本是边放电边移动导管。完成上述消融线后，若房颤未转复，则行直流电复律，不必常规验证消融线的双向阻滞。

　　纵观Pappone术式的改进，可见有两点未做改变：一是消融围绕肺静脉口外的前庭进行；二是完成消融线径后不采用环状电极评价肺静脉隔离与否，而是

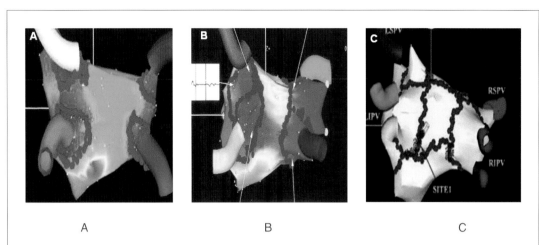

A B C

图9-15 Pappone CPVA术式的演变

A. 为2000~2001年消融术式；B. 为2003年消融术式；C. 为2004年以后消融术式（引自Pappone C, et al. Circulation, 2000;102:2619-2628. Pappone C, et al. Circulation, 2001; 104:2539-2544. Poppone C, et al. J Am Coll Cardiol, 2003; 42: 185-97. Pappone C, et al. Circulation, 2004, 110:3036-3-42.)

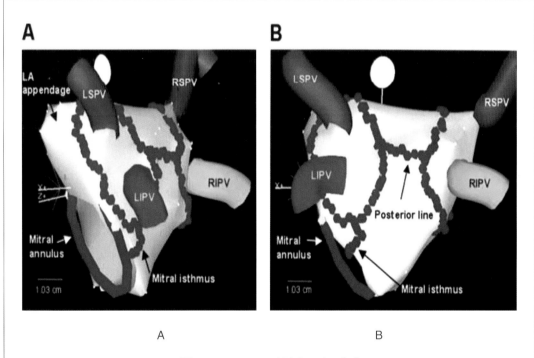

A B

图9-16 Morady 实验室LACA术式

A. 为左后斜位，显示左心耳与左肺静脉之间的消融线；B. 为后前位，显示后上壁消融线和二尖瓣峡部消融线（引自 Oral H, et al. Circulation, 2003,108:2355-2360.）

采用消融导管沿消融线径标测，结合三维电压标测判断消融环线内是否阻滞，亦不严格评价各条消融线径的双向阻滞与否。因此，该方法的缺陷也是显而易见的，消融环线内电压标测、局部电位标测结果受消融导管贴壁情况影响较大。事实上，CPVA达到消融终点后肺静脉电隔离的比例<55%，甚至<20%。数年前肺静脉电隔离是否应为CPVA消融终点是有争议的。Stabile等[46]报道51例房颤患者接受CPVA，41例随访结果成功，其中29例（72.5%）患者肺静脉并未隔离。但多数研究认为，CPVA肺静脉电隔离理应成为消融终点。Pappone本人研究[144]发现82%的术后房速发生与消融线上的"GAP"有关，其分布又以右上肺静脉及左上肺静脉-左心耳之间最多见。"GAP"是术后AT的最强预测因子。其他术者也观察到CPVA术后未肺静脉电隔离患者易出现频发的房早、房速或房颤复发，研究发现复发的房性心律失常80%以上与心房-肺静脉传导恢复有关[47]。因此，2006年房颤导管消融专家共识认为肺静脉消融应该以实现电隔离为消融终点[48]，至此CPVA的消融终点之争尘埃落定。另一点值得商榷的是，在如此短的消融时间内（35~40W 每一点放电5~10s），如何才能做到消融线径的阻滞，特别是二尖瓣峡部的阻滞。据文献报道[49]，在心内膜面消融二尖瓣峡部的成功率不到50%，约60%需要在冠状静脉窦内消融，而冠状静脉窦内消融增加了心脏填塞和回旋支动脉损伤的风险。与Pappone的报道相反，Gerstenfeld研究结果[50]单纯隔离肺静脉不附加消融线房速发生率3.4%，附加消融线消融房速发生率反而升高，达到14%~21%，而且增加消融时间20%、X线时间110%，增加心包填塞

危险4%。这说明了实现消融线径双向阻滞的重要性。

除了Pappone经典的CPVA消融术式外，Morady中心也独立报道了一种肺静脉消融术式（left atrial catheter ablation，LACA）。消融线径包括环肺静脉消融线、左心房顶部连线、左心房峡部消融线。消融采用8mm普通温控消融导管进行，预设55℃、60W，每一点放电大于20s，消融终点为局部电压下降50%以上或者小于0.1mV（图9-16）。

2.2.2 环肺静脉消融术式治疗房颤机制

CPVA术式治疗房颤的机制除了一定程度地消除肺静脉触发灶外，主要的作用是心房基质改良。除此以外，Morady总结了消除了左心房-肺静脉交界部位房颤的主导折返环（mother rotors）；消除位于左心房后壁和Marshall韧带等处的局灶；心房电学减容术（atrial debulking）；去迷走神经化（vagal denervation）。2004年，Pappone报道[51]297例阵发性房颤，术中34.3%出现迷走反射，出现迷走反射的部位分布于左心房后上壁、房顶部、下肺静脉后壁等部位，继续消融直至迷走反射消失，随访结果表明有去迷走神经现象组的消融成功率显著高于无迷走反射组（图9-17）。

2.2.3 环肺静脉消融术式的临床效果评价

2001年，Pappone等又报道了当时国际上最大样本（$n=251$）的病例结果，持续性房颤成功率为68%。2003年，Pappone等报道了589例房颤行CARTO指引下的肺静脉环状消融和582例抗心律失常药物的比较研究，随访1、2、3年显示消融组房颤根治率分别为84%、79%和78%，3年生存率高于药物组（92%

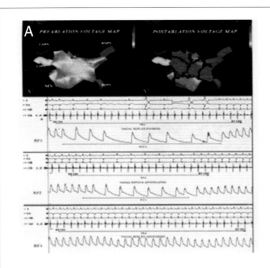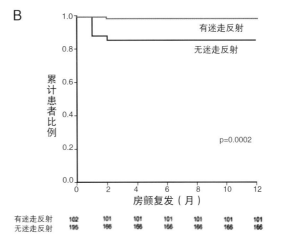

图9-17　去迷走神经化提高消融成功率

A．示为消融时出现心率减慢、血压下降等迷走神经兴奋效应，随着进一步消融，迷走神经兴奋效应消失，B．为随访结果提示有去迷走神经现象组的消融成功率高于无迷走反射组（引自Pappone C，et al. Circulation, 2004, 109:327-334.）

*vs*86%）。Pappone还发现这种消融方法对于持续性和持久性房颤同样有效。到2005年12月，Pappone中心已经报道近7 000例房颤消融术，慢性房颤成功率可达到86%。此后，该中心消融例数以每年数千例快速增长，至今已累计完成超过3万例CPVA，慢性房颤成功率始终稳定在85%以上。

2006年，《新英格兰杂志》发表了Oral和Pappone联合进行的慢性房颤（chronic AF）导管消融研究结果[52]，研究入选146例慢性AF患者，随机分为药物组（n＝69）和导管消融组（n＝77），消融术式为CPVA，药物组采用电复律＋胺碘酮口服，两组胺碘酮的使用期限为消融术后和电复律后3个月。研究的一级终点为随访1年不服用抗心律失常药物无AF和心房扑动发作的比例，研究次级终点为并发症发生率、左心房内径、左心室射血分数和症状的改善程度。结果显示消融组再次消融比例32%，结果消融组74%以及药物组58%

患者无房性心律失常发作（不服用抗心律失常药物），但是药物组69例中有53例（77%）因药物治疗失败交叉入消融组。实际仅3例（4%）患者不服用药物随访1年维持窦性心律。另外消融组患者左心房内径和症状严重程度均较术前显著下降。该研究第一次证明导管消融治疗慢性AF依然有较高的窦性心律维持率，成功率显著高于电复律及药物治疗，并且能使患者左心房内径和症状严重程度下降，从而使患者得益。

Pappone的CPVA术式安全性：虽然该术式消融部位为肺静脉开口外的心房壁，理论上不会造成肺静脉狭窄，但是术者若不常规进行肺静脉造影，则很难保证肺静脉开口准确定位，不能完全避免肺静脉开口内放电造成肺静脉狭窄的可能性，同时一侧上下肺静脉之间线性消融可能会增加肺静脉狭窄的可能性。此外，已有报道显示心房后壁特别是后下壁的线性消融，造成致命性的左心房–食管瘘，因此，有的中心不常规进行左心房后下壁两个消融环线间的线性消融，左心房后上壁的线性消融尽量移至左心房顶部，以避免左心房-食管瘘的发生。由于不严格评价肺静脉隔离和峡部阻滞，术后发生医源性房速的比例较高，由于症状严重、抗心律失常药物效果不佳而必须接受再次消融。

2.3 心房复杂碎裂电位（CFAEs）消融治疗慢性房颤

2.3.1 CFAEs消融方法介绍

2004年，Nademanee首次提出心房复杂碎裂电位（complex fractionated atrial electrograms, CFAEs）消融方法治疗房颤[12]。CFAEs的定义：①由2个或2个以上碎裂电图构成的心房电图，或(和)在10 s以上记录中存在由延长激动波形成的连续曲折所造成的基线紊乱。②在10 s以上记录中，存在极短周长(平均≤120 ms)的心房电图（图9-18）。

研究入选121例房颤患者，其中慢性房颤64例，选择CFAEs的部位进行消融，将CFAEs在左右心房的分布分为9个区（图9-19）：房间隔、二尖瓣环左后间隔和冠状静脉窦口、肺静脉、左心房顶部、二尖瓣环、三尖瓣峡部、界嵴、左右心耳、上腔静脉与右心房连接处。根据CFAE的分布将房颤分为：

※ Ⅰ类：CFAEs仅分布在一个区域，心房其他部位显示相对规则清晰的心房电图，CFAEs区的心房激动周长显著短于心房其他部位的周长，射频消融一个区域即可去除CFAEs、终止房颤。

※ Ⅱ类：CFAEs分布在2个区域，射频消融两个CFAEs区域方可终止房颤。

※ Ⅲ类：CFAEs分布区>3个，消融这些区域的CFAEs后有时转为房性心动过速甚至需要其他的治疗。

慢性房颤消融终点是消除CFAEs或（和）恢复为窦性心律。结果显示碎裂电位主要分布于房间隔、肺静脉、左心房顶部、二尖瓣后瓣环、冠状窦口等。慢性房颤7例为Ⅰ类房颤，22例为Ⅱ类房颤，35例为Ⅲ类房颤。消融CFAEs终止慢性房颤比例为80%以上，随访1年窦性心律保持率为87.5%（30%患者再次消融）。在此前几乎所有的消融术式均围绕肺静脉展开的情况下，以CFAEs为靶点的消融术式的出现无疑给房颤导管消融带来新思路。

2.3.2 CFAEs的研究历程、形成机制

房颤持续状态下关于心房电图形态的研究可以追溯到20世纪70年代。1978年，Wells[53]等对34例心脏外科手术后房颤患者记录双极心房电图，根据心房电图形态特征将房颤分类：

※ Ⅰ类：离散的心房波，心房波之间有等电位线。

※ Ⅱ类：离散的心房波，心房波之间的等电位线有不同程度混杂波而变得不清晰。

※ Ⅲ类：心房波连续紊乱，无明显等电位线。

※ Ⅳ类：Ⅲ类与Ⅱ类或（和）Ⅰ类心房波形态的交替。

20世纪90年代，Konings等进一步研究房颤状态下心房激动的特点，并首次提出了碎裂电位的概念。1994年，Konings等[54]应用高密度单极标测电极对电刺激诱发房颤的预激综合征患者进行双心房电激动标测，根据单极心房电图特点将房颤分为3类：

※ Ⅰ类：心房由传导方向均一、传导速度相对快(60cm/s)、宽阔的激动波所兴奋。

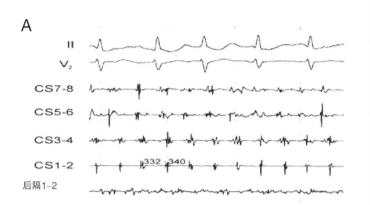

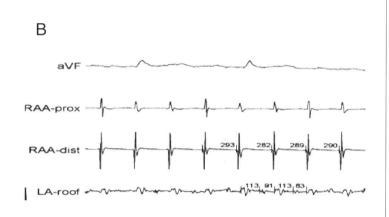

图9-18 CFAEs两种类型

A．自上向下依次为 Ⅱ 、V2、CS7-8~CS1-2、ABL。ABL位于后间隔位置。可见消融导管记录到的心房电位非常碎裂，呈现基线紊乱表现。B．自上向下依次为aVF、RAA—prox、RAA—dist、ABL。ABL位于LA-roof，可见右心耳激动相对慢而有规律，左心房顶部电位虽然不是连续的碎裂波，但平均周长小于120ms

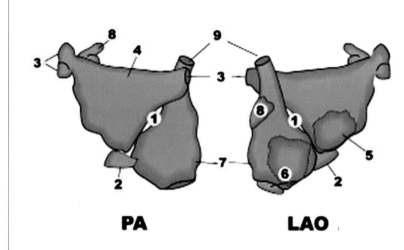

图9-19 碎裂电位分区

左图为后前位，右图为左前斜位。数字编号代表不同的碎裂区域：1—房间隔；2—二尖瓣环左后间隔和冠状静脉窦口；3—肺静脉；4—左心房顶部；5—二尖瓣环；6—三尖瓣峡部；7—界嵴；8—左右心耳；9—上腔静脉与右心房连接处

Ⅱ类：心房内存在功能性传导阻滞弧，标测区域由两个不同的颤动波所兴奋。

Ⅲ类：心房由多个缓慢传导（38cm/s）的子波以高度复杂的方式所兴奋。

这些缓慢传导的子波被多个功能性阻滞线所分割，子波大小和部位不断地发生改变。1997年，Konings等[155]进一步将心房电极电图分类：

单电位：表现为R波之后的快速、负向曲折并平滑回到等电位线。

短双电位：两个负向曲折，其中最小曲折的振幅≥最大曲折振幅的25%，且两个曲折之间的间期<10 ms。

长双电位：定义与短双电位相似，但两个曲折之间的间期为10~50 ms。

碎裂电位：在50 ms内有>2个负向曲折。

Konings进一步研究发现，碎裂电位常位于心房组织慢传导区或微折返波因遇到功能性传导阻滞区边缘返折处的中心点，CFAEs区域可能代表了颤动波进入同一区域后的连续折返或不同时间进入同一区域不同子波的重叠。基于上述研究发现，Nademanee认为碎裂电位区域是慢性房颤基质改良的理想靶区，消除碎裂电位可以打断微折返，进而使房颤无法自我维持。

Nademanee虽然证明了碎裂电位消融的有效性，但碎裂电位消融仍然存在很多争议。Nademanee并未进一步证明碎裂电位的时间和空间稳定性、自主神经与碎裂电位的关系怎样等诸多问题，甚至连碎裂电位的判断也缺乏客观性和可重复的标准。

2.3.3 心房CFAEs的判断方法及其分布的时间、空间稳定性

根据Nademanee报道，确定标测的某一个点碎裂与否需要观察10s或以上的时间，这种判断标准既不实用又不客观，实际上很难将确保消融导管稳定某一个位置10s以上，同时判断心房电图带有很大程度的主观性，为了克服上述缺陷，不少研究采用一系列软件自动计算相应的碎裂指标，并通过色彩编码显示三维解剖结构上。

Scherr报道[156]采用CARTO系统自带的碎裂电位软件自动判断碎裂电位。操作时须将标测导管保持稳定3s，系统自动采集2.5s时间窗的心内电图自动分析。软件判断碎裂电位的标准是：

局部双极标测电位电压在0.05~0.15mV，小于0.05mV的心房电位因无法与背景噪声相鉴别不列入分析。碎裂电位多位于慢传导区，局部心肌可能存在纤维化或者瘢痕，因此电位电压较小，所以大于0.15mV的心房电位也不列入分析。需要指出的是，上述0.15和0.05mV的分界值是相对的，可以根据实际手工调节。

相对于心房其他部位局部激动周长极短，在70~120ms，但若两个激动波之间时间间距小于50ms，则自动视为1个激动波（图9-20）。系统给出的参数是间期信任水平（interval confidence level，ICL）和最短复合波间期（shortest complex interval，SCI），ICL是指2.5s时间窗内周长在70~120ms心房激动个数，SCI是指2.5s时间窗内最短的心房激动周长。系统默认ICL大于1即认为是碎裂电位。但以此作为碎裂电位标准过宽，Scherr报道所采集的1944个点中1904（86%）均为碎裂电位点，所以取所有碎裂电位ICL的上4分位作为高度碎裂的电位。CARTO系统将碎裂电位用色彩编码显示在心房三维结构上。

Lin YJ[157]等介绍ENSITE-NavX系

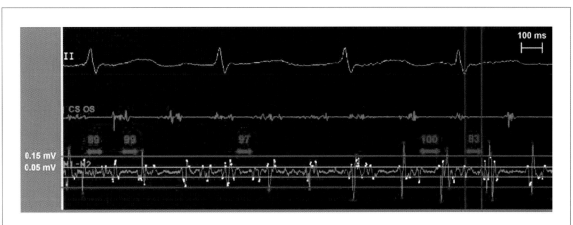

图9-20 CARTO系统自带CFAEs软件自动判断碎裂电位

显示为系统采集的2.5s片段。从上至下依次为Ⅱ导联、CSos、和标测导管记录。图中可见只有落在0.05~0.15mV之间的心房波才被列入分析。图中可见共有5个周长小于120ms的碎裂电位。因此，ICL为5。同时这5个碎裂电位周长中，最短的碎裂电位周期为83ms，因此SCI为83ms

统指引下碎裂电位下的判断方法和并评价不同时间窗对判断碎裂电位准确性的影响。在ENSITE-NavX系统指引下完成左心房三维结构重建后，标测电极在左心房各部位均匀采点，包括肺静脉、左心房前游离壁和间隔、左心房顶部和后壁、左肺静脉和左心耳，采点完成后，开启"CFE-mean"参数的期间分析（interval analysis）功能计算每一个标测点的碎裂指数（fractionation index，FI）。碎裂指数指的是一定的记录时间内连续心房激动波之间的平均时间间期。结果发现连续记录5~8s得到的碎裂指数变异较少。此项研究认为ENSITE-NavX系统指引下每一标测点记录时间大于5s得到的结果才较为准确和稳定。

Roux[58]评价了ENSITE-NavX系统碎裂电位的时间稳定性。15例持续性房颤消融前相隔30min先后标测两次碎裂电位，碎裂电位被定义为心房波平均周长小于120ms。结果发现先后两次标测得到的碎裂电位区域数无显著变化，每一个区域记录到的碎裂电位有78%是一致的，两次标测得到的碎裂电位分布图显著相关。Monir则评价了CARTO系统碎裂电位标测的时间和空间稳定性。入选10例房颤患者，在某个部位每隔3s采一个点，共采集10个点，采用CARTO系统自带的碎裂电位软件自动判断电位碎裂程度，采用ICL参数评价电位的碎裂程度。引入两种评价标准：一种标准将ICL分为3个等级：ICL≤4（低度碎裂）、ICL介于4和7之间（中度碎裂）、ICL>7为高度碎裂；另一种标准将ICL分为两个等级：ICL≤5（低度碎裂）和ICL>5高度碎裂。结果在ICL分成三个等级时CFAEs标测的平均一致性为73%，在ICL分成两个等级时CFAEs标测的平均一致性为84%。

2.3.4 慢性房颤CFAEs分布的特点

多项研究表明[60-61]，慢性房颤的碎裂电位分布较阵发性房颤广泛，阵发性房颤的碎裂电位分布于主要位于肺静脉及前庭部位和房间隔，而慢性房颤

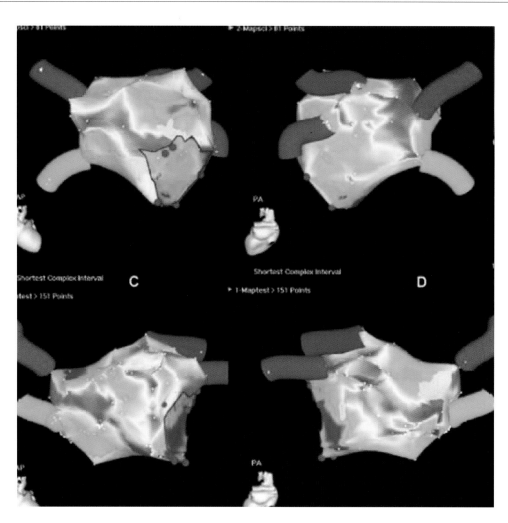

图9-21 阵发性房颤与慢性房颤碎裂电位分布比较

CARTO系统左心房三维标测，采用SCI（shortest complex interval）参数评价电位碎裂程度，并用颜色编码显示于三维结构上。从红色到紫色代表碎裂程度从高到低。A、B. 为阵发性房颤前后位与后前位，可见红色的碎裂电位区主要分布于肺静脉前庭周围、房间隔较为局限的部位；C、D. 为慢性房颤的前后位和后前位。可见红色的碎裂区域分布广泛，主要位于肺静脉前庭、左心房后下壁、左心房前壁、左心耳基底部、房间隔

的碎裂电位分布较广，几乎整个左心房前壁、房间隔、右心房、冠状窦均有分布，提示慢性房颤患者的心房基质较阵发性房颤广泛，心房病变程度重，导管消融必须干预足够广的基质，才有可能取得较好的效果（图9-21）。

2.3.5 心房CFAEs产生与心脏自主神经的关系

心房碎裂电位主要分布于房间隔、二尖瓣环左后间隔和冠状静脉窦口、肺静脉、左心房顶部、二尖瓣环、三尖瓣峡部、界嵴、左右心耳、上腔静脉与右心

房连接处，心房碎裂电位分布与心房自主神经节或自主神经末梢分布相吻合。Quan等[162]研究发现，刺激肺静脉口周围的心脏神经节能够显著缩短该部位的心房不应期，而在这些区域可以持续记录到CFAEs，提示乙酰胆碱等神经递质的释放对CFAEs的产生有重要作用。Lin等[63]报道将浸有1、10和100 mmol／L乙酰胆碱（ACh）的纱布片置于犬右心耳时，发现100 mmol／L乙酰胆碱可使所有11只犬出现右心耳局部电图呈典型CFAEs样改变，而心房体部的电位相对规则。当再用上述不同浓度的ACh作用于心房体部时，发现1 mmol／L的ACh对局部心房电图无任何影响，10 mmol／L的ACh可产生间断性CFAEs电图，而100 mmol／L的ACh可产生连续性CFAEs电图。消融右前和右下神经节后，6只犬中由乙酰胆碱诱发的CFAEs均显著减轻，在另5只犬中，右前神经节注射乙酰胆碱造成CFAEs梯度，但是连续的CFAEs始终围绕在右前神经节周围，CFAEs也出现在肺静脉-左心房连接处，消融右前神经节可以终止5只犬的房颤。这说明CFAEs的出现与逆转取决于心房局部ACh浓度的高低，消融自主神经节后可因减少神经递质释放而减轻碎裂电位的产生。上述研究充分提示，心脏自主神经张力异常释放的神经递质可能是碎裂电位产生的神经学基础，碎裂电位消融很可能也同时进行了自主神经节的消融。

2.3.6 CFAEs消融术式治疗慢性房颤评价及其在慢性房颤导管消融中的地位

2004年，Nademanee率先报道[12]应用CFAEs消融术式治疗房颤，研究入选121例房颤患者，其中慢性房颤64例，消融终止51例（80%）随访1年，56例维持窦性心律，消融成功率为87.5%（30%患者再次消融）。此后碎裂电位消融报道逐渐增多，但多不作为独立的消融术式。2007年，Oral[113]发表了单独采用CFAEs消融治疗慢性房颤的研究，但是该研究未能复制Nademanee的结果。100例慢性房颤患者单纯采用CFAEs消融，术中房颤终止率为16%，单次消融后随访14±7个月，33例（33%）不服用抗心律失常药物维持窦性心律，38%复发房颤，17%复发房扑合并房颤，9%复发持续性房扑，3%复发阵发性房颤服用抗心律失常药物控制。44%复发患者接受两次消融，术后随访13±7个月，总成功率为57%。值得注意的是，两次消融时肺静脉标测发现肺静脉心动过速存在于每一例复发患者，针对复发房扑的消融也发现多个大折返并存的现象。Oral等据此认为单纯碎裂电位消融一大缺陷是未电隔离肺静脉，如果在碎裂电位消融基础上隔离肺静脉可能有助于提高成功率。2008年，Nademanee报道[164]了674例高危房颤患者采用CFAEs消融的结果，其中慢性房颤（持续性＋永久性）381例，术后随访836±605d，291例慢性房颤维持窦性心律（包括二次消融），总成功率为76.4%。该研究同时发现，维持窦律组5年生存率显著高于复发组（92% *vs* 64%; *P* < 0.0 001），维持窦律组84%患者停服华法林。2008年，Estner等报道[115]单纯碎裂电位消融和碎裂电位消融＋环肺静脉隔离治疗持续性房颤的对照研究，研究入选77例持续性房颤患者，碎裂电位消融组23例，碎裂电位消融组合环肺静脉消融组54例，术后平均随访13±10个月，单纯碎裂电位消融组仅2例（9%）维持窦性心律，而碎裂电位结合环肺静脉消融组22例（41%）

不服用抗心律失常药物维持窦性心律。尽管Nademanee中心报道单独碎裂电位消融慢性房颤成功率在76%~87%，但是目前尚未见其他电生理中心成功复制出Nademanee中心的结果。目前多数中心将碎裂电位消融作为组合术式之一，较多见的是环肺静脉隔离＋碎裂电位消融这一组合术式。Estner等报道35例持续性房颤采用环肺静脉隔离＋碎裂电位组合术式消融，术中房颤消融终止23例（66%），平均随访19±12个月，26例（74%）患者维持窦性心律。

2.4 环肺静脉前庭隔离术治疗慢性房颤

2.4.1 三维标测系统指引下环肺静脉前庭电隔离

2005年Ouyang等[9]报道采用双LASSO标测环肺静脉前庭隔离术治疗40例持续性房颤，40例持续房颤患者的病程如下房颤持续1周~1个月10例，1~3个月7例，3~6个月12例，6~12个月11例。平均左心房内径47.4±5.6mm。消融术中结果：完成肺静脉环状隔离后12例恢复窦性心律（图9-22），18例仍为房颤需要电复律，6例转变为左心房房扑，4例转为典型三尖瓣峡部依赖的房扑。术后平均4d有15例复发，14例于术后平均35d接受再次消融，再次消融提示13例患者肺静脉电位恢复，再次补点关闭消融线径上的传导GAP后均成功实现再次肺静脉电隔离，平均随访8±2d，临床成功率高达95%（35%患者接受二次消融），但是需要明确指出的是，该项研究入选的持续性房颤患者的病程均在1年之内。实践证明对于很多房颤持续时间长，合并器

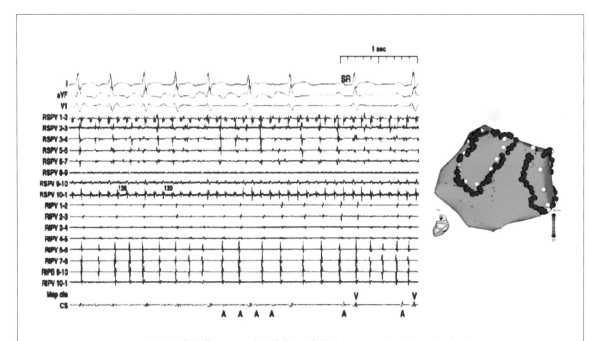

图9-22 右肺静脉消融终止房颤，肺静脉内快频率电活动持续存在

左图为双环状电极同步标测右上肺静脉（RSPV）和右下肺静脉(RIPV)，从上至下依次为体表Ⅰ、aVF、V1、RSPV1-2~RSPV10-1、RIPV1-2~RIPV10-1、ABL。可见上肺静脉激动频率快于下肺静脉，完成右肺静脉消融后房颤终止，而肺静脉内激动频率不受影响，可见为右肺静脉驱动的持续性房颤。右图为后前位CARTO三维标测，白色点为肺静脉口，暗红色点为消融点，黄色点为消融隔离点

质性心脏病、左心房显著扩大的患者单纯CPVI效果不够理想。

根据多数术者的经验，在不加选择的慢性房颤消融患者中，环肺静脉隔离即可有效终止的比例一般在5%以下，说明肺静脉作为主要维持机制的慢性房颤比例较少，这与阵发性房颤消融实践形成鲜明对比，后者环状隔离肺静脉可以使90%以上的术中房颤转复为窦性心律，说明在阵发性房颤的维持机制中肺静脉及其前庭占最主要的地位。上述临床消融实践反过来说明慢性房颤的机制较为复杂，可能涉及整个心房，而不仅仅是局限于肺静脉及其前庭。而从肺静脉电隔离的不同层面来讲，肺静脉口节段性消融电隔离仅仅隔离了触发灶，未涉及肺静脉口外的前庭，因此无基质改良成分，从前面的介绍亦证实其治疗慢性房颤成功率极低，而肺静脉前庭隔离在隔离肺静脉的同时也消除了肺静脉口外的异位灶，阻断了潜在的肺静脉前庭部位的微折返和颤动样传导，消融了局部的自主神经节和神经末梢。因此，消融总体效果优于单纯肺静脉开口节段性隔离。但由于慢性房颤机制的复杂性，多数术者已经倾向于认为环肺静脉前庭隔离不足以成为慢性房颤消融的独立术式，除此以外需要把更多的注意力放在心房基质改良上，这也是近年来逐步取得的共识。但是不同的术者对于心房基质的理解不同，反映心房基质的电生理参数也就各异，造成了目前慢性房颤消融流派纷呈的局面。

2.4.2 心腔内超声（ICE）指引下环肺静脉前庭电隔离

2.4.2.1心腔内超声（ICE）指引下环肺静脉前庭电隔离简介

此术式由美国Natale中心首先提出。ICE的作用主要为指引标测导管放置、肺静脉前庭口的确定和消融能量滴定。此术式的核心内容也就包括ICE指引下肺静脉前庭定位和消融过程中ICE监测。肺静脉开口可以根据肺静脉造影显示的肺静脉左心房连接处影像学转折特征加以确定，但是肺静脉前庭在X线影像上无特征性的标志。目前判断肺静脉前庭的方法主要是人为定义肺静脉口外0.5~1cm的心房肌范围。由于慢性房颤状态下肺静脉前庭的解剖重构明显，且存在明显的个体差异，所以这种人为的规定千篇一律、不够精确。ICE能够直观的观察肺静脉与心房的交界部位，判断肺静脉前庭具有明显的优势（图9-23）。Marrouche[65]对比了肺静脉造影显示的肺静脉开口和ICE确定的肺静脉前庭的差异，结果显示125根肺静脉两者相符率仅15%，85%情况下，肺静脉造影显示的肺静脉开口不是ICE确定的肺静脉前庭部位，而是位于距肺静脉前庭开口约5±3mm的肺静脉侧。

ICE指引肺静脉前庭消融的另一个优势是实时监测消融能量的释放，通过观察肺静脉前庭组织消融后产生的微泡的有无和密集程度等特征来调节消融功率[65]，并能实时观察消融导管是否移位。Natale中心采用的盐水灌注导管为闭式循环盐水灌注导管，消融时盐水不进入患者体内（对于液体负荷禁忌的心衰患者可能有利）。消融能量滴定的起始功率为20W，预设温度35℃，放电后未产生微泡则以5W递增功率，最高可达50W，如产生均匀分散的微泡（Ⅰ型），说明组织过热，以5W递减功率，如产生密集微泡（Ⅱ型），则意味着阻抗升高，需要立即停止放电（图9-24）。这种消融能量的滴定有助于达到最大的消融深度和实现透壁损伤而又能减

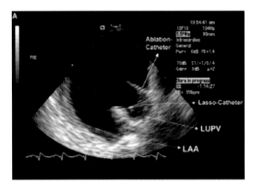
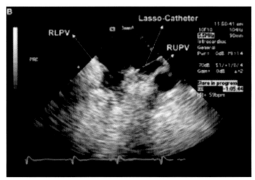

图9-23　ICE指引下肺静脉前庭的定位和电极导管放置

A. 显示左上肺静脉（LUPV）前庭和左心耳（LAA），LASSO放置于LUPV内，消融导管（Ablation Catheter）放置于肺静脉口外的前庭部位；B. 显示右上肺静脉（RUPV）和右下肺静脉(RLPV)开口，LASSO放置于RUPV开口内

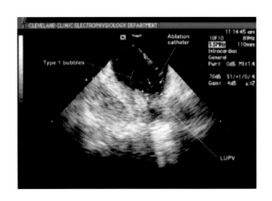
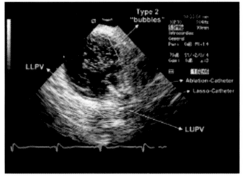

图9-24　ICE监测下肺静脉前庭消融能量滴定

A. Ⅰ型微泡，需要5W递减功率；B. Ⅱ型微泡，需要立即停止放电。Lasso-Catheter，环状电极；Ablation-Catheter，消融导管

少肺静脉狭窄和心脏穿孔的风险。

2.4.2.2 心腔内超声（ICE）指引下环肺静脉前庭电隔离治疗慢性房颤效果评价

由于采用该术式的电生理中心较少，目前该术式治疗慢性房颤多局限于Natale中心的的报道。Marrouche报道[65]315例房颤行ICE指引下环肺静脉前庭电隔离，其中约150例为慢性房颤，近1/3合并器质性心脏病，平均随访11个月成功率为90.2%。慢性房颤及器质性心脏病房颤的消融成功率与阵发性房颤无明显差异。唯一低成功率（<50%）亚组是消融前即存在左心房瘢痕患者。Khaykin等[67]报道合并心脏瓣膜病或心脏外科手术史的房颤消融成功率仍可达93%以上。

ICE指引环肺静脉前庭消融术的缺点：

❋ 学习曲线较长，术者需要具备深厚的电生理功底同时又要熟悉超声影像学。

❋ X线透视时间长达1h左右，对医患双方不利。

ICE指引环肺静脉前庭隔离实质上仍

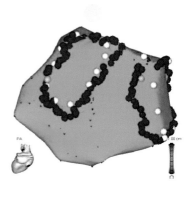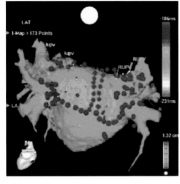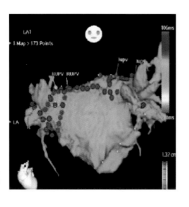

A   B   C

图9-25　CARTO系统与ICE引导环肺静脉前庭电隔离术消融范围比较

A. 为CARTO系统引导环肺静脉前庭电隔离术的后前位观，可见两侧消融环线后壁间距较大；B、C. 分别为ICE引导环肺静脉前庭电隔离术消融范围的后前位和前后位观。可见后壁消融环线几乎重合在一起，右肺静脉前壁消融更偏向心房侧，左心房顶也进行了消融

为单纯的环肺静脉前庭隔离，并未进一步涉及心房其他部位的基质消融，因此理论上治疗慢性房颤的效果有限。但是据Natale中心的随访结果，慢性房颤的消融成功率高达90%以上，合并器质性心脏病或心脏外科手术史的房颤消融成功率高达93%，如此高的消融成功率似乎令人难以置信。进一步观察Natale术式可以发现，该术式消融肺静脉前庭的范围可能较CARTO引导下前庭消融更大，整个左心房后壁、房顶、右肺静脉外前间隔均被彻底消融（图9-25）。由于ICE独特的能量滴定作用，盐水灌注射频能量可以高达50W，而且采用食管温度监测，左心房后壁亦可安全高效的消融而不会出现左心房-食管瘘。消融过程中，环状电极实际上沿着整个肺静脉前庭移动（图9-26），而非仅仅局限于肺静脉口内，消融过程中实际上消除了环状电极记录到的所有局部电位，然后环状电极沿着前庭移动到下一个部位，再进一步消融环状电极所标测到的所有电位，

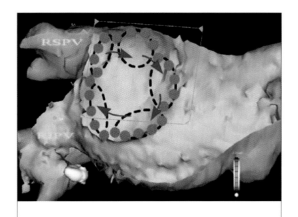

图9-26　环状电极沿着肺静脉前庭移动示意图

CT三维重建左心房结构（前后位）去除前壁后可见左心房后壁，黑色虚线代表环状电极，红色圆点代表消融损伤点，蓝色箭头代表环状电极移动方向

消融终点为肺静脉前庭电隔离。尽管该术式与CARTO系统引导环肺静脉前庭隔离术式的终点相同，但前者消融范围和程度均甚于后者，由此可见，ICE指导下环肺静脉前庭消融术式不仅前庭消融范围更大，而且干预肺静脉前庭更彻底，且不仅仅局限于消融环线上的前庭心肌或者左心房-肺静脉的电突破口。

2.5 Haissaguerre中心分步式消融术式治疗慢性房颤

2005年，Haissaguerre报道[2]了一种激进的慢性房颤分步消融术式（stepwise ablation approach），对60例持久性房颤（long-lasting persistent AF）患者以随机顺序进行四步消融，平均房颤病程1年，平均左心房内径47±6mm，半数患者合并器质性心脏病。消融过程包括肺静脉电隔离和上腔静脉隔离（终点为肺静脉和上腔静脉电隔离）、冠状静脉窦隔离（终点为冠状窦口3cm范围内尖峰电位分离或消失）、左心房基于电位的消融（包括连续电位、碎裂电位、消融导管远近端存在激动顺序阶差的电位、与左心耳相比激动周长短的电位，终点为局部电位激动规律化或频率变慢），以及左心房顶部和二尖瓣、三尖瓣峡部线性消融（严格实现峡部双向阻滞），结果87%消融中房颤终止，但术后3个月时复发性房速发生率达40%（24/60）。其中16例存在多种房速。再次消融发现折返性和局灶性机制房速，折返性房速多由于线性消融线上的传导GAP有关，而局灶性房速的局灶则位于左心耳、冠状静脉窦、肺静脉、卵圆窝等部位（图9-27）。随访11±6个月，成功率95%。但手术时间和X线透视时间分别达264±77min和84±30min。该方法融合了心脏大静脉隔离、左心房基于电位的消融和线性消融等多种方法，操作复杂，消融范围更广，但术后依然有很高的房速发生率，且这种房速的标测和消融均十分复杂。由于此种术式的高度复杂性，目前没有其他实验室复制出与Haissaguerre中心类似的结果。

纵观这种分步式消融术式，上述四步消融中每一步共同构成了其核心内容。而判断每一步消融的即刻效果，Haissaguerre中心引入了一种测定平均房颤周长的方法[681]。在每一步消融开始前和完成后各作一次测定，有效的消融将导致平均房颤周长延长或房颤波规律化，以及转变为房速或直接终止为窦性心律。因此平均房颤周长的测定是非常

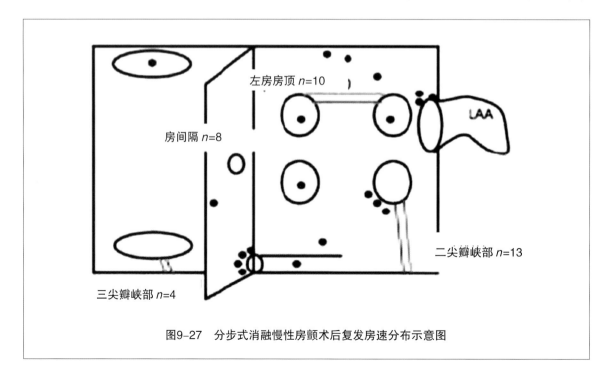

图9-27　分步式消融慢性房颤术后复发房速分布示意图

重要的。一般房间隔穿刺成功后，将消融导管放置于左心耳，而将另一个四极导管放置于右心耳，记录30个房颤波。利用Bard电生理软件测定此30个房颤波的平均周长和周长范围。如遇到2个房颤波间期小于100ms或呈连续性激动，则视为一个房颤波。通常心耳的激动电压高（2~3mV）且房颤波较规则，因此利于软件自动计算。经验提示，基线平均房颤周长小于138ms的房颤不易被终止。如果某一步消融完成后房颤周长无明显变化，并不意味着这一步消融失败，而可能是由于这一步消融的重要性不大。

Haissaguerre提出分步式消融术以来，也经历了一些调整和改进，目前基本上稳定以下的消融顺序[69]：

❋ 第一步，环状电极引导下肺静脉电隔离。经验性隔离所有肺静脉，环状电极放置于每一个肺静脉开口，消融导管放电部位在右肺静脉和左肺静脉后壁离环状电极1~1.5cm，因此消融部位位于肺静脉前庭。盐水灌注温度48℃，功率25~30W，每点放电30~60s。盐水流速20ml/min，所有肺静脉实现电隔离后，消融环状电极撤至右心耳测定平均房颤周长。消融导管保持在左心房。

❋ 第二步，左心房顶部线性消融连接左右肺静脉[70]。此消融线径较短，消融应尽量靠近房顶部，远离左心房后壁。消融能量当导管与房顶部平行贴靠时为30W，当为垂直贴靠时降至25W，以减少组织爆裂和心脏穿孔风险。消融的导管走行（图9-28，29）。房颤状态下顶部线消融终点为消融线上所有电位

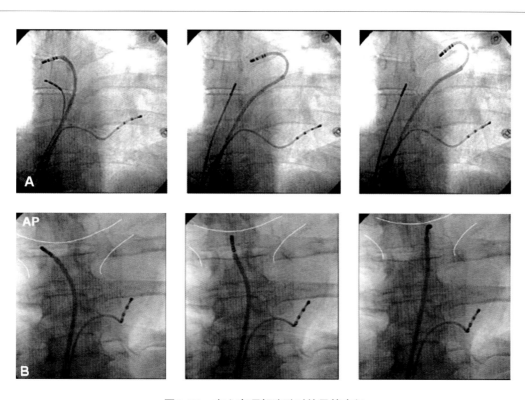

图9-28 左心房顶部消融时的导管走行

A. 为导管与左心房顶部平行贴靠，消融时从右肺静脉→房顶中部→左肺静脉；B. 为导管与左心房顶部垂直贴靠，消融时从左肺静脉→左心房顶中部→右肺静脉

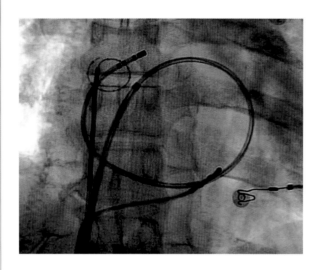

图9-29 左心房顶部线性消融另一种导管贴靠方法

将消融导管松弯后推送，依靠左心房侧壁对导管的支撑作用使之在左心房内形成一个"襻"，导管头端几乎平行贴靠左心房顶部，逐步回撤导管即可完成房顶部线性消融

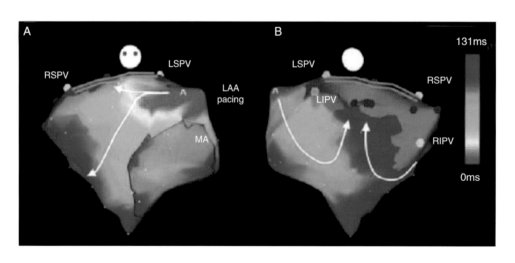

图9-30 左心房顶部消融线阻滞的判断

左心耳起搏，可见激动沿心耳左侧壁和右肺静脉前壁两个方向传导，然后传导至后下壁，后上壁最晚，证实为房顶线阻滞

消失，消融线的双向阻滞需要在窦性心律下经起搏手段验证(图9-30)。

❋ 第三步，冠状窦、左心房下部和左心房其他部位的消融。几乎左心房内所有的部位均可能作为消融靶区，房间隔、卵圆窝、后壁、前壁、左心耳基底部、左心房峡部、冠状窦，消融靶点的心电图特征包括连续电位、碎裂电位、消融导管远近端存在激动顺序阶差的电位、与左心耳相比激动周长短的电位等（图9-31）。上述各部位中，临床消融实践发现左心耳基底部和左心房下壁/冠状窦两个区域对于慢性房颤消融非常重要。消融左心房下壁时将消融导管塑形呈倒C字形，导管头端指向房间隔，然后缓慢回撤导管，保持导管头端与冠状窦平行，逐点消融至左前斜位4点方向（图9-32）。消融时常可见冠状窦电图干扰信号和冠状窦房颤波频率减慢和规律化的现象。冠状窦消融时将消融导管和鞘撤至右心房，导管深入冠状窦内左前斜位4点钟方向，然后边回撤边消融，最大功率25W，调节灌注流速使之达到设定功率，调节导管头端指向心房以避免冠状动脉回旋支受损。最后消融冠状窦下壁和前壁。

❋ 第四步，二尖瓣峡部消融。二尖瓣峡部消融通常在上述三步消融不能终止房颤或经标测证实的围绕二尖瓣峡部的大折返，这主要是由于二尖瓣峡部消融难度高，而且约2/3的患者需要在冠状窦内消融方能实现峡部阻滞，增加心脏填塞和冠状动脉回旋支损伤的风险[72]。具体二尖瓣消融的方法要点包括右前斜位从二尖瓣环开始消融（此处A∶V振幅比为1∶1或2∶1），然后逐点边消融边顺时针转动导管和鞘管，直至达到左下肺静脉开口，有时消融线需要向上延伸至左心耳基底部方能实现二尖瓣峡部阻断，消融能量较左心房其他部位能量都高，为38~40W，盐水流速可达60ml/min。二尖瓣峡部双向阻滞需要在恢复窦性心律后通过起搏和激动标测加以证实（图9-33）。

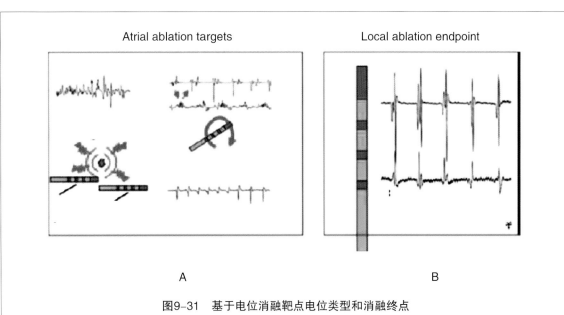

图9-31 基于电位消融靶点电位类型和消融终点

A. 为靶点电位类型：碎裂电位、离心性传导电位、存在激动顺序阶差的电位和周长较短的电位；B. 显示为消融终点，表现为激动规则、周长延长、导管近端和远端同步激动（提示为被动激动）

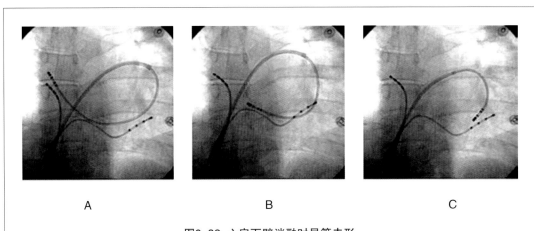

A   B   C

图9-32　心房下壁消融时导管走形

导管在左心房内弯成大环，使头端指向右肺静脉前壁，然后导管沿房间隔缓慢回撤，沿着冠状窦走行平行的
方向消融直至达到左前斜位4点方向

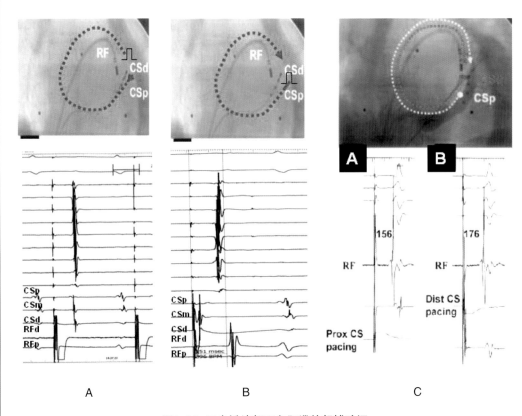

A   B   C

图9-33　二尖瓣峡部双向阻滞的起搏验证

A. 示消融导管（位于消融线靠游离壁侧）起搏冠状窦近端早于远端；B. 示冠状窦远端（位于消融线靠间隔
侧）起搏至消融导管（位于消融线靠游离壁侧）时间间距150ms；C. 示冠状窦近端起搏（A）至消融导管（位
于消融导管靠游离壁侧）时间间距156ms，而冠状窦远端起搏（B）至消融导管（位于消融导管靠游离壁侧）
时间间距176ms。CSp、CSm、CSd为冠状窦近端、中部、远端，RFp和RFd为消融导管远端和近端

此外，部分患者中需要消融左心房以外的结构（如右心房、上腔静脉）方能达到房颤终止，如何判断右心房是否需要消融和何时消融非常重要。Haissaguerre中心研究显示，左心房消融存在所谓"天花板效应"，亦即左心房消融到一定阶段和程度，房颤终止率不再增加。该中心认为右心房需要进行标测的指征：①

右心耳测得的平均房颤周长短于左心耳平均房颤周长15~20ms以上；②可见左心耳或冠状窦记录的房颤波出现较长间歇而同步记录的右心耳没有类似长间歇（图9-34）。右心房标测和消融的靶点与左心房类似，包括连续电位、碎裂电位、局部激动周长短于其他部位、消融导管远近端存在激动时间梯度的电位，

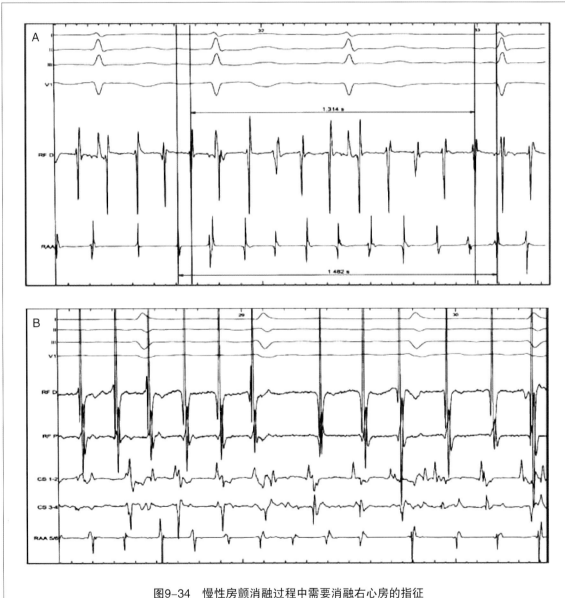

图9-34 慢性房颤消融过程中需要消融右心房的指征

A. 可见右心耳(RAA)平均房颤周长短于左心耳（RF）；B. 可见同步记录的左心耳（RF）出现长间歇而右心耳（RAA）无长间歇出现

若上腔静脉存在高频电位或消融导管置于上腔静脉显示远端向近端传导顺序则提示需要消融隔离上腔静脉。

该术式最后还需进行三尖瓣峡部阻断。与二尖瓣峡部阻断一样，需要通过窦性心律下起搏标测加以验证。

采用该术式消融慢性房颤术中约87%房颤终止，其中多数转为房速或房扑，所以必须消融房速或房扑才能最终恢复窦性心律。关于术中及术后房速和房扑的消融见相关章节。

2.6 现阶段对多种慢性房颤消融术式并存的认识、选择

目前多种慢性房颤消融术式并存的现状多少使广大电生理医生无所适从，随着时间推移还可能有新的消融术式出现，更使人应接不暇，难以取舍。各大电生理中心都建立了自己的独特术式，并且其本身报道的慢性房颤消融效果都较理想，因此存在一个如何认识不同术式的问题。其实，慢性房颤消融术式纷繁复杂、不断推陈出新的现象背后，反映的是目前对于慢性房颤确切机制认识不甚明了的事实。可能的情况是，不同的消融术式都包含科学、合理的成分，都是对慢性房颤机制的反映和针对性的消除，但又不是全面的反映，亦即各有其缺陷和不足。与阵发性房颤相对明确的肺静脉触发机制不同，慢性房颤机制复杂，肺静脉触发机制的作用有所下降，而心房解剖重构和电重构造成的心房基质重构是更重要的机制。有鉴于此，慢性房颤最合理的消融术式应当为目前各种行之有效的消融术式的有机组合。目前普遍采用的慢性房颤消融术式多为肺静脉电隔离消除触发灶的基础上附加心房基质改良，即采用线性消

融（二尖瓣峡部、三尖瓣峡部、左心房顶部线、左心房间隔面）等或者采用心房碎裂电位消融的方法。从这个意义上说，法国Haissaguerre中心逐步（stepwise）消融策略就是一种包括了肺静脉隔离、线性消融、基于电位消融（碎裂电位、连续性电位、高频电位等）三者的"组合"术式。在慢性房颤机制没有重大突破的情况下，此种消融术式包含的内容是最丰富、最完备的。

纵观慢性房颤各种消融术式，Pappone医师采用CPVA术式是较容易被复制的，因为该术式终点较容易实现，随着导管操作的熟练，大多数电生理医师完全能实现该术式的消融线径。然而Pappone报道该术式可以达到85%以上的成功率，而且如此高的成功率并不随病例数的积累和随访时间延长而下降，这样高而且稳定的成功率却不是容易复制的，也曾引起不小的质疑。事实上，迄今为止能重复该术式效果的慢性房颤导管消融研究鲜见报道。Hocini等报道[72]参照该术式以消融线上电位小于0.1mV或局部电压下降80%以上，为消融终点仅能使55%的肺静脉达到隔离，亦即这样的消融终点是不能等同于肺静脉隔离的。同理可以推测，用这样的消融终点进行线性消融是无法保证消融线径的阻滞。当然，诚如Pappone所认为的，CPVA术式不评价肺静脉的彻底隔离和消融线径的双向阻滞，主要因素是对基质进行了充分的基质改良。然而基质改良充分与否又缺乏电生理标准（肺静脉电隔离、起搏验证的消融线双向阻滞）验证，主要凭借术者掌握，这使得该术式效果难以被其他电生理中心复制。德国Kuck中心的环肺静脉电隔离术式是目前国内各大电生理中心广泛采用的术式，

改进之处是采用单环状电极而不是双环状电极，每年采用该术式完成的病例数逾6 000~7 000例。临床实践已经充分证明了该术式的可行性、有效性和安全性，而且临床实践也证明环肺静脉电隔离治疗持续时间短于1年、左心房内径扩大不显著的持续性房颤效果较好，而持久性房颤效果不佳，这促使电生理学者认识到治疗慢性房颤，必须在隔离肺静脉之外消融破坏心房基质。Nademanee碎裂电位消融被认为是重要的基质改良方法。该中心报道的慢性房颤总成功率在80%以上，但是Oral报道单独采用碎裂电位消融慢性房颤成功率仅33%，迄今为止，尚未有将碎裂电位消融作为独立术式治疗慢性房颤的报道。目前多数学者将碎裂电位消融作为组合术式中的一个重要环节。法国Haissaguerre中心采用的逐步（stepwise）术式在电隔离肺静脉基础上，结合线性消融、碎裂电位、连续性电位消融慢性房颤，术中房颤终止率可达87%以上，二次消融成功率可达95%以上，然而该术式耗时较长，消融时间长达264±77min，由于不采用三维标测系统，X线透视时间长达84±30min，不利于临床推广；另一方面，该术式要求极高的导管消融技巧和深厚的电生理基础，二尖瓣峡部线性消融导管操作难度很高，风险较大；碎裂电位、连续性电位识别，特别是房颤转变为规律性房速或房扑时，针对房速或房扑的诊断难度往往很大，由于不采用三维激动标测，诊断有赖于深厚的电生理基础，使得进一步消融较为困难。由于上述因素，目前鲜见有其他电生理中心重复该中心的临床报道。

目前，慢性房颤消融尚未确立统一的标准术式，可以说仍然处于"百花齐放、百家争鸣"的局面。根据2008年ACC/AHA/ESC联合发布的房颤导管消融指南，选择合理的慢性房颤消融术式需要结合现有的文献报道和每个中心自身情况。目前采用组合术式较合理，综合考虑下环肺静脉隔离作为慢性房颤消融的基础术式，结合碎裂电位消融是切实可行的。

3 慢性房颤消融的经验

3.1 病例选择

3.1.1 慢性房颤消融适应证

❋ 年龄<80岁。合并或不合并高血压、冠心病、心肌病、先天性心脏病纠治术后，心脏瓣膜病(瓣膜病变纠正后)，药物或电转复3次以上不能维持窦性心律。

❋ 既往有脑卒中病史，此次消融距脑卒中至少3个月以上。

❋ 左心房前后径≤60mm。

❋ 经食管超声心动图检查排除左心房内无血栓；如有血栓予华法林抗凝治疗3个月，复查左心房内血栓消失后可行消融治疗。

❋ 临床心功能Ⅱ级以上，平卧位无胸闷、呼吸困难，左心室射血分数大于30%。

❋ 无严重器质性心脏疾病如严重瓣膜疾病、肺动脉高压或病因已解除的器质性心脏病。

❋ 无合并甲状腺疾病或甲状腺功能异常经治疗后已经恢复正常。

❋ 无外周血管及房间隔穿刺的禁忌证。

3.1.2 慢性房颤消融禁忌证

❋ 左心房有血栓患者，且根据病情考虑血栓未机化。

❋ 患有严重系统疾病，如肿瘤晚期、凝血功能异常、肺功能衰竭等重要脏器功能衰竭等疾病。

❋ 高龄患者、全身情况不能耐受手术。

❋ 不愿意接受房颤导管消融。

3.2 慢性房颤术中标测导管放置和房间隔穿刺特点

3.2.1 标测导管放置

除极少数小于0.5%不能配合的病例之外（此类病例通常极不能耐受疼痛或不能保持不动平卧于检查床上），整个标测和消融过程均在局部麻醉（利多卡因）＋镇痛（吗啡）或辅助镇静（地西泮）状态下进行。10极标测导管采用经左或右锁骨下静脉途径放置，若锁骨下静脉穿刺失败，经左股静脉替代途径放置普通4极标测电极于冠状窦内，以便于房间隔穿刺。注意锁骨下静脉穿刺需尽可能避免误穿锁骨下动脉，因术中充分肝素化、术后肝素、华法林抗凝，极易导致穿刺侧血胸。若不慎误穿锁骨下动脉，建议延迟1d后再行消融术。此外，术前发现心室率缓慢的慢性房颤，可以经左股静脉放置心室起搏电极，行临时保护性起搏。

3.2.2 慢性房颤的房间隔穿刺术

理想的房间隔穿刺要求主要有：极高的安全性、导管操作的舒适性和可到位性、鞘管可通过性。安全性是任何情况下房间隔穿刺的前提和基础，慢性房颤患者往往存在双心房的明显扩大，房间隔菲薄，因此房间隔穿刺往往可以安全地进行，甚至比阵发性房颤地房间隔穿刺更为安全，但是也正由于慢性房颤存在双心房扩大，容易出现房间隔穿刺部位不当，而这将会极大地影响导管操作的舒适性和可到位性，进而影响消融

进程。此外，风湿性瓣膜病金属瓣膜置换术后、房间隔缺损外科修补术后、房间隔缺损内科封堵术后，部分房颤复发患者的房间隔穿刺，均存在穿刺部位的瘢痕。一方面穿刺不容易通过房间隔，另一方面即使鞘管通过了房间隔，若不慎撤回右心房，再次试图进入左心房往往会存在困难，有时只能再次进行穿刺。慢性房颤的这些房间隔穿刺特点均有别于阵发性房颤的房间隔穿刺。

由于左心房明显扩大，正常卵圆窝凹陷消失，甚至向右心房侧膨出，穿刺针和鞘管向房间隔推送时容易向上滑动。此时需要人工弯曲房间隔穿刺针以增加针尖弧度，穿刺点选择常规偏下部位，以抵消穿刺时针和鞘管向上的位移（图9-35）。此外，慢性房颤往往也存在明显的右心房扩大。虽然卵圆窝正常的凹陷存在，但穿刺针和鞘管往往不易良好贴靠于房间隔，导致穿刺位置偏高。此时也需要人为增大穿刺针尖的弧度，以利于穿刺针和鞘管于房间隔良好贴靠（图9-36）。

慢性房颤房间隔穿刺的一个常见问题是穿刺位点选择偏前，即ＲＡＯ45°透视下穿刺鞘位于房室沟与左心房后缘影连线中点或更偏前，这将会导致环状消融右肺静脉导管操作产生困难（图9-37）。解决的方法是手工将房间隔穿刺针弯曲幅度加大的同时，房间隔穿刺针自上腔静脉向下滑的过程中，增加顺钟向旋转穿刺针的角度（不必拘泥于穿刺针尾端指示位于时钟的几点方向），使右前斜45°透视下穿刺针位于左心房后缘影与房室沟连线的后1/3至1/2。这样，就能避免消融右肺静脉导管操作的困难，使操作得以顺利进行。

此外，风湿性瓣膜病外科瓣膜置换

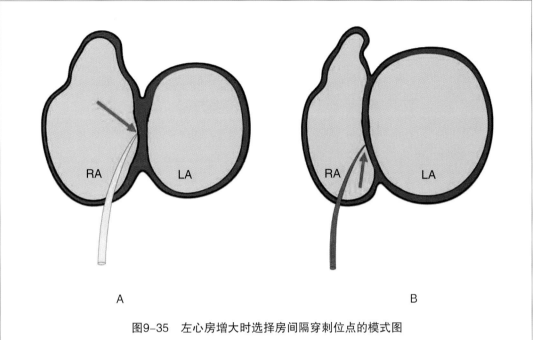

图9-35 左心房增大时选择房间隔穿刺位点的模式图

A.为正常情况下穿刺位点；B.为左心房增大时房间隔穿刺位点，由于卵圆窝生理凹陷消失，穿刺需要较正常情况下偏下，以抵消穿刺时针和鞘管的向上的位移

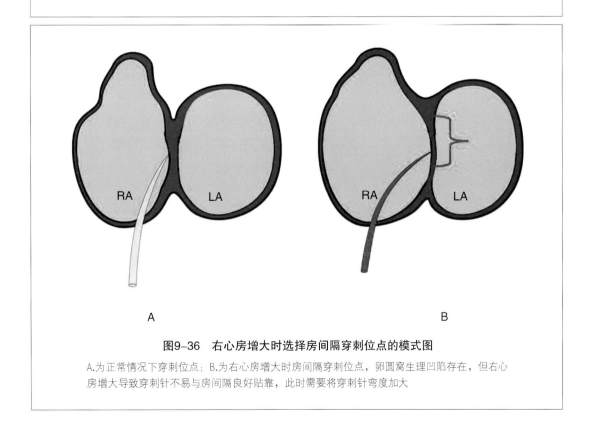

图9-36 右心房增大时选择房间隔穿刺位点的模式图

A.为正常情况下穿刺位点；B.为右心房增大时房间隔穿刺位点，卵圆窝生理凹陷存在，但右心房增大导致穿刺针不易与房间隔良好贴靠，此时需要将穿刺针弯度加大

术后及先天性心脏病房间隔缺损修补术后患者，除了要克服双心房扩大带来的挑战外，还需要克服房间隔切开缝合形成的瘢痕。通常这种情况下房间隔组织异常坚韧，此时需要适当加大房间隔穿刺的力量，使穿刺针顺利通过坚韧的瘢痕组织。即使穿刺针能顺利通过房间隔，鞘管往往很难通过，本中心的经验是借鉴二尖瓣球囊扩张术操作方法，可以先将二圈半导引钢丝经鞘管内芯送至左心房，然后送入二尖瓣球囊扩张鞘，扩开房间隔穿刺针眼后，消融鞘管多能

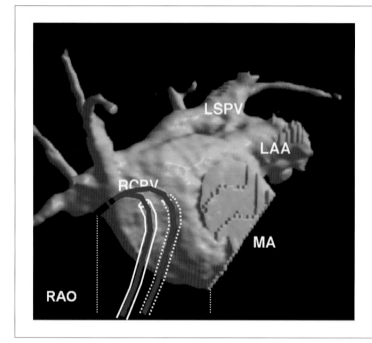

图9-37 慢性房颤左心房扩大时房间隔穿刺特点（右前斜位投照示意图）

虚线显示穿间隔位置偏前，位于左心房影后缘与房室环连线的中点以前，导致消融右肺静脉下壁前下、后下壁时导管弯度过大，与组织贴靠张力不佳，实线显示穿间隔位置较理想，位于左心房影后缘与房室环连线的后1/3与1/2之间，导管消融右肺静脉相应部位时与组织贴靠张力理想，导管操控性好

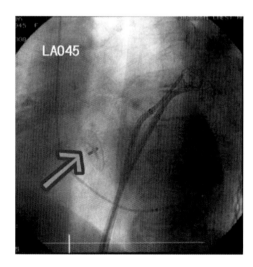

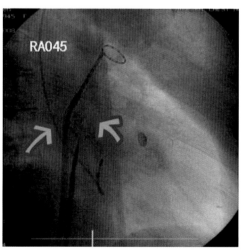

A   B

图9-38 房间隔缺损封堵术后房间隔穿刺部位与封堵器位置示意图

A. 提示左前斜位穿刺部位远离封堵器；B. 示穿刺部位距封堵器下缘少许距离

顺利通过房间隔，由于房间隔穿刺部位已经充分扩张，鞘管活动自如，利于消融操作的顺利进行。有房间隔缺损内科封堵术史的房颤患者不是导管消融的禁忌证，但为安全起见房缺封堵术距房间隔穿刺需1年以上，同时穿刺时尽量避开封堵伞。通常穿刺位置距离封堵器伞不小于2mm，以消除穿刺操作造成封堵伞的移位的危险（图9-38）。

3.3 慢性房颤消融术式的选择

目前，慢性房颤导管消融术式不统一，不存在所谓"标准术式"。这与房颤外科消融不同，后者的标准术式为Cox迷宫术，当然随着时间推移迷宫术也经历了不断改进和简化。实际上，各个电生理中心都有自成体系的慢性房颤消融策略，这取决于每个中心对于慢性房颤认识和对于消融术式的喜好，也因此形成了各个"流派"。因此，一个中心慢性房颤的消融术式，取决于电生理基础和能力，并权衡预期收益与潜在风险、效果和效率的关系。肺静脉隔离作为广为接受和掌握的治疗阵发性房颤的术式，最易被借鉴用来治疗慢性房颤。然而需要在肺静脉外干预一定的心房基质。碎裂电位消融难度虽大，但是进入的"门槛"不算高，线性消融难度较大，因为实现左心房内消融线径的双向阻滞绝非易事。综合考虑上述因素，本中心慢性房颤导管消融的基本术式为"组合"术式，即为环肺静脉电隔离＋心房碎裂电位消融术式。

目前的各大中心的消融经验均说明慢性房颤肺静脉触发灶的作用下降，而心房基质对于慢性房颤的自我维持至关重要。导管消融治疗慢性房颤要提高成功率，必须进行足够的心房基质改良。

而心房基质改良的方法以及程度，目前各大中心在认识和实践上还存在较大的差异。Pappone中心采用心房内线性消融、Nademanee采用心房内多部位碎裂电位消融、Haissaguerre中心采用逐步（stepwise）策略，即连续电位、组合碎裂电位消融、线性消融等多种方法。尽管上述消融基质的方法难以确切说明孰优孰劣，但目前逐渐趋于一致的是心房碎裂电位消融和线性消融。Pappone提出的线性消融，其消融术式最具特征性的是连接环肺静脉消融环线的左心房后上、后下壁消融线以及二尖瓣峡部的消融线。但是，Pappone并不严格评价上述消融线径的阻滞，消融线极易遗留GAP导致新的房速，这成为该中心线性消融方法的缺陷。而Haissaguerre采用严格的起搏和电位标测标准验证线性消融的双向阻滞，需要付出更多的X线透视时间和操作时间，Jais报道实现二尖瓣峡部阻滞68%患者需要在冠状窦内消融，射频放电时间超过20min。Hocini报道左心房顶部消融需要增加12min射频放电时间和超过20min操作时间。该中心慢性房颤平均消融时间长达264±77min，X线透视时间84±30min，尽管采用如此激进的消融策略如此，首次消融的复发率依然高达40%（多为房速）。再次消融发现复发的房速多与消融线径传导GAP有关，提示线性消融以双向阻滞为终点仍然存在较高的传导恢复的比例。

慢性房颤肺静脉消融是否必须实现肺静脉电隔离，目前尚存争议。根据Oral的报道[13]，单纯采用心房碎裂电位消融术式治疗100例慢性房颤，44%患者因复发接受再次消融。再次消融术中发现首次消融术后复发的主要机制是肺静脉内的快速电活动和折返活动。但也有学者报道慢性房颤环肺静脉消融实现隔离与否对临床成功率无显著影响。而Haissaguerre中心则坚持肺静脉电隔离终点，并采用单个环状电极验证肺静脉隔离。综合上述意见，本中心认为慢性房颤肺静脉消融以肺静脉隔离为终点是合理的，虽然肺静脉电隔离后有一定的传导恢复的概率，但电隔离肺静脉可以一定程度上消除肺静脉触发灶导致的房颤复发。对于持续时间较短的慢性房颤，2005年Ouyang报道[9]40例持续性房颤环肺静脉消融结果，临床成功率高达95%（35%患者接受二次消融）。临床上，对于部分（<4%）持续时间较短、心房内径内径无严重扩大的慢性房颤，环肺静脉肺静脉电隔离可以直接终止房颤或使房颤转变为房扑，提示肺静脉触发机制可能是此类慢性房颤自我维持的主导机制。此外，本中心认为慢性房颤环肺静脉消融实现电隔离是切实可行的，无须增加较多的X线透视时间和手术时间，完全能够保证消融的效率。

目前有关心房颤动动物模型和心内膜标测研究提示，碎裂电位可能是慢传导、微折返、波阵面碰撞、转子或碎裂波形成颤动样传导的关键部位，因而碎裂电位区域可能是慢性房颤维持基质的关键部位。自2004年Nademanee率先报道以来，此后碎裂电位消融报道逐渐增多，2008年Nademanee报道了674例高危房颤患者采用CFAE消融的结果，其中慢性房颤(持续性＋永久性)381例，术后随访836±605d，291例慢性房颤维持窦性心律（包括二次消融），总成功率为76.4%。2008年，Estner等报道单纯碎裂电位消融和碎裂电位消融＋环肺静脉隔离治疗持续性房颤的对照研究，研究入选77例持续性房颤患者，碎裂电位消融组23例，碎裂电位消融组合环肺静脉消融组54例，术后平均随访13±10个月，单纯碎裂电位消融组仅2例（9%）维持窦性心律，而碎裂电位组合环肺静脉消融组22例(41%)不服用抗心律失常药物维持窦性心律。目前多数中心将碎裂电位消融作为组合术式之一，较多见的是环肺静脉隔离＋碎裂电位消融这一组合术式。

3.4 碎裂电位消融的终点确定

本中心的消融实践未能重复Nademanee中心高达80%以上的慢性房颤消融终止比例，仅能使约30%患者的慢性房颤终止（包括10%慢性房颤消融终止，恢复窦性心律，20%慢性房颤消融转变为不典型房速或者房扑）。目前慢性房颤碎裂电位消融终点除了房颤终止或转为规律性房速或者房扑外，还设定另一个消融终点，即碎裂电位区域电位消失（振幅<0.05mV），约2/3的慢性房颤消融只能达到这个终点，此时需要采用直流电复律转复为窦性心律。消融终止和电转复后恢复窦性心律均不再通过心房Burst刺激诱发，而仅检验肺静脉隔离与否，若因消融房扑进行了线性消融，予以验证消融线径的双向阻滞。上述20%慢性房颤消融术中转变为规律性房速或者房扑，对此可以有两种处理方法，直接电转复或者进一步标测消融。（针对房速或房扑的进一步标测和消融的临床意义将在下一节阐述。房速和房扑的标测和消融参照相关章节。）由于术中消融了肺静脉和多个区域的碎裂电位，局部电位振幅往往较小，标测电位的起始部位较为困难，且由于电位较小，拖带标测往往不能很好地夺获心房；双电位、舒张期电位的存在可能干扰消融靶点的判断，使得术中房速的

标测往往较为困难。即使标测和消融成功一种房速，往往可以转变为另一种房速，此时必须从头开始标测，使得整个消融过程冗长和繁琐。

3.5 慢性房颤消融术中不同终点对临床疗效的影响

慢性房颤消融术中包括房颤终止直接恢复窦性心律、转变为房速/房扑再恢复窦性心律、转变为房速/房扑电复律、仍为房颤电复律四种术中终点。本中心既往一项研究结果说明，房颤消融术中不同阶段的不同终点影响临床疗效。研究入选124例患者，其中CPVA终止持续性房颤仅为4例，随访结果无1例复发；此项研究另有5例环肺静脉隔离后转为房速（其中2例消融终止，3例消融未终止），随访结果1例复发。115例进行

碎裂电位消融，结果直接终止房颤20例（占17.4%），随访中17例（占85%）无复发；转变为房速/规律性房扑24例（占20.9%），随访中17例无复发（占70.8%），碎裂电位消融后仍为房颤71例（占61.7%），随访中36例（占50.7%）无复发。按消融术中不同终点分组比较临床成功率可见，术中不同消融终点影响临床成功率（图9-39，40）。

另一个重要的问题是，对于慢性房颤消融术中转变为规律性房速或房扑是否有必要进一步消融？不消融或消融未终止是否影响临床成功率？目前关于此的临床研究不多见，本中心的资料来看，从图9-40可知，规律性房速/房扑进一步消融共有15例消融终止，随访中11例临床无复发，而另外14例规律性房速/房扑消融未终止，随访中10例无复发，两者

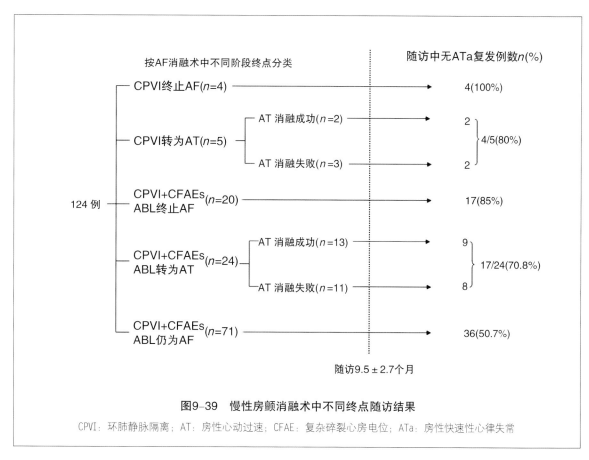

图9-39 慢性房颤消融术中不同终点随访结果

CPVI：环肺静脉隔离；AT：房性心动过速；CFAE：复杂碎裂心房电位；ATa：房性快速性心律失常

相比成功率无显著性差异，提示对于术中房速可能不必过于强调消融终止，房颤消融术中的房速可能为一过性的。当然这一结论的准确性受到此项研究病例数较少的影响。Chugh A 等[73]报道349例房颤环肺静脉消融术，结果术中71例（20%）自发或诱发规律性房速，该研究对于术中出现的房速不采取进一步消融，观察随访结果发现39例（55%）术后3个月内出现房速，其余32例（45%）患者未出现房速复发，随访中术后3个月内复发的早期房速有35%可自行消失。Chugh A等的研究结果说明术中房颤转变为房速/房扑，若不消融有55%早期复发房速可能性，但早期复发房速仍有1/3的机会随访中自行消失。综上所述，对于术中出现的房速或房扑，是否应该力求消融终止尚缺乏充分的文献以供分析，但是根据一般性经验，若能消融成功应该有助于提高成功率。

3.6 慢性房颤消融"组合式"术之一——环肺静脉隔离术

3.6.1 慢性房颤肺静脉前庭电组织学和解剖重构

众所周知，慢性房颤均存在不同程度的双心房扩大，不但发生了电重构，还存在明显的组织学重构和解剖重构。组织学重构早期主要体现在心肌细胞的变性和胶原增生，晚期体现在心肌间质纤维化。通过快速起搏4~6周建立犬持续性房颤动物模型。对犬肺静脉前庭部位研究发现，光镜下可见心肌细胞变性，胶原组织大量增生；电镜下心肌细胞的超微结构异常，主要累及线粒体和肌原纤维。随着房颤病程延长，逐渐转变为慢性房颤，将进一步出现心房肌和肺静脉前庭组织组织学改变，包括心肌细胞显著肥大、糖原颗粒取代肌原纤维及间质纤维化。解剖重构主要体现在肺静脉及

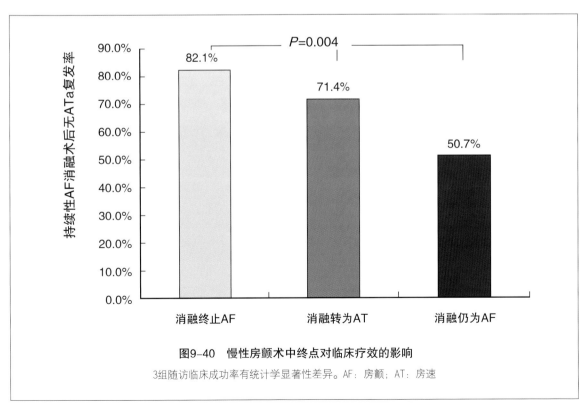

图9-40 慢性房颤术中终点对临床疗效的影响

3组随访临床成功率有统计学显著性差异。AF：房颤；AT：房速

前庭的扩张。其机制可能与充血性心力衰竭时左心室舒张末内压升高导致心室肌扩张相类似。慢性房颤状态下由于丧失了心房辅助泵功能，导致左心房压增高，而肺静脉并无类似房室瓣膜样的结构，故压力波形沿肺静脉前庭方向向肺静脉传导，使肺静脉及其前庭区域压力升高，导致肺静脉及前庭机械性扩张。

3.6.2 慢性房颤肺静脉前庭解剖重构的影像学特征

3.6.2.1 右肺静脉前庭解剖重构的影像学特征

房间隔穿刺后采用SWARTZ鞘管RAO30°造影，根据造影结果可将右肺静脉前庭的解剖重构可以分成3类：

❋ 上、下肺静脉均匀扩张（图9-41A）。

❋ 上肺静脉内径正常或相对缩小而下肺静脉显著扩张（图9-41B）。

❋ 上肺静脉显著扩张而下肺静脉正常或缩小（图9-41C）。

上述三者比例分别为40%、50%和10%。慢性房颤出现上述肺静脉内径的变化的机制尚不清楚，可能与长期房颤状态下左心房压力传导方向（均匀传导上下肺静脉或优势传导下肺静脉）及肺瘀血时肺血流重新分布有关。

肺静脉及前庭增宽对导管确定肺静脉开口有较大影响。下肺静脉下缘位置往往较低，要求导管有足够的向下弯度方能准确定位右下肺静脉下缘，同时确定下肺静脉后壁开口时要求导管有足够的逆时针旋转力量才能贴靠。同理，上肺静脉增宽要求导管确定前壁开口时顺时针旋转力量足够，确定后壁开口时逆时针旋转力量足够，确定顶部开口时要求一定的向上顶起的力量才能准确定口。对于上肺静脉内径正常或相对缩小而下肺静脉显著扩张情况，由于下肺静脉内径增宽，上肺静脉内径正常或缩小，导致肺静脉开口位置改变，使得右上肺静脉开口相对更靠前，下肺静脉开口更相对靠后，需要在定肺静脉开口时作出相应调整。

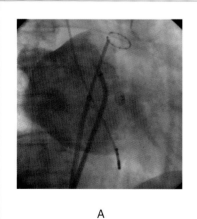 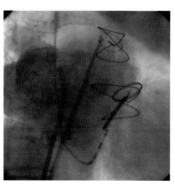 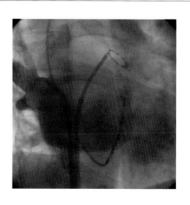

A　　　　　　　　　　B　　　　　　　　　　C

图9-41　慢性房颤RAO30°右肺静脉造影显示肺静脉及前庭解剖重构

A．显示右上、下肺静脉均增宽；B．显示右上肺静脉内径正常而右下肺静脉显著增宽；C．显示右上肺静脉显著增宽而下肺静脉正常

3.6.2.2 左肺静脉前庭解剖重构的影像学特征

房间隔穿刺后采用SWARTZ鞘管LAO45°造影，根据造影结果可将左肺静脉前庭的解剖重构可以分成3类：

※ 上下肺静脉均匀扩张，存在共干时显示巨大肺静脉（图9-42A）。

※ 下肺静脉内径正常或相对缩小而上肺静脉显著扩张（图9-42B）。

※ 下肺静脉显著扩张而上肺静脉正常或缩小（图9-42C）。

上述三者比例各为50％、40％和10％。肺静脉内径的改变必然伴随肺静脉开口位置和肺静脉走形的改变，对导管确定肺静脉开口同样影响较大。如图9-41A所见，肺静脉前庭显著扩张的病例可以见到呈"喇叭口"状，缺乏肺静脉与左心房连接处的转折，难以确定肺静脉开口位置，左下肺静脉扩张时其下缘开口往往较低，导致导管确定左下肺静脉开口下缘时需要呈大弯方能较好到位，同时左心房前后径扩大导致左肺静脉开口距离房间隔穿刺位点相对变远，

导管不容易贴靠于房顶部和左下肺静脉前壁、下壁。在确定左肺静脉前壁开口时，应给与导管足够的逆时针旋转力量，确定左上肺静脉顶部开口时，需要一定的向上"顶起"的力量。

3.6.3 慢性房颤肺静脉及前庭重构对环肺静脉隔离操作造成的影响

慢性房颤肺静脉及前庭的上述组织学和解剖学重构使得环肺静脉隔离有其特殊性。一方面由于心肌细胞变形和纤维化、心房扩张、心肌变薄，使得消融肺静脉前庭易于透壁，同时肺静脉肌袖电活动也存在组织学重构，心肌细胞变性和纤维化导致存活心肌细胞减少，肺静脉电活动频率往往较慢，易于识别激动顺序，根据环状电极标测最早激动部位，便于寻找传导GAP。上述因素均有助于实现肺静脉电隔离，而且一旦实现隔离也不易传导恢复；另一方面，肺静脉及前庭的解剖学重构使得正常的解剖关系受到破坏，使得某些部位导管操作困难，难以有效到位，或虽能勉强到位

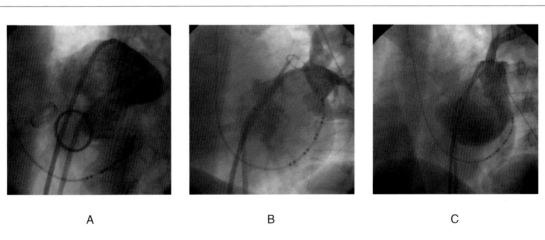

| A | B | C |

图9-42 慢性房颤LAO45° 左肺静脉造影显示肺静脉及前庭解剖重构

A．显示巨大共干左肺静脉；B.显示左下肺静脉内径正常而左上肺静脉显著增宽；C. 显示左上肺静脉细小、分为两支，左下肺静脉明显增宽

但贴靠不佳，不利于实现肺静脉电隔离。

3.7 慢性房颤消融"组合式"术之二——心房碎裂电位消融

3.7.1 碎裂电位的判断标准和标测方法

根据Nademanee 2004年提出的经典标准：① 由在50 ms内有>2个负向曲折构成的心房电图，或（和）在10 s以上记录中存在由延长激动波形成的连续曲折所造成的基线紊乱；② 在10 s以上记录中，存在极短周长(平均≤120 ms)的心房电图。

该定义要求导管在每一点的停留时间要10s左右，这在实践中往往很难做到，所以本中心采用以下标准：每个标测点符合以下标准之一：①计数10个AF周长平均小于120ms或短于同步记录的冠状窦平均周长；②局部电位呈连续性，无明显基线可辨。注意局部双极电压，碎裂电位双极电压一般要求在0.05~0.15mV之间，通常每一点观察时间在1~3s。

碎裂电位可以人工逐点标测（图9-43），也可以采用CARTO系统自带的碎裂电位软件自动进行。软件判断CFAEs算法：2.5 s连续记录低幅碎裂波（0.05~0.15 m V）或周长极短（70~120 ms），并计算ICL（interval confidence level)和SCI(shortest complex interval)，采用色阶在左心房三维结构图上显示（图9-44）。

碎裂电位区域目前被认为是子波折返的关键点和慢传导区。本中心一项基础研究证实，实验猪乙酰胆碱诱发房颤记录到的碎裂电位区局部Connexin43下调，存在明显的心肌纤维化（图9-45，46）。上述研究提示，碎裂电位区心肌细胞电传导各项异性明显，心肌纤维化又会导致局部电传导延缓，使得多个子波折返自我维持。

碎裂电位标测在时间和空间上存在稳定性。在30min内每隔约10min重复采集碎裂电位3次，可以观察到3次采集碎裂电位分布在时间和空间上存在良好的稳定性（图9-47）。

3.7.2 心房分区和碎裂电位标测结果

为便于描述碎裂电位标测结果，笔

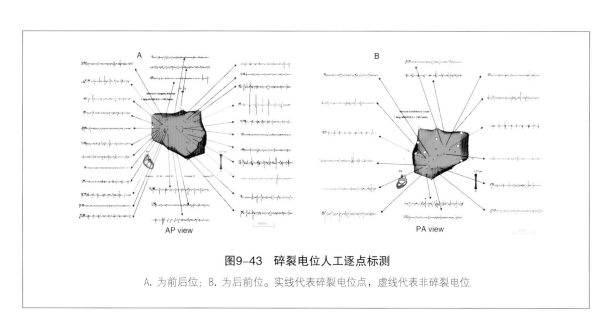

图9-43　碎裂电位人工逐点标测

A. 为前后位；B. 为后前位。实线代表碎裂电位点，虚线代表非碎裂电位

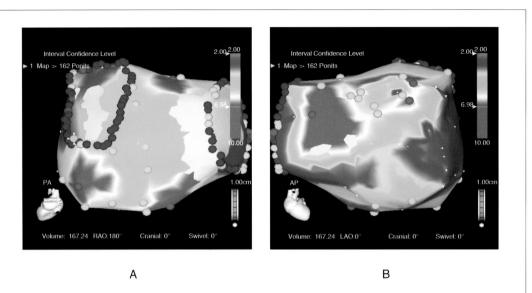

A   B

图9-44 碎裂电位软件自动标测。暗红色点连成的环为环肺静脉消融环

A. 为后前位，B. 为前后位。根据Interval Confidence Level 标准，7以上为红色区域，代表显著碎裂区域；2~7之间为中等碎裂区域；2以下为非碎裂区域。红色点为显著碎裂电位点，蓝色点为中等碎裂电位点，紫色点为非碎裂电位点

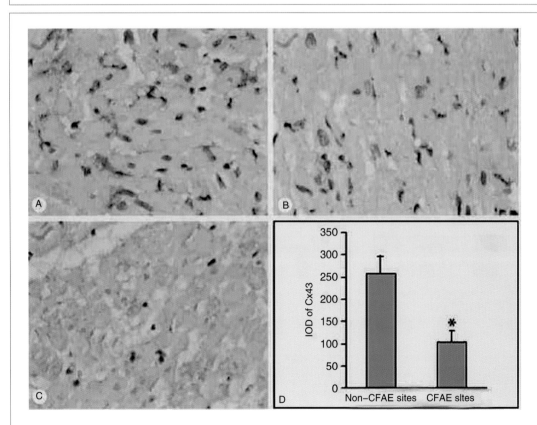

图9-45 免疫组化染色显示碎裂电位区（Connexin 43）表达下降

棕色区域表示Connexin 43阳性表达。A. 为非碎裂电位区；B. 为碎裂电位区；C. 为阴性对照。可见碎裂电位区Connexin43表达下降

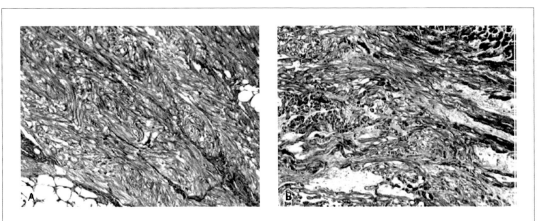

图9-46 Masson染色显示碎裂电位区纤维化加重

A. 为正常心房肌；B. 为碎裂电位区心房肌，可见碎裂电位区域心肌纤维排列紊乱，纤维化加重

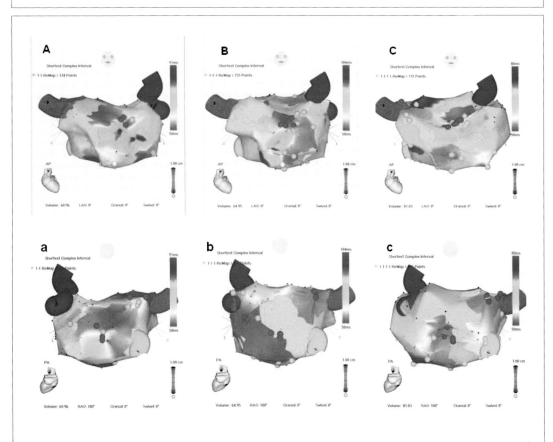

图9-47 每隔10min重复采集左心房碎裂电位显示结果

A、a分别为10min采集前后位和后前位；B、b为2min采集前后位和后前位；C、c为30min采集前后位和后前位，可见三者碎裂电位分布区域几乎吻合

者将左心房分为个6区域,另加冠状窦内一个区域,共7个区域(图9-48)。为避免食管损伤及左心房-食管瘘,除了环肺静脉隔离外,本中心不消融左心房后壁的碎裂电位。

根据本中心一项115例慢性房颤环肺静脉隔离后碎裂电位标测结果,我们发现碎裂电位最常见分布于左心耳基底部(1区)、房间隔和前壁(4、3区)、二尖瓣环后间隔(6区),其他区域也有分布(碎裂电位可以分布于左心房和冠状窦内的任何区域),见图9-49。

3.7.3 碎裂电位消融的结果

碎裂电位标测和消融通常需要耗费1~2h时间,消融部位视标测碎裂电位的范围而定。最终碎裂电位消融可以有以下几种结果:

※ 房颤继续维持,CS显示平均房颤周长无明显变化(延长<10ms)。

※ 房颤继续维持,但CS显示平均房颤周长明显延长(延长≥10ms)。

※ 房颤转变为房速或房扑。

※ 房颤终止恢复窦性心律。

需要注意的是,上述每一个结果均是每一点消融的最终综合效果。因此,不能说某消融终止点才是有效点而其他消融点均不是有效点,也无法事后推断仅仅消融某"关键点"就可以终止房颤。有关术中不同终点对于临床成功率的影响的研究结果参见本章第5小节。碎裂电位消融终止房颤过程主要又有两种表现形式:一是房颤平均周长逐渐延长,直至房颤终止或转变为房速/房扑(图9-50);二是房颤周长无逐渐延长

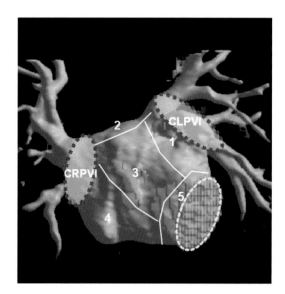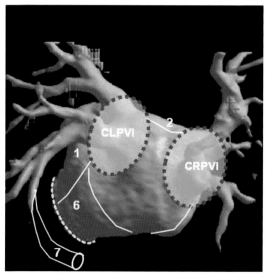

图9-48　碎裂电位分布的区域划分

将左心房和冠状窦内分为7个区域,分别是左心耳基底部(1区)、左心房顶部(2区)、前游离壁(3区)、房间隔左心房面(4区)、前二尖瓣环(5区)、二尖瓣环后间隔(6区)、冠状窦内(7区)。1-BAA: LAA底;2-ROOF: LA顶;3-AFW: 前游离壁;4-SEPTUM: 前隔;5-AMA: 前帽瓣环;6-PMA: 后巾隔瓣环;7-CS: CS内

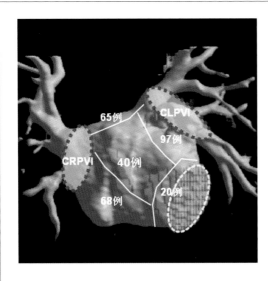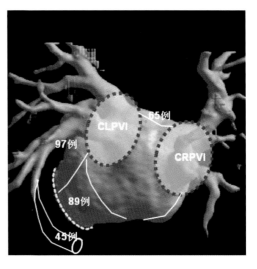

图7-49 115例慢性房颤碎裂电位分布区域

可见碎裂电位最常分布于左心耳基底部、房间隔和前壁、二尖瓣环后间隔

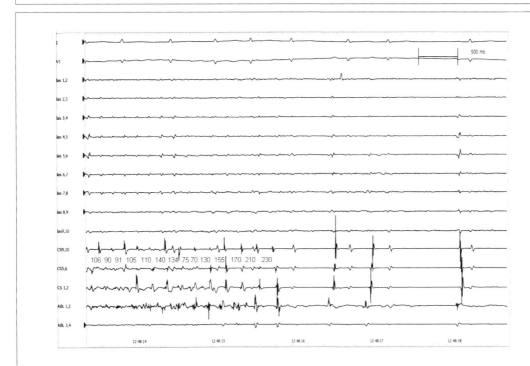

图9-50 碎裂电位消融房颤终止前周长逐渐延长

从上至下依次为Ⅰ、V1、Lasso1-2~Lasso9-10、CS9-10、CS1-2、ABL1-2、ABL3-4。可见终止前冠状窦(CS5-6)记录的房颤周长逐渐延长（70ms→130ms→155ms→170ms→210ms→230ms）

的过程，表现为房颤直接终止恢复窦性心律（图9-51）。

目前尚不清楚上述两种房颤终止方式是否反映消融了两种不同的房颤维持基质，其对临床成功率的影响还不明确。

本中心自2007年7月至2008年7月共有89例慢性房颤经碎裂电位消融转为房速/房扑或窦性心律，消融终止房颤的部位（图9-52）。

白色数字为消融终止恢复窦性心律的例数；括弧内黄色数字为消融转变为房速/房扑的例数。可见房颤转变为窦性心律最常见部位为左心耳基底部，其次为前壁和间隔，而房颤转变为房速/房扑的最常见部位为左心房前壁，其次为房间隔和左心耳基底部

3.8 应用"组合"术式治疗慢性房颤随访结果

2006年11月至2008年9月，本中心采用"组合"术式（环肺静脉隔离＋心房碎裂电位消融）共治疗慢性房颤患者332例。基线临床资料见表9-1。

平均随访时间13±7月，消融成功定义为3月后不服用抗心律失常药维持窦性心律，无房性快速性心律失常发作。结果：慢性房颤首次射频消融成功率60%（199/332），总成功率75%（249/332）。不同房颤病程的随访成功率（包括二次消融）（图9-53），可见各组间慢性房颤消融成功率差异有统计学显著性。

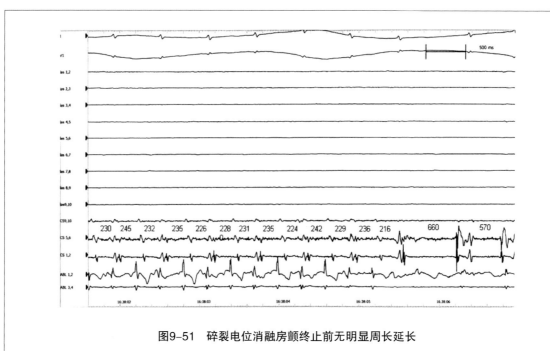

图9-51　碎裂电位消融房颤终止前无明显周长延长

从上至下依次为 I、V1、Lasso1-2~Lasso9-10、CS9-10~CS1-2、ABL1-2、ABL3-4。可见终止前冠状窦（CS9-10）记录的房颤周长无逐渐减慢的过程

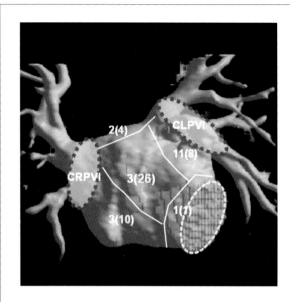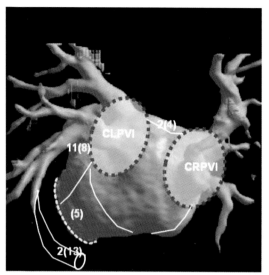

图9-52 89例慢性房颤碎裂电位消融终止为窦性心律和房速/房扑部位

表9-1 慢性房颤基线临床资料

参 数	结 果
总例数(N)	332
男性[n(%)]	205(61.7)
年龄(岁)	62.2 ± 10.1
LAD(mm)	46 ± 6
LVEF(%)	57 ± 7
病程(年)	5.6 ± 6.4
器质性心脏病[n(%)]	53(15.9)
风湿性瓣膜病(n)	31
心肌病(n)	9
冠心病(n)	8
肺源性心脏病(n)	2
房间隔缺损术后(n)	5
高血压[n(%)]	82(24.7)
糖尿病[n(%)]	19(5.72)
甲状腺功能亢进，[n(%)]	3(0.9)

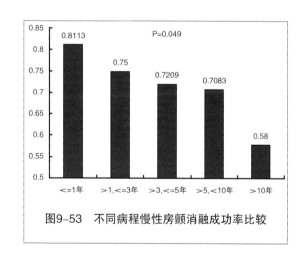

图9-53 不同病程慢性房颤消融成功率比较

对维持窦性心律组和复发组各变量进行单因素分析显示，房颤持续时间、左心房容积（根据CARTO系统计算）和左心房内径两组差异有统计学显著性（表9-2），对各变量进行多因素Logistic回归分析，可见房颤持续时间和左心房容积是慢性房颤消融术后复发的预测因素（表9-3）。

表9-2 复发组和窦律组相关变量单因素比较

组 别	年 龄（年）	性 别（男，例）	房颤持续时间（年）	左房内径（mm）	左房容积（ml）	左心室EF（%）	合并疾病（高血压，糖尿病）
复发组74例	64.7±9.3	50 66.67%	7.1±6.1	46.9±5.6	155.2±41.6	57.5±6.1%	22 29.33%
窦律组205例	63.0±10.7	120 58.82%	4.8±4.6	44.6±5.2	136.5±38.6	57.0±6.6%	48 23.53%
P值	0.200	0.172	0.012	0.002	0.001	0.519	0.283

表9-3 慢性房颤消融相关变量多因素回归分析

变 量	房颤持续时间	左房容积
95%可信区间	1.001~1.111	1.003~1.017
OR值	1.055	1.010
P值	0.045	0.006

参考文献

1. Oral H, Pappone C, Chugh A, et al. Circumferential Pulmonary vein ablation for chronic atrial fibrillation[J]. N Engl J Med, 2006, 354:934–941.

2. Haissaguerre M, Hocini M, Sanders P, et al. Catheter ablation of long–lasting persistent atrial fibrillation: Clinical outcome and mechanisms of subsequent arrhythmias[J]. J Cardiovasc Electrophysiol, 2005, 16: 1138–1147.

3. Moe G K, Abildskov JA. Atrial fibrillation as a self–sustaining arrhythmia independent of focal discharge[J]. Am Heart J, 1959, 58: 59–70.

4. Cox J L. Cardiac surgery for arrhythmias[J]. J Cardiovasc Electrohpysiol, 2004, 15:250–262.

5. Cox J L, Ad N, Palazzo T, et al. Current status of the maze procedure for the treatment of atrial fibrillation[J]. Semin Thorac Cardiovasc Surg, 2000, 12:15–19.

6. Ouyang F, Bänsch D, Ernst S, et al. Complete isolation of the left atrium surrounding the pulmonary veins: new insights from the double Lasso technique in paroxysmal atrial fibrillation[J]. Circulation,2004, 110: 2960–2968.

7. Haissaguerre M, Shah D C, Jais P, et al. Catheter ablation of chronic atrial fibrillation targeting the reinitiating triggers[J]. J Cardiovasc Electrophysiol, 2000, 11: 2–10.

8. Haissaguerre M, Sanders P, Hocini M, et al. Pulmonary veins in the substrate for atrial fibrillation: the "venous wave " hypothesis[J]. J Am Coll Cardiol, 2004, 43:2290–2292.

9. Ouyang F, Ernst S, Chun J, et al. Electrophysiological findings during ablation of persistent atrial fibrillation with electroanatomic mapping and double Lasso catheter technique[J]. Circulation, 2005, 112: 3038–3048.

10. Pappone C, Rosanio S, Oreto G, et al. Circumferential radiofrequency ablation of pulmonary vein ostia. A new anatomic approach for curing atrial fibrillation[J]. Circulation, 2000, 102: 2619–2628.

11. Pappone C, Rosanio S, Augello G, et al. Mortality, morbidity, and quality of life after circumferential pulmonary vein ablation for atrial fibrillation outcomes from a controlled nonrandomized long–term study[J]. J Am Coll Cardiol, 2003, 42:185–197.

12. Nademanee K, Mckenzie J, Kosar E, et al. A new approach for catheter ablation of atrial fibrillation: mapping the electrophysiologic substrate[J]. J Am Coll Cardiol, 2004, 43: 2044–2053.

13. Oral H, Chugh A, Good E, et al. Radiofrequency catheter ablation of chronic atrial fibrillation guided by complex electrograms[J]. Circulation, 2007, 115:2606–2612.

14. Oral H, Chugh A, Yoshida K, et al. A Randomized Assessment of the Incremental Role of Ablation of Complex Fractionated Atrial Electrograms After Antral Pulmonary Vein Isolation for Long–Lasting Persistent Atrial Fibrillation[J]. J Am Coll Cardiol, 2009, 53: 782–789.

15. Estner H L, Hessling G, Ndrepepa G, et al. electrogram–guided substrate ablation with or

without pulmonary vein isolation in patients with persistent atrial fibrillation[J]. Europace. 2008, 10:1281–1287.

16　Elayi CS, Verma A, Di Biase L et al. Ablation for longstanding permanent atrial fibrillation: results from a randomized study comparing three different strategies[J]. Heart Rhythm, 2008, 5:1658–1664.

17.　Verma A, Novak P, Macle L, et al. A prospective, multicenter evaluation of ablating complex fractionated electrograms (CFEs) during atrial fibrillation (AF) identified by an automated mapping algorithm: Acute effects on AF and efficacy as an adjuvant strategy[J]. Heart Rhythm 2008, 5:198–205.

18.　Porter M, Spear W, Akar JG, et al. Prospective study of atrial fibrillation termination during ablation guided by automated detection of fractionated electrograms. J Cardiovasc Electrophysiol, 2008, 19: 613–620

19.　Estner H L, Hesslinbg G, Ndrepepa G, et al. Acute effects and long–term outcome of pulmonary vein isolation in combination with electrogram–guided substrate ablation for persistent atrial fibrillation[J]. Am J Cardiol ,2008, 101:332–337.

20.　Takahashi Y, O'neill M D, Hocini M, et al. Characterization of electrograms associated with termination of chronic atrial fibrillation by catheter ablation[J]. J Am Coll Cardiol, 2008, 51:1003–1110.

21.　Haissaguerre M, Hocini M, Sanders P, et al. Catheter ablation of long–lasting persistent atrial fibrillation:Clinical outcome and mechanisms of subsequent arrhythmias[J]. J Cardiovasc Electrophysiol, 2005, 16: 1138–1147.

22.　Haissaguerre M, Sanders P, Hocini M, et al. Catheter ablation of long–lasting persistent atrial fibrillation: critical structures for termination[J]. J Cardiovasc Electrophysiol, 2005, 16: 1125–1137.

23.　Wijfels MCEF，Kirchhof CJHJ，Dorland R，et a1．Atria]fibrillation begets atrial fibrillation. A Study in awake chronically instrumented goat[J]s．Circulation, 1995, 92: l954–l968.

24.　Allessie M A. Atrial electrophysiologic remodeling: another vicious circle[J]? J Cardiovaae Electrophysiol, 1998, 9:1378–1393.

25.　Goette A, Honeyeutt C, Langberg JJ. Electrcial remodeling in atrial fibriflafion: Time course and mechanisms[J]. Circulation, 1996, 94: 2986–2976.

26.　Pandozi C, Santini M. Update on atrial remodeling owing to rate: does atrial fibrillation always beget atrial fibrillation[J]? Eur Heart J, 2001, 22: 541–553.

27.　Thiedemann K U, Ferrans V J. Left atrial ultrastructure in mitral valvular disease[J]. Am J Pathol, 1977, 89: 575–604.

28.　Morillo C A, Klein G J, Jones D L, et a1. Chronic rapid atrial pacing: Structural, functional and electrophysiological characteristics of a new model of sustained atrial fibrillation[J].

Circulation, 1995, 91: 1588–1595.

29. Kalifa J, Jalife J, Zaitsev A V, et a1. Intra–atrial pressure increases rate and organization of waves emanating from the superior pulmonary veins during atrial fibrillation[J]. Circulation, 2003, 108: 668.

30. Vijay Jayachandran J, Sih H T, Winkle W, et a1. Atrial fibrillation produced by prolonged rapid atrial pacing is associated with heterogeneous changes in atrial sympathetic innervation[J]. Circulation, 2000, 101: 1185.

31. Chan g C M, Wu T I, Zhou S M, et a1. Nerve sprouting and sympathetic hyperinnervation in a canine model of atrial fibrillation produced by prolonged right atrial pacing[J]. Circulation, 2001, 103: 22.

32. Gonzalez R A, Campos E O, Karmelic C, et a1. Acetylcholinesterase changes in hearts with sinus rhythm anti atrial fibrillation[J]. Gen Pharmacol, 1993, 24: 111–114.

33. Haissaguerre M, Shah D C, Jais P, et al. Electrophysiological breakthroughs from the left atrium to the pulmonary veins. Circulation, 2000, 102: 2463–2465.

34. Lang C C, Gugliotta F, Santinelli V, et al. Endocardial impedance mapping during circumferential pulmonary vein ablation of atrial fibrillation differentiate between atrial and venous tissue[J]. Heart rhythm, 2006, 3: 171–178.

35. Oral H, Knight B P, Tada H, et al. Pulmonary vein isolation for paroxysmal and persistent atrial fibrillation[J]. Circulation, 2002, 105: 1077–1081.

36. Lim T W, Jassal I S, Ross D L, et al. Medium–term efficacy of segmental ostial pulmonary vein isolation for the treatment of permanent and persistent atrial fibrillation[J]. Pacing Clin Electrophysiol, 2006, 29:374–379.

37. Haissaguerre M, Sanders P, Hocini M, et al. Changes in atrial fibrillation cycle length and inducibility during catheter ablation and their relation to outcome[J]. Circulation, 2004, 109: 3007–3013

38. Nakagawa H, Antz M, Wong T, et al. Initial experience using a forward directed, high–intensity focused ultrasound balloon catheter for pulmonary vein antrum isolation in patients with atrial fibrillation[J]. J Cardiovasc Electrophysiol, 2007, 18:136–144.

39. Schmidt B, Antz M, Ernst S, Ouyang F, et al. Pulmonary vein isolation by high–intensity focused ultrasound: first–in–man study with a steerable balloon catheter[J]. Heart Rhythm, 2007, 4:575–584.

40. Neumann T, Vogt J, Schumacher B, et al. Circumferential pulmonary vein isolation with the cryoballoon technique results from a prospective 3–center study[J]. J Am Coll Cardiol, 2008, 52:273–278.

41. Skanes A C, Jensen S M, Papp R, et al. Isolation of Pulmonary Veins Using a Transvenous Curvilinear Cryoablation Catheter: Feasibility, Initial Experience, and Analysis of Recurrences[J]. J Cardiovasc Electrophysiol, 2005, 16: 1304–1308.

42. Kenigsberg D N ,Wood M A, Alaeddini J, et al. Cryoablation inside the pulmonary vein after failure of radiofrequency antral isolation[J]. Heart Rh m, 2007, 4: 992–996.

43. Reddy V Y, Neuzil P, d'Avila A, et al. Balloon catheter ablation to treat paroxysmal atrial fibrillation: What is the level of pulmonary venous isolation[J]? Heart Rhythm 2008, 5:353–360.

44. Pappone C, Oreto G, Rosanio S, et al. Atrial electroanatomic remodeling after circumferential radiofrequency pulmonary vein ablation: efficacy of an anatomic approach in a large cohort of patients with atrial fibrillation[J]. Circulation, 2001, 104:2539–2544.

45. Pappone C, Manguso F, Vicedomini G, et al. Prevention of iatrogenic atrial tachycardi a after ablation of atrial fibrillation: A prospective randomized study comparing circumferential pulmonary vein ablation with a modified approach[J]. Circulation, 2004, 110: 3036–3042.

46. Stabile G M, Turco P, La Rocca V, et al. Is pulmonary vein isolation necessary for curing atrial fibrillation[J]? Circulation, 2003, 108: 657–660.

47. Ouyang F, Antz M, Ernst S, et al. Recovered pulmonary vein conduction as a dominant factor for recurrent atrila tachyarrhythmias after complete circular isolation of the pulmonary veins: lessons from double lasso technique[J]. Circulation, 2005, 111: 127–135.

48. Fuster V, Ryden L E, Cannom D S, et al. ACC/AHA/ESC 2006 guidelines for the management of patients with atrial fibrillation—a report of the American College of Cardiology/American Heart Association Task Force on Practice Guidelines and the European Society of Cardiology Committee for Practice Guidelines (Writing Committee to Revise the 2001 Guidelines for the Management of Patients With Atrial Fibrillation) [J]. J Am Coll Cardiol, 2006, 48: e149–246.

49. Jais P, Hocini M, Hsu LF, et al. Technique and results of linear ablation at the mitral isthmu[J]. Circulation, 2004, 110: 2996–3002.

50. Gerstenfeld E P, Callans D J, Dixit S, etal. Mechanisms of organized left tachycardias occurring after pulmonary vein isolation[J]. Circulation, 2004,110: 1351–1357.

51. Pappone C, Santinelli V, Manguso F, et al. Pulmonary vein denervation enhances long–term benefit after circumferential ablation for paroxysmal atrial fibrillation[J]. Circulation, 2004, 109:327–334

52. Oral H, Pappone C, Chugh A, et al. Circumferential pulmonary vein ablation for chronic atrial fibrillation[J]. N Engl J Med, 2006, 354:934–941.

53. Wells JL Jr, Karp R B, Kouchoukos N T, et al. Characterization of atrial fibrillation in man: studies following open heart surgery[J]. Pacing Clin Electrophysiol, 1978, 1: 426–438.

54. Konings K T, Kirchhof C J, Smeets J R, et al. High–density mapping of electrically induced atrial fibrillation in humans[J]. Circulation, 1994, 89:1665–1680.

55. Konings K T, Smeets J L, Penn O C, et al. Configuration of unipolar atrial electrograms during electrically induced atrial fibrillation in humans[J]. Circulation, 1997, 95: 1231–1241.

56. Scherr D, Dalal D, Cheema A, et al. Long and short term temporal stability of complex

fractionated atrial electrograms in human left atrium during atrial fibrillation[J]. J Cardiovasc Electrophysiol, 2009, 20: 13–21.

57. Lin Y J, Tai C T, Kao T, et al. Consistency of complex fractionated atrial electrograms during atrial fibrillation[J]. Heart Rhythm, 2008, 5: 406–412.

58. Roux J F, Gojraty S, Bala R, et al. Complex fractionated electrogram distribution and temporal stability in patients undergoing atrial fibrillation ablation. J Cardiovasc Electrophysiol, 2008, 19: 815–820.

59. Monir G, Pollak S J. Consistency of the CFAE phenomena using custom software for automated detection of complex fractionated atrial electrograms (CFAEs) in the left atrium during atrial fibrillation[J]. J Cardiovasc Electrophysiol, 2008, 19: 915–919.

60. Wu J, Estner H, Luik A, et al. Automatic 3D mapping of complex fractionated atrial electrograms (CFAE) in patients with paroxysmal and persistent atrial fibrillation[J]. J Cardiovasc Electrophysiol, 2008, 19: 897–903.

61. Tada H, Yoshida K, Chugh A, et al. Prevalence and characteristics of continuous electrical activity in patients with paroxysmal and persistent atrial fibrillation. J Cardiovasc Electrophysiol, 2008, 19: 606–612.

62. Quan K J, Lee J H, Van Hare G H, et al. Identification and characterization of atrio–ventricular parasympathetic innervation in humans[J]. J Cardiovasc Electrophysiol, 2002, 13:735–739.

63. Lin J, Scherlag B J, Zhou J, et al. Autonomic mechanism to explain complex fractionated elcctrograms. J Cardiovasc Electrophysiol, 2007, 18: 1197–1205.

64. Nademanee K, Schwab M C, Kosar E M, et al. Clinical outcomes of catheter substrate ablation for high risk patients with atrial fibrillation[J]. J Am Coll Cardiol, 2008, 51:843–849.

65. Marrouche N F, Martin D O, Wazni O, et al. Phased–array intracardiac echocardiography monitoring during pulmonary vein isolation in patients with atrial fibrillation: impact on outcome and complications[J]. Circulation, 2003, 107:2710 –2716.

66. Khaykin Y, Marrouche N F, Saliba W, et al. Pulmonary vein antrum isolation for treatment of atrial fibrillation in patients with valvular heart disease or prior open heart surgery[J]. Heart rhythm, 2004, 1: 33–39.

67. Kanj M H, Wazni O, Natale. How to do circular mapping catheter–guided pulmonary vein antrum isolation: the Cleveland Clinic approach[J]. Heart rhythm, 2006, 3:866–869.

68. Haissaguerre, M., Sanders, P., Hocini, M.,et al. Changes in atrial fibrillation cycle length and inducibility during catheter ablation and their relation to outcome[J]. Circulation, 2004, 109: 3007–3013.

69. O'Neill M D, Jais P, Takahashi Y, et al. The stepwise ablation approach for chronic atrial fibrillation–evidence for a cumulative effect[J]. J Interv Card Electrophysiol, 2006, 16:153–167.

70. Hocini M, Jais P, Sanders P, et al. Techniques, Evaluation, and Consequences of linear block

at the left atrial roof in paroxysmal atrial fibrillation: A prospective randomized study[J]. Circulation, 2005, 112:3688–3696.

71. Jais P, Hocini M, Hsu LF, et al. Techniques and results of linear ablation at the mitral isthmus[J]. Circulation, 2004, 110:2996–3002.

72. Hocini M, Sanders P, Jais P, et al. Prevalence of pulmonary vein disconnection after anatomical ablation for atrial fibrillation: consequences of wide atrial encircling of the pulmonary veins[J]. European Heart Journal, 2005, 26: 696–704.

73. Chugh A, Oral H, Lemola K, et al. Prevalence, mechanisms, and clinical significance of macroreentrant atrial tachycardia during and following left atrial ablation for atrial fibrillation[J]. Heart rhythm, 2005, 2: 464–471.

房颤合并器质性
心脏病导管消融

房颤是临床最常见的、最需要及时治疗的心律失常之一[1,2]，总人群发生房颤的危险性高达25％[3]。然而，长期以来房颤的治疗效果却并不理想。房颤严重的并发症更给患者带来了巨大的经济和社会负担。在西方社会，房颤的诊疗占用了近1％的社会医疗保险资源，如果再加上治疗相关并发症的费用其比例更为可观。近来，随着对房颤电生理机制的深入研究和分析，肺静脉及腔静脉局灶起源学说的兴起[4]，房颤导管消融治疗的时代已经来临。随着该项技术的成熟和稳定，已形成了诸如以肺静脉、心房解剖、碎裂电位、迷走神经、主导频峰等为不同靶点的一系列房颤导管消融术式，并且在无器质性心脏病房颤（即孤立性房颤）患者的治疗方面取得了近90％的长期成功率[5-8]。然而，所谓的孤立性房颤仅占房颤患者的3％[9]，而绝大多数房颤患者是合并有诸如瓣膜病、左心功能不全、心肌病、心外科术后、甲状腺功能亢进等器质性心脏病的患者。而且房颤和器质性心脏病的关系极其密切，两者互为危险因素，交织相伴。两者的关系就犹如罗马神话的医疗之神亚希彼斯（Asclepius）手中的蛇杖，蛇与杖的缠绕，就好比器质性心脏病和房颤的相互影响；并且，一旦器质性心脏病合并房颤，更会显著影响患者的预后及生活质量。不过，房颤合并器质性心脏病患者的病理生理学变化十分复杂，有些方面至今尚不能完全解释。可是，众多的电生理学家正努力攻克这最后的堡垒。伴随着房颤导管消融的黎明曙光，器质性心脏病合并房颤这一顽疾也终将被治愈。

1　流行病学

1.1　患病率

　　器质性心脏病患者的房颤患病率显著增高，Framingham研究[10]表明应用二维超声技术，室壁厚度每增加4mm，发生房颤的风险增加1.3倍。而对于心力衰竭的患者，男性和女性房颤发生率分别可增加8.5倍和20.4倍[11,12]。窦性心律的心衰患者，每年新发房颤2%~5%，而且心衰越重房颤发病率越高[13-17]。NYHA Ⅰ、Ⅱ、Ⅲ、Ⅳ级患者的房颤发生率分别为5%、10%、25%和50%[18,19]（图10-1）。肥厚性心肌病的患者，房颤发病率达22%~28%，比一般人群高4~6倍[20]。对于同时合并二尖瓣狭窄、二尖瓣反流和三尖瓣反流的患者，其房颤发生率可高达70%，如去除风湿性心脏病的影响，人群中房颤患者将会减少5%（男）和18%（女）[18]。此外，19%的房间隔缺损患者合并有房颤[21]，冠脉搭桥术后房颤发生率为40%[22]，瓣膜术后

为64%[23]，即使是无房颤的风湿性心脏病患者在换瓣术后，也有近15%的患者会出现新发房颤。同时，甲状腺功能亢进患者的房颤发生率可达13.8%，即使是亚临床型甲状腺功能亢进，房颤的发生率也可增加5倍[24]，60岁以上的老年甲状腺功能亢进患者的房颤发病率更可高达20%~40%。总之，在器质性心脏病人群中，房颤的患病率较一般人群普遍增高，并且往往造成更为严重的并发症，严重影响患者的预后和生活质量。

1.2　影响因素

1.2.1　遗传性影响因素

　　房颤和多种器质性心脏病在年轻患者中并不少见，并有家族多发性的特点，可见遗传因素在房颤和器质性心脏病的发生和发展中起到了一定的作用。已有多个基因被证实和房颤的发生有关[25-35]。在一个常染色体显性遗传的房颤家系中，已证实编码心脏钾离子通道的KCNQ1突变导致了房颤的发生，

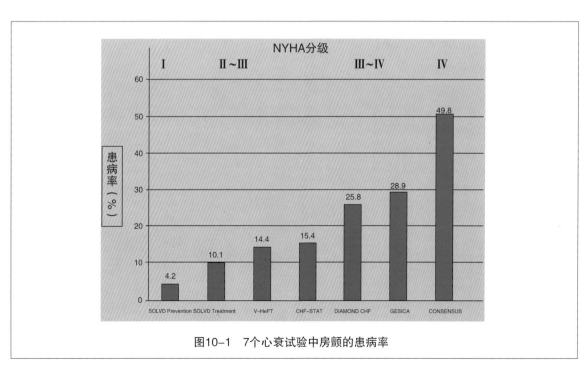

图10-1　7个心衰试验中房颤的患病率

值得注意的是该基因的突变同时也导致了左心功能不全的发生[26]。不过，房颤的基因学研究还有待进一步的深入。

特发性心肌病（扩张性或肥厚性）和基因突变的关系是所有器质性心脏病中最为密切的，也远甚于房颤。编码肌小节结构蛋白的基因突变是家族性肥厚型心肌病的主要致病原因，其中编码cMYBPC的基因是肥厚型心肌病的最为常见的致病基因之一[27]。而多种编码肌小节、细胞骨架、离子通道和调节蛋白的基因突变是家族性扩张性心肌病的主要致病原因。总体而言，家族性的房颤和器质性心脏病的发病年龄要明显早于获得性的患者。

1.2.2 获得性影响因素

器质性心脏病是房颤的主要致病或影响因素，诸如冠心病（34.8%）、心衰（33.1%）、风湿性瓣膜病（23.9%）、心肌病（5.4%）等均是房颤主要危险因素[28]（图10-2）。此外，年龄、高血压、性别、肥胖、糖尿病、甲状腺功能亢进、酒精摄入、外科手术和睡眠呼吸暂停综合症等均是影响房颤的危险因素[18]（表10-1，2）。而血清CRP[29]和同型半胱氨酸[30]的升高也预示着房颤危险性的增加。而对于心脏术后的患者，多因素分析指出房颤的影响因素包括：高龄、房颤或COPD史、瓣膜手术、术后停用β受体阻滞剂或血管紧张素转换酶抑制剂、补钾制剂以及非类固醇消炎药物。

就房颤对器质性心脏病的影响而言，房颤是影响器质性心脏病预后的主要因素之一，有26%~35%的心力衰竭由房颤引起[31]。冠心病患者合并房颤后7年存活率从80%降至38%[32]，死亡危险比高达1.98。急性心肌梗死后，曾发生房颤的患者5年后死亡率可高达56%，显著高于34%的通常水平[33]。而房颤显著增加风湿性心脏病患者血栓形成和动脉栓塞的风险。Framingham研究显示，风湿性心脏病合并房颤患者的脑卒中危险性是年龄

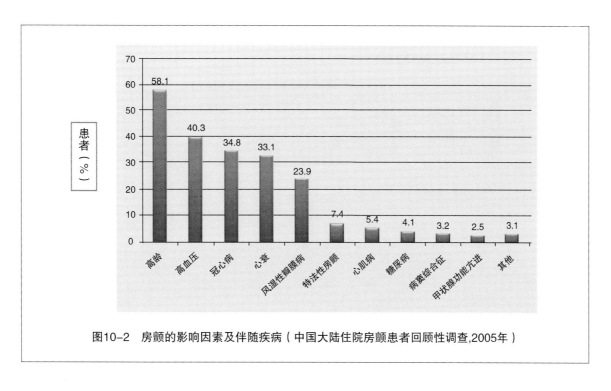

图10-2 房颤的影响因素及伴随疾病（中国大陆住院房颤患者回顾性调查,2005年）

匹配对照组的17倍，是非风湿性心脏病患者的5倍。心力衰竭的患者一旦合并房颤，其死亡率、死于泵衰竭的患者数、因心力衰竭住院率均显著升高[34]。SOLVD试验[34]研究了6 517名心衰病人，其中包括419名合并房颤病人，平均随访观察了3年，提示在校正了年龄、NYHA分级、治疗干预因素后，心衰合并房颤患者的死亡率仍比窦律患者显著增高（分别为34%和23%，*P*<0.001）。

其实，器质性心脏病和房颤对于多数患者是相伴而存的。譬如心力衰竭和房颤，Framingham研究[35]就显示，在最初诊断为房颤的患者中，已有26%的患者合并心力衰竭，并有16%进一步发展为心力衰竭。同样的，在最初诊断为心力衰竭的患者中，24%的患者已经合并了房颤，并有17%进一步发展成为房颤。可见，房颤导致心衰和心衰导致房颤的比例相近，两者相伴而存。和器质性心脏病、房颤单独发病相比，一旦两者同时存在，患者的症状将显著恶化，而死亡率也将明显增加[16,34,36]。

可见，一方面在房颤患者中合并器质性心脏病患者的比例很高，另一方面在器质性心脏病患者中房颤是严重影响预后的危险因素。因此，进一步提高器质性心脏病合并房颤患者的治疗效果在临床上有着重要意义。

2　发病机制

器质性心脏病合并房颤的病理生理学改变极其复杂，至今尚未完全阐明。不过，目前的研究显示神经激素激活、电重

表10-1　房颤影响因素：器质性心脏病（Framingham Heart Study）

器质性 心脏病	年龄校正OR		影响因素校正OR	
	男	女	男	女
心肌梗死	2.2	2.4	1.4	1.2
心力衰竭	6.1	8.1	4.5	5.9
瓣膜病变	2.2	3.6	1.8	3.4

表10-2　房颤的独立影响因素（Framingham Heart Study）

影响因素	男	女
心力衰竭	4.5（3.1~6.6）	5.9（4.2~8.4）
年龄	2.1（1.8~2.5）	2.2（1.9~2.6）
瓣膜病	1.8（1.2~2.5）	3.4（2.5~4.5）
高血压	1.5（1.2~2.0）	1.4（1.1~1.8）
糖尿病	1.4（1.0~2.0）	1.6（1.1~1.2）
心肌梗死	1.4（1.0~2.0）	1.2（0.8~1.8）

构和解剖重构，共同参与并形成了房颤和器质性心脏病的恶性循环，一方面器质性心脏病诱发并维持房颤；另一方面房颤致使器质性心脏病发展并恶化。

2.1 器质性心脏病引发房颤

器质性心脏病对房颤的影响通常是因为器质性心脏病可使心房有效不应期延长、传导时间延长、窦房结恢复时间延长、P波离散度增加和低电压区增加，最终形成房颤[36]，并使房颤逐步趋向于持续和稳定。这些变化还可能包括血流动力学、神经激素激活方面的改变和细胞内外的重构[37,38]。

器质性心脏病患者增大的心房压力和容量负荷，导致"组织拉伸"造成心房不应期的改变和触发活动的增加，使病人更易患房颤[39]。试验表明，犬心房拉伸导致犬心房不应期缩短、传导时间

延长、自发房性心律失常频率增加[40]。心房增大、房壁肥厚同样能通过增加自律性和除极复极异质性导致心律失常[40]。

器质性心脏病导致肾素血管紧张素醛固酮系统（RAS）激活，影响细胞外基质的合成及降解[39,41,42]，促使房颤的发生和维持（图10-3）。RAS系统的激活通过血管紧张素Ⅱ的增加促使细胞外基质纤维化[39,43]。间质纤维化能引起部分区域传导减慢导致心房复极离散度增加，使房颤易于发生[37,38,44]。而动物实验表明，血管紧张素转化酶抑制剂则能减轻这种心房传导减慢和心房纤维化程度[43]。自主神经系统的激活同样可以通过改变心房不应期诱发房颤[39]。

器质性心脏病可引起心房离子通道重构导致心内多种离子流改变。最显著的变化可能就是心房肌钠钙交换电流的

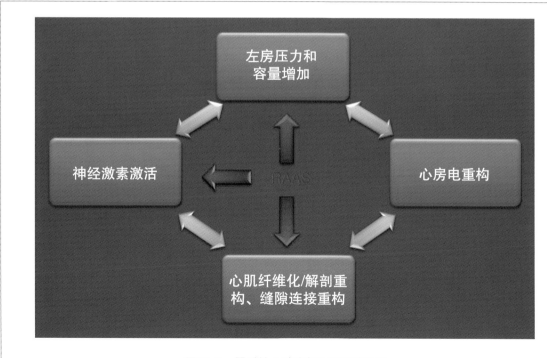

图10-3　器质性心脏病与RAS系统激活

明显增加[45,46]，它能导致延迟后除极化和触发活动的增加，从而使房早诱发房颤或其他类型的心律失常[46]。对于钙超载在促使房颤发生中的作用目前结果尚不一致[37]。而L型钙通道电流的减低既是房颤的结果也是房颤得以维持的条件[46]。总体而言，器质性心脏病导致多种心房电流异常，包括延迟整复电流、一过性外向K+电流和L型Ca2+电流的降低，Na+/Ca2+交换电流的增加，这些离子流的累积效应使得心房动作电位时程在缓慢心率时缩短，快速心率时延长[45]并最终导致房颤。

合并有瓣膜病变、心外科术后和其他器质性心脏病患者的房颤机制可能确实不同于"孤立性"房颤，而且既有上述的共同基础，又有不同的侧重（表10-3）。对于心外科术后的房颤患者，有多种假说来解释其发病机制，包括肾上腺素水平的升高、炎症性心包炎、心房切口、心房缺血、房早频发、心房不应期的改变以及折返形成等[47-49]。而瓣膜病变的房颤患者，则可能更多的是因为广泛的心房电-解剖紊乱，不可逆的心房肌纤维化等[50,51]。至于心肌病则因

为明显的心房肌纤维化[52,53]，心房内瘢痕形成导致慢传导、心房有效不应期离散度增加和心房间折返等房颤基质的产生[44,54,55]，并增加非肺静脉来源局灶的易感性[56]。而心肌病多有明显的左心房扩大及二尖瓣反流，也促使房颤发生。此外，发生于心室的肥厚也可同时发生于心房，导致肺静脉肌束的肥厚。心房肌肥厚在持续性房颤和药物治疗无效的房颤患者中非常多见[55]。Chen等[57]报道肥厚性心肌病患者的心房肌更厚且纤维化更为明显。对于甲状腺功能亢进的房颤患者，甲状腺激素可改变心房动作电位时程和去极化的速度，致使折返易于发生[58]。而且，有研究发现[59]，甲状腺素可以缩短肺静脉及心房的起搏样和非起搏样细胞的动作电位时程和不应期，增加异位触发和驱动的作用。这样使肺静脉易于形成短周长的不规则的折返样激动，最终诱发和维持房颤。而且甲状腺素不仅直接作用于心肌，还作用于整个循环系统。甲状腺素和儿茶酚胺的协同效应使儿茶酚胺的作用增强、心脏β肾上腺素能受体数目增加。使整个循环系统的血管阻力下降，心肌收缩力

表10-3　器质性心脏病导致房颤的不同机制

器质性心脏病	机　　制
外科术后	肾上腺素水平、炎症、心房不应期的改变以及折返形成等
瓣膜病变	心房电-解剖紊乱
心肌病	心房肌纤维化等基质的产生、增加异位局灶的易感性、心房扩大、肺静脉肌束肥厚等
甲状腺功能亢进	甲状腺素增加异位触发和驱动、作用于整个循环系统
冠心病	心肌代谢变化、心肌组织纤维化、离子泵功能障碍、电稳定丧失、复极弥散性增加、自主神经调节改变等

增强，心排血量增加。进而造成心脏前负荷增加，后负荷下降，心率加快，心房电兴奋阈值降低，诱发房颤。而冠心病患者，由于心肌长期慢性血供不足，心肌组织可发生营养障碍和萎缩，导致心肌组织纤维化，成为发生房颤的解剖基础。同时冠心病时心肌血流量恒定减少，心肌代谢变化和电稳定丧失也易导致房颤的发生。急性心肌梗死时心肌细胞膜的破坏，能量代谢所致的离子泵功能障碍以及自主神经调节的改变都可引起电活动不稳定性的增加，再加上心肌缺血增加了病变与正常心肌组织的复极弥散性，共同作用最终导致房颤。

2.2 房颤加重器质性心脏病

通常情况下，房颤通过使心室率增加、心室充盈时间减少、心房收缩作用减弱、心室率不规则、心排血量减少和血流动力学不稳定性增加，最终促使器质性心脏病患者发生心衰，导致临床预后显著恶化[60]。器质性心脏病和房颤不断交互影响，周而复始使病情不断恶化。其中发生心衰主要与心排血量降低有关，房颤时房室同步性丧失致使舒张期充盈不足，每搏量降低，舒张期心房平均压增高，心排血量可降低大约20%[61]。房颤时紊乱的心室律在降低心排血量的同时，也提高了右心房压和肺动脉楔压[62]，而充盈压的慢性升高则直接损害了容量内环境的稳定，导致体液潴留和进一步充盈压升高，最终加重病情，致使心衰发生（图10-4）。而冠心病的患者在急性房颤发作时，由于失去了心房的收缩功能，加上心律的不规则、快速的心室率、冠脉粥样硬化时冠脉扩张程度降低，使得冠脉血流更不能适应心肌的血供需要，反过来也增加了心肌的电不稳定性，使房颤倾向维持。

房颤引起的电重构也是导致心衰的重要诱因。房颤动物模型提示许多离子通道功能的改变使心房传导速度和复极减慢并促使房颤维持[63]。对于钙超载在促使房颤发生中的作用目前结果尚不一

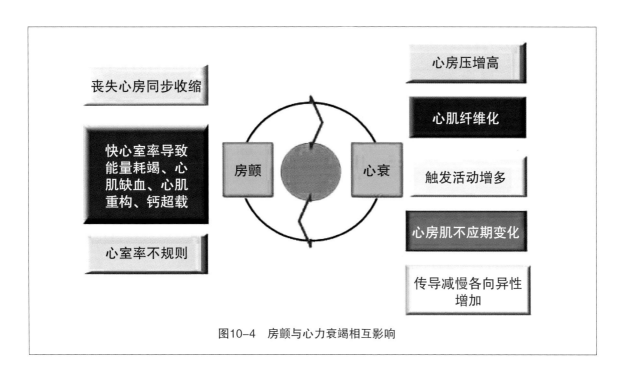

图10-4　房颤与心力衰竭相互影响

致。参与细胞间传导和通讯的连接蛋白的改变也可以在快速起搏诱发的房颤模型上见到。此外，由于持续性房颤引起心房肌萎缩和纤维化，房颤病人的ANP（心房利尿钠多肽）和内皮素的水平常明显提高[64]。而内皮素能引起强烈的血管收缩、心肌细胞增长、正性肌力作用，长期作用促使心衰的发生。不过，这些细胞内、外变化在房颤加重器质性心脏病方面的机制仍在研究中[46]（图10-5）。

2.3 心动过速性心肌病

房颤加重心衰的机制中，最为明显的是继发于快速心室率的心室功能减退。快速起搏诱发的心衰动物模型显示，心排血量在24h内就开始下降，在其后5周内心排血量持续下降并出现房颤。而且，即使心动过速的发作频率少到每日10％~15％仍会引起心功能的损害。心动过速引起心功能不全的机制有很多，目前认为，心肌能量耗竭是其主要

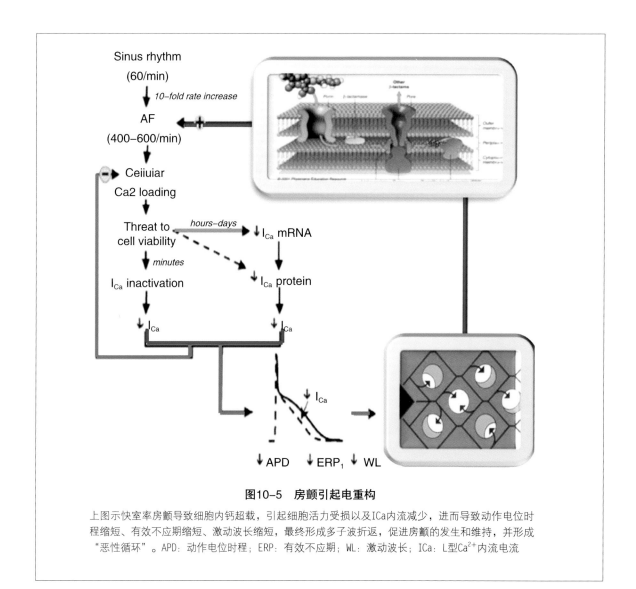

图10-5　房颤引起电重构

上图示快室率房颤导致细胞内钙超载，引起细胞活力受损以及ICa内流减少，进而导致动作电位时程缩短、有效不应期缩短、激动波长缩短，最终形成多子波折返，促进房颤的发生和维持，并形成"恶性循环"。APD：动作电位时程；ERP：有效不应期；WL：激动波长；ICa：L型Ca^{2+}内流电流

机制。起搏诱发的心衰模型显示心肌能量储备减低，包括高能磷酸盐的耗竭如ATP，同时也观察到了线粒体结构和功能的异常。心动过速导致的心室功能损害中心肌缺血可能也起了作用，即使患者并没有影响血流量的冠脉狭窄。反复持续的快速心室率将导致心肌缺血，缺血程度可能并没有达到心肌坏死的程度但足以引起心肌顿抑导致可逆性的心功能不全。实验观察到的心内膜及心外膜血流比异常和冠脉储备功能损害都支持上述的观点。此外，心动过速导致心肌缺血、钙离子调控异常、细胞内外基质重构等也在心室功能异常中起到了一定的作用（图10-6）。

钙离子调控异常是失代偿期心力衰竭的一个显著特征，快速的心室率也能加重这种异常。它可能在心动过速导致的心室功能恶化中起了重要作用，对实验模型的观察也发现了这一点。实验证实钙离子通道活动的异常和肌浆网钙转运的异常。尽管这些异常与心室功能异常的程度相关，但目前仍不清楚钙离子调控的异常如何直接引起了左心室功能的减退。有人推测，对钙离子敏感度的减低、异常的兴奋收缩耦联或改变了的钙离子动力学在其中起了重要的作用[65]。

心动过速诱发心肌病的研究中最受关注同时也是从临床角度来看最为重要的一点就是，对特定的病人进行心室率控制能显著控制甚至完全控制诱发的心肌病变[66]。对于每个病人来说实际的心室功能恢复程度完全不同。心室功能的改善在心动过速纠正后的头几周最为显著，此后延续一个缓慢的改善过程长达6~8个月[67]。恢复程度取决于心动过速所持续的时间和伴随的心脏疾病并可能是部分的或完全恢复，但也可能根本无法恢复。

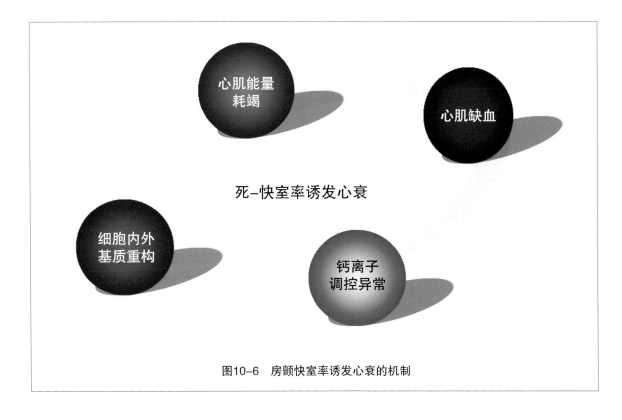

图10-6 房颤快室率诱发心衰的机制

对慢性心动过速的纠正可以改善症状、提高运动耐量和左心室射血分数[67]。心动过速终止后左心室结构最明显的改变是左心室舒张末径的缩短[67]（表10-4）。快速房颤病人复律后1周内心房功能就能恢复正常，而左心室功能和峰氧耗恢复正常却需要数周或数月[65,68]。提示心室肌病变的恢复较心房功能的恢复在心功能的恢复中更为重要。

在一系列临床研究的基础上逐渐形成了心动过速性心肌病的概念。所谓快速性心肌病，是指由心动过速（HR>120次/min）诱发的，经心室率或节律控制可逆转的左心室功能障碍[82-85]。根据定义，心动过速性心肌病是指继发于长期心动过速的左心室功能受损，心室率控制到正常范围后能完全或部分逆转。在房颤伴快速心室率且有左心室功能障碍的患者，临床上的困惑是其左心室功能障碍多大程度上来源于过快的心室率，多大程度上来源于原有心脏疾病，这个问题有点像"鸡和蛋"的问题[86]。Grogan等[83]研究指出，房颤伴严重左心衰诊断为原发性扩张型心肌病拟行心脏移植的患者并不需心脏移植，其实是快速性心肌病，经充分的心室率控制可以逆转。Van den Berg等[87]推论，那些慢性房颤并左心室功能障碍而又无明显快速性心肌病表现的患者，可能已经发生了隐匿性的改变，称为隐匿性心动过速性心肌病，可能是由于心室非生理性反应或运动及日间活动时的室率控制不

表10-4　慢性心动过速纠正后心超评价心室功能的比较

作者	病历数	LVEF（%）			FST（%）			LVEDD（%）			心率（次/min）	随访（月）
		Bef	EFU	LFU	Bef	EFU	LFU	Bef	EFU	LFU		
Packer[69]	8	19*	33***	45***							149	24
Cruz[70]	7	36	43	59**	21	25	34**	56	52	49	140	156
Gillette[71]	2				14		29	60		46	150	5
Lemery[72]	1				18		38	62		57	200	132
Peters[73]	1	18*		54*							120~160	120
Rabbani[74]	1	14*	42*	62*							120~170	24
Chen[75]	14	38*	44*	46***	28	34	36**	55	56**	51**		
Heinz[76]	10				28	35**		56	55			
Kieny[77]	12	32*		53***	20		28**	63		56**		
Grogan[78]	10	25		52								
Twidale[79]	14	43*	49***									
Van Gelder[80]	8	36	53**	53**							123	10
Rodriguez[81]	12	43		54**				54		50**	112	132

LVEF：左心室射血分数；FST：左心室短轴缩短率；LVEDD：左心室舒张末期内径；Bef：室率控制前；EFU：近期随访（近1月）；LFU：晚期随访（超过2月）。＊＝放射性同位素射血分数；＊＊＝P<0.05

良，甚至由心室节律不整等导致的。慢性房颤患者中，不适当心动过速是相当常见的，并可为某些左心室功能障碍的形成奠定基础。另外，研究[88,89]表明单纯心室节律不规整就可诱发血流动力学异常。Ueng等[90]进行了一项研究，对慢性房颤患者行房室结射频消融+起搏器植入以获得规整的心室节律，结果表明血流动力学异常获得迅速明显的改善，左心室充盈压降低，心排血量提高10%。消融后进行为期1年的随访，症状和运动耐量改善，NYHA心功能分级降低，住院次数和心衰发作次数减少。同时，该研究对比药物室率控制的患者，发现其血流动力学和超声心动图参数没有改变。2000年，Redfield等[91]提出，在临床实验中凡是房颤发生前无明显左心室功能障碍，房颤发生后出现心室收缩功能障碍的所有房颤患者都应考虑快速性心肌病的诊断。

房颤与心室功能障碍之间的关系十分复杂，远不是简单的因果关系。有些患者的左心室功能不全是由房颤直接引起的（这些患者是真正的明显的心动过速性心肌病），有些患者的左心室功能不全与房颤根本就没有关系，有些患者原有的左心室功能不全与隐匿性快速性心肌病共同存在。

3 房颤的治疗目标——节律还是室率控制

房颤的治疗长期以来存在着两种治疗目标的争论，也就是维持窦性心律还是控制心室率？如前所述，对于房颤合并器质性心脏病的患者而言，更容易导致心衰的发生，究竟哪种治疗目标能更好地改善患者的症状、生活质量、长期预后呢？这种治疗目标的选择显然更应慎之又慎，因为房颤对于心衰患者的预后影响甚大，反之亦然。就机制而言，毫无疑问窦性心律是符合生理的最佳选择。众所周知，房颤可通过一系列病理生理的改变致使心衰的发生，而心衰又能促进房颤的发生和维持，也许控制室率确实在某些方面针对了房颤和心衰交互恶化的机制，但是唯有窦性心律才是彻底阻断恶性循环的最佳选择。不过，在实际临床治疗中，维持窦性心律和控制室率的方法有很多，这也造成了房颤治疗目标的长期争论。

3.1 节律还是室率控制

快室率的房颤可导致心室收缩功能下降和临床心衰的发生，不过研究显示无论是心室率控制还是维持窦性心律，均能很好的逆转这一临床进程[92]。临床上长期争论，究竟维持窦性心律还是控制心室率更有利呢？AFFIRM和RACE两项大型研究[93,94]指出，节律控制并不比室率控制降低更多的死亡率。此外，由于节律控制的患者抗凝不规则，导致节律控制患者的不良事件（包括脑卒中）比室率控制患者高。进一步亚组分析表明，对于合并心衰的患者，节律控制并没有显著改善患者的死亡率、住院率、NYHA心功能分级，心衰患者没有从节律控制治疗中获益[95]。一项单独的大型研究AF-CHF[96]也显示，室率控制或节律控制两种治疗选择，在降低房颤合并心衰患者的总死亡率方面并没有差别（图10-7）。在AFFIRM和RACE研究中，房颤导致新发心衰的比例在室率控制和节律控制组之间也没有差别（2%~5%）[97]。

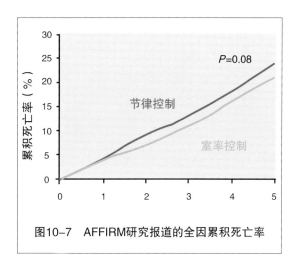

图10-7　AFFIRM研究报道的全因累积死亡率

　　但是，室率控制就优于节律控制？也不尽然。其一，上述室率控制的获益很可能来源于应用了β受体阻滞剂，而β受体阻滞剂在心衰的治疗中大有裨益，能显著改善死亡率、住院率和心功能贮备[99,100,101]。也许更多地应用了β受体阻滞剂会对低EF人群的分析结果有所影响。其二，AFFIRM研究的设计是用来比较2种不同治疗方法的，而不是比较窦性心律和房颤。因此，不能将节律控制和窦性心律简单的划上等号。进一步分析AFFIRM研究提示，维持窦性心律较房颤可以减少47%的死亡风险，而使用抗心律失常药物及伴有的心衰分别增加死亡风险49%和54%，从而抵消了维持窦性心律的效益[102]。同样的，进一步分析RACE研究中[103]的心衰合并房颤患者，尽管维持窦性心律和房颤患者的终点事件并无差别，但是终点事件的类型却大有不同：维持窦性心律患者的死亡率、出血事件、住院率以及起搏治疗发生率均较低。作者指出，对于轻度到中度的心衰患者，如果窦性心律能够得到维持，则获益将更多。此外，CHF-STAT[104]以及DIAMOND[105]研究亦显示

转复窦性心律的心衰患者死亡率下降。另一项比较索他洛尔和胺碘酮的研究[106]也显示，窦性心律和房颤相比能显著改善生活质量。其三，节律控制组采用的抗心律失常药物的副作用很可能影响了最终的分析结果，胺碘酮等抗心律失常药物严重的不良反应很可能抵消了节律控制所带来的益处。并且，AFFIRM研究中，窦性心律的维持率在节律控制组并不高（5年63%），也是影响最终结果的因素之一（图10-8）。因此采用能避免抗心律失常药物不良反应和有更高成功率的方法来维持窦性心律，可能会得出不同的结果。

　　综上所述，AFFIRM研究的结果并不意味着窦性心律的失败，至多是抗心律失常药物这一节律控制方法的"滑铁卢"。于是，近年来各种崭新的节律控制和室率控制的方法层出不穷。

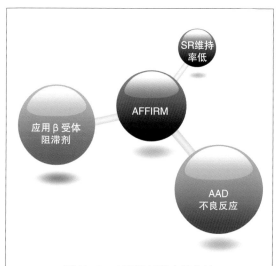

图10-8　AFFIRM研究的争论

AFFIRM研究只是用来比较在药物治疗层面节律控制或室率控制的优劣，而不是比较窦性心律和房颤。AFFIRM的结果只能说明抗心律失常药物在节律控制方面并不优于室率控制，而并非说明房颤心律优于窦性心律。AAD：抗心律失常药物

3.2 节律、室率控制的新方法及比较

在后AFFIRM时代，新的更有效的维持窦性心律的房颤治疗方法已经产生。RAAFT[107]、CACAF[108]、A4[109]、APAF[110]等大型临床研究均表明房颤导管消融的成功率远远高于抗心律失常药物，并且能改善患者的生活质量。

对于室率控制而言，房室结消融加起搏治疗的研究也有了进一步的突破（表10-5），Tops等[111]随访55例接受房室结消融加永久右心室起搏的慢性房颤患者发现，长期的右心室起搏对左心室同步化以及左心室功能产生不良影响，49%的患者出现左心室失同步化，致使心衰症状加重，左心室功能下降，左心室扩张。对比传统的单纯右心室起搏，有效的双心室起搏可以提高慢性房颤并心衰患者的运动耐量。一个随机、单盲、对照、交叉的研究[112]比较双心室起搏和传统右心室VVIR起搏对慢性房颤合并左心室功能下降患者的疗效，59例宽QRS波、NYHA Ⅲ级、心室率缓慢而必须行永久起搏的患者入选，初级终点为6min步行距离，次级终点是最大耗氧量、生活质量、住院率以及死亡率。结果显示双心室起搏组6min步行距离提高9.3%，最大耗氧量增加13%。房颤的房室结消融加起搏治疗的目的并不是为了减少房颤的发作，而是为了缓解房颤时快速心室率导致的症状和后果。Leon等[113]观察连续20例因永久性房颤行房室结消融加右心室起搏治疗6个月以上且并发严重心衰的患者（LVEF≤0.35，NYHA Ⅲ或Ⅳ级），升级为双心室起搏后随访3~6个月，结果显示，NYHA、LVEF分别提高29%和44%，左心室舒张末期内径（LVEDD）、左心室收缩末期内径（LVESD）分别下降6.5%和8.5%，明尼苏达心力衰竭生活质量问卷（minnesota living with heart failure survey）积分增加33%。Valls-Bertault等[114]研究连续16例行房室结消融加单纯右心室起搏的永久性房颤的患者，随访时间为20±19，均因严重心衰而成功升级为双心室起搏。对比14例存活者基线水平和治疗6月后的相关参数，结果显示，LVESD、LVEDD、肺动脉收缩压力分别下降8%（$P=0.001$）、4%（$P=0.08$）、17%（$P < 0.0001$），心胸

表10-5 合并心衰房颤的室率控制新方法

研究	介入治疗方法	结 果
Brignole[115]	房事结消融+VVIR vs 药物治疗	*AVNA/VVIR *心功能和生活质量无明显改善 *死亡率无差异
Etienne[117]	双室起搏VS单左室起搏	*无论窦律或房颤，两组的楔压和收缩压均改善 *未评价临床症状
Leclercq[118]	双室起搏	*显著改善运动耐量和症状 *仅房颤组改善射血分数
Leclercq[119]	双室起搏VS单右室起搏	*双室期改善6min步行试验和峰值氧耗量的结果 *双室起搏降低心衰失代偿再入院率

比率下降5%（*P*=0.04），二尖瓣反流面积下降40%（*P* < 0.05），NYHA分级显著提高，LVEF升高17%（*P*=0.11），LVFS升高24%（*P*=0.01）。MUSTIC[115]研究亦表明，无论窦性心律还是房颤心律的心衰患者都能从双心室起搏治疗中获益。那么房室结消融加心室再同步化起搏治疗既可以稳定心律，又能避免单纯右心室起搏对心功能的进一步损害，是否能够成为心衰合并房颤患者的选择从而替代导管消融术呢？

2008年，《新英格兰医学杂志》上发表的PABA-CHF研究[120]给出了这个问题的清晰答案。PABA-CHF是一项随机双盲研究，旨在比较肺静脉导管消融（PVI）和房室结消融加双室起搏（AVN-BiVP）对于NYHA分级II/III级和LVEF<40%的房颤合并心衰患者的疗效。研究中同时应用改善心功能的药物，如β受体阻滞剂、ACEI/ARB和螺内酯（NYHA III），并充分控制患者的心室率。所有患者（即使维持窦性心律）均应用华法林正规抗凝治疗，控制INR在2~3。随访6个月，评价患者的6min步行试验（6MWT）、（LVEF）以及生活质量（MLWHF量表）。81例患者入选，39例进行PVI，38例进行AVN-BiVP治疗。平均年龄60岁，平均LVEF28%，LA直径48mm，6MWT约270m，55%的患者为阵发性房颤。初步结果显示，PVI组的MLWHF评分改善，而AVN-BiVP组则没有变化。PVI组维持窦性心律的比例约72%，联合应用抗心律失常药物成功率增加至>90%（表10-6）。PABA-CHF研究的结果表明，导管消融在房颤合并心衰的治疗上更有优势。而且，这种优势在慢性房颤患者的治疗中更为明显。不过研究也指出，对于绝大多数患者PVI加CRT治疗可能更为合适。可见，选择导管消融维持窦性心律，对于房颤合并器质性心脏病的患者而言，可以改善患者的预后，减少心衰的发生。当然，目前的结果还不完善，尚需要进一步更为全面的大型临床随机对照研究。

在后AFFIRM时代，对于房颤合并器质性心脏病的患者采用复律治疗，维持窦性心律，仍然是非常重要的。这样可以打破房颤与器质性心脏病的恶性循环，减轻临床心衰，预防血栓形成和动脉栓塞，改善患者的预后。只是在选择维持窦性心律的治疗方法时，导管消融可能要远甚于抗心律失常药物。

表10-6　PABA-CHF研究的随访数据

pre-post	AVN-BiVP	PVI	*P*值
LVEF（%）	29~28	27~35	<0.0001
6MWT（m）	280~297	270~338	=0.0004
MLWHF	88~80	89~60	=0.0001
LA大小	无变化	减小	NA

4 房颤合并器质性心脏病导管消融

器质性心脏病合并房颤的治疗，长期以来就犹如处于中世纪黑暗时期，停滞不前，难于取得进展。直到导管消融技术的诞生，才为长久的黑暗带来了希望的曙光。导管消融术，是基于Cox外科迷宫术及Haissaguerre提出的局灶性房颤学说，而创立的一种介入治疗方法。

早期的房颤导管消融研究入选的病例，多是年轻、症状性阵发性房颤、合并轻微或无器质性心脏病的患者。然而，随着消融术式的日臻完善，导管消融成功率的不断提高，房颤导管消融术的适应人群也正在逐步拓宽。包括左心室收缩功能受限、瓣膜病、心脏外科术后、甲状腺功能亢进、高龄及永久性房颤，均可以做为房颤导管消融的适应征。器质性心脏病合并房颤的治疗终于迎来了治愈的曙光。

4.1 瓣膜病变或心脏外科术后的患者

这些患者多具有高龄、左心房内径大、心功能不全、房颤病史长、心房内瘢痕组织多、易发生严重并发症等特点。加之，有报道金属瓣叶撕脱，出现急性二尖瓣关闭不全、肺水肿，危及生命。故而，对于导管消融治疗瓣膜病或心脏外科术后合并房颤的有效性及安全性长久以来都存有争论。然而近来，Natale等[121]报道了142例瓣膜病变或心脏外科术后的房颤患者和249例孤立性房颤患者在ICE指导下进行肺静脉前庭消融的对比研究（图10-9）。不仅两组患者消融时间相近。而且，瓣膜病和心脏外科术后房颤患者分别随访11个月和10个月后，瓣膜病和心脏外科术后组成功率高达93％，孤立性房颤患者随访18个月后，消融成功率为98％，结果显示虽然孤立性房颤组有复发率更低的倾向，然而两组消融成功率无显著性差异。并且，两组间并发症发生率相近

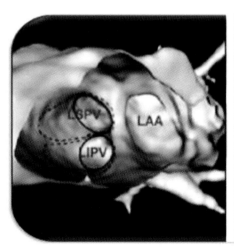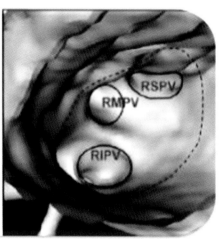

图10-9　ICE指导下行肺静脉前庭消融

（表10-7，8）。进而，充分证明了肺静脉前庭消融术对瓣膜病和心脏外科术后的房颤患者是安全而有效的治疗方法。

本中心的经验也显示，人工金属瓣膜置换术后的房颤导管消融是安全的，只要术前积极改善心功能，加强术前和术中抗凝，术中密切观察，谨慎操作，留心"干扰伪差"是完全可以避免导管损伤金属瓣膜的（图10-10）。

房间隔缺损也是临床常见的合并房颤的疾病，但由于房间隔修补后的缝合或补

片在一定程度上可能增加房间隔穿刺的风险，而未行纠治术的患者又多因失去房间隔对穿刺鞘的支撑作用而致使操作困难，所以导管消融并不作为常规的治疗选择。但近期Cleveland中心[122]报道了房间隔缺损修补术后（post-ASD）房颤导管消融的可行性、安全性和有效性的研究。该研究入选了11例post-ASD的房颤患者，其中10例为外科修补术后（应用dacron补片，6例；gortex补片，1例；心包补片，2例；teflon补片，1例）和1例经皮封堵

表10-7　肺静脉前庭消融的数据

	孤立性房颤	瓣膜病	心脏术后
放射线时间（min）	83±26	85±20	84±26
手术时间（h）	4±1	4±1	4±1
平均消融时间/肺静脉（min）	9.4±3.4	9.7±2.6	9.5±2.2

表10-8　并发症和复发率/n（%）

	孤立性房颤 n=194	瓣膜病 n=102	心脏术后 n=40
脑血管意外	0	1（1）	0
TIA	1（0.5）	0	0
心包填塞	4（2）	0	0
穿刺血肿	1（0.5）	1（1）	0
PV狭窄	2（1）	1（1）	0
其他并发症	8（4）	3（3）	0
复发	31（16）	17（17）	6（15）
AAD控制	4（2）	5（5）	3（8）
二次消融	27（14）	12（12）	3（8）
二次消融后应用AAD	0	2（2）	0
随访（月）	18±7	11±5	10±5

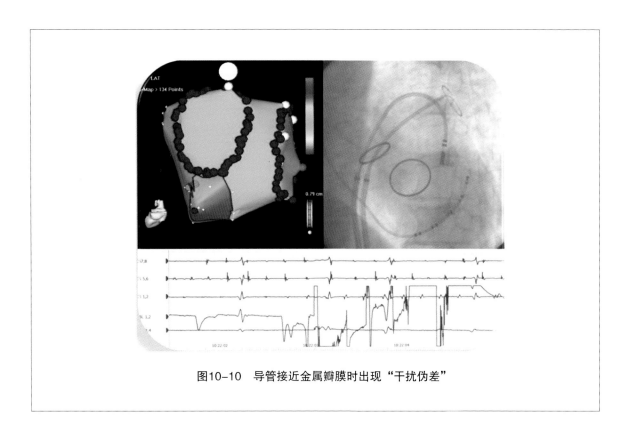

图10-10 导管接近金属瓣膜时出现"干扰伪差"

术后（应用封堵器）。3例患者修补术前就合并房颤，并且在修补过程中进行了外科房颤治疗（Maze，2例；atricure射频消融，1例），其余均为修补术后发生房颤的患者。在环肺静脉电隔离过程中穿两次房间隔，分别置入Lasso和8mm的ICE消融导管。除了应用gortex进行修补的患者以外，其余患者在房间隔较薄部分进行穿刺的过程中都没有遇到困难。平均手术时间200min，放射线时间93min。随访12个月，复发率18%（2/11），复发患者中1例再次进行了环肺静脉电隔离治疗并成功维持窦性心律，1例接受抗心律失常药物治疗后维持窦性心律。没有急性或长期并发症发生。术后随访心超，仅1例患者出现了轻微的心房间交通。所以，房间隔术后的患者进行房间隔穿刺是可行的、安全的，并且消融成功率和孤立性房颤相当。

本中心近期研究也显示，总体而言，房间隔缺损合并房颤患者的导管消融治疗的临床疗效及安全性和孤立性房颤患者相当。采用环肺静脉前庭电隔离治疗房间隔缺损合并房颤的患者26例，其中7例拟行房间隔缺损修补或封堵术，19例为房间隔缺损修补术后患者（11例直接缝合，8例外科补片）。房间隔穿刺时，3例患者穿刺难度较大，改用Mullin鞘预扩张后穿刺成功。平均随访6个月，包括二次消融的患者在内，成功率为84%，5例房间隔缺损患者导管消融术后行封堵术，2例患者术后行外科手术。无相关并发症发生。值得注意的是，拟行房间隔缺损封堵术的患者均需术中严格观察30min无肺静脉电位恢复[123]，术后严格随访6个月确定无复发后再行封堵，以免造成房颤复发后再次消融的困难。

4.2 心力衰竭合并房颤的患者

房颤合并心衰的预后极不理想，并且严重影响患者的生活质量。通常认为，心力衰竭患者的房颤可能与孤立性房颤患者有着不同的或更为复杂的电生理机制，也就是说导管消融对于这部分患者的效果可能不理想。然而，近年来多个房颤导管消融治疗中心的报道一致显示，肺静脉在这部分房颤的病理机制中也起着重要的作用，导管消融的疗效可能和孤立性房颤相仿（表10-9）。

2004年法国波尔多中心的Hsu等[124]报道了58例房颤合并充血性心功能不全（LVEF<45%）的患者进行肺静脉隔离和线性消融的研究，并匹配了一组年龄、性别和房颤类型相似的非心衰房颤患者作为对照，平均随访12个月后，心力衰竭组和对照组分别有78%和84%的患者成功维持窦性心律（其中各69%和71%的患者未使用抗心律失常药物），同时心力衰竭组患者的生活质量显著改善，LVEF显著提高（21±13）%，短轴缩短率增加（11±7）%，左心室舒张和收缩末径显著减小（6±6mm及8±7mm），运动耐量及症状明显改善，而且导管消融的这些有益作用与患者是否合并器质性心脏病无关（图10-11）。心力衰竭组和对照组的并发症发生率无明显差别。该研究中心功能改善最为显著的患者，92%见于术前心率控制不理想且无并存器质性心脏病的亚组，提示在该亚组中心动过速诱导的心肌病是心衰的主要病因。如此高的比例提示我们可能远远低估了房颤患者中心动过速性心肌病的发生率。心率控制良好且伴有器质性心脏病的亚组患者（包括一些严重的心脏病患者）术后的心功能也有一定的提高，只不过相对幅度小一些而已，这说明维持窦性心率较药物控制心率有更多的血流动力学优势。这些结果说明了心房收缩和房室同步对总的心排血量的重要贡献以及快心室率在房颤诱发左心室功能不全中的显著作用。

与此同时，Chen等[125]报道了左心室收缩功能障碍的房颤患者进行肺静脉电隔离的研究，94例左心室收缩功能下降的房颤患者（LVEF<40%）和283例心功能正常的房颤患者分别进行肺静脉电隔离。左心室功能下降组平均LVEF为（36±8）%，而心功能正常组的平均LVEF为（54±3）%。左心室功能下降

表10-9　合并心衰房颤导管消融成功率

	病例数	平均EF值（%）	LA（cm）	成功率*（%）
Hsu[124]	58	35	5	69
Chen[125]	94	36	4.7	73
Tondo[126]	40	33	4.8	62
Gentlesk[127]	53	43	NA	90**

NA：原文未提及；＊：未应用抗心律失常药物的成功率；＊＊：包括应用抗心律失常药物的无房颤率或房颤负荷减少90%以上的成功率

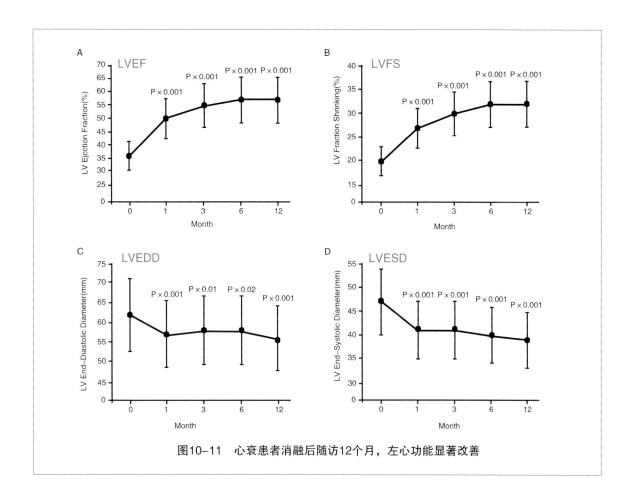

图10-11　心衰患者消融后随访12个月，左心功能显著改善

组68%的患者NYHA Ⅲ级，30% Ⅱ级，2% Ⅳ级。321/377例患者在ICE指导下完成肺静脉电隔离，其余患者在透视下完成手术过程。平均随访14±5月，和Hsu的结果相似，左心室功能下降组的成功率为73%，而心功能正常组为87%（表10-10）。而不同的是，消融并未显著改善患者的LVEF和生活质量，左心室功能下降组的EF仅从术前的36%升高到41%，并未达到统计学差异。不过，有60%的患者通过肺静脉电隔离治疗改善了心功能，且EF的增加幅度平均达到了7%。EF的改善和Hsu报道的结果不一致，可能是因为两个研究入选的房颤患者中持续性或永久性患者所占比例不同。在Chen的研究中，仅57%的患者为

持续性或永久性房颤，而在Hsu的研究中该类房颤患者的比例高达91%。此外，在Chen的研究中，由于所有患者均进行了有效的室率控制，因此去除了一部分心动过速性心肌病的患者，而致使EF的改善没有达到统计学意义。

Tondo等[126]连续入选了105例房颤患者，比较其中40例LVEF<40%的心衰患者和正常心功能患者的消融成功率和生活质量。采用三维标测指导下的分步消融法，分别进行肺静脉前庭消融、二尖瓣峡部线性消融和三尖瓣峡部消融。随访14个月后，心衰组和正常心功能组维持窦性心律的比例没有差别分别为87%和92%，心衰组患者的LVEF和心室轴缩短率均明显改善（33%±2%

$vs\,47\%\pm3\%$，$19\%\pm4\%\,vs\,30\%\pm3\%$）。此外，心衰组的运动耐量和生活质量均明显提高（表10–11）。

Gentlesk等[127]采用经胸超声心动图评估行导管消融的366例房颤患者，其中67例（18%）合并左心功能不全（LVEF $42\%\pm9\%$），两组的房颤控制率相似（86% vs 87%），尽管左心功能不全组再次消融率高于心功能正常组（$1.6\pm0.8\,vs\,1.3\pm0.6$），但术后LVEF提高到$56\%\pm8\%$，增加近14%（图10–12）。

本中心近期一项评价导管消融治疗持续性房颤伴左心室功能不全的安全性及临床疗效的研究也显示，包括器质性心脏病患者在内，对于持续性房颤合并左心室功能不全的患者，环肺静脉消融联合心房碎裂电位消融的严重并发症发生率及消融成功率与无左心室功能不全的患者相似。而且，房颤合并左心室功能不全患者经过导管消融治疗后，左心

房室扩大程度减轻，左心室射血分数可得到显著提高。本研究心衰组共入选了30例持续性房颤伴症状性左心室功能不全（左心室射血分数≤0.45）的患者（其中扩张型心肌病8例，缺血性心肌病5例，风湿性瓣膜病4例，动脉导管未闭介入封堵术后1例，房间隔缺损外科修补术后1例），对照组为年龄、性别、左心房大小和房颤持续时间相匹配的60例无心衰持续性房颤患者，均接受环肺静脉电隔离联合心房碎裂电位消融治疗房颤。两组病例均完成导管消融术，肺静脉隔离率分别为96.67%及98.33%（$P=1.00$），消融时间、X线透视时间和严重并发症发生率无统计学差异（$202.23\pm39.03min\,vs\,201.87\pm36.80min$，$P=0.97$；$26.80\pm7.77min\,vs\,27.06\pm7.16min$，$P=0.88$；3.3% vs 3.4%，$P=1.00$）。随访11个月，73%心衰组患者和78%对照组患者维持窦性心

表10–10　心衰患者消融随访结果

	正常心功能组	心衰组	P值
随访（月）	15±8	14±6	0.1
复发率	13%（36）	27%（25）	0.03
AAD控制	6%（17）	3%（3）	0.1
二次消融	7%（19）	22%（21）	0.05
总成功率（包括二次消融、非AAD）	94%（266）	96%（90）	0.2

表10–11　消融前后生活质量比较

心衰患者	生理功能	社会功能	情绪状态	精力/疲劳	健康造成的限制	总生活质量
术前	27.6	42.3	37.8	23.4	7.6	46.4
术后	86.4	83.2	75	63.2	64.6	74.8

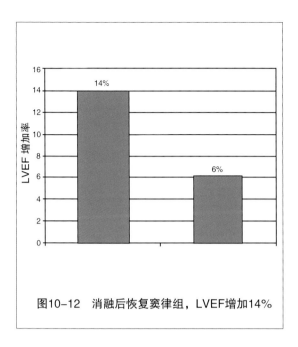

图10-12 消融后恢复窦律组，LVEF增加14%

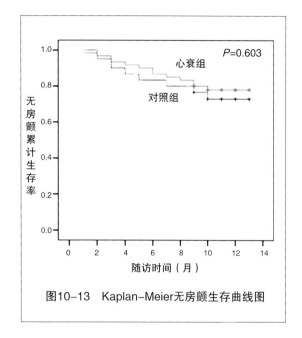

图10-13 Kaplan-Meier无房颤生存曲线图

律（P=0.61）（两组中分别有40%和42%患者接受再次消融）（图10-13）。与术前相比，术后9个月心衰组患者的左心室射血分数增加了7.87%±4.72%，左心房内径缩小3.77±4.02mm，左心室舒张末期内径减小6.87±5.32mm，左心室收缩末期内径减小8.93±7.60mm（P<0.05）（图10-14）；维持窦性心律者心功能改善程度高于未能维持窦性心律者，是否合并器质性心脏病并未显著影响消融结果及心功能改善程度（图10-15）。

因此，左心室功能不全的患者行导管消融治疗房颤是可行的、安全的，并能取得和心功能正常的房颤患者相近的成功率（62%~73%），并能在一定程度上改善患者的左心室功能、症状和生活质量。

4.3 肥厚性心肌病伴发房颤

通常对预后影响很大，可以造成血流动力学不稳定，促发室性心律失常或猝死。及时的转复房颤，并长期维持窦性心律对于肥厚性心肌病患者的预后意义重

大。Natale等[128]2006年报道了27例合并肥厚性梗阻性心肌病（Hocm）的房颤患者进行肺静脉前庭隔离的研究，27例患者中阵发性房颤患者14例，持续性9例，永久性4例，所有患者均在ICE指导下应用8mm消融导管进行肺静脉前庭隔离。平均随访341±237d，48%的患者有房颤复发，包括第二次消融的患者在内，成功率为70%（图10-16）。结果显示，和孤立性房颤相比，合并HOCM的患者第一次消融术后房颤的复发率较高。然而，再次消融后长期治愈率可有所提高。所以导管消融也是房颤合并HOCM的患者安全且有益的选择之一。

4.4 甲状腺功能亢进合并房颤

甲状腺功能亢进合并房颤患者的基础治疗是应用抗甲状腺药物，在甲状腺功能得到控制后，有近2/3的房颤患者在8~10周内可自行转为窦律。然而，能否长期维持窦性心律还取决于房颤的病程，患者的年龄、左心房大小和基础心

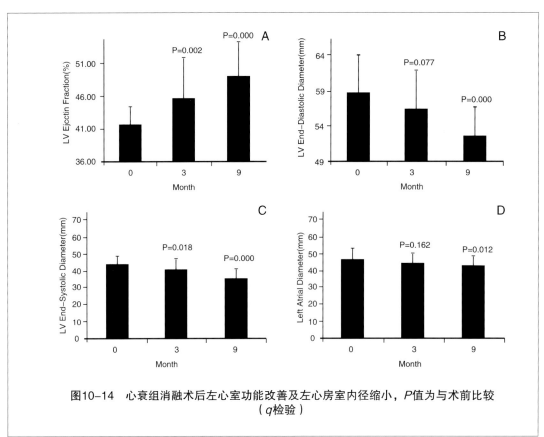

图10-14　心衰组消融术后左心室功能改善及左心房室内径缩小，P值为与术前比较
（q检验）

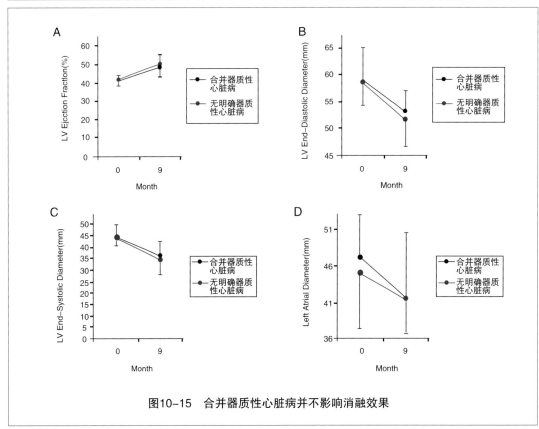

图10-15　合并器质性心脏病并不影响消融效果

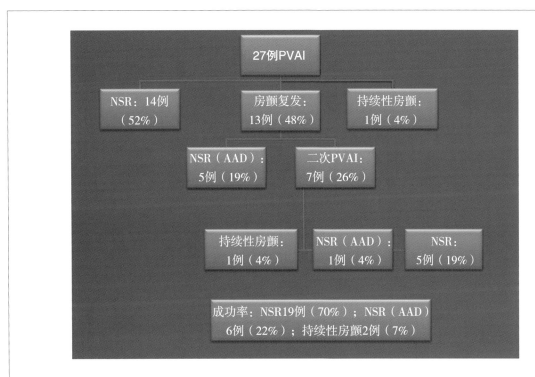

图10-16 27例房颤合并肥厚性心肌病患者行PVAI术后随访结果

脏疾病[129]。通常如果在接受了正规抗甲状腺治疗3个月后，房颤还是持续，则此后维持窦性心律的可能不大。对于此类患者传统抗心律失常药物治疗疗效不理想，并且存在加重甲状腺功能亢进的可能。而且《ACC/AHA/ESC房颤治疗指南》[130]将甲状腺功能亢进合并房颤列为Ⅰ类抗凝适应证，说明此类房颤发生血栓并发症的危险性很大。因此，甲状腺功能亢进合并房颤患者的及时而恰当的治疗也相当重要。国内某中心[131]近期报道了甲状腺功能亢进合并房颤患者的导管消融研究。该研究入选了16例在3个月抗甲状腺药物治疗之后，仍然维持房颤的甲状腺功能亢进患者进行环肺静脉消融（CPVA）治疗。所有患者无并发症发生。所有肺静脉均达到电学隔离。平均随访15.8个月，56%的患者维持窦性心律。所以，对于

甲状腺功能亢进合并房颤的患者，导管消融也是一项理想的治疗选择。

4.5 导管消融方法

虽然合并器质性心脏病房颤的消融成功率几乎和非器质性心脏病房颤消融相一致，然而，合并器质性心脏病房颤的消融范围要比通常的消融范围更为广泛，特别是对于持续性或永久性房颤患者。目前尚没有比较不同导管消融术式对于合并器质性心脏病房颤消融成功率的研究，也没有形成统一的合并器质性心脏病房颤消融方法。但是，Haissaguerre等[132,133]报道了一种激进的房颤分步消融术式，该研究中半数以上的患者合并器质性心脏病，而且该研究的消融成功率远高于其他的消融术式。分步消融主要包括以下5步：

❋ 肺静脉隔离。

❋ 上腔静脉隔离。

❋ 冠状静脉窦隔离。

❋ 左心房复杂碎裂电位消融（左心房前壁、顶部、后壁和间隔）。

❋ 线性消融（三尖瓣峡部、左心房顶部、二尖瓣峡部）。

具体消融方法如图10-17。

该消融术式的消融终点为房颤周长延长和房颤终止（转为窦性心律或房速/房扑），继而消融房速/房扑转为窦性心律。该术式十分复杂，消融范围更广，融入了当前多种主流消融方法，手术时间和X线透视时间分别长达264±77min和84±30min。然而，消融的成功率相当之高，87%的患者术中即刻终止房颤，长期随访95%的患者维持窦性心律，并且改善运动耐量。由此可见，对于房颤和房速/房扑非常关键的解剖结构包括，肺静脉前庭、冠状静脉窦、左心房前壁左心耳侧。作者进而提出假说认为，这些解剖结构造成了左心房连接处心房肌的排列极为紊乱，易于形成折返激动，来自肺静脉的局灶快速兴奋在此处易于形成颤动样传导，而使房颤更为稳定。不管假说正确与否，单纯隔离肺静脉对于合并器质性心脏病的房颤患者而言是远远不够的。

虽然，目前尚没有对不同消融术式进

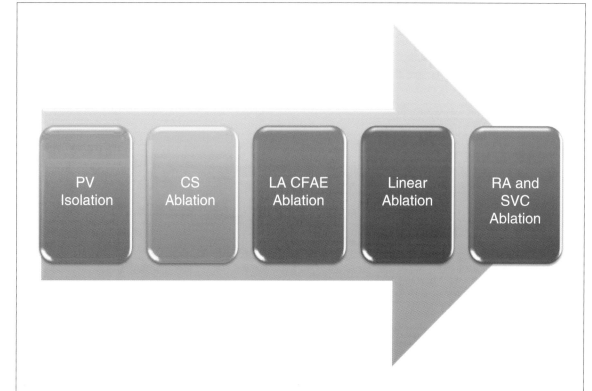

图10-17 Haissaguere分步消融示意图

PV Isolation: 肺静脉隔离； CS Ablation: 冠状窦消融； LA CFAE Ablation: 左心房碎裂电位消融； Linear Ablation: 线性消融； RA and SVC Ablation: 右心房和上腔静脉消融。PV: 肺静脉；CS: 冠状静脉窦；LA: 左心房；CFAE: 复杂碎裂电位；RA: 右心房；SVC: 上腔静脉

行比较的临床研究，但是Fiorenzo等[134]对于合并心脏瓣膜病变的105例永久性房颤患者进行外科冷冻消融的研究结果，却对导管消融有一定的借鉴作用。该研究分为3组，线性消融组（分别包括"U"字型和"7"字型两种）以及肺静脉隔离组（图10-18）。平均随访2年，对于合并心脏瓣膜病变的房颤患者采取线性消融的成功率明显高于单纯肺静脉隔离（57%vs20%）。其中51例外科冷冻消融术后患者，再次进行CARTO标测下心内电生理检查，提示所有"U"字型线性消融患者均未达到消融线径完整，65%"7"字型线性消融达到消融线径完整，71%患者达到肺静脉隔离。在完全达到"7"字型线性消融患者中86%维持窦性心律，而在完全达到肺静脉隔离的患者中仅25%维持窦性心律。结果显示，对于合并心脏瓣膜病变的永久性房颤患者，"7"字型线性消融比单纯肺静脉隔离更有效。外科冷冻线性消融也仅仅有近65%的患者能达到完全意义的消融线径完整。可见，对于合并器质性心脏病房颤的患者，单纯进行肺静脉隔离是不够的，而且即使在外科直视下进行的冷冻消融也很难保证消融线径的完整性。

5　房颤合并器质性心脏病导管消融的未来之路

器质性心脏病合并房颤的患者，由于传统治疗的疗效皆不理想，再加之两者的交互作用，长期以来使其治疗举步为艰，也使许多患者长期处于巨大的身心、社会及经济压力之下。而导管消融作为房颤治愈性的治疗措施，却因为操作技术、消融策略、消融方法的限制，而不作为合并器质性心脏病患者的常规治疗选择，甚至长期被误认为疗效差、风险大。但是，随着导管消融技术的日臻完善和统一，器质性心脏病合并房颤的治疗终于迎来了曙光。以上研究，不论是左心房内径达到67mm，LVEF低至0.36%，还是室间隔厚度达到22mm，都是过去被认为最不适合进行房颤导管消融的指标。然而，上述报道却指出，器质性心脏病合并房颤的导管消融治疗，不仅消融成功率和孤立性房颤相仿，而且并不增加并发症的发生率，就连消融时间也相差无几，更为重要的是可显著改善患者的长期预后，提高患者的生活质量。这些报道，就犹如当初AFFIRM试验的结果一样出乎意料之外。不过，这些研究确实体现了肺静脉前庭区域

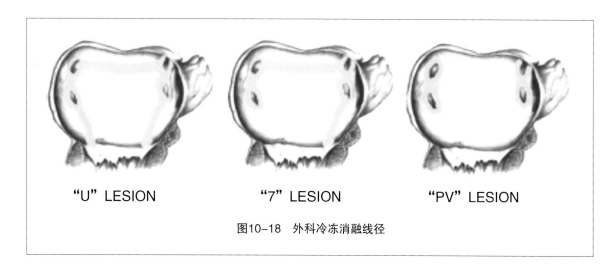

"U" LESION　　　　"7" LESION　　　　"PV" LESION

图10-18　外科冷冻消融线径

对于房颤发生及维持作用的重要性。并且，改变了人们传统治疗逻辑的限制，为器质性心脏病合并房颤患者的治疗提供了一种全新的选择。

但是，导管消融是否适合所有的器质性心脏病合并房颤患者？是否已可作为一线治疗而全面推广呢？显然目前还不适合。虽然多个大型临床中心的研究均得出了令人鼓舞的结果，但是值得注意的是，上述报道均来自于经验非常丰富的大型临床中心，不论其设备、导管操作技术、并发症治疗经验，均是远远领先于其他中心的。并且，这些研究的总样本量很小，病例尚缺乏随机选择性，一些主要影响因素的描述还不够详尽。器质性心脏病合并房颤的导管消融还需要更深入的大规模的随机对照研究，来评价是否能降低死亡率，改善生活质量，减少心衰及脑卒中等主要并发症的发生。此外，在上述报道中，各研究分别采取了不同的导管消融方法，显然不同的消融术式对于消融结果有显著的影响，而目前尚没有关于不同消融术式的比较研究。还有很多相关的疑惑尚没有解答，例如患者生活质量的改善是否和器质性心脏病的治疗有关？导管消融治疗和其他治疗方法比较是否有优势？消融后维持窦性心律的器质性心脏病患者是否还需要长期抗凝治疗？由此可见，房颤合并器质性心脏病导管消融的大规模推广，并不是现阶段可完成的，导管消融治疗房颤合并器质性心脏病还有很长的道路要走。

导管消融治疗器质性心脏病合并房颤患者，带来的是一种全新的治疗尝试、方法和技术，但仍然远非治疗的全部，也许随着时间的推移会成为最终的选择。

参考文献

1. Miyasaka Y, Barnes ME, Gersh BJ, et al. Secular trends in incidence of atrial fibrillation in Olmsted County, Minnesota, 1980 to 2000, and implications on the projections for future prevalence[J]. Circulation, 2006,114(2):119–25.

2. McNamara RL, Tamariz LJ, Segal JB, et al. Management of atrial fibrillation: Review of the evidence for the role of pharmacologic therapy, electrical cardioversion, and echocardiography[J]. Ann Intern Med, 2003,139:1018–1033.

3. Lloyd-Jones DM, Wang TJ, Leip EP, et al. Lifetime risk for development of atrial fibrillation: The Framingham Heart Study[J]. Circulation, 2004,110:1042–1046.

4. Haissaguerre M, Jais P, Shah DC, et al. Spontaneous initiation of atrial fibrillation by ectopic beats originating in the pulmonary veins[J]. N Engl J Med,1998,339(10):659.

5. Pappone C, Santinelli V. Atrial fibrillation ablation: state of the art[J]. Am J Cardiol, 2005,96(12A):59L–64L.

6. Pappone C, Vincenzo Sanntinelli. Substrate ablation in treatment of atrial fibrillation[J]. J Cardiovasc Electrophysiol, 2006(17),S23–S27, Spl .

7. Ouyang F, Ernst S, Chun J, et al. Electrophysiological findings during ablation of persistent atrial fibrillation with electroanatomic mapping and double Lasso catheter technique[J]. Circulation. 2005,112(20):3038–3048.

8. Haissaguerre M, Hocini M, Sanders P, et al. Catheter ablation of long lasting persistent atrial fibrillation: clinical outcome and mechanisms of subsequent arrhythmias[J]. J Cardiovasc Electrophysiol, 2005,16(11):1138–1147.

9. Kopecky SL, Gersh BJ, McGoon MD, et al. Lone atrial fibrillation in elderly persons: a marker for cardiovascular risk[J]. Arch Intern Med, 1999,159(10):1118–1122.

10. Vazari SM, Larson MG, Benjamin EJ, et al. Echocardiographic predictors of nonrheumatic atrial fibrillation: The Framingham Heart Study[J]. Circulation, 1994,89(2):724–730.

11. Kannel WB, Abbott RD, Savage DD, et al. Coronary heart disease and atrial fibrillation: the Framingham Study[J]. American Heart Journal, 1983,106(2):389–396.

12. Benjamin EJ, Levy D, Vaziri SM, et al. Independent risk factors for atrial fibrillation in a population-based cohort. The Framingham Heart Study[J]. JAMA, 1994,271(11):840–844.

13. Deedwania PC, Singh BN, Ellenbogen K, et al. Spontaneous conversion and maintenance of sinus rhythm by amiodarone patients with heart failure and atrial fibrillation: observation from the Veterans Affairs Congestive Heart Failure Survival Trial of Antiarrhythmic Therapy(CHF-STAT[J]. Circulation, 1998,98: 2574–2579.

14. Trop-Pedersen C, Miller M, Bloch-Thomsen PE, et al. For the Danish Investigations of Arrhythmia and Mortality in Dofetilide Study Group. Dofetilide in patients with congestive heat failure and left ventricular dysfunction[J]. N Engl J Med, 1999,341: 857–865.

15. CONSENSUS Trial Study Group. Effects of enalapril on mortality in severe congestive heart

failure: results of the Cooperative North Scandinavian Enalapril Survival Study(CONSENSUS) [J]. N Engl J Med, 1987,316: 1429-1435.

16. Aronow WS, Ahn C, Kronzon I. Prognosis of congestive heart failure after prior myocardial infarction in older persons with atrial fibrillation versus sinus rhythm[J]. Am J Cardiol, 2001,87: 224–225.

17. Stevenson WG, Stevenson LW. Atrial fibrillation in heart failure[J]. N Engl J Med,1999,341: 910–911.

18. Benjamin EJ, Levy D, Vaziri SM, et al. Independent risk factors for atrial fibrillation in a population–based cohort: The Framingham Heart Study[J]. JAMA, 1994,271: 840–844.

19. Maisel WH, Stevenson LW. Atrial fibrillation in heart failure: epidemiology, pathophysiology, and rationale for therapy[J]. Am J Cardiol, 2003,91: 2D–8D.

20. Olivotto I, Cecchi F, Casey SA, et al. Impact of atrial fibrillation on the clinical course of hypertrophic cardiomyopathy[J]. Circulation, 2001,104(21):2517–2524.

21. Berger F, Vogel M, Kramer A, et al. Incidence of atrial flutter/fibrillation in adults with atrial septal defect before and after surgery[J]. Annals of Thoracic Surgery, 1999,68(1):75–78.

22. Kowey PR, Taylor JE, Rials SJ, et al. Meta–analysis of the effectiveness of prophylactic drug therapy in preventing supraventricular arrhythmia early after coronary artery bypass grafting[J]. American Journal of Cardiology,1992,69(9):963–965.

23. Asher CR, Miller DP, Grimm RA, et al. Analysis of risk factors for development of atrial fibrillation early after cardiac valvular surgery[J]. American Journal of Cardiology,1998,82 (7):892–895.

24. Auer J, Scheibner P, Mische T, et al. Subclinical hyperthyroidism as a risk factor for atrial fibrillation[J]. American Heart Journal, 2001,142 : 838–842.

25. Ellinor PT, Macrae CA.The genetics of atrial fibrillation[J]. J Cardiovasc Electrophysiol, 2003,14(11):1007– 1009,.

26. Chen YH, Xu SJ, Bendahhou S, et al: KCNQ1 gain of function mutation in familial atrial fibrillation[J].Science, 2003,299:251– 254.

27. Niimura H, Patton KK, McKenna WJ, et al: Sarcomere protein gene mutations in hypertrophic cardiomyopathy of the elderly[J]. Circulation, 2002,105:446–451.

28. Qi Wen–Hang. Retrospective investigation of hospitalised patients with atrial fibrillation in mainland China[J]. International Journal of Cardiology, 2005,105(3):283–287.

29. Anderson JL, Allen Maycock CA, Lappe´ DL, et al: Frequency of elevation of C–reactive protein in atrial fibrillation[J]. Am J Cardiol.2004,94:1255– 1259.

30. Marcucci R, Betti I, Cecchi E, et al: Hyperhomocysteinemia and vitamin B6 deficiency: New risk markers for nonvalvular atrial fibrillation[J]? Am Heart J,2004,148: 456– 461.

31. Diller PM, Smucker DR, David B, et al. Congestive heart failure due to diastolic or systolic dysfunction. Frequency and patient characteristics in an ambulatory setting[J]. Arch Fam Med, 1999,8(5):414– 420.

32. Cameron A, Schwartz MJ, Kronmal RA, et al. Prevalence and significance of atrial fibrillation in coronary artery disease (CASS Registry) [J]. American Journal of Cardiology, 1998,61(10):714–717.

33. Pedersen OD, Bagger H, Kober L, et al. The occurrence and prognostic significance of atrial fibrillation/–flutter following acute myocardial infarction[J]. European Heart Journal, 1999,20(10):748–754.

34. Dries DL, Exner DV, Gersh BJ, et al. Atrial fibrillation is associated with an increased risk for mortality and heart failure progression in patients with asymptomatic and symptomatic left ventricular systolic dysfunction: a retrospective analysis of the SOLVD trials. Studies of Left Ventricular Dysfunction[J]. Journal of the American College of Cardiology, 1998,32(3):695–703.

35. Wang TJ, Larson MG, Levy D, et al: Temporal relations of atrial fibrillation and congestive heart failure and their joint influence on mortality: The Framingham Heart Study[J]. Circulation, 2003 ,107:2920–2925.

36. Sanders P, Morton JB, Davidson NC, et al. Electrical remodeling of the atria in congestive heart failure: electrophysiological and electroanatomic mapping in humans[J]. Circulation, 2003,108(12):1461–1468.

37. Nattel S. Ionic determinants of atrial fibrillation and Ca2$^+$channel abnormalities: cause,consequence,or innocent bystander[J]? Cire Res, 1999,85: 473–476.

38. Wilffels MC, Kirchof CJ, Dorland R, et al. Atrial fibrillation begets atrial fibrillation a study in awake chronically instrumented goats[J]. Circulation, 1995,92: 1954–1968.

39. van den Berg MP, Tuinenburg AE, Crijns HJ, et al. Heart failure and atrial fibrillation: current concepts and controversies[J]. Heart, 1997,77: 309–313.

40. Solti F, Vecsey T,Kekesi V, et al. The effect of atrial dilatation on the genesis of atrial arrhythmias[J]. Cardiovasc Res, 1989,23: 882–886.

41. Tomaselli GF, Marban E. Electrophysiological remodeling in hypertrophy and heart failure[J]. Cardiovasc Res, 1999,42: 270–283.

42. Zile MR, Brutsaert DL. New concepts in diastolic dysfunction and diastolic heart failure, part 2: causal mechanisms and treatment[J]. Circulation, 2002,105: 1503–1508.

43. Li D, Shinagawa K, Pang L, et al. Effects of angiotensin–converting enzyme inhibition on the development of the atrial fibrillation substrate in dogs with ventricular tachypacing–induced congestive heart failure[J]. Circulation, 2001,104: 2608–2614.

44. Li D, Fareh S, Leung TK, et al. Promotion of atrial fibrillation by heart failure in dogs: atrial remodeling of a different sort[J]. Circulation, 1999,100: 87–95.

45. Li D, Melnyk P, Feng J, et al. Effects of experimental heart failure ion atrial cellular and ionic electrophysiology[J]. Circulation, 2000,101: 2631–2638.

46. Nattel S, Li D. Ionic remodeling in the heart: pathophysiological significance and new therapeutic opportunities for atrial fibrillation[J]. Cire Res, 2000,87: 440–447.

47. Frost L, Christiansen EH, Molgaard H, et al. Premature atrial beat eliciting atrial fibrillation after coronary artery bypass grafting[J]. J Electrocardiol, 1995,28:297–305. .

48. Kalman JM, Munawar M, Howes LG, et al. Atrial fibrillation after coronary artery bypass grafting is associated with sympathetic activation[J]. Ann Thorac Surg, 1995,60:1709–1715.

49. Frost L, Molgaard H, Christiansen EH, et al. Atrial ectopic activity and atrial fibrillation/flutter after coronary artery bypass surgery: a case–base study controlling for confounding from age, beta–blocker treatment, and time distance from operation[J]. Int J Cardiol, 1995,50:153–162.

50. James TN. Diversity of histopathologic correlates of atrial fibrillation. // Kulbertus HE, Olsson SB, Schlepper M, editors. Atrial Fibrillation[M]. Molndal, Sweden: AB Hassle, 1982,13–30.

51. Frustaci A, Chimenti C, Bellocci F, et al. Histological substrate of atrial biopsies in patients with lone atrial fibrillation[J]. Circulation, 1997,96:1180–1184.

52. Boriani G, Rapezzi C, Biffi M, et al. Atrial fibrillation precipitating sustained ventricular tachycardia in hypertrophic cardiomyopathy[J]. J Cardiovasc Electrophysiol, 2002,13:954.

53. Ohtani K, Yutani C, Nagata S, et al. High prevalence of atrial fibrosis in patients with dilated cardiomyopathy[J]. J Am Coll Cardiol, 1995,25:1162–1169.

54. Goette A, Juenemann G, Peters B, et al. Determinants and consequences of atrial fibrosis in patients undergoing open heart surgery[J]. Cardiovasc Res, 2002,54:390 –396.

55. Connelly JH, Clubb FJ, Vaughn W, et al. Morphological changes in atrial appendages removed during the maze procedure: a comparison with autopsy controls[J]. Cardiovasc Pathol, 2001,10:39–42.

56. Verheule S, Sato T, Everett TT, et al. Increased vulnerability to atrial fibrillation in transgenic mice with selective atrial fibrosis caused by overexpression of TGF–beta1[J]. Circ Res, 2004,94:1458 –1465.

57. Chen MS, McCarthy PM, Lever HM, et al. Effectiveness of atrial fibrillation surgery in patients with hypertrophic cardiomyopathy[J]. Am J Cardiol, 2004,93:373–375.

58. Johnson PN, Freedberg A S, Marshall J M. Action of thyroid hormone on the transmembrane potentials from sinoatrial node cells and atrial muscle cells in isolated atria of rabbits[J]. Cardiology, 1973,58:273–289.

59. Chen YC, Chen SA, Chen YJ, et al. Effects of thyroid hormone on the arrhythmogenic activity of pulmonary vein cardiomyocytes[J]. Journal of the American College of Cardiology, 2002,39 : 366–372.

60. Huang JL, Tai CT, Chen JT, et al. Effect of atrial dilatation on electrophysiologic properties and inducibility of atrial fibrillation[J]. Basic Research in Cardiology, 2003,98(1):16–24.

61. Naito M, David D, Michelson EL, et al. The hemodynamic consequences of cardiac arrhythmias: evaluation of the relative roles of abnormal atrioventricular sequencing, irregularity of ventricular rhythm and atrial fibrillation in a canine model[J]. Am Heart J, 1983,106: 298–291.

62. Clark DM, Plumb VJ, Epstein AE, et al. Hemodynamic effects of an irregular sequence of

ventricular cycle lengths during atrial fibrillation[J]. J Am Coll Cardiol, 1997,30: 1039–1045.

63. Shinagwa K, Shi YF, Tardif JC, et al. Dynamic nature of atrial fibrillation substrate during development and reversal of heart failure in dogs[J]. Circulation, 2002,105: 2672–2678.

64. Tuinenburg A, Van Veldhuisen DJ, Boomsma F, et al. Comparison of plasma neurobhormones in congestive heart failure patients with atrial fibrillation versus patients with sinus rhythm[J]. Am J Cardiol, 1998,81: 1207–1210.

65. Shinbane JS, Wood MA, Jensen DN, et al. Tachycardia induced cardiomyopathy: a review of animal models and clinical studies[J]. J Am Coll Cardiol, 1997,29: 709–715.

66. Peters KG, Kienzle MG. Severe cardiomyopathy due to chronic rapidly conducted atrial fibrillation: complete recovery after restoration of sinus rhythm[J]. Am J Med, 1988,85: 242–244.

67. Fenelon G, Wijns W, Andries E, et al. Tachycardiomyopathy: mechanisms and clinical implications[J]. Pacing Clin Eletrophysiol. 1996,19: 95–106.

68. van Gelder IC, Crjins HJGM, Blandsma PK, et al. Time course of hemodynamic changes and improvement of exercise tolerance after cardioversion of chronic atrial fibrillation unassociated with cardiac valve disease[J]. Am J Cardiol, 1993,72: 560–566.

69. Packer D, Bardy G, Worley S, et al. Tachycardia induced cardiomyopathy: A reversible form of left ventricular dysfunction[J]. Am J Cardiol, 1986,57: 563–570.

70. Cruz F, Cheriex E, Smeets J, et al. Reversibility of tachycardia induced cardiomyopathy after cure of incessant supraventricular tachycardia[J]. J Am Coll Cardiol, 1990,16:739–744.

71. Gillette P, Smith R, Carson A, et al. Chronic supraventricular tachycardia: a curable cause of congestive cardiomyopathy[J]. JAMA, 1985,253:391–392.

72. Lemery R, Brugada P. Cheriex E, et al. Reversibility of tachycardia–induced left ventricular dysfunction after closed–chest catheter ablation of the atrioventricular junction for intractable atrial fibrillation[J]. Am I Cardiol, 1987,60:1406–1408.

73. Peters K, Kienzle M. Severe cardiomyopathy due to chronic rapidly conducted atrial fibrillation: Complete recovery after restoration of sinus rhythm[J]. Am J Med, 1988,85:242–244.

74. Rabhani L. Wang P, Couper C. et al. Time course of improvement in ventricular function after ablation of incessant automatic atrial tacbycardia[J]. Am Heart J, 1991,121 :816–819.

75. Chen SA, Yang CJ, Chiang CE, et al. Reversibility of left ventricular dysfimction after successful catheter ablation of supraventricular reentrant tachycardia[J]. Am Heart J, 1992,124:1512–1516.

76. Heinz G, Siostrzonek P, Kreiner G, et al. Improvement in left ventricular systolic function after successful radiofrequency His bundle ablation for drug refractory, chronic atrial fihrillation and recurrent atrial flutter[J]. Am J Cardiol, 1992,69: 489–492.

77. Kieny J. Sacrez A, Facelio A, et al. Increase in radionuctide left ventricular ejection fraction after cardioversion of chronic atrial fihrillation in idiopatbic dilated cardiomyopatby[J]. Eur

Heart, 1992,13 :1290–1295.

78. Grogan M, Smith H, Gersh B. et al. Left ventricular dysfimction due to atrial fibrillation in patients initially believed to bave idiopathic dilated cardiomyopatby[J]. Am J Cardiol, 1992,69:1570–1573.

79. Twidale N, Sutton K, Bartlett L, et al. Effects on cardiac performance of atrioventricular node catheter ablation using radiofrequency current for drug refractory atrial arrhythmias[J]. PAGE, 1993,16: 1275–1284.

80. Van Gelder I, Crijns H, Blanksma P, et al. Time course of bemodynamic changes and improvement of exercise tolerance after cardioversion of chronic atrial fibrillation unassociated witb cardiac valve disease[J]. Am I Cardiol, 1993,72;560–566.

81. Rodriguez L, Smeets J, Xie B, et al. Improvement in left ventricular function by ablation of atrioventricular nodal conduction in selected patients with lone atrial fibrillation[J]. Am J Gardiol, 1993,72: 1137–1141.

82. Peters KC,Kienzle MG. Sever cardiomyopathy due to chronic rapidly conducted atrial fibrillation: complete recovery of sinus rhythm[J]. Am J Med, 1988,85: 242–244.

83. Grogan M, Smith HC, Gersh BJ, et al. Left ventricular dysfunction due to atrial fibrillation in patients initially believed to idiopathic dilated cardiomyopathy[J]. Am J Cardiol, 1992,69: 1570–1573.

84. Rodriguez LM, Smeets JL, Xie B, et al. Improvement in left ventricular function by ablation of atrioventricular nodal conduction in selected patients with lone atrial fibrillation[J]. Am J Cardiol, 1993,72: 1137–1141.

85. Edner M, Caidahl K, Bergfeldt L, et al. Prospective study of left ventricular function after radiofrequency ablation of atrioventricular junction in patients with atrial fibrillation[J]. Br Heart J, 1995,74: 261–267.

86. Gallagher JJ. Tachycardia and cardiomyopathy: the chicken–egg dilemma revistited[J]. J Am Coll Cardiol, 1985,6: 1172–1173.

87. van den Berg MP, Tuinenburg AE, Crijns HJ, et al. Heart failure and atrial fibrillation: current concepts and controversies[J]. Heart, 1997,77: 309–313.

88. Daoud EG, Weiss R, Bahn M, et al. Effect of an irregular ventricular rhythm on cardiac output[J]. Am J Cardiol, 1996,78: 1433–1436.

89. Clark DM, Plumb VJ, Epstein AE, et al. Hemodynamic effects of an irregular sequence of ventricular cycle lengths during atrial fibrillation[J]. J Am Coll Cardiol, 1997,30: 1039–1045.

90. Ueng KC, Tsai CF. Acute and long–term effects of atrioventricular junction ablation and VVIR pacemaker in symptomatic patients with lone atrial fibrillation and normal ventricular response[J]. J Cardiovasc Electrophysiol, 2001,12: 303–309.

91. Redfield MM, Kay GN, Jenkins LS, et al. Tachycardia–related cardiomyopathy: a common cause of the ventricular dysfunction in patients with atrial fibrillation referred for atrioventricular ablation[J]. Mayo Clin Proc, 2000,75: 790–795.

92. Grogan M, Smith HC, Gersh BJ, et al. Left ventricular dysfunction due to atrial fibrillation in patients initially believed to have idiopathic dilated cardiomyopathy[J]. Am J Cardiol,1992,69:1570–1573.

93. Wyse DG, Waldo AL, DiMarco JP, et al. A comparison of rate control and rhythm control in patients with atrial fibrillation[J]. N Engl J Med ,2002,347:1825–1833.

94. Van Gelder IC, Hagens VE, Bosker HA, et al. A comparison of rate control and rhythm control in patients with recurrent persistent atrial fibrillation[J]. N Engl J Med,2002,347:1834–1840.

95. Ronald S. F, Alan C. W, John B. K,et al. Comparison of Rate Versus Rhythm Control for Atrial Fibrillation in Patients With Left Ventricular Dysfunction (from the AFFIRM Study) [J]. Am J Cardiol, 2007,100:247–252.

96. John GFC, Alison PC, Ahmed TA, et al. Clinical trials update from the American Heart Association 2007:CORONA, RethinQ, MASCOT, AF–CHF, HART,MASTER, POISE and stem cell therapy[J]. European Journal of Heart Failure, 2008,10 :102–108.

97. Blackshear JL, Safford RE: AFFIRM and RACE trials: Implications for the management of atrial fibrillation[J]. Card Electrophysiol Rev, 2003,7:366– 369.

99. Poole–Wilson PA, Swedberg K, Cleland JG, et al. COMET Investigators. Comparison of carvedilol and metoprolol on clinical outcomes in patients with chronic heart failure in the Carvedilol Or Metoprolol European Trial (COMET): randomised controlled trial[J]. Lancet, 2003,362:7–13.

100. The Cardiac Insufficiency Bisoprolol Study II (CIBIS–II): a randomized trial[J]. Lancet, 1999,353:9 –13.

101. Krum H, Roecker EB, Mohacsi P, COPERNICUS Study Group. Effects of initiating carvedilol in patients with severe chronic heart failure: results from the COPERNICUS Study[J]. JAMA, 2003,289:712– 718.

102. Corley SD, Epstein AE, DiMarco JP, et al. Relationships between sinus rhythm, treatment, and survival in the Atrial Fibrillation Follow–Up Investigation of Rhythm Management (AFFIRM) study[J]. Circulation,2004,109:1509– 1513.

103. Hagens VE, Crijns HJ, Van–Veldhuisen DJ, et al. Rate control versus rhythm control for patients with persistent atrial fibrillation with mild to moderate heart failure: results from the RAte Control versus Electrical cardioversion (RACE) study[J]. Am Heart J, 2005,149: 1106–1111.

104. Deedwania PC, Singh BN, Ellenbogen K, et al. Spontaneous conversion and maintenance of sinus rhythm by amiodarone in patients with heart failure and atrial fibrillation:observations from the Veterans Affairs Congestive Heart Failure Survival Trial of Antiarrhythmic Therapy(CHF–STAT) [J]. Circulation, 1998,98:2574–2579.

105. Pedersen OD, Bagger H, Keller N, et al. Efficacy of dofetilide in the treatment of atrial fibrillation–flutter in patients with reduced left ventricular function. A Danish Investigations

of Arrhythmia and Mortality ON Dofetilide(DIAMOND) Substudy[J]. Circulation, 2001,104: 292–296.

106. Singh BN, Singh SN, Reda DJ, et al. Amiodarone versus sotalol for atrial fibrillation[J]. N Engl J Med, 2005,352:1861– 1872.

107. Wazni OM, Marrouche NF, Martin DO, et al. Radiofrequency ablation vs antiarrhythmic drugs as first–line treatment of symptomatic atrial fibrillation: a randomized trial[J]. JAMA,2005,293:2634–2640.

108. Stabile G, Bertaglia E, Senatore G, et al. Catheter ablation treatment in patients with drug– refractory atrial fibrillation: a prospective, multicentre, randomized, controlled study (Catheter Ablation For The Cure Of Atrial Fibrillation Study) [J]. Eur Heart J, 2006,27:216 –221.

109. Jaïs P, Cauchemez B, Macle L, et al. Atrial fibrillation ablation versus antiarrhythmic drugs: a multicenter randomized trial[C]. Program and abstracts from Heart Rhythm Society 2006 Annual Scientific Sessions, 2006 (May),17–20.

110. Pappone C, Augello G, Sala S, et al. A randomized trial of circumferential pulmonary vein ablation versus antiarrhythmic drug therapy in paroxysmal atrial fibrillation: the APAF Study[J]. J Am Coll Cardiol, 2006,48:2340 –2347.

111. Tops LF, Schalij MJ, Holman ER, et al. Right ventricular pacing can induce ventricular dyssynchrony in patients with atrial fibrillation after atrioventricular node ablation[J]. J Am Coll Cardiol, 2006,48: 1642–1648.

112. Leclercq C, Walker S, Linde C, et al. Comparative effects of permanent biventricular and right–univentricular pacing in heart failure patients with chronic atrial fibrillation[J]. Eur Heart J, 2002,23: 1780–1787.

113. Leon AR, Greenberg JM, Kanuru N, et al. Cardiac resynchronization in patients with congestive heart failure and chronic atrial fibrillation: effect of upgrading to biventricular pacing after chronic right ventricular pacing[J]. J Am Coll Cardiol, 2002,39: 1258–1256.

114. Valls–Bertault V, Fatemi M, Gilard M, et al. Assessment of upgrading to biventricular pacing in patients with right ventricular pacing and congestive heart failure after atrioventricular junctional ablation for chronic atrial fibrillation[J]. Europace, 2004,6: 438–443.

115. Linde C, Leclercq C, Rex S, et al. Long–term benefits of biventricular pacing in congestive heart failure: results from the multisite stimulation in cardiomyopathy (MUSTIC) study[J]. J Am Coll Cardiol, 2002,40: 111–118.

116. Brignole M, Menozzi C, Gianfranchi L, Musso G, Mureddu R, Bottoni N, et al. Assessment of atrioventricular junction ablation and VVIR pacemaker versus pharmacological treatment in patients with heart failure and chronic atrial fibrillation[J]. Circulation,1998,98:953–960.

117. Etienne Y, Mansourati J, Gilard M, Valls–Bertault V, Boschat J, Benditt DG, et al. Evaluation of left ventricular based pacing in patients with congestive heart failure and atrial fibrillation[J]. Am J Cardiol, 1999,83:1138–1140.

118. Leclercq C, Victor F, Alonso C, Pavin D, Revault d'Allones G, Bansard JY, et al.

Comparative effects of permanent biventricular pacing for refractory heart failure in patients with stable sinus rhythm or chronic atrial fibrillation[J]. Am J Cardiol, 2000,85:1154–1156.

119. Leclercq C,Walker S, Linde C, Clementy J, et al. Comparative effects of permanent biventricular and right–univentricular pacing in heart failure patients with chronic atrial fibrillation[J]. Eur Heart J, 2002,23:1780–1787.

120. John G.F. Cleland□Alison P. Coletta□Ahmed Tageldien Abdellah, et al. Clinical trials update from the American Heart Association 2006: OAT, SALT 1 and 2, MAGIC, ABCD, PABA–CHF, IMPROVE–CHF, and percutaneous mitral annuloplasty[J]. European Journal of Heart Failure, 2007,9 : 92–97.

121. Yaariv Khaykin, Nassir F, Natale A, et al. Pulmonary vein antrum isolation for treatment of atrial fibrillation in patients with valvular heart disease or prior open heart surgery[J]. Heart Rhythm, 2004,1(1):33–39.

122. Dhanunjaya R. Lakkireddy, Dimpi Patel, et al. Feasibility of transseptal puncture in radiofrequency catheter ablation of atrial fibrillation in patients with atrial septal defect (ASD) repair[J]. Heart Rhythm, 2006,3(5): S282–S283.

123. Liu Xu, Wang Xin–hua, Sun Yu–min, et al. Early identification and treatment of PV re-connections: role of observation time and impact on clinical results of atrial fibrillation ablation[J]. Europace,2007,9(7):481–486.

124. Li–Fern Hsu, Pierre Jais, Michel Haissaguerre, et al. Catheter Ablation for Atrial Fibrillation in Congestive Heart Failure[J]. N Engl J Med,2004,351(23):2373–2383.

125. Chen MS, Marrouche NF, Khaykin Y, et al. Pulmonary vein isolation for the treatment of atrial fibrillation in patients with impaired systolic function[J]. J Am Coll Cardiol, 2004,43(6):1004–1009.

126. Tondo C, Mantica M, Russo G, et al. Pulmonary vein vestibule ablation for the control of atrial fibrillation in patients with impaired left ventricular function[J]. Pacing Clin Electrophysiol, 2006 Sep,29(9):962–970.

127. Gentlesk P, Saner WH, Gerstenfeld EP, et al. Reversal of Left Ventricular Dysfunction Following Ablation of Atrial Fibrillation[J]. J Cardiovasc Electrophysiol, 2007,18: 9–14.

128. Fethi Kilicaslan, Atul Verma, Natale A, et al. Efficacy of catheter ablation of atrial fibrillation in patients with hypertrophic obstructive cardiomyopathy[J]. Heart Rhythm, 2006,3(3):275–280.

129. Nakazawa HK, Sakurai K, Hamada N, Momotani N, et al. Management of atrial fibrillation in the post–thyrotoxic state[J]. American Journal of Medicine,1982,72 : 903–906.

130. Fuster V, Ryden LE, Cannom DS, et al. ACC/AHA/ESC 2006 guidelines for the management of patients with atrial fibrillation: full text: a report of the American College of Cardiology/ American Heart Association Task Force on practice guidelines and the European Society of Cardiology Committee for Practice Guidelines (Writing Committee to Revise the 2001 guidelines for the management of patients with atrial fibrillation) developed in collaboration

with the European Heart Rhythm Association and the Heart Rhythm Society[J]. Circulation, 2006,114 : e257–e354.

131. Chang Sheng Ma, Xu Liu, Fu Li Hu, et al. Catheter ablation of atrial fibrillation in patients with hyperthyroidism[J]. J Interv Card Electrophysiol, 2007,18:137–142.

132. Haissaguerre M, Hocini M, Sanders P, et al. Catheter ablation of long–lasting persistent atrial fibrillation: clinical outcome and mechanisms of subsequent arrhythmias[J]. J Cardiovasc Electrophysiol, 2005,16(11):1138–1147.

133. Haissaguerre M, Sanders P, Hocini M, et al. Catheter ablation of long–lasting persistent atrial fibrillation: critical structures for termination[J]. J Cardiovasc Electrophysiol,2005,16(11):11 25–1137.

134. Fiorenzo G, Riccardo R, Domenico C, et al. Linear Cryoablation of the Left Atrium Versus Pulmonary Vein Cryoisolation in Patients With Permanent Atrial Fibrillation and Valvular Heart Disease:Correlation of Electroanatomic Mapping and Long–Term Clinical Results[J]. Circulation, 2005,111:136–142.

135. Darbar D, Herron KJ, Ballew JD, et al. Familial atrial fibrillation is a genetically heterogeneous disorder[J]. J Am Coll Cardiol, 2003,41:2185– 2192.

房颤消融后房速的标测和消融

近年来，由于导管射频消融治疗房颤效果显著，安全可靠，已经被越来越多的心脏中心推荐为房颤治疗的首选方案。其中环肺静脉前庭电隔离术（circumferential pulmonary vein isolation, CPVI）是我国使用最多的治疗阵发性房颤的消融术式。但文献报道，房颤消融术后的快速性房性心律失常（房速，atrial tachycardia arrhythmia, ATa）发生率很高，可达1.2%~25%[1]，且文献报道CPVI术后的房速发生率明显高于肺静脉节段性电隔离（segmental pulmonary vein ostial ablation, SOA）术后[2-5]。由于房颤消融术后房速常伴有很快的心室率，患者往往难以忍受，且多数情况下抗心律失常药物效果欠佳，有些患者甚至短期内出现明显心功能衰竭症状。

1　房颤消融术后房速的发生率与消融术式密切相关

文献报道在单纯的肺静脉电隔离术（plumonary vein isolation, PVI）术后房速的发生率低于10%，且大部分是由于肺静脉–左心房电连接恢复所致，Gerstenfeld等在随访了341例阵发性房颤行导管消融术的患者，有10例（2.9%）发生术后房速，其中7例是肺静脉–左心房间传导恢复所致，其余2例也是来源于左心房的局灶性房速，均消融成功；341例PVI术后仅发现有1例左心房大折返性房速；而在肺静脉电隔离基础上增加消融损伤或消融范围的术式，比如环肺静脉前庭电隔离术（隔离面积不仅包括同侧的肺静脉还包括肺静脉周围的心房组织）、左心房内线性消融术和碎裂电位消融术，都明显提高对持续性房颤的疗效，但是值得注意的是术后房速的发生，特别是左心房大折返性房速的发生率大大增加了（图11-1）；表11-1可

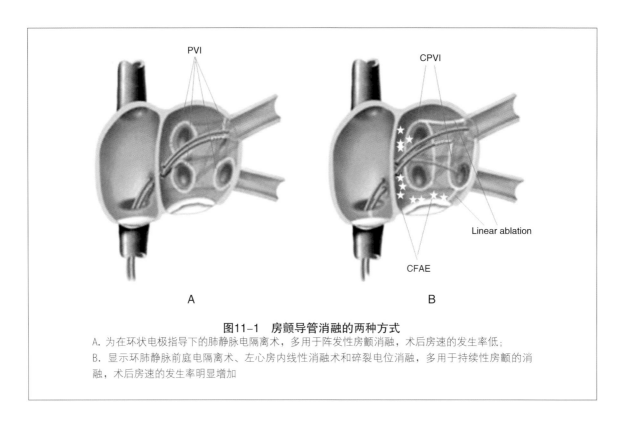

图11-1　房颤导管消融的两种方式

A. 为在环状电极指导下的肺静脉电隔离术，多用于阵发性房颤消融，术后房速的发生率低；

B. 显示环肺静脉前庭电隔离术、左心房内线性消融术和碎裂电位消融，多用于持续性房颤的消融，术后房速的发生率明显增加

表11-1　文献报道的肺静脉电隔离术和环肺静脉消融术后房速发生率比较

	消融术式	PAF/PcAF	术后房速	局灶/折返	消融成功率
Gerstenfeld EP *Circulation*, 2004	PVI	83%/14%	3%(10)	90%/10%	100%
Ouyong F *Cirulation*, 2005	CPVA	88%/12%	21%(21)	?	96%
Mcsas CE *JACC*, 2004	CPVA	72%/28%	10%(78/800)	21%/79%	93%
Chugh A *Heart Rhythm*, 2007	CPVA	65%/35%	24%(85)	0%/100%	96%
Deisenhofer I. *Europace*, 2006	CPVA	85%/15%	31%(21)	31%/69%	89%

见PVI术后房速的发生率低，且绝大部分为局灶性房速，而CPVI术后房速的发生率高，大部分为折返性房速。

在CPVI和左心房线性消融、碎裂电位消融术后的各种类型房速中，有部分房速的发生可被看做是一种人为、医源性心律失常，其中包括左心房内大折返性房速（也称为左心房房扑）和环肺静脉消融线上双GAP介导的房速等。这种心律失常在消融术后高发的原因主要与消融后左心房内形成的电传导屏障和局部传导速度减慢有关。

折返的形成

折返是指一次激动兴奋了心脏某一部分，经过传导再次激动该部分的现象。

折返形成的条件有至少两点：传导屏障和缓慢传导。

❋ 传导屏障

传导屏障是大折返形成的必要条件，如果没有传导屏障，就不可能有不同的传导通路，折返也不可能存在。

在正常情况下心房内存在的传导屏障除了瓣环外就只有界嵴，而在行CPVI术的患者，在左心房内形成两道人为的传导屏障，大大增加了左心房内大折返的机会（图11-2）。

新形成的传导屏障和二尖瓣环一起，构成了左心房内大折返性房速的电生理基础，这种

大折返性房速最多见有两种：一是围绕二尖瓣环的折返；二是绕房顶的折返（图11-3）。

图11-4A显示围绕二尖瓣环的折返性房速，黄色箭头显示的是主导折返环的电激动顺序，前壁从左到右，后壁从右到左（也可以为反方向），这种情况下冠状窦电极显示的激动顺序是近端电极领先；图11-4B显示绕双侧肺静脉的折返性房速，前壁从下而上，后壁由上而下，这种情况下冠状窦电极的激动顺序是中间电极领先，近端和远端电极均落后。

需要说明的是，图11-4显示的围绕二尖瓣环和围绕双侧肺静脉的大折返性房速激动顺序并不一定是图中显示，也有可能是完全相反的激动方向，并且在消融过程中这两种房速还可以相互转化，更增加了标测和消融的难度。

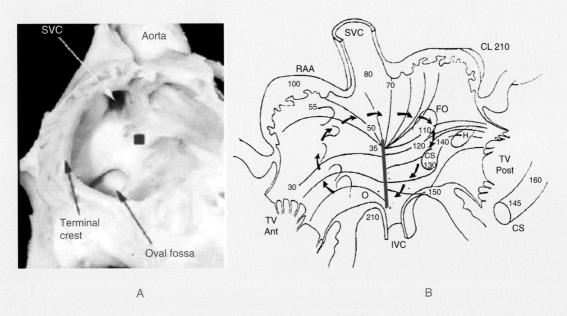

A   B

图11-2 传导屏障在折返环中的意义

A. 解剖标本显示右心房内界嵴的位置，界嵴是右心房内的标志性结构，其将右心房内腔分为前、后两部，即固有心房和腔静脉窦。界嵴的上端呈拱桥状连于房间隔上部，下端有分支连于冠状窦瓣及瓣上肌环。B. 显示房扑时心内膜标测结果，此房扑周长为210ms，以低右心房侧壁激动时间为零点，沿侧壁向上传播，绕过界嵴（红色线条）后沿间隔侧向下传播，到冠状窦口时激动时间为120ms，传导至峡部时激动时间150ms，再通过峡部传导到右心房后侧壁时激动时间为210ms，既是第1次电激动的终点也是下一次激动的开始。可以看出如果没有界嵴的传导延搁和阻滞作用，电激动在侧壁和间隔间互相传导，折返就无法形成

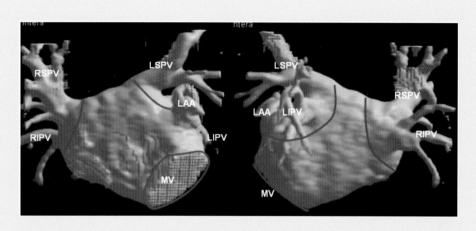

图11-3　CPVA术后左心房内新形成的传导屏障

左图前后位右图后前位显示在CPVA术后，新形成的传导屏障（图中红线）

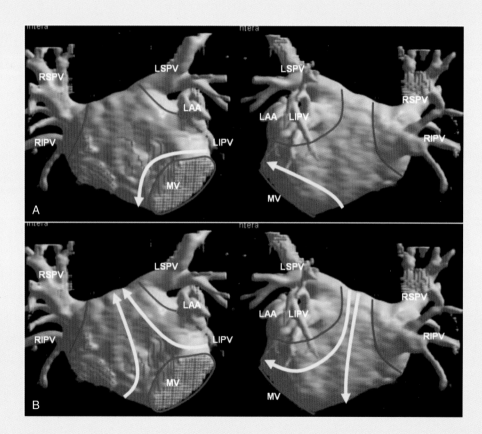

图11-4　最常见的左心房大折返性房速

※ 缓慢传导

缓慢传导的意义在于使得电激动在沿折返环路回到起点时，该部位的心肌组织已经从不应期恢复，能接受新一轮的心肌去极和复极化。

在心肌细胞的一次兴奋过程中，从动作电位0相开始到3相膜电位恢复到-60mV这一段时间不能再产生动作电位的时期是心肌细胞的有效不应期。临床电生理检查时也发现通常

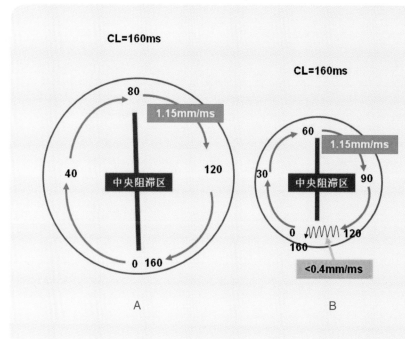

图11-5 缓慢传导区的意义

A. 显示周长为160ms的折返模式图，可见中央阻滞区的存在是折返的必要条件，如果电激动以1.15mm/ms的速度在正常心肌传播，需要约半径4cm的折返环才能使电激动回到时间零点时局部心肌组织从不应期恢复，折返得以持续；B. 显示同样160ms周长的折返，如果在环路上存在有速度<0.4mm/ms的传导缓慢区，折返环可以比较小，易于维持

以350~400次/min刺激心房肌就会出现文氏现象，这说明一般情况下心房肌的有效不应期为150~170ms，而电冲动在正常心房肌的传导速度是0.6~1.15mm/ms，也就是说在传导速度正常的情况下，至少需要4cm的折返环半径才能维持一个稳定的折返环路，而在正常人的心房内，很难容纳这么大的折返环；如果在折返环的路径上有传导缓慢区（传导速度<0.4mm/ms），则折返环的半径可减小（图11-5）。

缓慢传导区的存在有效减小折返环的大小，使其易于在心房内维持。

在正常人和阵发性房颤患者中，心房肌病变较轻，除了在三尖瓣峡部易有传导缓慢区外，其余部分的电传导速度相对正常，所以阵发性房颤单纯PVI术后的折返性房速很少，除非合并有三尖瓣峡部依赖的房扑（图11-6）。

图11-6中可见周长为240ms的典型房扑激动标测，以冠状窦近端A波为参考标记（零点），在右心房内电激动总时程235ms，且在右心房侧壁上出现红紫相邻的"早接晚"现象，诊断典型房扑无疑。等时区图是将总激动时程分为数个时区，分别给予不同的颜色表示，这样就可以通过每个时区的大小来反应局部心电信号的传播速度，时区越窄说明传导越缓慢，时区宽说明传导速度快，图中可见在三尖瓣峡部区域时区最窄，说明该区域传导最缓慢。

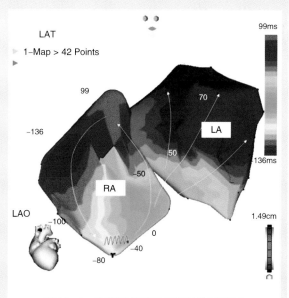

图11-6 典型房扑激动标测的等时区图

2 房速的分类

房速根据发生机制与心电图表现的不同，可分为自律性房性心动过速、折返性房性心动过速与紊乱性房性心动过速3种。其发生机制包括异常自律性增高、心房内微折返和触发活动。

2.1 按发病机制分类

2.1.1 自律性房性心动过速（图11-7）

⊛ 心房程序刺激不能诱发、拖带和终止心动过速。

⊛ 心动过速发作与终止时可出现温醒（warm-up）与冷却（cool-down）现象。

⊛ 刺激迷走神经和静脉注射腺苷不能终止心动过速。

2.1.2 折返性房性心动过速

⊛ 心房程序刺激和分级刺激能诱发和终止心动过速。

⊛ 房速发作的周长相当稳定，可通过心房心内膜标测及拖带标测可判断折返环的部位、激动方向与顺序。

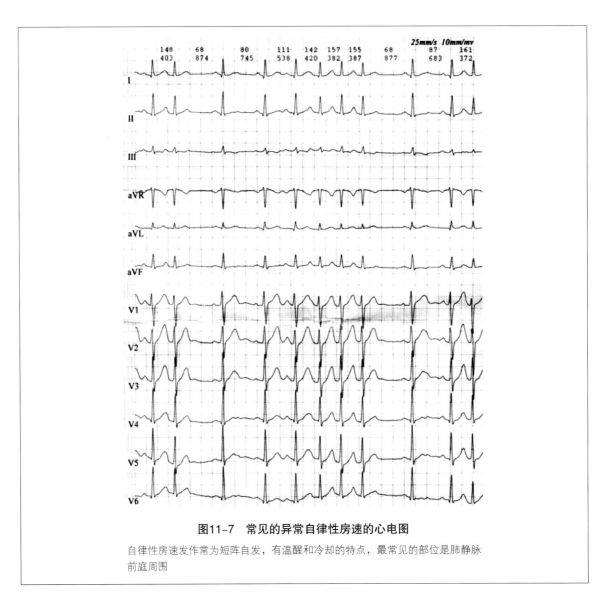

图11-7 常见的异常自律性房速的心电图

自律性房速发作常为短阵自发，有温醒和冷却的特点，最常见的部位是肺静脉前庭周围

※ 部分心动过速能被刺激迷走神经方法和静脉注射腺苷所终止。

2.1.3 触发活动引起房性心动过速

※ 心房程序刺激和分级刺激能诱发心动过速。

※ 起搏周长、期前刺激的配对间期直接与房速开始的间期和心动过速开始的周长有关,具有刺激周长依赖的特点。

※ 心动过速发生前,单相动作电位上有明显的延迟后除极波。

※ 心房刺激能终止或超速抑制心动过速。

※ 部分心动过速能被刺激迷走神经方法和静脉注射腺苷所终止。

有时候房速对药物干预的反应可能取决于房速的机制。许多能被腺苷、维拉帕米、普萘洛尔终止的房速提示触发活动机制[6-9]。Chiale等[10]还报道一种利多卡因敏感型房速,机制未明。腺苷终止的房速提示局灶性房速。如果腺苷不能终止房速,常产生便于识别P波的房室阻滞,这也有诊断价值,因为它排除了房室旁道折返性和房室结折返性心动过速机制。在成人,腺苷不能终止的房速

常提示心房大折返性心动过速。

2.2 临床分类法

临床上更实用的分类方法是直接将房速分为:局灶性房速、大折返性房速和小折返性房速,利于对指导临床消融。局灶性房速通常都易于标测,消融也比较容易;大折返性房速标测也容易,但是很难消融终止;小折返性房速标测诊断比较困难,消融相对大折返性房速较容易(图11-8)。

2.2.1 局灶性房速

局灶性房速通常起源于心脏的局部(图11-9),其特点:

※ 局灶性房速的机制可为自律性增高、触发活动或局部折返。

※ 激动标测显示心内膜激动顺序由最早激动点向四周传播。

※ 局灶性房速的频率由局灶兴奋灶的频率或微折返的周长(cycle length, CL)决定,与心房肌的传导速度无关。

自律性升高所致局灶性房速,心内膜最早激动点局部电位最早,早于体表心电图P波起点20ms左右,单极图多呈

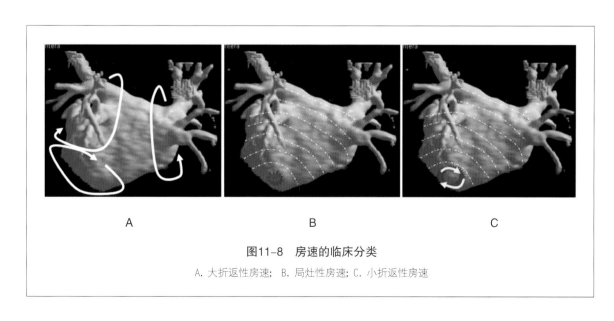

A   B   C

图11-8 房速的临床分类

A. 大折返性房速; B. 局灶性房速; C. 小折返性房速

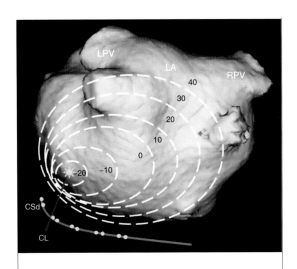

图11-9 局灶性房速传导模式图

以冠状窦电极远端为参考电极的左心房局灶性房速，左心房内心肌传导速度正常情况下，电激动就应该向涟漪一样由起源点向四周扩散（数值是局部激动时间，负值表面早于参考电极，正值表面晚于参考电极），这种情况下，CL>LAT，因为决定CL的是局部病灶自身的频率，而心房内各点记录到的局部激动时间总和由心房组织的传导速度决定

QS形（图11-10）。

如为局部微折返性房速，心内膜靶点附近局部电位明显碎裂，持续时间可能接近整个心动过速周长（图11-11）。

运用三维标测系统心腔内标测总的局部激动时间（LAT）常小于房速CL（图11-12）。这点与大折返性房速有本质的不同，因为局灶性房速的LAT总时程是由心房肌的传导速度决定，CL是由局部病灶的自律性或微折返的周期决定；而折返性房速的LAT就是由主导折返环的传导周期（CL）决定的。

拖带标测有助于部分局灶性房速的标测，刺激后间期（post pacing interval；PPI）−CL<20ms处可能是心内膜最早激动点。

自射频消融治疗房速以来，通过对成功消融靶点的X线影像定位，心内超声

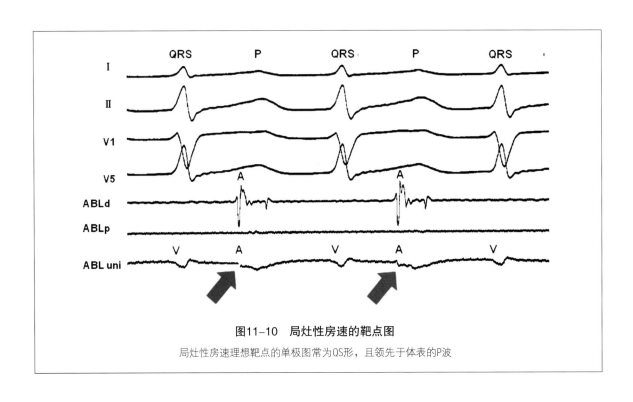

图11-10 局灶性房速的靶点图

局灶性房速理想靶点的单极图常为QS形，且领先于体表的P波

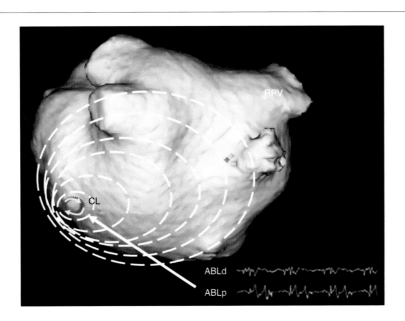

图11-11 局灶折返性房速的传导模式图

心房内的激动顺序标测也是局灶最早向四周传播，但在局部微标测通常可见有碎裂电位，其局部的激动时间决定了该房速的CL

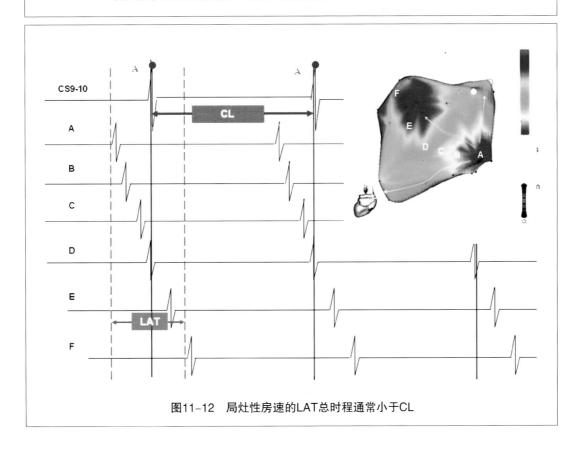

图11-12 局灶性房速的LAT总时程通常小于CL

及三维标测系统定位，发现绝大多数房速的起源部位集中在心房某些区域内：

❀ 多是解剖特殊部位，尤其是两种组织交界的区域。

❀ 右心房：冠状窦口、界嵴、上腔静脉、His旁、右心耳、三尖瓣环。

❀ 左心房：肺静脉及前庭、二尖瓣环、左心耳、房间隔。

⊙ 其他：无冠窦、Marshall韧带。

2.2.2 折返性房速

在房颤特别是持续性房颤导管消融后，折返性房速的发生率大大增加了，这与心房肌本身病变导致的传导缓慢、不应期缩短有关，同时也是由于导管消融损伤造成的新的传导屏障和传导缓慢区所致，常见的折返性房速分为：

❀ 左心房大折返性房速（二尖瓣环折返性和房顶依赖折返性房速等）。

❀ 右心房大折返性房速（三尖瓣环折返性和切口依赖性房速）。

❀ 局部小折返性房速。

通常在三维标测系统的指导下能顺利标测出折返性房速的折返环路，其激动顺序标测的特点有：

❀ 被标测心腔的激动时间范围等于心动过速周长（图11-13）。

❀ 最早和最晚激动点在空间位置上很接近，有"早接晚现象"（图11-14）。

需要注意的是，CARTO系统的着色是自动线性地进行的。系统往往自动将最早激动区域（红色）和最晚激动区域（紫色）的交接区分配成黄绿蓝色。对初学者判断激动顺序造成影响，此时设定早接晚阈值90%，就可以在红紫相接区域显示深红色早接晚区域（图11-15），但是这样不利于判断小折返性房速的折返环。

3 房速的标测方法

房速的标测方法主要有激动顺序标测和拖带标测，不同类型的房速采用不

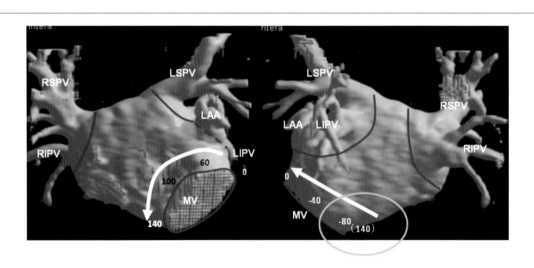

图11-13 折返性房速传导模式图

二尖瓣环折返性房速，数值是局部激动时间，负值表面早于参考电极（冠状窦远端），正值表面晚于参考电极，这种情况下，CL=LAT，因为决定CL的是电激动围绕二尖瓣环的传导总时间

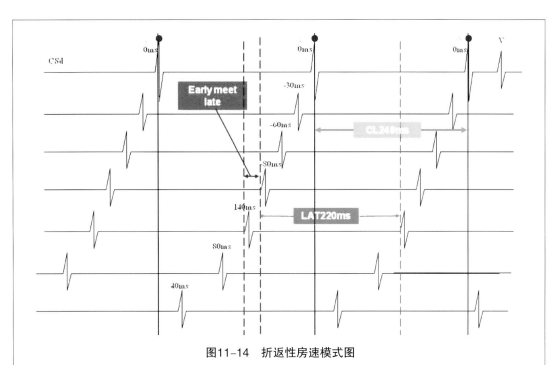

图11-14 折返性房速模式图

CSd冠状窦远端电极作为参考导联，心内膜不同点记录局部激动时间（负值表面早于参考电极（冠状窦远端），正值表面晚于参考电极），可见CL≈LAT，这是因为最早激动时间和最晚激动时间之间还有20ms的传导时间，如果标测图上最早激动时间点和最晚激动时间点的空间位置很接近，基本可以断定是折返性房速

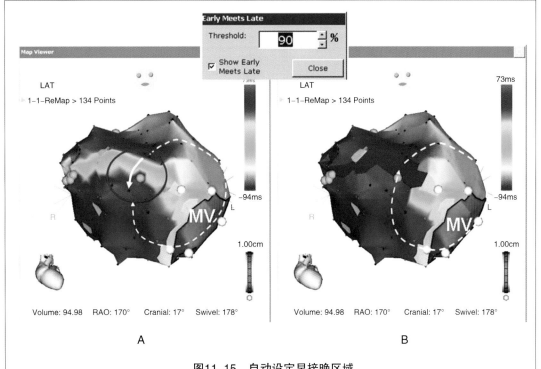

A | B

图11-15 自动设定早接晚区域

A部分为一个围绕二尖瓣环的折返，但是在前壁红色区域（LAT负值最大）和紫色区域（LAT正值最大）之间系统自动分配颜色，似乎提示从红色传导向绿色区域，给临床分析造成干扰；这时候选择开启早接晚功能，自动将红紫相接区域设定成深红色，方便临床分析，但是需要注意的是，早接晚区域并不总是缓慢传导区和关键峡部

同的标测方法来指导消融。当房速起源于一个小且明确的部位时，激动顺序标测和起搏标测是最主要的方法。相反，在大折返环性房速时，由于心内膜面有持续性激动，起搏标测通常无效，而使用激动顺序标测和拖带标测经常能快速定位折返环。

在标测前分析体表心电图P波的形态对特别是局灶性房速有指导定位意义。在心内膜标测过程中，注意局部电位是分析心律失常的基础，拖带标测主要用以定位折返环的位置，激动顺序标测粗标确定折返的激动方向，细标确定折返的关键部位。

3.1 体表心电图的指导意义

体表12导联心电图P波形态或向量分析，可大致判定局灶性房速的起源部位，对术前准备和指导消融靶点的标测具有帮助：

※ aVL和V1导联的P波形态对鉴别右心房和左心房房速的价值最大。

※ V1导联的正向P波对判定左心房房速的敏感性和特异性分别为92.9%和88.2%，Ⅰ导联正向P波对诊断左心房房速特异性高，敏感性差。

※ aVL导联的双相或正向P波判断右心房房速特异性和敏感性较高。

※ Ⅱ、Ⅲ和aVF导联的正向P波，提示房速位于心房的上部，如：右心房耳、右心房高侧壁、左心房的上肺静脉或左心房耳；反之，则提示房速位于心房的下部。如冠状静脉窦口、下肺静脉等。

房速时有时体表心电图的P波辨别不清，此时可给予少量的心室刺激就可以将P波清楚地显示（前提是房速不终止），同时在P波的起始部位和终末部位分别划线，有利于分辨出各个导联P波的形态（图11-16）。

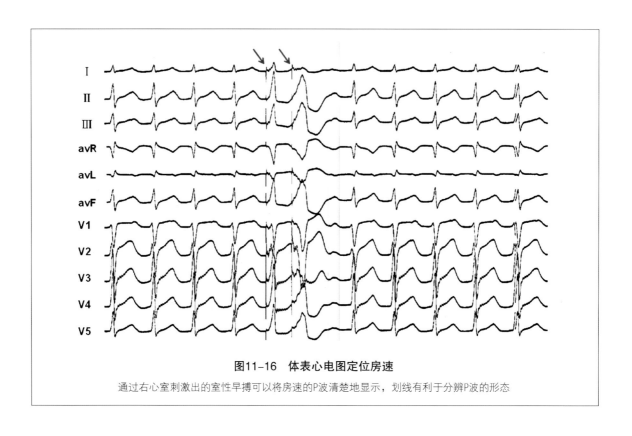

图11-16 体表心电图定位房速

通过右心室刺激出的室性早搏可以将房速的P波清楚地显示，划线有利于分辨P波的形态

3.2 传统心内膜标测技术

应用电极导管在心内激动标测。传统的电生理标测通过在相对固定的高右心房、冠状窦和希氏束区标测电极记录到的心内膜信号作为参考，对比大头消融导管在心腔内移动标测得到的电信号来寻找局灶性房速的起源，即寻找心腔内的最早电位。最早电位相对于P波起始、冠状窦口、高右心房更早。最早激动电位通常要比P波起始早30ms以上，但不同病人差异大。传统心内标测有其局限性，特别是二维标测下对房速起源部位的空间定位不能明确。传统电生理标测局灶性房速很大程度上依赖局部心内膜电信号，其按记录方式分为双极电图和单极电图。

3.2.1 单极电图

阴性输入端通常是体表心电图的中心电极（或者是在下腔静脉里的远端电极），阳极输入端是标测导管的远端电极。单极记录方式的优势在于有很大的记录范围，但是其较易受到远场信号的干扰，大的远场信号能使近场电位变模糊。而高通滤波器（30Hz或更高）虽然能去除大部分的远场信号，但同时也改变了近场电位的形态。相对于记录电极的位置，单极电图形态能提示一些波阵面传播的方向的有用信息，在ENSITE非接触球囊标测系统中，都是通过分析单极电图来判断局部的电传导方向。而通常情况下，单极电图用于局灶性房速的标测，因为在局灶性心律失常的起源点位置，通常能记录到起始部分完全负向波的局部波形，而在离开起源点部位记录到的单极电图，起始部位多有一个小的正向波（图11-17）。

3.2.2 双极电图

两个很接近的电极分别与阴极和阳极相连，记录的局部电位称为双极电

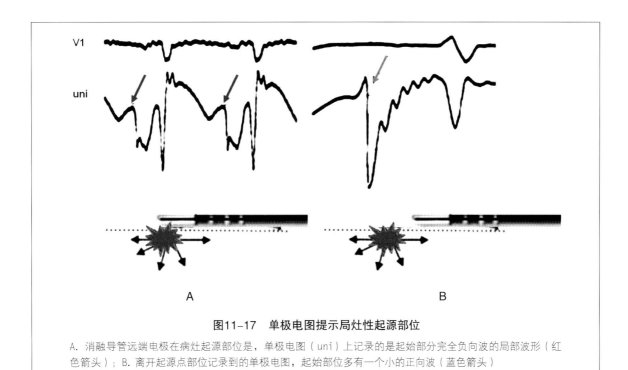

图11-17 单极电图提示局灶性起源部位

A. 消融导管远端电极在病灶起源部位是，单极电图（uni）上记录的是起始部分完全负向波的局部波形（红色箭头）；B. 离开起源点部位记录到的单极电图，起始部位多有一个小的正向波（蓝色箭头）

图。因为两个电极在空间上很接近，远场电信号在两个电极间的差别很小，所以双极电图记录的远场信号很小，这样在心内膜局部很小的电位变化就容易认别。双极电图的优点在于局部信号记录清晰，抗干扰能力强；但是双极电图的缺点是无法判断局部电位变化是在远端记录电极或者近端电极附近，且对激动的传播方向不敏感。

篮状电极的应用有助于更迅速的寻找房速的起源部位，但篮状电极的局限性在于心房不完全覆盖，尤其是心耳和峡部，另外在心房标测时会增加全身性血栓的危险性。

起搏激动顺序标测也可用于房速激动点的定位，将消融导管放置到心房内最早激动点或其附近，并设置消融导管顶端电极进行起搏标测。起搏P波形态和房速时对比及心内膜电极记录到的局部电位形态的对比可以提示是否起搏点位于房速起源点附近，也可以提示导管应向哪个方向移动。但是这一技术的空间分辨率有限，只有在房速难以诱发或不维持时才以此作为指导。

三维标测系统的出现使得局灶性房速的标测变得简单且准确性更高，CARTO系统能准确地进行导管定位和三维心腔重建，但是这一系统的主要局限在于需要重复采点，难以标测非持续房速。而非接触性标测系统（ENSITE）的优势在于同步捕捉经过心房的一次激动，方便了非持续性房速的标测。

3.3 房速的基质标测

由于正常人心肌不会产生心律失常，心律失常的产生和维持都是和病变心肌有关，比如折返形成的条件就必须要求有缓慢传导区和传导阻滞区，和

（或）异位兴奋灶。而病变心肌局部的特殊性电位变化常常可以帮助术者确认病变心肌的部位和范围。这种特殊的电位变化可以在心动过速时表现，也可以在窦性心律时显现。这就使窦性心律下标测心律失常成为可能。这一点对于血流动力学不稳定的快速性心律失常尤其重要。

在心房内进行详细标测（每个心腔＞300个点）后，可获得大量的信息。在三维标测系统的帮助下将局部电位特征标记在三维空间结构图上，有利于分析心律失常的存在机制（图11-18，19）。

由上可见，基质标测（电压标测）是十分重要的，可以直观地显示出心腔内的瘢痕区、低电压区以及正常心肌区。其作用是：了解局部心肌组织的活性、标出瘢痕及阻滞线的分布；协助分析房速的形成机制；有助于某些电生理现象的认识。基质标测的重点在于辨别各部位的电位特点，常见的特征性局部电位有：

❋ 瘢痕区，通常把心房局部心内膜电位电压＜0.03 mV或＜0.05mV，定义为瘢痕组织。瘢痕区常代表电传导的屏障，通常折返都是围绕瘢痕而形成（图11-20）。

❋ 低电压区，而局部电压介于0.05~0.1mV的电位，虽然小但是有时可能非常关键，标测时尽量将所有清晰稳定的电位进行标记。

❋ 正常心房肌，局部电压超过1.5~2.0mV时，通常说明心肌组织较厚，消融损伤难以透壁，所以尽量避免在电压过大的区域消融。

❋ 碎裂电位，指局部低振幅且持续的电学信号，常代表局部为缓慢传导区。但是注意并非所有的缓慢传导区

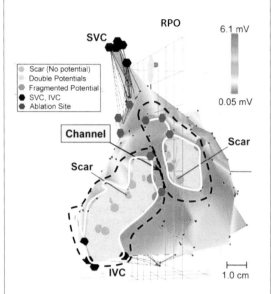

图11-18　房速基质标测

右心房瘢痕折返性房速的电压标测图，右心房内心内膜面电压值从0.05~6.1mV，小于0.05mV的局部心肌定义为瘢痕以灰色点及区域表示，局部记录到有等电位线的双电位以粉红色点表示，局部记录到碎裂电位的以绿色点表示，由于折返多是围绕瘢痕形成，所以从电压标测结果显示有两种可能的折返途径（引自Nakagawa. Circulation, 2001, 103: 699-709.）

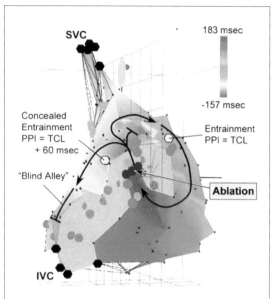

图11-19　激动标测图

激动标测图也不能辨别该房速的主导折返环是围绕哪块瘢痕组织，此时通过拖带分析，在两个黄点部位起搏，测量起搏后间期（PPI）与房速周长的关系，如果PPI=CL，则起搏部位位于主导折返环上，证明围绕右侧瘢痕的是主导环，在峡部（两个瘢痕中间）消融后房速终止（引自Nakagawa, Circulation, 2001, 103: 699-709.）

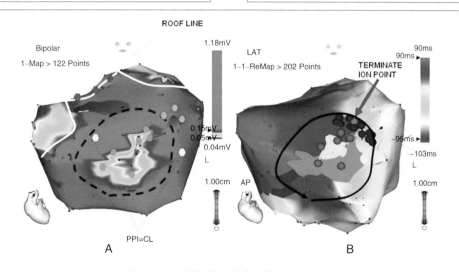

A　　　　　　　　　　　　　　B

图11-20　围绕前壁瘢痕区的折返性房速

1例在环肺静脉消融术后复发左心房房速的患者。A. 后前位显示左心房前壁的电压标测，中间部位红色区域是局部电压小于0.05mV的瘢痕区域，由于之前行环肺静脉消融术，故在左右肺静脉区域也是低电压区，在房顶部记录到双电位也证实之前的顶部消融线有效，在前壁心耳基底部可记录到碎裂电位区域提示该部位的传导减慢，在前壁瘢痕周围进行拖带标测，PPI=CL，说明这两个黄点部位位于主导折返环内；B. 显示在房速下的激动标测，证实了这是个围绕前壁瘢痕的逆钟向折返，在碎裂电位部位消融后该房速终止也证实了该房速的维持机制

都是折返的关键部位，有些仅仅是旁观者，只有在主导折返环上的缓慢传导区才是折返的关键部位。

※ 双电位，分开的双电位且中间无低振幅的碎裂波，代表局部形成传导阻滞线。两个不同时相的激动波分别位于激动阻滞线的两侧，正是双电位的成因。与瘢痕区不同的是，双电位通常代表的是比较窄的阻滞线，可以为生理性的，比如界嵴上通常可记录到双电位，分别代表界嵴两边固有心房和腔静脉窦的局部电位；另有一些双电位是由消融造成的，最常见的是环肺静脉隔离过程中在消融线上可记录到分开的双电位就表明该部位已造成了线性阻滞区（图

11-21）。

由导管消融或外科手术造成的局部阻滞线有时会引发新的折返形成（图11-22，23）。

3.4 激动顺序标测

3.4.1 定义感兴趣窗（window of interest，WOI）

WOI是标测前人为决定的局部激动时间（LAT值）的范围，其目的是防止自动计算LAT时产生错误，避免一个采集点落在两个LAT范围内的情况发生，所以WOI的时间间期长度不应超过所标测心脏节律的周长（图11-24）。

WOI一般定为心动过速周长（cycle

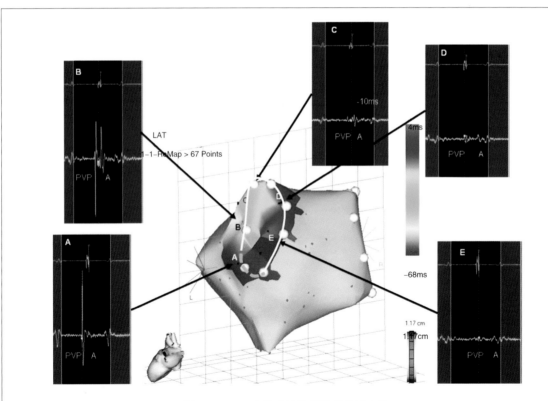

图11-21 环肺静脉消融线造成的双电位

阵发性房颤复发患者，有起源于肺静脉的房速，在环左肺静脉消融线上标测记录到局部电位，可见D点和E点的肺静脉电位和心房电位分得很开，提示后壁阻滞比较完整，而B、C点记录的双电位比较接近提示前壁阻滞线未达到完全阻滞，而A点记录到两个电位融合，指示了前壁阻滞线的缺口部位在前下

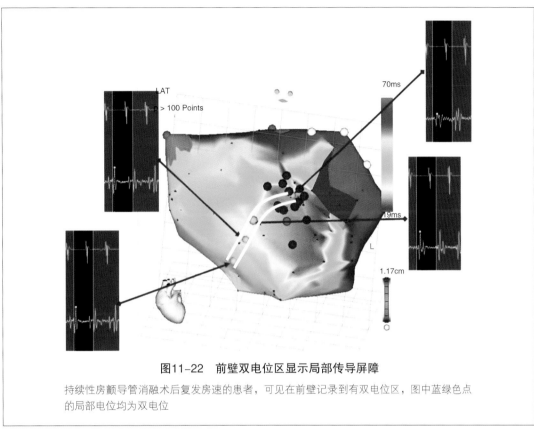

图11-22　前壁双电位区显示局部传导屏障

持续性房颤导管消融术后复发房速的患者，可见在前壁记录到有双电位区，图中蓝绿色点
的局部电位均为双电位

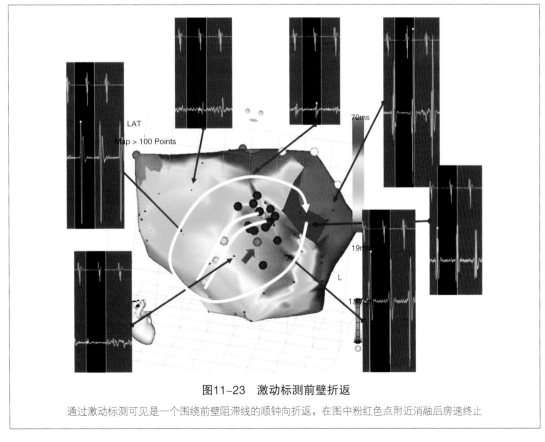

图11-23　激动标测前壁折返

通过激动标测可见是一个围绕前壁阻滞线的顺钟向折返，在图中粉红色点附近消融后房速终止

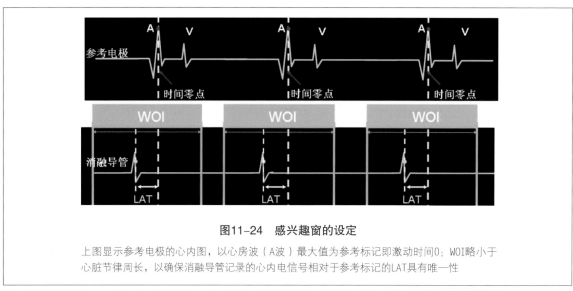

图11-24 感兴趣窗的设定

上图显示参考电极的心内图，以心房波（A波）最大值为参考标记即激动时间0；WOI略小于
心脏节律周长，以确保消融导管记录的心内电信号相对于参考标记的LAT具有唯一性

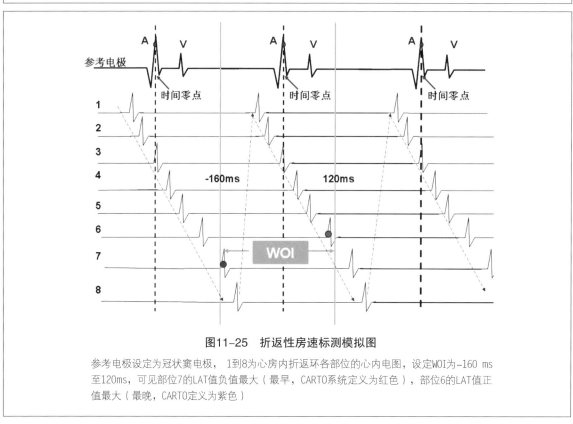

图11-25 折返性房速标测模拟图

参考电极设定为冠状窦电极，1到8为心房内折返环各部位的心内电图，设定WOI为-160 ms
至120ms，可见部位7的LAT值负值最大（最早，CARTO系统定义为红色），部位6的LAT值正
值最大（最晚，CARTO定义为紫色）

length，CL）的90%~95%，（因为CL
可有5%~10%的正常变异）；通常设定
负值占大部分，正值占少部分。例如，
要标测的心动过速周长为300ms时，可
以设定WOI为280ms（占CL的93%），
从-160ms到+120ms，范围等于280ms

（图11-25）。

3.4.2 局灶性房速的标测

利用激动标测可以快速确定局灶性
房速的起源，通常是选择A波最清楚的
冠状窦电极组作为参考电极（时间基
点），因为它能在较长的手术过程中保

持一个相对稳定的位置；而在这种情况下感兴趣窗的确定是非常重要，如果选择了错误的感兴趣窗口可能会对临床诊断造成干扰（图11-26）。

在激动标测出现红色区域和紫色区域过于接近，且不考虑折返存在可能时，需注意红色区域是否是事实上的最晚激动点，这时可尝试将局部激动时间调整后再分析（图11-27）。

通常情况下，在局灶性房速激动顺序标测时，同一心腔内最早激动点和最晚激动点都是相距很远（图11-28）。

而且在局灶性房速激动标测到的心内膜总激动时间常常明显小于心动过速周长，这也是局灶性房速的特点（图11-29）。总激动时间与心腔大小及心肌组织的传播速度有关；也就是说总激动

时间越短表明心腔较小同时心肌传播速度相对较快；总激动时间长则表明心腔较大以及心肌传播速度相对较慢。

局灶性房速时正确设定感兴趣窗口的方法：需要利用P波起点作为激动时间的基点，因为P波起点预示着心房去极化的开始。通常情况下，心内膜激动的最早起源点在P波起始前的20ms内，所以将感兴趣窗口设定在P波起始前约50ms应比较合理（图11-30，31）。

3.4.3 折返性房速的激动标测

与局灶性房速不同，在折返性房速心内膜标测时通常总激动时间=心动过速周长，且在主导折返环上，并没有所谓的最早或者最晚激动的区域，因为前一个电冲动最晚激动的区域就是下一个电冲动最早激动的区域，如此周而复始，

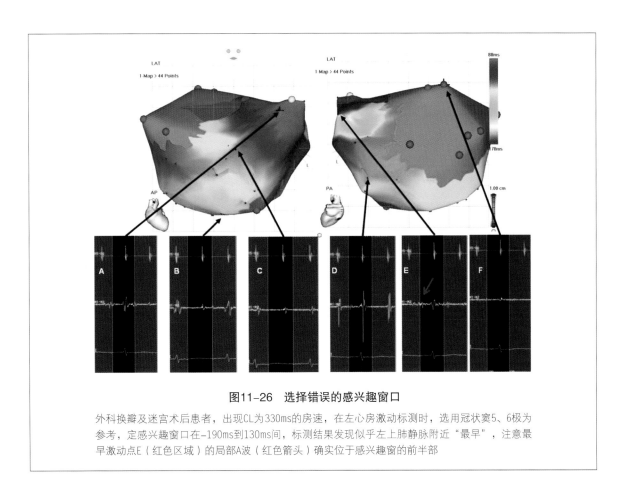

图11-26 选择错误的感兴趣窗口

外科换瓣及迷宫术后患者，出现CL为330ms的房速，在左心房激动标测时，选用冠状窦5、6极为参考，定感兴趣窗口在-190ms到130ms间，标测结果发现似乎左上肺静脉附近"最早"，注意最早激动点E（红色区域）的局部A波（红色箭头）确实位于感兴趣窗的前半部

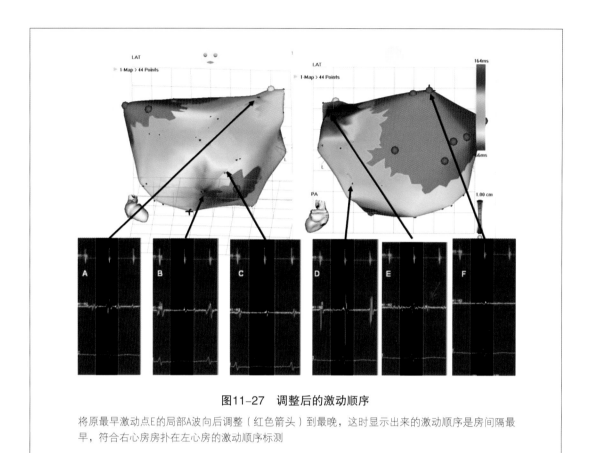

图11-27 调整后的激动顺序

将原最早激动点E的局部A波向后调整（红色箭头）到最晚，这时显示出来的激动顺序是房间隔最早，符合右心房房扑在左心房的激动顺序标测

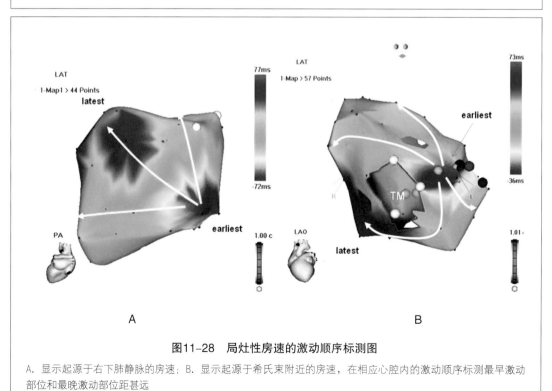

图11-28 局灶性房速的激动顺序标测图

A. 显示起源于右下肺静脉的房速；B. 显示起源于希氏束附近的房速，在相应心腔内的激动顺序标测最早激动部位和最晚激动部位距甚远

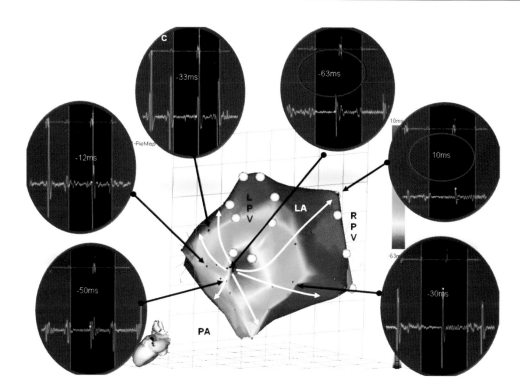

图11-29　起源于左下肺静脉前下的局灶性房速

其左心房内激动总时间=最晚LAT-最早LAT=10ms-(-63ms)=73ms，明显小于该房速的周长230ms，证实其确实是局灶性房速

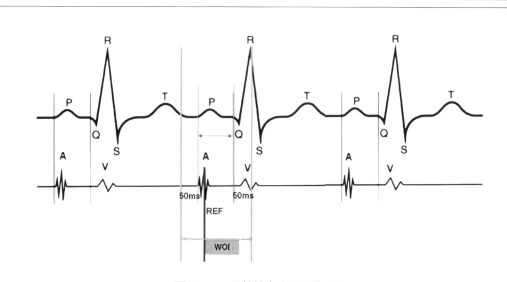

图11-30　局灶性房速WOI的设定

无须考虑选用冠状窦电极哪个电极对作为参考电极，只需要将感兴趣窗口设定在P波起始部前50ms到P波结束后约50ms即可，即可帮助准确定位心内膜激动最早起源点

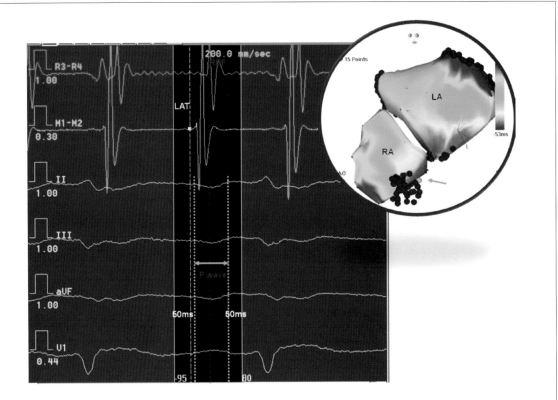

图11-31　局灶性房速的感兴趣窗口的设定

此患者兼有右后间隔房速、三尖瓣房扑和房颤，先行环肺静脉消融后三尖瓣峡部线性消融，但患者仍诱发出周长为242ms的房速，激动标测显示右后间隔局灶性房速，在三尖瓣峡部消融线内侧消融后房速终止（绿点），注意此时WOI的设定是在P波前后各50ms左右，共175ms而并没有覆盖整个心动过速周长，这已经足以标测出最早的心内膜激动点

早晚相接。如果利用标测大头导管在主导折返环连续性取样，将会得到布满整个周长的持续性电激动（图11-32）。

在折返性房速的激动顺序标测中，被设定为较早的点是由选择的参考电极和感兴趣窗口所决定的。一个完整的折返环标测将会展示早的激动点连接最晚的激动点——早接晚。最早和最晚激动点之间的时间等于快速心律失常的周期。如果最早和最晚的电激动时间不等于整个心动过速的周长，那么折返环的某个部位还没有确定或者该心律失常不属于折返性质。但需要注意的是，早接晚的区域并非肯定是折返环的缓慢传导

区（图11-33）。

那如何在折返性房速时设定好感兴趣窗口？同样需要借助体表心电图。在折返性房速时，与局灶性房速不同，通常体表心电图的P波间没有明确的等电位线，这时可定义P波最明显导联的P波转折最明显处为P波顶峰，在P波顶峰前50%CL为提前，后40%CL为落后（图11-34）。

这种利用体表心电图设定感兴趣窗口的方法优势在于能够在激动顺序标测图上定位舒张中期电位的具体区域（图11-35）。

由于有约一半折返环的关键部位在

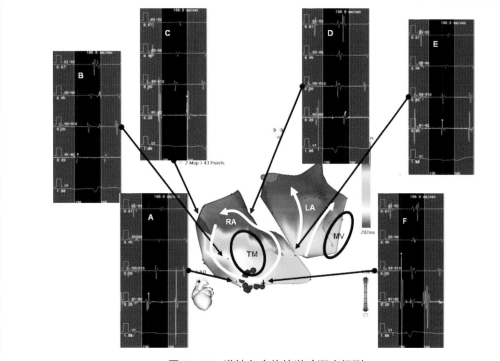

图11-32 逆钟向房扑的激动顺序标测

1例三尖瓣逆钟向房扑的双心房激动激动标测图，以CS9-10为参考电极，可见最早激动和最晚
激动区域相邻，位于侧壁

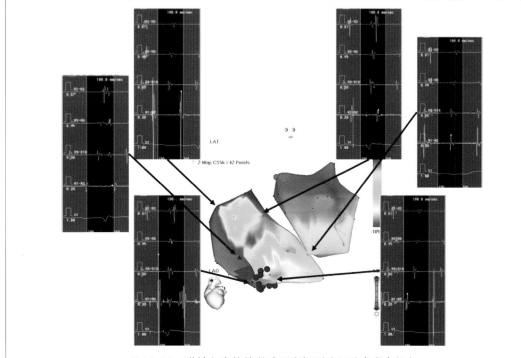

图11-33 逆钟向房扑的激动顺序标测（更改参考电极）

仍是图11-32这例三尖瓣逆钟向房扑患者，该为以CS5-6为参考电极，WOI不变，可见最早激动
和最晚激动区域相邻变为位于三尖瓣峡部，可见仅利用激动标测来定位早接晚区域并不准确

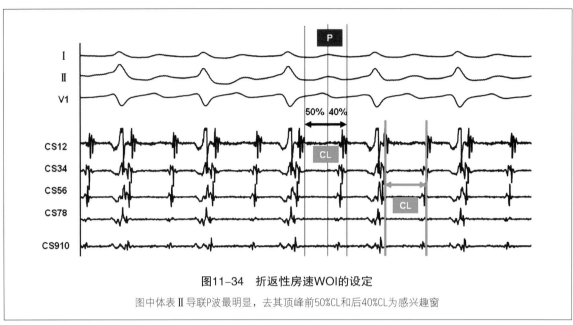

图11-34 折返性房速WOI的设定

图中体表Ⅱ导联P波最明显，去其顶峰前50%CL和后40%CL为感兴趣窗

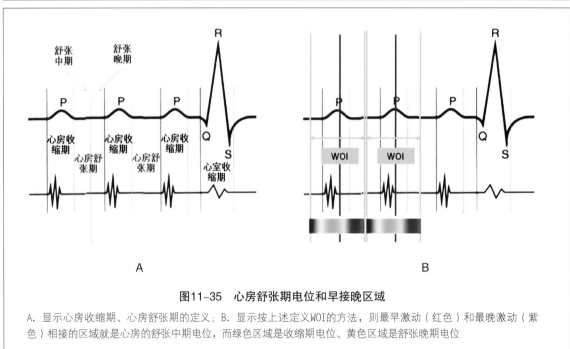

图11-35 心房舒张期电位和早接晚区域

A. 显示心房收缩期、心房舒张期的定义；B. 显示按上述定义WOI的方法，则最早激动（红色）和最晚激动（紫色）相接的区域就是心房的舒张中期电位，而绿色区域是收缩期电位、黄色区域是舒张晚期电位

舒张中期，所以用这种体表心电图定义WOI的方法可以快速有效定位舒张中期电位区域。

3.4.4 激动顺序标测时的注意事项

（1）点的采集：激动顺序标测时点的采集程序同前，也是冻结、接受/放弃、编辑，但是贯穿其中的原则是所有采集点必须是在同一种心动过速状态下采集的，唯有这样才能集中在一起分析这种心动过速的机制，否则通过分别在房速、窦性、早搏干扰、其他类型房性心律失常时采集的点无法准确分析心律失常的起源和传播途径。

操作者采集点必须同时注意到几个

方面：

※ 点的空间位置正确及稳定。

※ 点的局部电位信号清晰稳定。

※ 在同一心动过速节律下采集点，这是要准确标测心动过速最重要的方面。

（2）点的筛选：和常规电生理标测一样，激动顺序标测属于逐点标测，通过大头消融导管采集某一心腔各个解剖位置的局部心内膜电位，通过CARTO系统这个忠实可靠的"记事本"记录、分析、计算LAT，得出激动顺序图，采集点的错误常常影响激动顺序图的准确性。

保证采集的每一点都是准确无误是非常困难的，而且过分追求该目标会非常耗时，所以建议将重点放在采集完成后点的筛选上，掌握这一步骤的技巧会使激动标测的结果更准确和便于理解。

首先要删除或编辑错误的采集点信息，采集点的常见错误如下（图11-36）：

※ 节律错误：非心动过速发生时或早搏干扰了心动过速节律。

※ 参考电极错误：未采用指定的心内信号或误将起搏信号或干扰波认作参考电极（REF）。

※ 局部电位采集错误：误将其他心

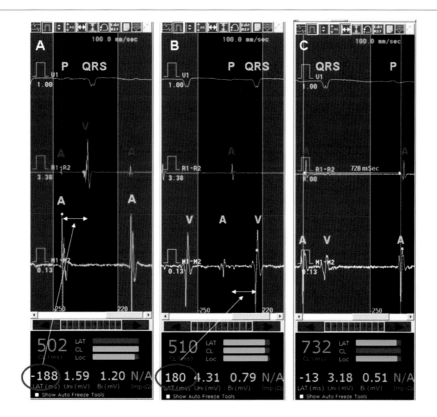

图11-36 显示一个左心房房速激动标测时采集点的错误

从上至下分别是体表心电图V1导联、参考电极（REF）选用冠状窦远端电极（R1-R2）、大头导管局部电位。A. 误将R1-2的心室信号（V波）定为参考标记，以致于LAT达−188ms，其实与R1-2的心房信号（A波）相比较，局部电位不领先；B. 误采集局部的心室远场电位（V波），与REF的参考标记相比落后180ms；正确的是采集局部A波，领先REF约50ms；C. 采集时房速已经终止，该LAT时间不能代表房速时的局部激动时间，应该删除腔的电位认作局部电位或局部干扰。

❋ 心内膜电位起始部判断错误：瘢痕、碎裂电位、双电位等。

3.4.5 激动顺序标测采点的建议

❋ 不要盲目采点，等待局部电位稳定，可以减少后期调整和筛选的时间。

❋ 采点密度适中，尽量不留"死角"；一般在一个心腔记录到30~50个点就可获得满意的心腔解剖图象以及电激动传导的路径，费时10~30min，视操作者的熟练程度和所标测心腔的难易程度而定。一般标测点越多，获取的图像越精确，但费时也越多。一般只需对整个心腔进行粗略标测，而对感兴趣的地方进行精细标测。

❋ 采点结束后，花5~10min进行分析、调整和筛选。

3.5 拖带标测

所谓拖带是指外部刺激持续性地重整折返环，它能有效地弥补激动顺序标测的不足。外部刺激能成功拖带折返环的原因是因为有可激动间隙的存在，即本次除极后重新恢复可兴奋性到下一个激动到来之间的时间（图11-37）。从折返环以外的部位起搏，在可激动间隙内的适当强度刺激将会侵入到折返环内，使折返环一些部位除极。这时侵入到折返环内的刺激会向两个方面传播。顺向传导的激动和折返环激动方向相同，逆向传导的激动和折返环激动方面相反，逆向激动和前一次折返的顺向激动相互

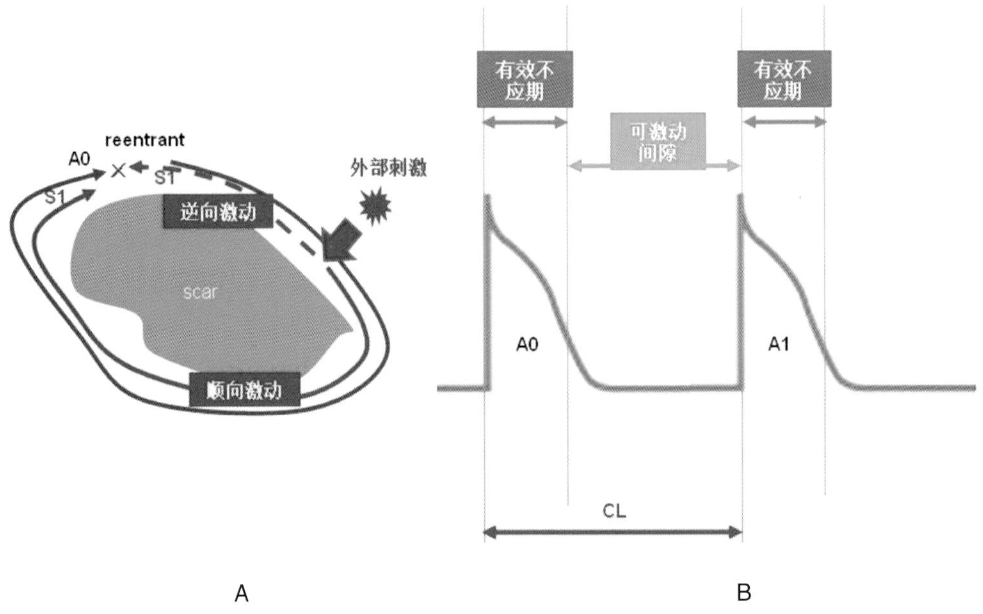

图11-37　拖带和可激动间隙

A. 显示拖带，中央灰色区域为瘢痕，折返（黑线）围绕该瘢痕持续性存在；B. 显示折返环上某处的局部动作电位，在第一次激动（A0）后直到动作电位3相后半部分才恢复可兴奋性，从该点开始到折返的下一次激动（A1）来临前的一段时期该部位能对一定强度的外部刺激产生反应，这段时期就是可激动间隙；回到图A，外部刺激S1在可激动间隙进入折返环，沿折返径路产生顺向和逆向两个方向电刺激，S1的逆向激动与原折返的激动碰撞而湮灭，顺向激动再重整折返环，如果外部刺激频率略高于折返本身，这种拖带会持续存在

碰撞而湮灭。正常刺激的激动会沿之前的折返环传导，同时重整折返环，使心动过速持续下来。单刺激引起的反应为重整。持续性地重整为拖带。

在房速中使用拖带标测，最大的作用在于判定刺激部位和折返环之间的距离，这通过测量起搏后间期（PPI）来判断。起搏后间期的测量从最后一个刺激（拖带或重整心动过速）到起搏部位的下一个激动。最后一个刺激渗入到折返环，再通过折返环，回到起搏的部位。因此，起搏后间期是传导从起搏部位到折返环，通过折返环再回到起搏部位的时间总和（图11-38）。

如果起搏部位位于折返环附近，则起搏后间期约等于心动过速周长；如果起搏部位远离折返环，起搏后间期大于心动过速周长；距离越远，起搏后间期越长（图11-39）。起搏后间期和心动过速周长差别在20ms以内，足以说明起搏部位在主导折返环附近。但起搏后间期是不能判断起搏部位是否在折返环狭窄的部位或者宽阔的部位，是否易于被消融。

最近有学者报道[11]，采用在目标心腔内密集采点，每点拖带后计算PPI，再根据PPI与CL差值大小在三维标测图上转化为各种不同的颜色，能直观反应该点据折返环的距离（图11-40）。

拖带标测的局限性：拖带标测需要稳定的折返环。如果起搏使得心动过速不断地从一个环路到另一个环路，或者心动过速终止，拖带标测是没有用的。另外，拖带标测是很难应用于血流动力学不稳定的心动过速。

房速时有时在心房某些部位起搏并不能成功拖带，即使能成功拖带，PPI有时也可能不准确。比如：

❋ 起搏刺激产生的电激动在折返环中传导速度慢于房速时传导速度，那么

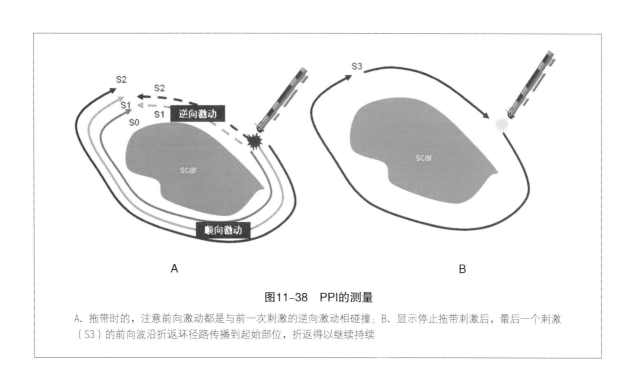

图11-38　PPI的测量

A. 拖带时的，注意前向激动都是与前一次刺激的逆向激动相碰撞；B. 显示停止拖带刺激后，最后一个刺激（S3）的前向波沿折返环径路传播到起始部位，折返得以继续持续

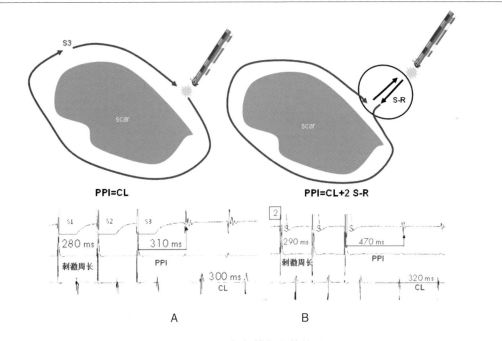

图11-39 PPI与起搏部位的关系

A. 显示位于主导折返环上的刺激其起搏后间期（从最后一个刺激信号到停止刺激后记录到的局部电位）等于折返环的周长，下图显示采用280ms起搏（比房速周长300ms小20ms）后PPI为310ms，只比CL多10ms，提示刺激部位在主导折返环上；B. 显示远离折返环部位的起搏，其PPI等于折返环周长加两倍的起搏部位到折返环距离（S-R），下图显示采用290ms起搏（比房速周长320ms小30ms）后PPI为470ms，比CL多150ms，提示刺激部位离主导折返环有75ms的传播时间，刺激部位不在主导折返环上

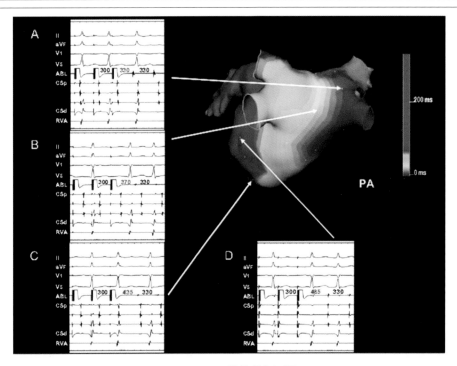

图11-40 三维拖带标测图

可见左心房三维重建后以不同颜色来反映局部PPI-CL差值，可见靠近右侧肺静脉差值小（红色），离开远者差值大（紫色）（引自Esato M. Heart Rhythm, 2009, 6(3):349-358.）

PPI会增加，在接受抗心律失常药物治疗的患者中会出现这种情况。另外，在消融后折返环被部分破坏也会出现这种情况。这时起搏后间期延长会错误地提示起搏部位远离折返环，通常在这种情况下起搏后心动过速周长不稳定。

※ 如果起搏频率过快，可造成功能性阻滞区范围的增加，从而扩展了折返路径，增加了折返时间，那么PPI也会延长。因此，起搏周长仅需比心动过速周长短20~30ms即可，有利于准确评估起搏后间期的价值。

4 临床常见的房速

4.1 局灶性房速

局灶性房速是由一个具体的激动点发出并传播向双房的室上性心动过速。据报道，房速的发病率为0.34%~0.46%[12]。根据房速的经典分型，局灶性房速的心房率130~250次/min，有等电位线分隔的不连续P波。现在认为局灶性房速心房率可以更快，可以是阵发性、持续性和永久性。局灶房速可以发生在无器质性心脏病的儿童或成人，但成人房速多伴有器质性心脏病[13-26]。持续性和永久性房速可以引起心动过速性心肌病，这在儿童比成人更常见[27-29]。在《ACC/AHA/ESC房颤治疗指南》中，对药物治疗效果差的局灶性房速，导管射频消融可作为一线治疗[30]。

4.1.1 诊断标准

如果符合如下的电生理标准，可以诊断为房速：

※ 心房激动顺序与窦性激动不同，与心室起搏产生的V-A传导亦不同。

※ 房室结阻滞的产生不影响心动过速[31]。

※ 先有心房率的改变后才产生PR间期和RP间期的改变。

部分局灶性房速起源于瓣环和房室结附近，易与房室折返性(AVRT)及房室结折返性(AVNRT)心动过速相混淆。可在心动过速时进行心室刺激，根据不同的反应来进行鉴别：

※ 如果一个没有传导到心房的室早终止了心动过速，房速可以排除。

※ 如果一个室早在希氏束的不应期内提早激动心房，房室旁道可以确定，即使这并不证明旁道引起心动过速。

※ 短阵心室刺激（间期短于心动过速周长约30ms）进行拖带。如果出现心室拖带与心动过速无关，引起的房室旁道房室折返性心动过速可以排除。

※ 如果心室拖带产生V-A传导和与心动过速不同的心房激动顺序，有可能是房速。

※ 如果心室拖带产生不阻断心动过速的V-A传导，根据心动过速恢复后的不同表现可鉴别AT、AVRT和AVNRT。

※ 如果心室拖带后出现A-A-V现象[32]（图11-41），可诊断为房速。

4.1.2 局灶性房速的常见起源点

局灶房速趋向产生于与解剖结构相关的特征性部位。常见的右心房起源部位是界嵴，房间隔右侧，包括房室结附近、三尖瓣环、冠状窦口、右心耳和上腔静脉[33-42]。在左心房，大多局灶起源点在肺静脉口、左心耳、房间隔左侧、冠状窦和二尖瓣环[43-51]（图11-42）。其他少见的起源部位有无冠窦、Marshall韧带或左上腔静脉。

房速的定位中十二导联体表心电图有重要价值[52-56]，十二导联体表心电图形状可以提供房速部位的合适估测。

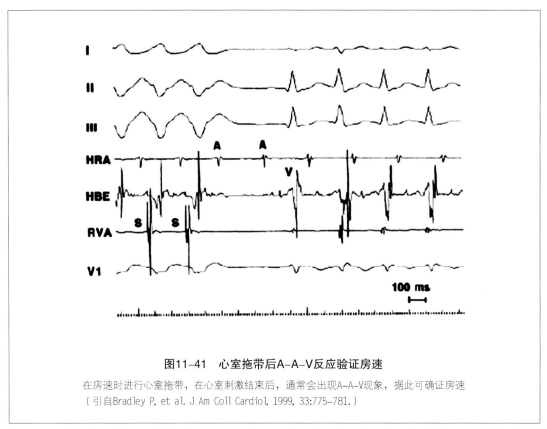

图11-41　心室拖带后A-A-V反应验证房速

在房速时进行心室拖带，在心室刺激结束后，通常会出现A-A-V现象，据此可确证房速（引自Bradley P, et al. J Am Coll Cardiol, 1999, 33:775-781.）

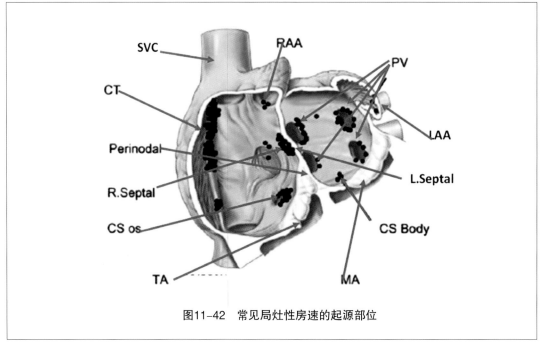

图11-42　常见局灶性房速的起源部位

一般情况下，局灶性房速被等电位线分隔，然而某些局灶房速可表现为无等电位线的P波，有时候P波和前面的T波融合常使P波的形态模糊。在这些情况下，行室早刺激或者行颈静脉窦按摩、加用腺苷引起短暂房室阻滞有助于获取清楚的P波形态（图11-43）。

Kistler等研究了126例局灶性房速患者的心电图特点，并总结出结合胸前导联和肢体导联的定位方法（图11-44，45）。

心房解剖复杂，临近的解剖结构能形成误导信号使标测复杂。右上肺静脉接近右心房，此两结构发出的电信号能被同步记录，而且从这两处产生的房速具有相似的P波形态。因此，来源于界嵴上部的房速还应当排除右上肺静脉与上腔静脉来源[57-61]（图11-46，47），此时需要心内膜标测进一步明确。

间隔房速的识别具有挑战性，局灶房速可以来源于房室结附近房间隔的任何一边。这一区域的射频消融具有很大的引起房室阻滞的危险性。如果最早右心房激动电位比P波起始提前≤15ms，或者房速在V1导联有单一正向P波，那就应该及早进入左心房进行标测，寻找更早激动点，而不是在房间隔右侧面再尝试。不同起源的房速，见图11-48~57。

房速也可能起源于心外膜结构，如冠

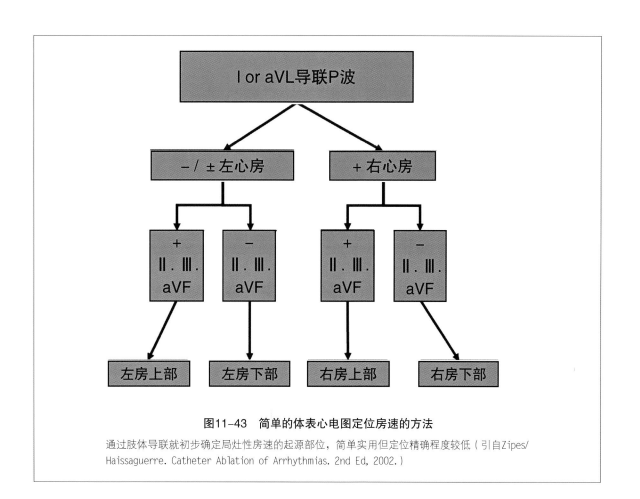

图11-43 简单的体表心电图定位房速的方法

通过肢体导联就初步确定局灶性房速的起源部位，简单实用但定位精确程度较低（引自Zipes/Haissaguerre. Catheter Ablation of Arrhythmias. 2nd Ed, 2002.）

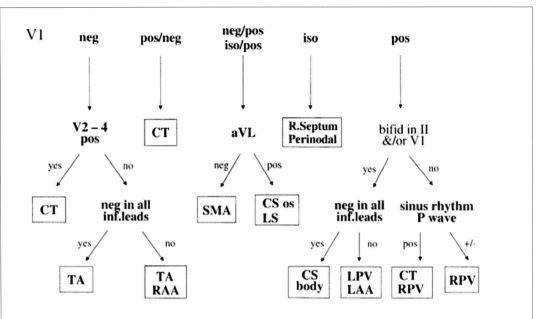

图11-44 胸导联和肢导联联合定位

CT：界嵴； TA：三尖瓣； RAA：右心耳； SMA：二尖瓣前瓣； CS os：冠状窦开口； LS：左侧房间隔；
R-Septum：右侧房间隔； Perinodal：房室结附近； CS body：冠状窦体部； LPV：左侧肺静脉； LAA：左
心耳； RPV：右侧肺静脉（引自Kistler PM, et al. J Am Coll Cardiol, 2006, 48(5): 1010-1017.）

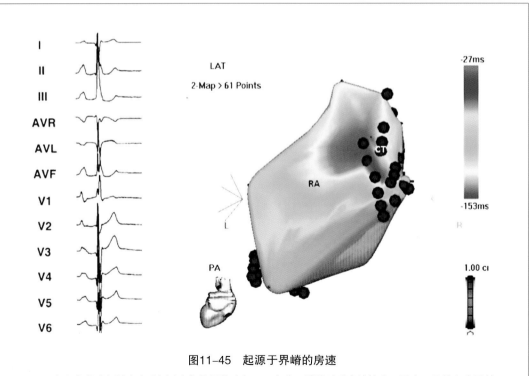

图11-45 起源于界嵴的房速

可见右心房激动标测在右后侧壁上部最早激动点，而在此区域消融后房速终止，图左可见其心电图特
点：Ⅰ、Ⅱ导联正向、avR导联负向、V1导联正负双向，其心电图P波形态与窦性心律时非常接近

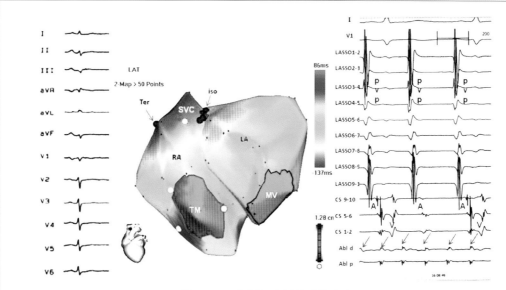

图11-46 起源于上腔静脉的房速

右心房激动标测在右心房上部上腔静脉处最早激动点，而在右心房上腔静脉交界处消融后房速终止，图左可见其心电图特点：通常Ⅱ、Ⅲ、aVF等下壁导联P波比窦性心律时要高，Ⅰ、aVL和正向、aVR导联负向、V1导联正负双向提示上腔静脉向右心房传导的突破口在侧壁而非间隔，故图中在交界处偏侧壁消融后房速终止（Ter），在间隔消融后上腔静脉隔离（iso）；图右显示心内膜标测，LASSO放在右上肺静脉内，消融导管放在上腔静脉右心房交界处，可见上腔静脉局部电位要明显快于心房，近2∶1传导，在此放电后房速终止

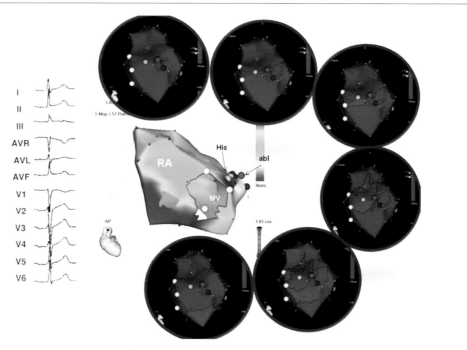

图11-47 起源于His束附近的房速

可见右心房激动标测在His束（黄点）附近最早激动点，在紫色点消融后房速终止，激动传播图可以清楚辨清房速的起源，图左可见其心电图特点：V1导联P波低平，而这对起源于His束附近和房间隔的房速诊断特异性达到100%，但是敏感性只有50%

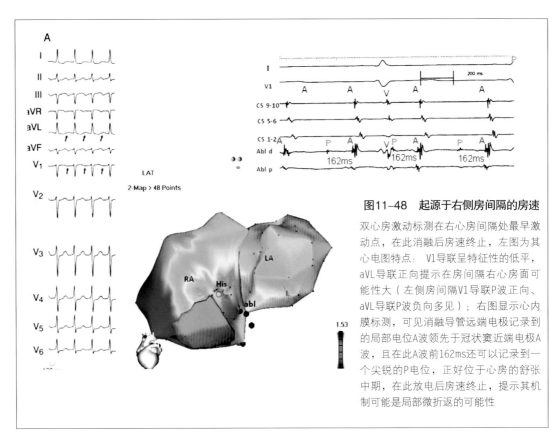

图11-48　起源于右侧房间隔的房速

双心房激动标测在右心房间隔处最早激动点，在此消融后房速终止，左图为其心电图特点：V1导联呈特征性的低平，aVL导联正向提示在房间隔右心房面可能性大（左侧房间隔V1导联P波正向、aVL导联P波负向多见）；右图显示心内膜标测，可见消融导管远端电极记录到的局部电位A波领先于冠状窦近端电极A波，且在此A波前162ms还可以记录到一个尖锐的P电位，正好位于心房的舒张中期，在此放电后房速终止，提示其机制可能是局部微折返的可能性

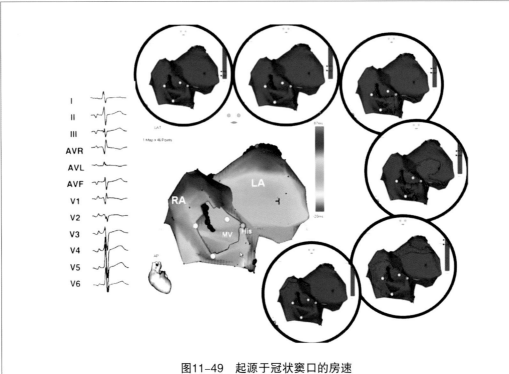

图11-49　起源于冠状窦口的房速

双心房激动标测在右心房间隔处最早激动点，在此消融后房速终止，图左是其心电图特点：V1导联P波负向或者等电位线、V2~V6导联逐渐变负向、下壁导联P波深倒、aVL导联P波正向

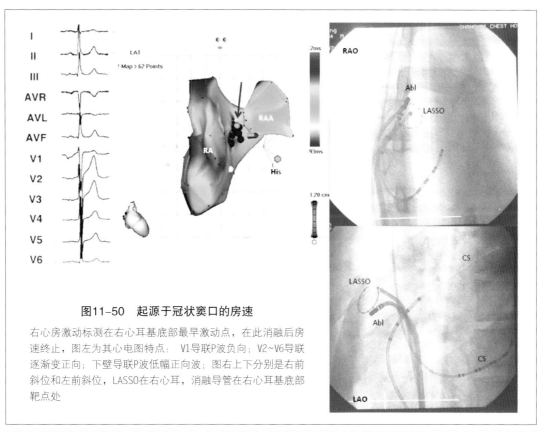

图11-50 起源于冠状窦口的房速

右心房激动标测在右心耳基底部最早激动点，在此消融后房速终止，图左为其心电图特点：V1导联P波负向；V2~V6导联逐渐变正向；下壁导联P波低幅正向波；图右上下分别是右前斜位和左前斜位，LASSO在右心耳，消融导管在右心耳基底部靶点处

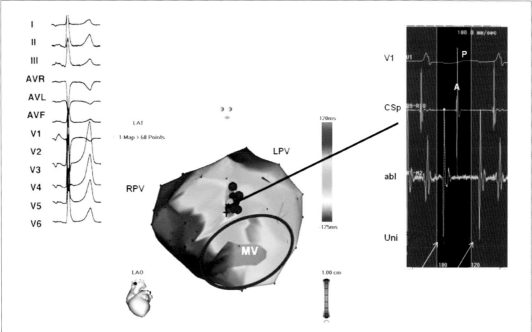
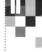

图11-51 起源于二尖瓣前瓣的的房速

左心房激动标测在二尖瓣前瓣最早激动点，在此消融后房速终止，图左为其心电图特点：V1~V6导联P波双向，先负向后正向，肢导联P波低振幅；图右显示在消融导管远端电极记录的心内膜局部A波明显领先体表心电图P波和冠状窦A波，而且单极电图显示起始部向下（箭头）提示为理想靶点

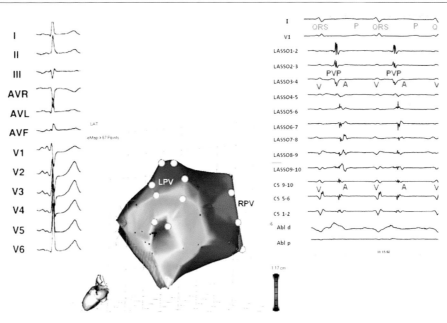

图11-52 起源于左下肺静脉的房速

左心房激动标测在左下肺静脉最早激动点，在此消融后房速终止，图左为其心电图特点： V1~V6
导联P波正向，但振幅逐渐变低、多数左肺静脉起源的房速aVL导联P波负向或者等电位线、多数
aVR导联P波负向，下壁导联P波倒置提示为下肺静脉起源；图右显示LASSO电极放置在左下肺静脉
内，其记录到得PVP 领先于局部A波，冠状窦电极远端A波最提前，支持为左下肺静脉驱动的房速

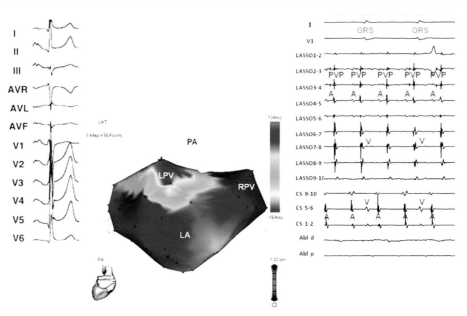

图11-53 起源于左上肺静脉的房速

左心房激动标测在左上肺静脉最早激动点，在此消融后房速终止，图左为其心电图特点： 也是
V1~V6导联P波正向，但振幅逐渐变低、aVL导联P波等电位线、aVR导联P波负向，下壁导联P波正向提
示为上肺静脉起源；图右显示LASSO电极放置在左上肺静脉内，其记录到得PVP 领先A波较大距离而
与后一个A波较近，冠状窦电极近端A波最提前（只有LIPV起源的房速肯定CSd领先，LSPV起源的有时
CSp领先），支持LSPV驱动的房速

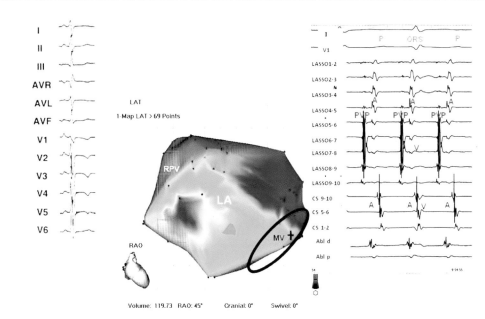

图11-54 起源于右下肺静脉的房速

左心房激动标测在有下肺静脉前壁最早激动点，在此消融后房速终止，图左为其心电图特点：
V1~V6导联P波正向，但振幅逐渐变低、多数右肺静脉起源的房速AVL导联P波正向、下壁导联P波负
正双向提示为下肺静脉起源；图右显示LASSO电极放置在右下肺静脉内，其记录到的PVP领先于局
部A波，冠状窦电极远端A波最提前，支持为右下肺静脉驱动的房速

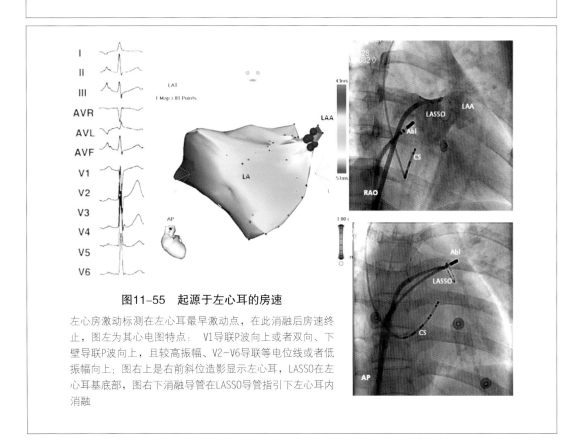

图11-55 起源于左心耳的房速

左心房激动标测在左心耳最早激动点，在此消融后房速终
止，图左为其心电图特点：V1导联P波向上或者双向、下
壁导联P波向上，且较高振幅、V2~V6导联等电位线或者低
振幅向上；图右上是右前斜位造影显示左心耳，LASSO在左
心耳基底部，图右下消融导管在LASSO导管指引下左心耳内
消融

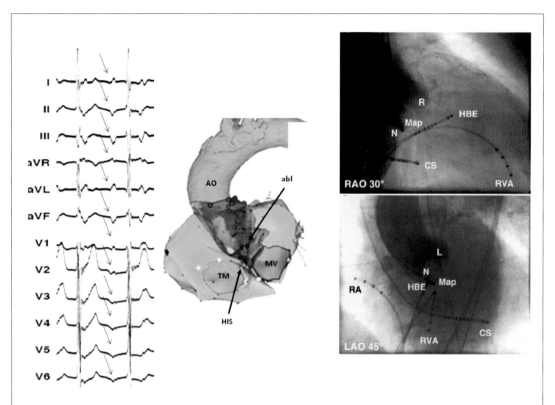

图11-56 起源于无冠窦的房速

双心房激动标测在房间隔上部最早激动点，在主动脉根部无冠窦内消融后房速终止，图左为其心电图特点：Ⅰ、aVL导联P波为正向、V1、V2导联P波负/正双向、下壁导联P波负/正双向多见，但亦可为负向，或者表现为Ⅱ、aVF导联正向，Ⅲ导联低平；图右显示L消融导管放置在无冠窦内，其记录到的局部A波最领先（引自Ouyang F, et al, JACC, 2006, 48: 123-132.）

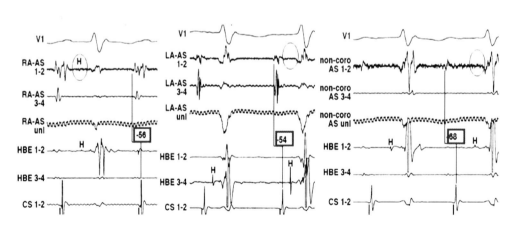

图11-57 分别在右心房、左心房和无冠窦标测最早A波

在右心房最早激动点领先CSd 56ms，且局部有较明显H波；在左心房最早激动点领先CSd 54ms，局部无H波；无冠窦内记录最早激动点领先CSd 66ms，局部无H波，在此消融房速终止（引自Ouyang F, et al, JACC, 2006, 48: 123-131.）

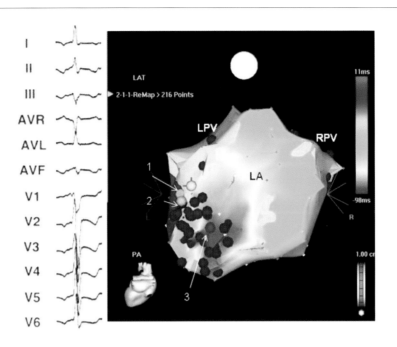

图11-58 起源于左上腔静脉的房速

左心房内激动标测在左心房侧壁最早，但在左心房内膜面最早激动处放电消融效果不佳，分别在绿点、黄点和红点处3次终止房速但仍能诱发，提示房速可能起源于心外膜面；图左为其心电图特点：下壁导联P波负向，Ⅰ、V2～Ⅴ6导联P波低平倒置、V1、aVR导联P波正向、aVL导联正负双向

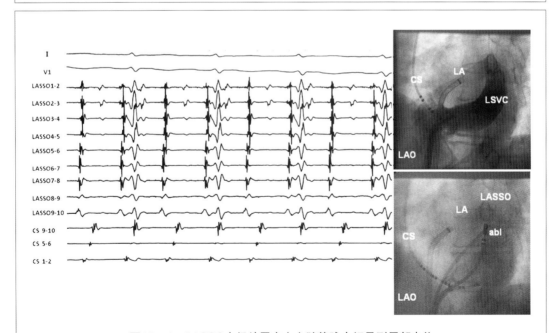

图11-59 LASSO电极放置在左上腔静脉内记录到局部电位

图左可见LASSO记录的局部尖锐的波领先于冠状窦电极远端，图右上显示左上腔静脉造影，图右下LASSO指引下消融导管在左上腔静脉内消融

状窦内或左上腔静脉（图11-58，59）。

少见的局灶性房速还可起源于Marshall韧带，其与肺静脉、左心房肌和冠状窦远端之间有电连接[62, 63]。如果心内最早激动点靠近二尖瓣峡部后外侧、左上或左下肺静脉应当考虑心外膜电位心动过速。冠状窦远端起搏使Marshall韧带的电位比冠状窦口或左心房电位提前，有助于他们和肺静脉电位的识别（图11-60）。

4.1.3 局灶性房速的消融

一旦房速激动点被确认，就用20~50W能量消融30~60s。房速先加速后终止提示消融有效。加热被认为诱发自律性，之后是进入永久损伤的静止期。消融开始10s内房速快速终止也是消融成功的标志。对于上腔静脉、肺静脉等入心静脉而言，电隔离是治愈此类房速的有效方法。

一般说来，局灶性房速消融的急性成功率为89%，复发率为8%。左心房房速占19%，7%为多灶房速。左心房房速成功率比右心房房速成功率低。多灶房速比单灶房速复发率高。患者年龄是一次消融后多灶房速和复发房速的独立指标[64]。重要并发症见于1%患者，包括心包填塞、房室传导阻滞、肺静脉狭窄、膈神经损伤和窦房结功能紊乱。

总之，局灶性房速可以通过传统心内标测或三维标测进行定位。解剖-电生理知识对指导标测和消融有帮助。导管消融有高成功率、低复发率、并发症少

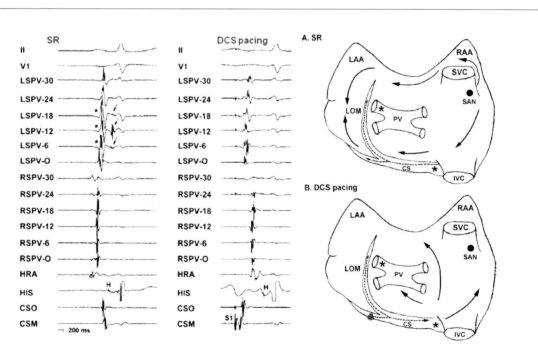

图11-60 鉴别Marshall电位方法

图左窦性心律时，在左上肺静脉内记录到延迟的小电位在PVP后，图中冠状窦远端起搏后该小电位与PVP融合，图右上窦性心律，最早激动点在窦房结，激动沿Bachmann束传导至左心房，同时激动向下传导至冠状窦口，沿冠状窦再向Marshall韧带；图右下为冠状窦远端刺激，激动沿冠状窦传向Marshall韧带，传向冠状窦口再向左右心房传播（引自Tai. Pacing Clin Electrophysiol, 2000, 23: 1493-1501.）

的特点。

4.2 折返性房速

如前所述，形成折返性房速的要素有两点：传导屏障和缓慢传导。在未开展环肺静脉电隔离术前，大折返性房速的最常见类型是右心房房扑（三尖瓣峡部依赖性）和外科术后瘢痕依赖性折返性房速（先心病或瓣膜手术术后），也可见于下列疾病：冠心病、肥厚性心肌病、扩张性心肌病、心包炎、特发性心房心肌病。在开展了导管消融治疗房颤特别是持续性/慢性房颤患者后，环肺静脉电隔离术后造成的新的传导屏障；长期房颤心房肌病变造成的不应期缩短，传导缓慢，使得左心房内大折返得以发生和维持。另外，心房纤维化、瘢痕形成以及碎裂电位消融后使得心房内的传导屏障增加，更会形成局部的小折返，甚至部分折返环范围能小于2cm；这些就是为何持续性房颤导管消融术后折返性房速的发生率大大增加的原因。

4.2.1 大折返性房速

按主导折返环的位置可被分为右心房大折返性房速和左心房大折返性房速，也有在间隔部位的折返左右心房同时参与，但较少见，通常情况下只要在单一心腔进行激动标测就可，有时也可在两个心房内分别标测构图后综合分析。

在标测前测定初步定为折返环的大体部位有助于提高效率，常用方法有：

❋ 对比冠状窦电极上的ATCL（房速周长）和左心耳内的ATCL（放置LASSO后测量）间的变异度，如超过15%主要考虑局灶性房速；如小于15%，局灶性和大折返均有可能。

❋ 冠状窦远端领先的房速均为左心房来源，但是冠状窦近端领先的房速仍

有可能是左心房来源，特别是左心房间隔面或左心房前壁偏间隔。

❋ 如为冠状窦近端领先的房速，首先要除外三尖瓣环房扑，分别在右心房侧壁和间隔拖带，如果两部位PPI与CL差值均小于30ms，诊断为右心房房扑，行右心房标测。

❋ 房速时，如果冠状窦中间电极对（CS5，6）记录的A波最领先或落后，均考虑为左心房房速的可能性大，且最有可能是左心房顶部依赖的，围绕双侧肺静脉的大折返性房速（图11-61）。

❋ 左心房内的大折返最常见的就是围绕二尖瓣环、围绕左或右侧肺静脉或者其中两个结合在一起的双环折返，折返的路径或是二尖瓣峡部依赖，或是房顶部依赖，所以分别在房顶和二尖瓣峡部做拖带可以帮助定位折返环。二尖瓣峡部拖带好，可能为环二尖瓣环或环左侧肺静脉折返，排除环右侧肺静脉折返；左心房顶部拖带好，可能为环右侧肺静脉或环左侧肺静脉折返，排除二尖瓣环折返；房间隔部位拖带好，可能为环二尖瓣环或环右侧肺静脉折返，排除环左侧肺静脉折返（图11-62）。需注意的是，通常情况下，需要在折返环相对的地方双部位起搏拖带来确定起搏部位是否在折返环内。

❋ 辨清左心房前壁和后壁的激动传导方向（上下和左右）就可以大体确定大折返环的激动传导方向，由于冠状窦电极指示了左心房后壁下部的激动传导方向（左右），所以在左心房后壁只需要在明确是由上而下还是由下而上传播即可。

4.2.2 右心房大折返性房速

在右心房大折返性房速中，除了三尖瓣峡部依赖性房扑外，最常见的是

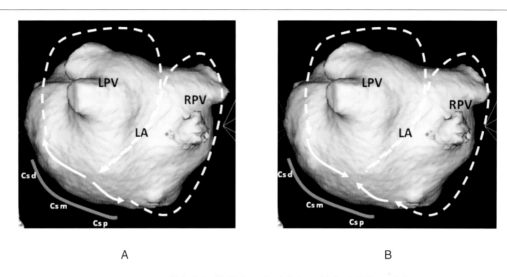

图11-61 冠状窦电极的激动顺序对大折返性房速的指导价值

A. Csm记录到的A波早于远端和近端电极，那么左心房后下壁心内膜面的激动顺序如图中实线所示，那最有可能的折返环是左心房顶依赖的双环折返，激动在左心房后壁从上向下传导；B. Csm记录到的A波晚于远端和近端电极，那么左心房后下壁心内膜面的激动顺序如图中实线所示，那最有可能的折返环也是左心房顶依赖的双环折返，但激动顺序在左心房后壁从下而下传导

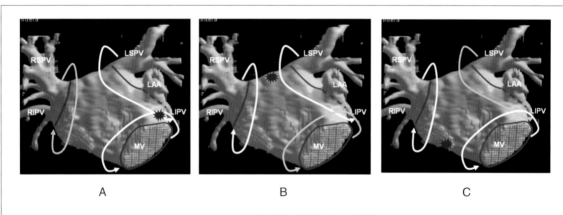

图11-62 利用拖带标测快速定位折返环

从A到C分别是在二尖瓣峡部、左心房顶部和左心房间隔进行拖带的模式图，白色表明可能存在的折返，黄色表明不可能的折返

外科术后切口依赖性房速，这类患者在心房切开的部位并不是表现为线性瘢痕及周围包绕着相对正常的心肌组织（双极电压>1.0mV）。这些患者右心房游离壁通常都会有一大片低电压区（<0.5mV），其中还多个有电压≤0.03mV或0.05mV的瘢痕区。折返环至少涉及一个瘢痕区域，折返的关键峡部通常位于两个瘢痕中间。

对于这种大片低电压区的具体产生机制还不清楚。可能的解释包括右心房动脉血供不足和（或）在心脏停搏时对右心房游离壁的保护不充分。由于右心房大折返性房速通常在外科手术后10年甚至更长时间才发作，提示心房肌重构在折返基质的形成中占有一席之地。需注意的是，并不是所有接受右心房切开手术的患者中都会产生这种"心房心肌病"。

1. 右心房大折返性房速的导管消融

有3种方法可以用于标测和消融右心房大折返性房速。

（1）定位孤立的右心房舒张期电位，因为很多时候折返环上的缓慢传导区在时相上就是心房的舒张期。但由于在心腔内标测通常可记录到多处舒张期电位，有的并非在折返环上而仅仅是旁观者，这时候采用拖带标测通常用于明确孤立的右心房舒张期电位是否定位在主导折返环内。在先天性性心脏病外科修补术后右心房大折返性房扑的患者中，有73%的患者在消融孤立右心房舒张期电位后能成功

终止至少一种房速[65]。然而，房速在消融过程终止的病例有53%复发房速（平均复发时间4.1个月）[66]。

（2）第二种方法是通过消融损伤将瘢痕和生理性解剖屏障连接起来。其理论基础是基于大折返性右心房房速多围绕于心房切开术后形成的瘢痕或其他瘢痕，但不是非要在折返环的关键峡部进行消融才能阻断折返。导管射频消融可在瘢痕（或线性阻滞区）和生理解剖屏障（三尖瓣峡部、下腔静脉或上腔静脉）之间形成透壁性线性损伤，也可破坏折返环（图11-63，64）。瘢痕的定义：瘢痕区域是指局部没有心房电位，或者记录到的电位≤0.03mV无法与干扰波区别。线性传导阻滞区通常记录到

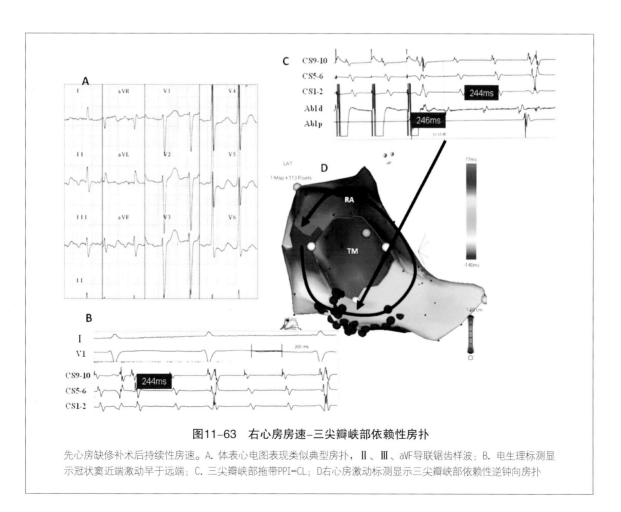

图11-63　右心房房速-三尖瓣峡部依赖性房扑

先心房缺修补术后持续性房速。A. 体表心电图表现类似典型房扑，Ⅱ、Ⅲ、aVF导联锯齿样波；B. 电生理标测显示冠状窦近端激动早于远端；C. 三尖瓣峡部拖带PPI=CL；D右心房激动标测显示三尖瓣峡部依赖性逆钟向房扑

的是中间有等电位线的双心房电位。有两项研究使用这种方法，有83%~95%的病例能在消融过程中终止至少一种房速，房速的复发率33%和46%[67,68]。这种方法有两个局限性：第一，附近的瘢痕可能存在许多个折返；第二，射频消融形成长而连续的透壁性消融线具有一定难度。

（3）最适合的标测和消融方式是明确致心律失常的折返通路，它能标测出大折返环的关键部位，设计合理的消融径线。只需要短而透壁的消融线就可以将形成致心律失常通路的两个瘢痕区域转为一个瘢痕区域。但这种方法的前提是需要在右心房内密集标测300~400个点，必要时需在右心房内多处进行拖带，但是相对标测而言，完成右心房关键峡部的消融通常没有难度。在采用密集标测法进行消融的50例患者中，1~15次（平均3次）消融就成功地终止了109个右心房折返[69，70]。

2．影响右心房大折返性房速标测和消融的因素

在三维标测系统指导下的高密度标测（每相隔2~4mm采点，通常超过300个标测点）对于准确定位整个折返环和致心律失常通路是很关键的，可帮

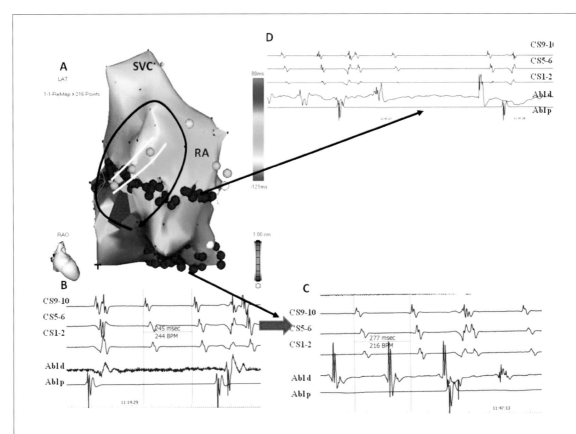

图11-64　右心房切口依赖性房速

A．仍是上例患者，在三尖瓣峡部消融后房速周长延长32ms，重新右心房激动标测显示围绕阻滞线的折返，图中绿点代表局部记录到双电位的区域，后从双电位区域向三尖瓣环做线性消融；　B．第一种三尖瓣环依赖性房扑，CL245ms；C．三尖瓣峡部消融后变成另一种房速，CL277ms；D在从双电位区域向三尖瓣环做线性消融过程中房速终止，注意并非早搏刺激终止

助区分大折返性、小折返性和局灶性房速。

（1）局部电位特征：瘢痕区的定义很重要，因为有时候主导折返环内激动电位的双极电压通常很低（0.04~0.06mV），如果任意对瘢痕电压进行定义（比如<0.1mV），那么这些关键的小电位就会被忽视，瘢痕区域之间的狭窄传导通路也会变得模糊。所以不管双极电位有多小，尽量标测每一个记录到的双极电位的激动时间。

（2）局部电位时相：室速消融的研究结果表明，如果某部位能同时满足局部记录到舒张中期电位、隐匿性拖带、起搏后间期（PPI）等于心动过速周长（CL）3个条件，可确定为折返环的关键峡部也就是理想的消融部位[71, 72]。而房速标测时通常无法根据P波形态来判断是否隐匿性拖带（隐匿性拖带是指拖带产生的P波或QRS波形态与心动过速时完全相同，如果形态不同则是显性拖带），只能通过PPI=CL来判断起搏部位是否在主导折返环内，这时是否还需要强调舒张中期电位呢？

右心房大折返性标测时通常会发现有大片低电压区，其中不乏许多碎裂电位和双电位区域，从而折返环关键峡部的电位特征相对就不那么明显，而且时相也不总在舒张中期，有时也可在收缩期和舒张晚期[69]（图11-65）。

（3）拖带标测：在右心房大折返性房速中利用拖带标测选择消融部位有两个主要的局限性：

✳ 在折返环的多个部位进行拖带，都会有PPI=CL。但在这些部位单点消融很难终止心动过速，往往需要联合生理解剖屏障（比如其他的瘢痕、三尖瓣环、下腔静脉）进行线性消融才能成功。

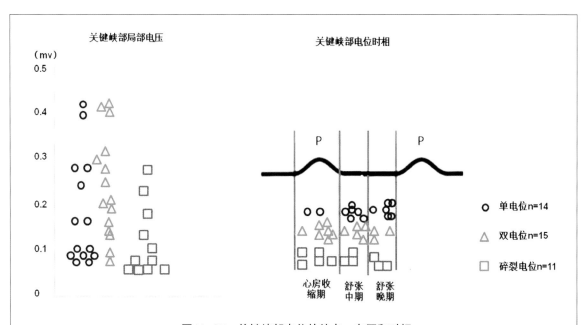

图11-65 关键峡部电位的特点、电压和时相

在32例右心房大折返性房扑患者中共标测到40种大折返，其关键峡部的点位特点：14个单电位、15个双电位和11个碎裂电位；局部电位电压大小见左图，中位数在0.15mV；其时相分布见右图，14例分布在心房收缩期，14例分布在舒张中期，12例分布在舒张晚期

拖带起搏有时会终止心动过速，或者将其转变为另外一种心动过速。有时候原有的房速不能被再次诱发。

(4)消融后诱发的价值：在消融终止折返性房速后，需要检验仍然存在的可以被诱发的房性心动过速。如果诱发稳定的房性心动过速，需要在心动过速时再次进行电解剖标测，因为可能同时合并有局灶性房速。

4.2.3 左心房大折返性房速

左心房大折返性房速的基质明显不同于右心房大折返性房速。在左心房中，肺静脉作为额外的解剖障碍物，参与折返路径的形成，这些折返环主要围绕左或右肺肺静脉或二尖环瓣环，除此之外，与左心房内消融线或瘢痕相关的大折返性房速也有报道。在左心房大折返性房速中，致心律失常性通路要更宽，局部电位电压更高，提示较厚的心房肌。所以对左心房进行连续的透壁性线性损伤需要更多次的消融，以及更高的消融能量。当前，本中心使用的是盐水灌注电极大头导管在左心房内进行消融，主要是为了维持足够的消融能量（在低血流区域），同时最低限度地降低电极和组织接触表面血栓的形成，降低血栓栓塞事件。通过电位的衰减指导消融。

1. 环二尖瓣环折返性房速

环二尖瓣环折返性房速是左心房大折返性房速中最常见的一种，折返环围绕二尖瓣环，可单独存在或合并其他折返环（环左侧或右侧肺静脉），其诊断要点：

沿二尖瓣环可以标测到整个折返环周长的电位。

在瓣环相对应的部位拖带标测，比如二尖瓣峡部和间隔或瓣环前壁和冠状窦内膜面，PPI-CL差值均小于30ms。

冠状窦电极记录的激动顺序可为向心性（冠状窦近端电极领先，远端电极最后）或离心性（冠状窦远端电极领先，近端电极最后）。

由于冠状窦电极的存在，消融导管只要在二尖瓣环前壁标测明确其激动方向即可初步确定是否环二尖瓣环折返性房速（图11-66）。

三维标测系统指导下的激动标测有助于直观地显示折返环的路径（图

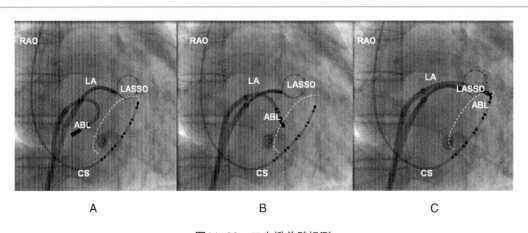

图11-66　二尖瓣前壁标测

右前斜位，LASSO电极放置在左下肺静脉，从A到C分别是消融导管在间隔部、前壁近瓣环和前壁近峡部去标测局部电位，通过这三点的电位加上冠状窦电极记录的电位综合分析就可以判断是否为环二尖瓣环的大折返

11-67，68）。

2. 房顶依赖的环肺静脉大折返性房速

房顶依赖的环肺静脉大折返性房速是左心房大折返性房速中最常见的一种，折返环围绕单侧或双侧肺静脉，可单独存在或合并其他折返环（环二尖瓣折返性房速），其诊断要点：

❋ 左心房前后壁标测显示激动方向相反（图11-69，70）。

❋ 如果为环双侧肺静脉大折返性房速，冠状窦电极记录到的激动顺序可为冠状窦中间电极对记录到的A波最早或最晚（图11-71）。

❋ 在折返环的多个部位进行拖带验证，比如左心房前壁、后壁和顶部，PPI-CL差值都应小于30ms（图

11-72）。

3. 同侧环肺静脉消融线上双Gap介导的折返性左心房房速

同侧环肺静脉消融线上双GAP介导的折返性左心房房速是一种人为的折返性房速，可被认为是环肺静脉电隔离术的并发症，由Satomi等[73]首先报道，这种折返存在的条件是环肺静脉消融线上有两个以上的GAP，左心房的一部分和该侧肺静脉都参与了折返环的形成（图11-73）。

单纯的左心房激动标测有时并不能确诊是这一型的折返性房速。在该侧肺静脉内进行拖带后体表心电图与房速发作时一致（隐匿性拖带），且PPI=CL说明该侧肺静脉在折返环内；分别在两个

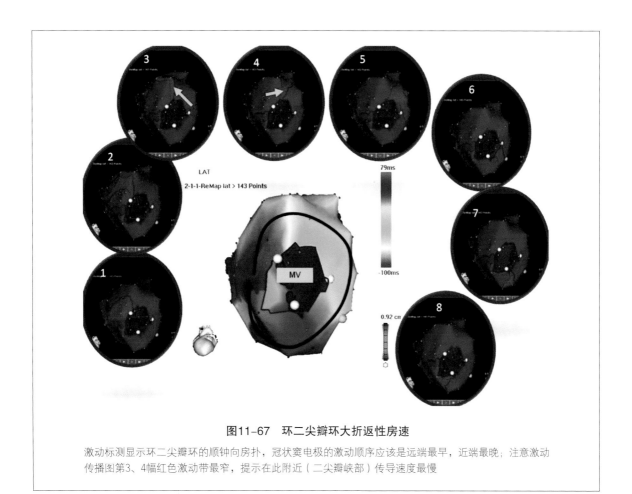

图11-67 环二尖瓣环大折返性房速

激动标测显示环二尖瓣的顺钟向房扑，冠状窦电极的激动顺序应该是远端最早，近端最晚；注意激动传播图第3、4幅红色激动带最窄，提示在此附近（二尖瓣峡部）传导速度最慢

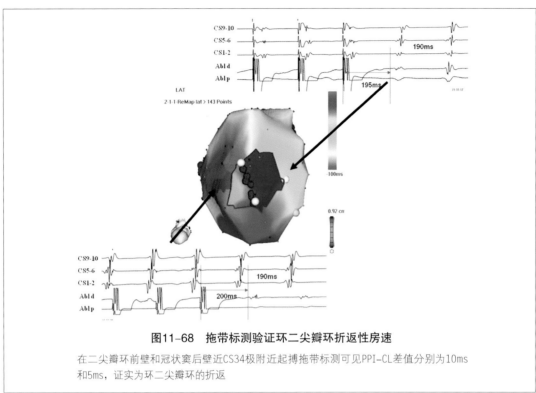

图11-68　拖带标测验证环二尖瓣环折返性房速

在二尖瓣环前壁和冠状窦后壁近CS34极附近起搏拖带标测可见PPI-CL差值分别为10ms和5ms，证实为环二尖瓣环的折返

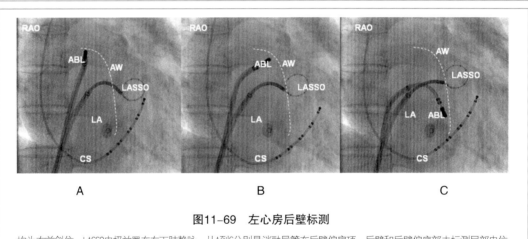

A

B

C

图11-69　左心房后壁标测

均为右前斜位，LASSO电极放置在左下肺静脉，从A到C分别是消融导管在后壁偏房顶、后壁和后壁偏底部去标测局部电位

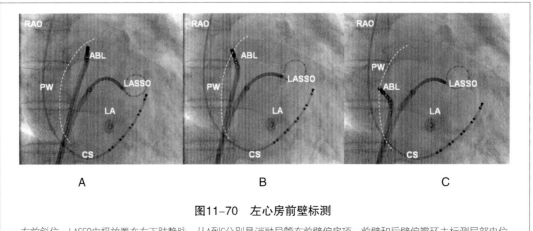

A

B

C

图11-70　左心房前壁标测

右前斜位，LASSO电极放置在左下肺静脉，从A到C分别是消融导管在前壁偏房顶、前壁和后壁偏瓣环去标测局部电位

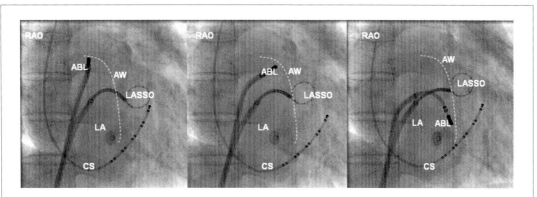

图11-71 房顶依赖的环双侧肺静脉大折返性房速激动示意图

左右图的激动方向相反，但都是房顶依赖的环双侧肺静脉大折返性房速，只要在左心房前后壁标测到不同的激动方向都要考虑到这种折返，这时需要在左心房前后壁进行拖带验证，注意此时冠状窦电极的激动顺序

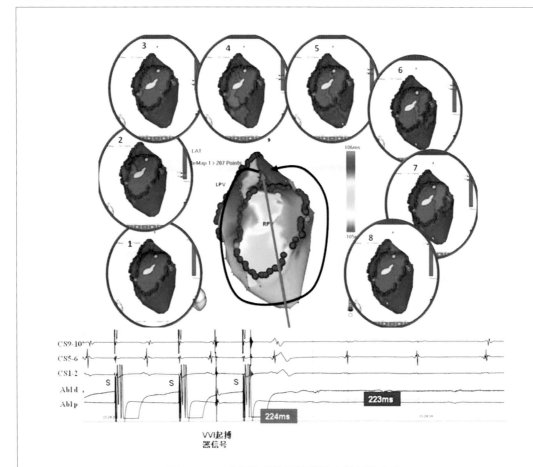

图11- 72 房顶依赖的环肺静脉大折返性房速

激动顺序标测和激动传播图都显示是房顶依赖的环肺静脉大折返性房速，在房顶部拖带PPI=CL证实了房顶确实在折返环内，在此处消融终止了该房速

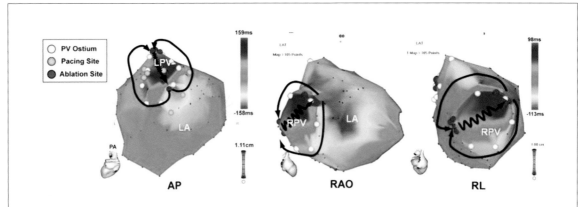

图11-73 双GAP介导的折返性左心房房速

图左显示后前位左心房的激动标测，白点显左侧肺静脉（LPV）定口，黄点为起搏拖带区域，红点为消融点，黑色线条显示折返路径，包括了部分左心房组织，从LPV前顶部传入，再从后下传出到左心房；图中和图右显示右前斜位和右侧位左心房的激动标测，黑色线条显示折返路径，包括了部分左心房组织，从RPV后下传入，再从前上传出到左心房（引自Satomi K. et al. Heart Rhythm, 2008.）

GAP位置进行消融后房速终止且该侧肺静脉隔离更加证实了这种房速的机制。

4. 左心房局部折返性房速

心房内激动标测有时也可以标测到局限在左心房前壁、后壁或间隔的小折返性房速，通常发生在既往有过环肺静脉消融和左心房线性消融及碎裂电位消融后（图11-74，75）。

5. 左心房大折返性房速的消融

对于围绕右肺静脉的折返性房速，沿前左心房前壁进行右肺静脉和二尖瓣环之间的线性消融。这条消融线需要避开His束，防止房室传导阻滞。有时很难进行这条线的消融，因为消融径线长，电压高，离Bachmann束近。进行这条径路消融的另外一个限制是在靠近间隔部位很难操作导管。消融后，在近端冠状窦起搏时再次行左心房标测，可以明确右肺静脉和二尖瓣环之间的传导是否完全阻滞。

对于围绕左肺静脉的房速，通常在隔离的左下肺静脉和二尖瓣环之间，即二尖瓣峡部或左心房峡部[74]。这条消融线也很长，也要通过高电压区域，靠近左心耳。最大的困难在于在靠近二尖瓣环处较难形成完全传导阻滞，因为冠状窦心肌连接这条消融径线两侧的心房。因此，传导可以向两个方向进行。在冠状窦内消融有利于形成完成性阻滞。然而，在冠状窦内消融时，可能会损伤冠状动脉的左回旋支[75、76]。二尖瓣峡部电压高，很难形成透壁性损伤。可供选择的线性消融包括：① 隔离左右肺静脉之间；② 在前壁心耳底部到二尖瓣环连线。

对于折返围绕二尖瓣峡部，上面所述的任何一条连接肺静脉和二尖瓣的消融径线都可以使用。选择消融径线需要考虑路径长短、局部电位电压高低、消融前是否存在传导阻滞的区域以及在消融区域导管是否易于操作。

在隔离的左右肺静脉之间进行线性消

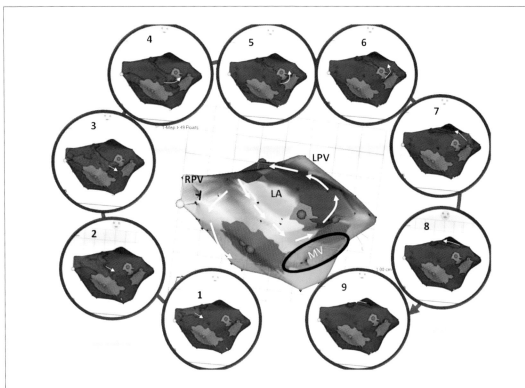

图11-74 左心房前壁折返性房速的激动标测

持续性房颤患者行导管消融术后出现持续性房速，CL260ms，在左心房激动标测显示前壁有瘢痕，激动顺序显示为围绕前壁瘢痕的折返

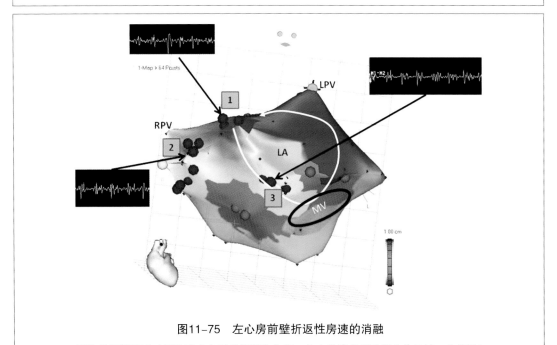

图11-75 左心房前壁折返性房速的消融

因拖带标测不成功无法确定主导折返环的位置，故在前壁标测碎裂电位区域，共发现3处，分别位于房顶、靠右侧肺静脉和前壁两块瘢痕中间，试行消融后在前两处无效，而在两块瘢痕中间区域消融成功终止房速并不能诱发

融利于围绕二尖瓣环的折返环形成。同样，在二尖瓣环和左或者右肺静脉之前进行线性消融也有利于围绕左或者右肺静脉的折返环形成。因此，推荐进行两条线的消融（左右肺静脉之间连线加二尖瓣环与左或者右肺静脉之间连线）。

经验性地进行这两条径线的消融可以不会消除那些比较小的折返环，或者更复杂的折返环，使得折返环较小的房速得以维持，同样结合激动标测和拖带标测可以明确折返环路径并予以消融。

折返性房速的线性消融需要验证消融线是否有效，常见3条消融线的验证方法见下：

❋ 左心房峡部消融线。Jais等[74]详细报道了左心房峡部消融和验证的方法：左心房峡部消融时使用冷盐水灌注大头导管，流速要求在60 ml/min；功率设定在42 W；消融线的选择在冠状窦远端电极组和近端电极组之间，这要求冠状窦电极放置的比较深入；大头导管从二尖瓣环开始消融，顺时针转动鞘和大头导管，消融线逐渐向左心房后壁延伸；68%的病例要求在冠状窦内消融才能达到二尖瓣峡部阻滞，冠状窦内消融功率控制在20~30 W；消融同时进行CS近端刺激，可以发现CS远端和大头导管远端记录的刺激信号到局部电位的时间逐渐延长，说明左心房峡部逐渐阻滞；可以利用CARTO的电激动标测（消融前后两次标测）来验证是否达到左心房峡部完全的双向阻滞（图11-76）。

❋ 左心房顶部线性消融：Sanders等详细报道了左心房顶部消融线的验证方法：在冠状窦远端起搏，大头导管在顶部消融线上如记录到明显的双A波，则说

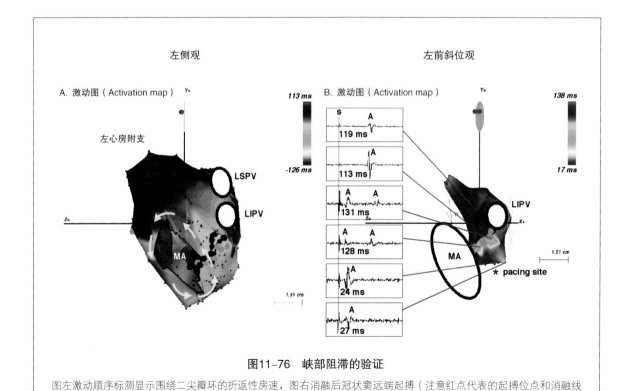

图11-76 峡部阻滞的验证

图左激动顺序标测显示围绕二尖瓣环的折返性房速，图右消融后冠状窦远端起搏（注意红点代表的起搏位点和消融线的关系），再次激动标测显示单向传导，激动不能通过消融线且消融线上记录到明显的双电位[41]

明消融线完整有效（图11-77）。

❋ 左心房前壁线：前壁线是否完全阻滞的验证方法也和顶部线类似，在冠状窦远端起搏，大头导管在前壁消融线上如记录到明显的双A波，则说明消融线是完整有效的；也可以使用CARTO的电激动标测来验证前壁线的完整性，分别在消融线的游离壁侧起搏（CS远端）和间隔侧起搏（右心房起搏）建立心房激动图，可以清楚显示前壁线是否达到完全阻滞（图11-78）。

4.2.4 局灶折返性房速

局灶折返性房速是指在密集标测下折返环的周长不超过2cm的房速，该折返环得以存在的主要原因是心房局部有非常缓慢的传导区，这通常是在持续性/慢性房颤中才会存在，或者是在局部消融后产生[77-80]。

小折返性房速的特点（图11-79）：

❋ 折返范围小于2cm。

❋ 除折返局部外，整个心腔的激动顺序标测显示为中心向四周放射状传播。

❋ 在折返环局部拖带标测，PPI和CL差值小于30ms[81]。

❋ 折返环局部记录到碎裂电位-缓慢传导区的标志。

通常在局部小折返的区域标测，消融导管可记录到局部电位碎裂，有时消融导管远端电极对和近端电极对还可记录到完整的折返环（图11-80）。

对局灶折返性房速，拖带标测是必不可少的手段，局部拖带后PPI-CL差值小于30ms说明起搏部位就在局灶折返附近，在此区域在密集标测寻找局部电位碎裂，持续时间超过50%心动过速周长的部位就是理想的靶点（图11-81）。

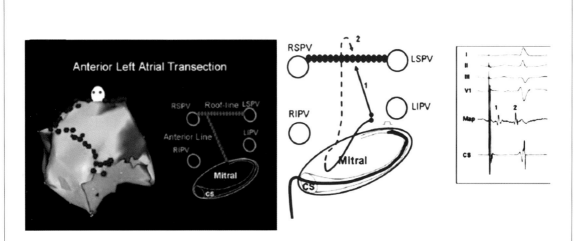

图11-77 顶阻滞的验证

图左示左心房消融房顶线和前壁线，图中显示行冠状窦远端刺激激动的传导模式图，图右显示大头在消融线上记录到明显分开的双电位，表明顶部线已经达到完全阻滞[42]

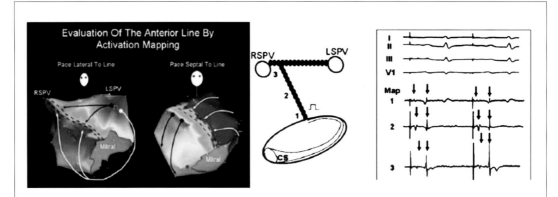

图11-78　左心房前壁阻滞的验证

图左示左心房消融前壁线完成后分别在左心耳刺激和冠状窦近端刺激下的激动顺序标测，清楚地显示在前壁线已经达成传导的双向阻滞；图中显示行冠状窦远端刺激的模式图，图右显示大头在消融线上记录到明显分开的双电位，也表明前壁线已经达到完全阻滞[42]

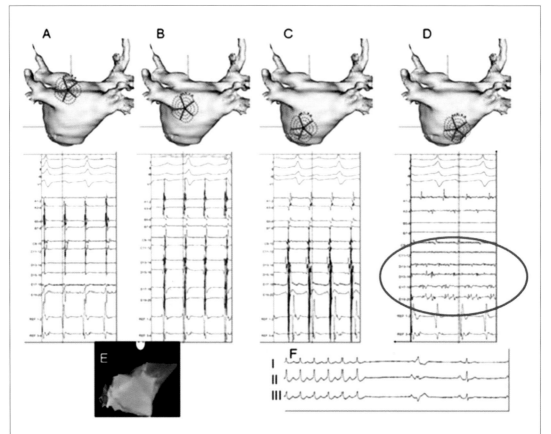

图11-79　小折返性房速

A、B、C、D. 分别显示在左心房的不同区域用星状电极标测记录到的局部电位，可见A、B、C区均显示局部电位规律，而D区（左心房后壁偏间隔）记录到局部电位明显不规则、碎裂；E. 显示左心房的激动标测，显示间隔部位最早；F. 显示在该区域消融后房速终止（引自Jais P, J Cardiovasc Electrophysiol, 2008, 22.）

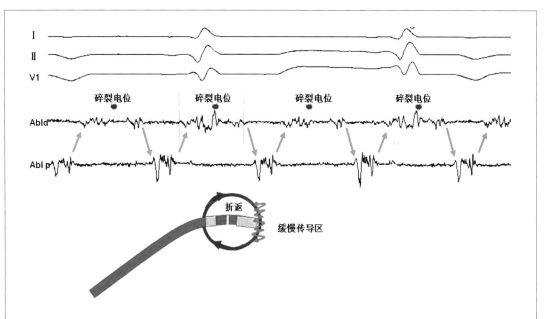

图11-80 局部小折返性房速记录的局部电位

可见在消融导管顶端电极对记录到明显碎裂的局部电位，其时相超过CL的50%，其与近端电极对记录到的局部电位相加总时程接近房速周长，证实为局部折返性房速

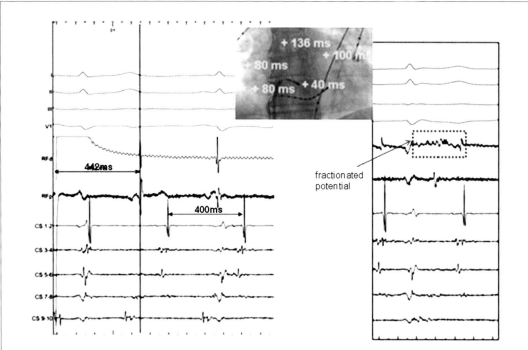

Jais P. J Cardiovasc Electrophysiol. 2008 Dec 22.

图11-81 运用拖带标测结合局部电位特点定位局部折返

在左心房内多点进行拖带，黄色数值代表PPI-CL的差值，差值越小起搏部位离局灶性折返越近，左图显示拖带后PPI-CL为40ms，在此附近（左心房间隔）标测寻找到局部碎裂电位（图右）消融后房速终止

参 考 文 献

1. Raviele A, Themistoclakis S, Rossillo A, et al. Iatrogenic postatrial fibrillation ablation left atrial tachycardia / flutter: How to p revent and treat it [J]? J Cardiovasc Electrophysiol, 2005, 16 (3) : 298.

2. Gerstenfeld EP, Callans DJ, Dixit S, et al. Mechanisms of organized left tachycardias occurring after pulmonary vein isolation[J]. Circulation, 2004, 110(11): 1351–1357.

3. Hocini M, Sanders P, Jais P, et al. Prevalence of pulmonary vein disconnection after anatomical ablation for atrial fibrillation: consequences of wide atrial encircling of the pulmonary veins[J]. Eur Heart J, 2005, 26(7):696–704.

4. Mesas CE, Pappone C, Lang CC, et al. Left atrial tachycardia after circumferential pulmonary vein ablation for atrial fibrillation: electroanatomic characterization and treatment[J]. J Am Coll Cardiol, 2004, 44(5):1071–1079.

5. Obergassel L, Lawrenz T, Gietzen FH, et al. Effect of transcoronary ablation of septal hypertrophy on clinical outcome in hypertrophic obstructive cardiomyopathy associate with atrial fibrillation[J]. Clin Res Cardiol, 2006, 95(5):254–260.

6. Iwai S,Markowitz SM,Stein KM et al.Response to adenosine differentiates focal from macroreentrant atrial tachycardia: validation using three–dimensional electroanatomic mapping[J]. Circulation, 2002, 106:2793–2799.

7. Engelstein ED, Lippman N, Stein KM, et al. Mechanism–specific effects of adenosine on atrial reentrant tachycardia[J].Circulation, 1994, 89:2645–2654.

8. Iesaka Y, Takahashi A, Goya M, et al. Adenosine–sensitive atrial reentrant tachycardia originating from the atrioventricular node transitional area[J].J Cardiovasc Electrophysiol, 1997, 8:854–864.

9. Markowitz SM, Stein KM, Mittal S, et al. Differential effects of adenosine on focal and macroreentrant atrial tachycardia[J]. J Cardiovasc Elecrophysiol, 1999, 10:489–502.

10. Chiale PA, Franco DA, Selva HO, et al. Lidocaine–sensitive atrial tachycardia:lidocaine–sensitive,raterelated ,repetitive atrial tachycardia:a new arrhythmogenic syndrome[J].J Am Coll Cardiol, 2000, 36:1637–1645.

11. Esato M, Hindricks G, Sommer P, et al.Color–coded three–dimensional entrainment mapping for analysis and treatment of atrial macroreentrant tachycardia[J].Heart Rhythm, 2009, 6(3):349–358.

12. Poutiainen AM, Koistinen MJ, Airaksinen KE, et al.Prevalence and natural course of ectopic atrial tachycardia[J].European Heart J, 1999, 20:694–700.

13. Walsh EP,Saul JP,Hulse,et al.Transcatheter ablation of ectopic atrial tachycardia in young patients using radiofrequency current[J].Circulation, 1992, 86:1138–1146.

14. Goldberger J,Kall J,Ehlert F,et al.Effectiveness of radiofrequency catheter ablation of ectopic atrial tachycardia[J]. Am J Cardiol, 1993, 72:787–293.

15. TracyCM,Swartz JF,Fletcher RD, et al.Radiofrequency catheter ablation for treatment of atrial tachycardia[J].J Am Coll Cardiol, 1993, 21:910–917.

16. Kay GN, Chong F, Epstein AE, et al. Radiofrenquency catheter ablation of ectopic atrial tachycardia using paced activation sequence mapping[J].J Am Coll Cardiol, 1993, 21:901–909.

17. Lesh MD, Van Hare GF, Epstein LM, et al.Radio frequency catheter ablation of atrial arrhythmias:results and mechanisms[J].Circulation, 1994, 89:1074–1089.

18. Poty H, Saoudi N, Haissaguerre M, et al. Radiofrequency catheter ablation of atrial tachycardias[J].AM Heart J, 1996, 131:481–489.

19. Wang L, Weerassooriya HR, Davis MJ. Radiofrequency catheter ablation of atrial tachycardia[J]. Aust N Z J Med, 1995, 25:127–132.

20. Pappone C, Stabile G, De Simone A, et al. Role of catheter–induced mechanical trauma in localization of target sites of radiofrequency ablation in automatic atrial tachycardia[J]. J Am Coll Cardiol, 1996, 27:1090–1097.

21. Kalman JM, Olgin JE, Karch MR, et al. "Cristal tachycardias" :origion of right atrial tachycardias from the crista terminalis identified by intracardiac echocardiography[J].J Am Coll Cardial,1998, 31:451–459.

22. Chen SA,Chiang CE,Yang CJ,et al.Sustained atrial tachycardia in adults:electrophysiologic characteristics,pharmacologic responses,possible mechanisms,and results of radiofrequency ablation[J].Circulation, 1994, 90:1262–1278.

23. Schmitt C,Zremmer B,Schneider M,et al.,linical experience with a novel multielectrode basket catheter in right atrial tachycrdia[J].Circulation, 1999, 99:2414–2422.

24. Weiss C,Willems S,Cappato R, et al.High frequency current ablation of ectopic atrial tachycardia:differente mapping strategies for localization of right–and left–sided origin[J]. Herz, 1998, 23:269–279.

25. Natale A, Rreeding L,Tomassoni G,et al.Ablation of right and left atrial tachycardias using a three–dimensional non–fluoroscopic mapping system[J].Am J Cardiol, 1998, 82:989–992.

26. Anguera I,Brugada J,Roba M,et al.Outcomes after radiofrequency cathter of atrial tachycardia[J].Am J Cardiol, 2001, 87:886–890.

27. Sanchez C,Benito F,Moreno F.Reversibility of tachycardia induced cardiomyopathy after radiofrequency ablation of incessant supraventricular in infants[J].Br Heart J,1995, 74:332–333.

28. Chiladakis JA,Vassilikos VP,Maounis TN, et al.Successful radiofrequency catheter ablation of automatic atrial tachycardia with regression of the cardiomyopathy picture[J].Pacing Clin Electrophysiol, 1997, 20:953–959.

29. Wu MH,Lin JL,Lai LP,et al.Radiofrequency catheter ablation of tachycardia in children with and without congenital heart disease:indications and limitations[J]. Int J Cardiol, 2000, 72:21–27.

30. Blomstrom–Lundqvist C,Scheinman MM,Aliot EM,et al. ACC/AHA/ESC guidelines for the

management of patients with supraventricular arrhythmias –executive summary:a report of the American College of Cardiology /American Heart Association Task Force on Practice Guidelines and the European Society of Cardiology Committee for Practice Guidelines(Writing Committee to Develop Guidelines for the Management of Patients with Supraventricular Arrhythmias) [J].Circulation, 2003, 108:1871–1909.

31. Knight BP,Ebinger M,Oral H,et al.Diagnostic value of tachycardia features and pacing maneuvers during paroxysmal supraventricular tachycardia[J]. J Am Coll Cardiol, 2000, 36:574–582.

32. Knight BP,Zivin A,Souza J,et al.A Technique for the rapid diagnosis of atrial tachycardia in the electrophysiology laboratory[J].J Am Coll Cardiol, 1999, 33:775–781.

33. Lai LP, lin JL,Chen TF, et al.Clinical,electrophysiological characteristics ,and radiofrequency catheter ablation of atrial tachycardia near the apex of Koch's triangle[J]. Pacing Clin Electrophysiol, 1998, 21:367–374.

34. Connors SP,Vora A,Green MS, et al.Radiofrequency ablation of atrial tachycardia originating from the triangle of Koch[J].Can J Cardiol, 2000, 16:39–43.

35. Chen CC,Tai CT,Chiang CE,et al.Atrial tachycardias originating from the atrial septum: electrophysiologic characteristics and radiofrequency ablation[J]. J Cardiovasc Electrophysiol, 2000, 11:744–749.

36. Frey B,Kreiner G,Gwechenberger M, et al.Ablation of atrial tachycardia originating from the vicinity of the atrioventricular node:significance of mapping both sides of the interatrial septum[J].J Am Coll Cardiol, 2001, 38:394–400.

37. Morton JB,Sanders P,Das A, et al. Focal atrial tachycardia arising from the tricuspid annulus: electrophysiologic and electrocardiographic characteristics[J].J Cadiovasc Electrophysiol, 2001, 12:653–659.

38. Nogami A,Sugut M,Tomita T,et al.Novel form of atrial tachycardia originating at the atrioventricular annulus[J].Pacing Clin Electrophysiol, 1998, 21:2691–2694.

39. Matsuoka K,Kasai A,Fujii E,et al.Electrophysiological features of atrial tachycardia arising from the atrioventricular annulus[J].Pacing Clin Electrophysiol, 2002, 25:440–445.

40. Mizui S,Mori K,Kuroda Y. Ectopic atrial tachycardia due to aneurysm of the right atrial appendage[J].Cardiol Young, 2001, 11:229–232.

41. Ino T, MiyamotoS, Ohno T, et al. Exit block of focal repetitive activity in the superior vena cava masquerading as a high right atrial tachycardia[J].J Cardiovasc Electrophysiol, 2000, 11:480–483.

42. Dong J,Schreieck J,Ndrepepa G, et al. Ectopic tachycardia originating from the superior vena cava[J].J Cardiovasc Electrophysiol, 2002, 13:620–624.

43. Kistler PM,Sanders P,Fynn SP,et al.Electrophysiological and electrocardiographic characteristics of focal atrial tachycardia originating from the pulmonary veins:acute and long–term outcomes of radiofrequency ablation[J].Circulation, 2003, 108:1968–1975.

44. Hatala R,Weiss C,Koschyk DH,et al.Radiofrequency catheter ablation of left atrial tachycardia originating within the pulmonary vein in a patient with dextrocardia[J].Pacing Clin Electrophysiol, 1996, 19:999–1002.

45. Wagshal AB,Applebaum A,Crystal P,et al.Atrial tachycardia as the presenting sign of a left atrial appendage aneurysm[J].Pacing Clin Electrophysiol, 2000, 23:283–285.

46. Mallavarapu C,Schwartzman D,Callans DJ,et al.Radiofrequency catheter ablation of atrial tachycardia with unusual left atrial sites of origin:report of tow cases[J].Pacing Clin Electrophysiol, 1996, 19:988–992.

47. Marrouche NF,Sippens Groenewegen A,Yang Y,et al.Clinical and electrophysiologic characteristics of left septal atrial tachycardia[J].J Am Coll Cardiol, 2002, 40:1133–1139.

48. Volkmer M,Antz M,Hebe J,et al.Focal atrial tachycardia originating from the musculature of the coronary sinus[J].J Cardiovasc Electrophysiol, 2002, 13:68–71.

49. Navarrete AJ,Arora R,Hubbard JE,et al.Magnetic electroanatomic mapping of an atrial tachycardia requiring ablation within the coronary sinus[J]. J Cardiovasc Electrophysiol, 2003, 14:1361–1364.

50. Polmeropoulos KP, Rodriguez LM, Timmermans C,et al. Images in cardiovascular medicine: radiofrequency ablation of a focal atrial tachycardia originating from the Marshall ligament as a trigger for atrial fibrillation[J].Circulation, 2002, 105:2112–2113.

51. Kistler PM,Sanders P,Hussin A,et al.Focal atrial tachycardia arising from the mitral annulus: electrocardiographic and electrophysiologic characterization[J].J Am Coll Cardiol, 2003, 41:2212–2219.

52. Sehra R,Coppess MA,Altemose GT,et al.Atrial tachycardia masquerading as atrial flutter following ablation of the subeustachian isthmus[J].J Cardiovasc Electrophysiol, 2000, 11:582–586.

53. Goya M,Takahashi A,Nuruki N,et al.A peculiar form of focal atrial tachycardia mimicking atypical atrial flutter[J].Jpn Circ J, 2000, 64:886–889.

54. Ouali S,Anselme F,Savoure A,et al. An atypical atrial flutter of focal origin:a study using a noncontact mapping system[J].Pacing Clin Electrophysiol, 2003, 26:1410–1412.

55. Jais P,Haissaguerre M,Shah DC,et al.A focal source of atrial fibrillation treated by discrete radiofrequency ablation[J].Circulation, 1997, 95:572–576.

56. Mecca AL,Guo H,Telfer A,et al.Atrial tachycardia originating from a single site with exit block mimicking atrial fibrillation eliminated with radiofrequency applications[J]. J Cardiovasc Electrophysiol, 1998, 9:1100–1108.

57. Belhassen B,Viskin S.Atrial tachycardia and "kissing catheters" [J]. J Cardiovasc Electrophysiol, 2000, 11:233.

58. Soejima K,Stevenson WG,Delacretaz E,et al.Identification of left atrial origin of ectopic tachycardia during right atrial mapping:analysis of double potentials at the posteromedial right atrium[J].J Cardiovasc Electrophysiol, 2000, 11:975–980.

59. Tsai CF,Tai CT,Hsieh MH,et al.Initiation of atrial fibrillation by ectopic beats originating from the superior vena cava:electrophysiological characteristics and results of radiofrequency ablation[J].Circulation, 2000, 102:67–74.

60. Lee SH,TAI ct,Lin WS,et al.Predicting the arrhythmogenic foci of atrial fibrillation before atrial transseptal procedure:implication for catheter ablation[J]. J Cardiovasc Electrophysiol, 2000, 11:750–757.

61. Kuo JY,Tai CT,Tsao HM,et al.P wave polarities of an arrhythmogenic focus in patients with paroxysmal atrial fibrillation originating from superior vena cava or right superior pulmonary vein[J].J Cardiovasc Electrophysiol, 2003, 14:350–357.

62. Tai CT,Hsieh MH,Tsai CF,et al. Differentiating the ligament of Marshall from the pulmonary vein musculature potentials in patients with paroxysmal atrial fibrillation:electrophysiological characteristics and results of radiofrequency ablation[J].Pacing Clin Electrophysiol, 2000, 23:1493–1501.

63. Katritsis D,Giazitzoglou E,Korovesis S,et al. Epicardial foci of atrial arrhythmias apparently originating in the left pulmonary veins[J].J Cardiovasc Electrophysiol, 2002, 13:319–323.

64. Chen SA,Tai CT,Chiang CE,et al. Focal atrial tachycardia:reanalysis of clinical and electrophysiologic characteristics and prediction of successful radiofrequency ablation[J].J Cardiovasc Electrophysiol, 1998, 9:355–365.

65. Triedman JK,Saul P, Weindling SN. Radiofrequency Ablation of Intra–Atrial Reentrant Tachycardia After Surgical Palliation of Congenital Heart Disease[J].Circulation, 1995, 91: 707 – 714.

66. Triedman JK,Bergau FD,Saul P,et al. Efficacy of radiofrequency ablation for control of intraatrial reentrant tachycardia in patients with congenital heart disease[J].J Am Coll Cardiol, 1997, 30: 1032 –1038.

67. Kalman JM,VanHare GF,Olgin JE,et al. Ablation of `Incisional' Reentrant Atrial Tachycardia Complicating Surgery for Congenital Heart Disease : Use of Entrainment to Define a Critical Isthmus of Conduction[J].Circulation, 1996, 93: 502 –512.

68. Baker BM,Lindsay BD,Bromberg B,et al. Catheter ablation of clinical intraatrial reentrant tachycardias resulting from previous atrial surgery: localizing and transecting the critical isthmus[J]. J Am Coll Cardiol,1996, 28: 411 – 417.

69. Nakagawa H,Shah N,Matsudaira K,et al. Characterization of Reentrant Circuit in Macroreentrant Right Atrial Tachycardia After Surgical Repair of Congenital Heart Disease : Isolated Channels Between Scars Allow "Focal" Ablation[J].Circulation, 2001, 103: 699 – 709.

70. Nakagawa H,Matsudaira K,Eeckman K,et al.Anatomical differences between right and left macroreentrant atrial tachycardia following atriotomy[J].Pcaing Clin Electrophysiol, 2000, 23:625.

71. Morady F,Kadish A,Rosenheck S,et al.Concealed entrainment as a guide for catheter ablation of ventricular tachycardia in patients with prior myocardial infarction[J]. J Am Coll Cardiol,

1991, 17: 678 – 689.

72. Stevenson WG,Khan H,Sager P, et al. Identification of reentry circuit sites during catheter mapping and radiofrequency ablation of ventricular tachycardia late after myocardial infarction[J].Circulation,1993, 88: 1647 – 1670.

73. Satomi K, Bänsch D, Tilz R, et al. Left atrial and pulmonary vein macroreentrant tachycardia associated with double conduction gaps: a novel type of man–made tachycardia after circumferential pulmonary vein isolation[J].Heart Rhythm, 2008, 5(1):43–51.

74. Jais P,Hocini M,Hsu L,etal. Technique and Results of Linear Ablation at the Mitral Isthmus[J]. Circulation, 2004, 110: 2996 – 3002.

75. Takahashi Y,Jais P,Hocini M, et al.Acute occlusion of the left circumflex coronary artery during mitral isthmus linear ablation[J].J Cardiovasc Electrophysiol, 2005, 16:1104–1107.

76. Aoyama H,Nakagawa H,Pitha JV, et al.Comparison of cryothermia and radiofrequency current in safety and efficacy of catheter ablation within the canine coronary sinus close to the left circumferential coronary artery[J]. J Cardiovasc Electrophysiol, 2005, 16:1218–1226.

77. Jais P, Sanders P, Hsu LF, et al. Flutter localized to the anterior left atrium after catheter ablation of atrial fibrillation[J]. J Cardiovasc Electrophysiol, 2006, 17:279–285.

78. Lim TW, Koay CH, McCall R, et al. Atrial arrhythmias after single–ring isolation of the posterior left atrium and pulmonary veins for atrial fibrillation: Mechanisms and management[J]. Circ Arrhythmia Electrophysiol, 2008, 1:120–126.

79. Sanders P, HociniM, Jais P, et al. Characterization of focal atrial tachycardia using high–density mapping[J]. J Am Coll Cardiol, 2005, 46:2088–2099.

80. Jais P, Matsuo S, Knecht S, et al. A Deductive Mapping Strategy for Atrial Tachycardia Following Atrial Fibrillation Ablation: Importance of Localized Reentry[J]. J Cardiovasc Electrophysiol, 2008, 22.

81. Mohamed U, Skanes AC, Gula LJ, et al. A novel pacing maneuver to localize focal atrial tachycardia[J]. J Cardiovasc Electrophysiol, 2007, 18:1–6.

房颤导管消融并发症

CHAPTER 12

房颤导管消融是最为复杂的电生理介入手术之一。其对术者的技术要求较高，手术的风险也高于其他心律失常，部分并发症也为房颤导管消融所特有。随着房颤导管消融适应证的不断拓宽，导管消融手术日益广泛开展，之前未认识到的并发症也逐渐见诸报道。本章重点阐述房颤导管消融并发症的发生及处理。

1　房颤导管消融风险的总体评估

房颤导管消融术的各种方法均存在着风险，尽管总体并发症较高，但严重并发症（如死亡、心包填塞、脑卒中等）发生率相对较低。目前主要并发症包括穿刺部位血管并发症、心脏填塞、脑卒中、食管–心房瘘、肺静脉狭窄、消融术后快速性房性心律失常等。Finta等[1]报道一项63家临床中心(1994~2003)总共3 339例房颤消融患者的多中心研究显示，脑血管事件平均发生率为1.0%，症状性肺静脉狭窄发生率为0.9%，房性大折返性心律失常发生率为29.0%。另一项多中心研究共入选1 049例房颤患者，并发症的汇总分析显示，显著的窦性心动过缓0.5%，心脏填塞1.2%，脑卒中或短暂性脑缺血发生率为1.0%，膈神经损伤1.0%~2.0%(应用超声球囊可高达5.0%)，肺静脉狭窄大于50%的发生率为2.7%[2]。Cappato[3]总结1995~2002年间来自全球100家电生理中心共8 745例房颤导管消融治疗的并发症情况，总并发症发生率为5.9%，其中严重并发症发生率为2.2%，病死率0.05%(4 / 8 745)，其中2例死于大面积脑梗死，1例死于心肌穿孔，1例死亡原因不明。心脏填塞1.22%，脑卒中0.28%，短暂性脑缺血发作0.66%，肺静脉狭窄大于50%的发生率为1.31%。Packer等[4]总结了Milan单中心(1996~2004)共计6 442例环肺静脉导管消融术相关并发症的发生率：病死率0%，心脏填塞或心包渗出发生率0.37%，食管–心房瘘0.01%，脑卒中0.02%，短暂性脑缺血发作0.12%，严重肺静脉狭窄0%，左心房房速5.99%，总并发症发生率为6.5%。晚近，来自意大利10个电生理中心注册的1 011例房颤导管消融的结果显示，并发症发生率为3.9%，其中周围血管并发症1.2%，保守治疗的心包渗出0.8%，心脏填塞0.6%，脑栓塞0.5%，重度肺静脉狭窄0.4%[5]。近期，Spragg[6]总结美国霍普金斯医院2001年1月至2007年6月行房颤导管消融的641例患者并发症情况，并发症总发生率为5%，尽管并发症发生率随着手术例数的增加而减少，但患者年龄及女性仍为主要并发症发生的独立预测因子。

2　不同消融方法的并发症发生特点

　　房颤导管消融主要方法包括肺静脉内局灶消融、肺静脉节段性消融、环肺静脉线性消融及环肺静脉电隔离、心房复杂碎裂电位消融等消融术式。肺静脉内局灶消融及肺静脉节段性消融的肺静脉狭窄发生率较高，由于环肺静脉线性消融或电隔离术的消融线径偏向肺静脉前庭，相对远离肺静脉开口，故肺静脉狭窄发生率相对较低，一般仅在0~3%之间。一项比较3种消融方法肺静脉狭窄发生率的小样本量(168例)研究显示，肺静脉内局灶消融术的肺静脉狭窄发生率为9.0%，肺静脉节段性消融术的肺静脉狭窄发生率为2.0%，而环肺静脉消融术的肺静脉狭窄发生率1.9%，提示随着导管消融方法的改进，肺静脉狭窄发生率正逐渐减少[7]。现阶段，三维标测系统指导下的环肺静脉消融术应用最为广泛，其

并发症的显著特点是消融术后房性快速性心律失常发生率较高，且有可能并发致命性食管–心房瘘。其他房颤导管消融相关并发症的发生率在以上几种消融方法中无显著差异。

3　房颤导管消融相关并发症及处理

3.1　血管并发症

　　穿刺相关的血管并发症是房颤导管消融最常见的并发症，而血肿最为常见。国内黄从新[8]牵头的全国注册资料表明，1998~2005年国内40家医院共3 196例房颤患者行导管消融，除心房扑动外房性心动过速等心律失常的并发症发生率为7.48%，其中皮下血肿3.04%，占总并发症的近50%。上海胸科医院2006年454例房颤导管消融患者中严重血管并发症发生率为1.10%（腹股沟巨大血肿1例；假性动脉瘤2例、股动静脉瘘1例和左侧胸壁巨大血肿1例）。Cappato[3]报道的8 745例房颤导管消融中血管并发症的发生率为股动脉假性动脉瘤0.53%，动静脉瘘0.42%，主动脉夹层0.3%~1%，但该注册研究未提到皮下血肿的发生率。

　　房颤导管消融一般穿刺股静脉及锁骨下静脉，经验丰富的术者可避免损伤大动脉、中小动脉，但是皮下微小动脉的损伤取决于患者解剖特点，与操作经验几乎无关，无法避免。此外，房颤导管消融后进行低分子肝素联合应用华法林强化抗凝是术后血肿发生率较其他介入操作明显增加的重要的医源性原因。预防血肿并发症除以提高穿刺水平为基本外，还应包括以下方面[9]：

　　※ 合理的穿刺入路：穿刺锁骨下静

脉后如若出现血肿可能面临无法压迫止血的棘手问题，颈内静脉穿刺如果引起颈部血肿可致气管塌陷或血肿压迫颈动脉窦造成心脏骤停。因此，房颤消融应慎用锁骨下静脉、颈内静脉入路，尤其对于老年、体形明显消瘦者。通过左侧股静脉放置冠状窦电极可减少因穿刺入路选择不当引起的血肿风险，因股静脉穿刺部位可压迫。

❋ 合理制动与合理压迫：本中心的经验是，房颤导管消融术后拔除股静脉鞘后应当按照压迫股动脉的方法，压迫足够的时间，在穿刺部位以弹力胶布或绷带加压包扎至术后24h，并在穿刺处以沙袋压迫8h并床上制动8~12h，术后24h根据穿刺点渗血情况决定是否解除弹力胶布或绷带。

❋ 早发现、早处理：血肿的发生、发展具有一定的规律性，出血早期因为血液渗入肌间隙，此时仅表现为深部疼痛并逐渐加剧，而超声检查无血肿形成，如若继续强化抗凝治疗，巨大血肿几乎不可避免。所以，本中心的经验是如果患者出现穿刺点疼痛，则立即进行弹力绷带加压包扎，并评估血栓／出血风险适当将抗凝药物减量，多可避免巨大血肿的形成。

❋ 合理的抗凝：Morady实验室经验显示术后应用1mg／kg依诺肝素血肿发生率不可忍受，0.5mg／kg的剂量则较适宜。最近，Cleveland的经验显示术前2个月开始服用华法林，持续服用至术后并维持INR在2.0~3.5较术后开始联合应用华法林和低分子肝素出血的并发症显著降低[10]。

3.2 肺静脉狭窄

肺静脉狭窄是公认的房颤消融并发症，系由肺静脉肌肉组织的热损伤所致。尽管明确的病理生理机制尚不清楚，但已经在犬动物实验上表明是一种渐进的血管反应导致胶原组织取代了坏死的肌肉组织，主要原因是误在肺静脉内消融，其次为射频能量过大和消融时间过长。目前根据肺静脉造影、CT或MRI检查显示的狭窄程度将肺静脉狭窄分为轻度（狭窄≤50%）、中度（50%~70%）和重度（≥70%）。肺静脉狭窄表现为胸痛、呼吸困难、咳嗽、咯血、继发感染和与肺动脉高压相关的临床表现，症状与严重程度相关。但由于同侧肺静脉代偿性扩张作用，有时肺静脉极重度狭窄甚至完全闭塞，患者也可以没有症状，临床上无症状性肺静脉狭窄者可占40%~50%。Leite等[11]报道肺静脉狭窄发生的影响因素包括：① 肺静脉内局灶消融；② 消融距肺静脉口部距离；③ ICE的应用；④ 消融温度及能量；⑤ 术者经验。该报道指出，该中心的203例患者进行了肺静脉消融治疗，总肺静脉狭窄发生率为6.0%，但后100例消融患者中肺静脉狭窄发生仅1例，说明学习曲线相当重要。一项旨在阐明症状性肺静脉狭窄的临床表现、诊断及治疗的较大样本临床研究中，Packer等[4]报道了23例严重肺静脉狭窄病例(共34根肺静脉)，其中52%的患者因房颤复发进行了2次消融，22%的患者进行了3次消融。肺静脉狭窄的临床症状在最后一次消融术后1~3个月内出现。最常见的临床症状为活动后呼吸困难(83%)，其后依次是静息时呼吸困难(30%)、反复咳嗽(39%)、胸痛(26%)、流感样症状(13%)和咯血(13%)。CT、经食管超声心动图（TEE）及肺部同位素通气灌注扫描作为无创性检查均能有效地确诊肺静脉狭窄，但不同的检查方法对于肺静脉狭窄的检出率存在差异，CT是鉴别狭窄部位和程度的最有效的检查，而TEE仅检出47%的狭窄肺静脉，并且对于右肺及左下肺静脉狭窄的评价存在偏差。同位素扫描检查中通气异常仅见于26%的狭窄肺静脉，而灌注异常则见于所有狭窄肺静脉，且表现类似于肺栓塞。此外，值得注意的是肺静脉狭窄有迟发现象存在，症状出现的时间也相差较大，早者在消融过程中即可出现，多数发生于术后2~3个月，有些患者的症状也可以晚到术后半年才出现。Riccardo等[12]报道，41例迟发性症状性肺静脉狭窄，其中5例在3~6个月的随访过程中确诊，5例在6~12个月的随访中确诊，故房颤导管消融术后必须进行严格的临床随访。

肺静脉狭窄的治疗尚缺乏有效扩张肺静脉的药物，所以对于有症状的肺静脉狭窄首选介入治疗，包括单纯球囊扩张、裸／药物涂层支架置入术。Packer等[4]报道肺静脉狭窄介入术后即刻狭窄缓解程度为9.0%~80.0%，压力下降3~12mmHg。此外，肺同位素通气灌注扫描提示肺灌注相对增加4.0%~9.0%。然而，介入过程中出现4例并发症，包括一过性ST段抬高，导引钢丝造成末梢肺静脉穿孔出血，左上肺静脉破裂引起血胸和髂动脉栓塞。术后随访，有57%患者在（3.2±2.8）个月出现症状复发，14／23例（61%）患者出现再狭窄，支架术和单纯扩张术狭窄发生率无区别。经（18±12）个月随访，包括多次介入治疗在内，共15／23例患者（65%）完全无肺静脉狭窄症状。另一项研究[13]显示，经CT及肺灌注检查确诊为症状性肺静脉狭窄的17例患者，进行支架介入治疗，1例患者出现术中咯血，1例患者出现

自限性肺出血，1例患者出现肺静脉撕裂，1例患者出现脑血管意外。平均随访43周，8／17（47%）患者因支架内再狭窄进行了再次介入治疗，包括再次介入治疗的患者在内，共15／17（88%）患者无症状再发。此外，Arentz等[14]的研究显示，对于单支肺静脉狭窄的患者，多无或仅有轻微症状，且无论静息或运动时肺动脉高压均少见，消融术后1个月内出现肺静脉狭窄症状的患者，多可因侧支循环的形成而缓解，肺静脉狭窄的程度，在12~24个月随访中多保持相对稳定。

本中心肺静脉狭窄的发生率为0.27%（8/3000），6例轻度狭窄，2例中度狭窄，均无临床症状。按狭窄部位分1例LSPV、1例RSPV和6例LIPV，我们分析LIPV容易产生肺静脉狭窄的原因主要与其本身的解剖特点有关：LIPV通常比较细小；LIPV走行常偏后，与LSPV及左心房成角明显，消融导管易于深入；在LAO45°造影时，LIPV开口常在心影内，不易准确定位，容易被误定在在与心影交界处，消融后产生狭窄（图12-1）。

鉴于目前尚无一种理想的肺静脉狭窄治疗措施，故现阶段的工作应重在预防，手术时术者须确定肺静脉口部，避免肺静脉内消融。对于肺静脉消融后出现呼吸系统疾病表现的患者，应特别注意肺静脉狭窄的可能性，必要时进行相应检查。

3.3 心房-食管瘘

此为房颤消融特有的一种极其严重的并发症。Doll等[15]报道外科射频消融治疗房颤过程中，387例中4例患者发生了心房-食管瘘，3例经食管缝合存活，1例因大量空气栓塞死亡。Pappone[16]最早报道房颤导管消融过程中并发心房-

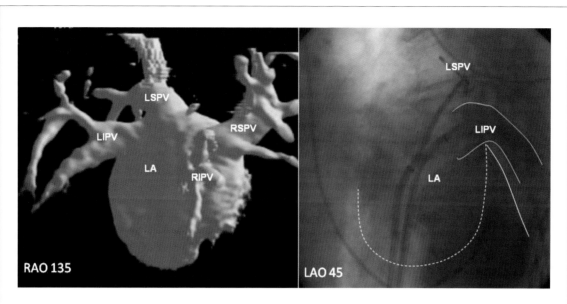

图12-1　LIPV易狭窄的原因

A. 从右后侧位看LIPV走行明显向后，与左心房成角明显，导管在其开口处不易稳定贴靠，容易深入；B. 白色线条心影轮廓，白色虚线左房影轮廓，黄线造影显示的LIPV，注意其下口位置在心影和心房影内部，如果在LIPV与心影交界处消融也容易造成肺静脉狭窄

食管瘘。晚近，Ghia等[17]在美国进行了一项全国性调查显示，20 425例行左心房消融的患者中6例发生食管-心房瘘（0.03%），所有患者均发生脑卒中，其中5例死亡，1例存活者遗有偏瘫。发生心房-食管瘘者均见于使用8mm消融导管，且消融能量高于未发生心房-食管瘘者，5例死亡者为环肺静脉消融，1例存活者系肺静脉口部消融。我国也有1例报道（会议交流）。当前，环肺静脉消融术并发心房-食管瘘的概率极低，但由于其后果的致命性，故应尽所有可能避免其发生。心房-食管瘘通常表现为高热、惊厥，多发性心脑血管梗死，以及可伴有大量呕血，甚至昏迷、死亡。一旦患者出现症状，进展极快。故对于房颤消融术后出现持续高热、心包炎样胸痛、多发性栓塞症状的患者必须高度警惕心房-食管瘘的可能。术后2~4周内出现无

原因的发热无论是否伴有神经系统症状均应怀疑此并发症的可能。对于疑似心房-食管瘘患者，禁止经食管超声心动图及胃镜检查，否则可能造成气栓，使病情恶化甚至猝死。胸部增强CT扫描可作为确诊方法，并有助于观察有无纵隔积气，其他无创性检查如MRI等有助于诊断的确定。尽管目前有用食管支架治疗心房-食管瘘成功的报道，但多数学者认为，一旦确诊心房-食管瘘，应立即进行外科手术干预，单纯抗感染治疗对于不断出现的气栓和菌栓而言毫无作用。

为预防心房-食管瘘的发生，Pappone等提出应将左心房后壁消融线径移向左心房顶部，并应控制消融温度及能量。然而近期有报道显示，食管和左心房后壁相靠近，经常和消融部位相重合，并且两者相对位置关系变化很大，要设计出有效避开食管的消融线径较为困难。另

有一项入选81例患者的研究进一步指出，在左心房后壁近食管处消融可明显增加食管腔内温度，同时食管和左心房的相对位置关系变化较大，要设计避开食管的统一消融模式较为困难，并可能造成消融成功率下降。而射频能量高低并非食管内温度的独立影响因素。不过，局部产生微泡提示食管温度明显增高。该学者建议，通过消融过程中持续监测食管温度，并在观察有无微泡的基础上，严格控制射频能量，以有效减少心房-食管瘘的产生。晚近，Sherzer等[18]报道采用不透光的标测电极置入食管内作为食管标识，可提醒消融术者避免在食管走形部位高能量、长时间消融。Tsuchiya等[19]采用食管冷水灌注球囊可有效降低消融时食管温度，理论上可减少心房-食管瘘的发生概率。心腔内超声可在消融过程中实时定位食管位置，为消融左心房后壁、减少食管-心房瘘的发生提供帮助[20,21]。

综上所述，为防止食管温度过高而造成损伤，建议通过：

❋ 控制射频能量及温度。

❋ 心腔内超声监测微泡形成。

❋ 持续监测食管温度。

❋ 食管吞钡、食管电极定位明确食管位置。

❋ 术后应用抑酸和保护胃、食管黏膜药物，避免坚硬的食物。

❋ 必要时可考虑冷冻消融等方法来有效避免心房-食管瘘的产生[22,23]。

此外，近来台湾陈适安教授[24]分析心房气管解剖关系，从理论上提醒在房颤消融过程中还要注意防止心房-气管瘘的发生。

3.4 消融术后房性心动过速

第一次房颤消融术后房性心动过速（AT）的发生率文献报道不一，为5%~25%，其中部分AT会在术后3~6月自行恢复。关于房颤消融术后早期复发机制的研究少见。目前有关文献推测其机制主要与消融术后早期心房肌细胞水肿、炎症反应、心房肌细胞不应期不均一、心脏自主神经功能不平衡等有关。此外，房颤消融术后心房逆重构需要一个过程，因此早期复发可能是一过性的，随着随访时间的延长可逐渐减少和消失。但是这仅仅是理论上的推断，缺乏客观电生理研究的依据。尽管有学者提出不同意见[25]，但多数学者及本中心也认为消融术后房性心律失常复发与肺静脉电传导恢复有关[26,27]。Jais等[27]报道12 / 74例(16%)患者在肺静脉线性消融术后出现规则的房性心动过速，再次消融时发现AT与消融线或肺静脉局部电位恢复有关。Ouyang等[26]报道也支持上述观点，29例(29.0%)患者在环肺静脉消融术后发生房速，其中26例进行了再次消融治疗，其中21例(81.0%)有肺静脉传导恢复（9例在右肺静脉，16例在左肺静脉），另有7例环肺静脉消融术后无复发的志愿者进行了再次电生理检查，结果提示均无肺静脉传导恢复，所以该中心认为消融线径的连续性及透壁性对于防止术后AT具有非常重要的意义。Pappone等[28]报道术后快速房性心律失常发生率3.9%~10.0%，82%的AT发生与消融线上的"GAP"有关，其分布又以右肺静脉间隔部及左上肺静脉、左心耳之间最多见，作者同时指出，通过增加左心房后壁肺静脉之间连线及二尖瓣峡部消融线可有效终止术后房速的发生，此后该作者又在报道中补充，二尖瓣峡部消融线只需达到传导延迟120ms即可防止左心房房速的发生，而无须达到完全传导阻滞。

3.5 栓塞

房颤消融相关性栓塞并发症是房颤导管消融严重并发症之一，栓塞原因可分为鞘管内血栓、消融导管附着血栓、消融所致焦痂、原心房附壁血栓及气栓等，其发生率为0~7%。几乎所有临床研究的文章中均有报道，消融相关栓塞常发生于消融术后24h，但术后2周内亦属栓塞高危期[28]。本中心2006年栓塞发生率为0.9%（4/454）（左侧丘脑栓塞1例，为焦痂脱落所致，肠系膜动脉栓塞1例，短暂性脑缺血发作1例，左侧内囊脑栓塞1例）。心腔内超声监测发现，在活化凝血时间(ACT)>250s的抗凝状态下，在消融导管及鞘管上仍可见到24／232例(10.3%)有附壁血栓形成，提示不可轻视血栓栓塞的风险。多项研究表明[29-32]，静脉应用肝素使ACT维持在300~400s以上及保持高流量肝素(180ml／h)经房间隔鞘管滴入能明显减少左心房血栓形成和栓塞事件的发生。为了减少这一并发症，抗凝治疗应该贯穿于术前、术中和术后。对于持续性房颤病人，术前口服华法林1个月，使INR保持在2.0~3.0，入院后皮下注射低分子肝素1周；对于发作持续时间小于48h的阵发性房颤病人，只需入院后皮下注射低分子肝素1周；如持续时间大于48h，处理同持续性房颤，所有患者术前1~2d（不要提前超过3d）作经食管超声心动图检查以排除心房及左心耳血栓。术中一方面要充分肝素化，手术开始根据体重75~100U/kg应用肝素，以后每小时追加1 000U(未测ACT时)，术中最好能有ACT检测，根据ACT决定术中肝素的应用。术中消融导管或标测电极撤出鞘管时应注意从鞘管外侧阀门抽吸血液至少5ml以上，并注意观察抽吸液内有无血栓。术后皮下注射低分子肝素3~5d，并同时口服华法林，随访INR，直至达标。

房颤导管消融术中可发生气栓[33]，多数与术中操作不谨慎有关，也可能系导管快速抽出引起负吸所致。气栓可阻塞冠状动脉（多数为右冠状动脉）及颅内血管，引起急性冠状动脉缺血和（或）房室传导阻滞及神经系统相关症状。因气栓并发症与术者操作明显相关，故术者应对此并发症要有一定认识。肺静脉造影时要注意不要把气泡注入鞘管，从鞘管内移除导管速度不宜过快，抽吸血液要充分，术中出现下壁导联的ST段抬高或与迷走反射无关的房室传导阻滞，要注意有无右冠状动脉气栓的可能。若患者出现气栓引起的脑栓塞，应让患者头低脚高位，高流量吸氧，必要时行高压氧治疗；若出现冠状动脉气栓，如为一过性，则无须处理，如症状持续或进行性加重，应紧急穿刺股动脉，送入冠状动脉造影导管于气栓的冠状动脉，反复抽吸、推注血液，尽量将气栓冲到冠状动脉远端。

3.6 膈神经麻痹

膈神经损伤是消融房颤的可逆性并发症，发生率为0~0.48%，右侧膈神经损伤更常见于超声球囊消融时。目前，热损伤是膈神经麻痹最为广泛接受的机制。深刻理解膈神经与心脏各部分的解剖关系是避免膈神经损伤的关键，比如右侧膈神经临近上腔静脉和右上肺静脉并于右心房的后侧游离壁穿行而过，因而在此处进行消融治疗极易发生右侧膈神经损伤[34-36]；左侧膈神经靠近心大静脉、左心耳、左心室游离壁，消融这些部位均可引起损伤。另外，消融能量也与膈神经损伤密切相关，相对于射频能量来说，微波在理论上导致膈神经损伤的风险要高，而冷冻和超声似乎可降低膈神经损伤的潜在危险，但是实际应用中，无论冷冻还是超声在行肺静脉隔离时均有引起膈神经损伤的报道。尽管膈神经麻痹发生率低，但术者仍应高度重视，因为永久性膈神经麻痹可导致患者持续性气短、咳嗽、呃逆、肺不张、胸腔积液和胸痛。术中，尤其在消融两上肺静脉静脉前壁时应注意X线透视检查膈肌情况，放电时通过X线下观察膈肌运动，一旦膈肌运动消失，立即停止放电。国外有学者，在相关部位消融前，通过起搏刺激有无膈肌收缩来辨别膈神经位置，从而减少膈神经麻痹并发症的发生。一般情况下，膈神经功能在1d至1年内恢复，少数患者留下永久性膈神经损伤，目前尚无有效治疗方法。从临床表现来说，膈神经损伤可以无任何症状而被漏诊，可以完全或部分痊愈，也可以表现为严重的肺功能不全而必须依赖呼吸机，因此遇到术后出现呼吸困难的患者，应该将膈神经损伤作为鉴别诊断之一。同时，临床痊愈(无症状)并不代表膈神经的完全恢复，尤其是膈肌活动直接影响肺通气，多年后对体力活动与生活质量的影响难以预料。所以，有必要对术后疑似膈神经损伤患者进行X线检查随访。

3.7 心脏填塞

心脏填塞是房颤消融的严重并发症。Mayo Clinic的报道显示632例房颤消融中15例(2.4%)发生心脏填塞，2例需开胸修补。心脏填塞的处理重在及时发现，经穿刺引流或必要时开胸修补多不威胁生命。心脏填塞的发生通常与过多的心内导管操作、消融，两次或多次穿刺房间隔和肝素抗凝有关。心脏破裂导致的心包填塞与消融时局部温度过高并产生爆破声("pop"音)有关，或为直接的机械损伤所致，特别是穿刺房间隔时穿刺点过于偏前(主动脉根部)或过于偏后(右心房后壁)。心包填塞典型者可表现为血压下降、颈静脉怒张和心音遥远的Beck三联征，并有呼吸困难、烦躁、意识模糊或意识丧失。但有时表现却很隐蔽，血压缓慢下降甚至不降(机体代偿或补液)，容易漏诊，之后突然下降。X线下心影搏动消失和出现透亮带，超声心动图可确诊。术者需高度警惕，穿刺房间隔之前记录心影搏动，穿刺针突破后要轻推造影剂确认进入左心房，再推送外鞘管。导管经房间隔进入左心房后，要注意根据消融导管的电位及影像位置，辨别左心耳，防止左心耳穿孔。手术过程及术后24h内需密切监测血压和心率，一旦发现血压下降或心率增快，应立即透视心影或行超声心动图检查，如确定为急性心脏填塞，应立即在透视或超声引导下行心包穿刺引流，引流完毕并稳定后保留猪尾导管24h。需要指出的是，尽管采用这一措施对于心房壁的穿孔多数情况下可避免开胸手术，但因左心耳缺乏收缩力，其穿孔难于自行闭合，加之抗凝原因，少数心房穿孔出血不止，故与心脏外科密切配合必不可少。值得注意的是，部分患者术后出现心包反应性渗出，可伴有胸痛、呼吸困难、发热、白细胞升高，这与消融时射频能量透过心肌引起心包炎症有关，有作者称之为"心脏损伤后综合征（PCIS）"。这类患者如血压平稳、无急性失血征象，可不必紧急行心包穿刺引流，短期应用皮质激素，严密观察生命体征，超声心动图随访心包积液量，必要时再行心包穿刺引流。

3.8 急性冠状动脉损伤

由于部分慢性房颤消融策略需要行二尖瓣峡部线性消融，甚至需在冠状静脉窦内进行消融，此增加了冠状动脉回旋支损伤的风险[37]。二尖瓣峡部的后壁线相对于前侧壁线损伤回旋支的概率要小，但前者可能增加左心房-食管瘘的风险。Haissaguerre建议如在冠状静脉窦内消融，需降低消融能量，如果冠状动脉出现严重狭窄或闭塞，需进行经皮冠状动脉腔内成形术。

3.9 心肌损伤后综合征

导管消融治疗室上性心律失常引起"心脏损伤后综合征"早有报道，晚近，亦有房颤导管消融引起PCIS的报道[38-40]。此综合征无特异性诊断标准，临床症状可表现为发热、呼吸困难、低氧血症、低血压、心包渗出、胸膜渗出、血沉增快、白细胞升高等，诊断需排除肺栓塞、肺炎、心衰、肺静脉狭窄等疾病。其病因可能与自身免疫反应引起的抗心肌抗体表达有关，故非类固醇类药物以及糖皮质激素治疗有效。早期的报道症状多发生于介入干预后1周至数周之内，晚近的个案文献报道亦见于术后即刻及早期阶段。

3.10 急性肺水肿及急性左心衰竭

如前所述，房颤导管消融并发症的发生与所采用的消融策略及消融方法密切相关。环肺静脉电隔离术（CPVI）对于慢性（持续性）房颤难以达到较好临床的疗效。为此包括本中心在内的绝大多数中心均采用了联合消融术式，即在CPVI基础上行心房碎裂电位消融和（或）心房线性消融。上述广泛消融策略使得慢性（持续性）房颤导管消融成功率大为

提高，但同时带来了一些不可避免的并发症。Weber[41]报道4例房颤环肺静脉消融术后18～48h发生急性肺水肿病例，表现为呼吸困难、双侧肺水肿、系统性炎症反应（发热、白细胞及C反应蛋白升高），所有患者均排除了肺静脉狭窄、急性肺损伤、左室功能障碍、循环衰竭及感染，给予对症支持治疗后3～4d所有症状均缓解，作者认为其机制系"非感染性系统性炎症反应综合征"（SIRS）。Sheldon等[42]报道一例49岁男性持续性房颤患者，应用CPVI、心房碎裂电位消融及心房线性消融72h后，患者出现呼吸困难，胸片示肺水肿，胸部CT排除肺静脉狭窄及肺栓塞；超声心动图显示右室扩大，右室收缩压升高；给予利尿剂治疗后症状缓解。我们对本中心2007年1月至2009年5月行慢性（持续性）房颤导管消融的609例患者总结发现，共有12例消融术前心功能正常的患者术后出现呼吸困难及肺部湿性啰音等急性左心衰竭症状。其中男性9例，女性3例。临床表现为呼吸困难12例（100%），肺部湿性啰音10例（83%），端坐呼吸3例（25%），发热5例（42%，37.5℃～38.5℃），心动过速5例（42%，4例窦性心动过速，1例房速），低血压1例（8%），胸片提示双侧肺水肿3例（25%）。血常规示所有患者白细胞计数较术前明显升高，血CRP及BNP水平较术前明显升高。胸部CT未发现肺静脉狭窄及肺栓塞。所有患者给予利尿剂、吸氧治疗，3例体温大于38.2℃者给予抗生素治疗，6例患者经静脉给予硝酸酯类治疗，2例明显肺水肿患者给予单次糖皮质激素治疗。治疗后所有患者症状在发病后3内消失。广泛消融术后急性肺水肿及急性左心衰竭的发生机制目前尚不清楚，可能与下列因素有关：① 消融

能量对心房功能的影响，Okada等[43]发现消融术后大部分患者出现明显的左房壁水肿，部分患者甚至在未消融部位也出现心房壁水肿。②慢性（持续性）房颤患者恢复窦性心律后心房顿抑。③手术中较大量的液体灌注可能会加重患者心脏负荷。④心脏损伤后综合征，消融术后出现左心衰竭的患者同时伴有白细胞计数及CRP水平升高，可能与消融所产生的坏死物质吸收致机体产生系统性炎症反应有关。

本中心的资料表明，消融术后急性肺水肿及急性左心衰竭发生率为1.9%（12/609）。因此，与房颤导管消融其他并发症相比消融术后急性肺水肿及急性左心衰竭是一种发病率相对较高的并发症。我们认为急性肺水肿及急性左心衰竭是房颤广泛消融术后一种新的并发症，对于怀疑发生急性肺水肿及急性左心衰竭的患者，早期给予利尿剂、硝酸酯类治疗可以尽快消除患者症状。

3.11 食管周围迷走神经损伤

有报道[44,45]房颤导管消融可引起幽门痉挛和胃动力不足，患者在消融术后数小时至2d内伴有腹胀和进展性腹部不适症状，作者推测可能与左心房后壁消融引起食管周围迷走神经损伤有关，此并发症的治疗方法包括幽门扩张、局部注射肉毒杆菌毒素等。晚近，Schmidt等[46]28例行房颤导管消融患者，在进行消融后24h内行食管内镜检查，47%的患者出现食管壁的变化，29%者出现红斑，18%者出现坏死和溃疡样改变。患者出现反流样症状与食管壁的改变相吻合，这种损伤一般在消融术后应用质子泵抑制剂2~4周可完全恢复。

3.12 标测电极或消融导管卡瓣

房颤导管消融的适应证亦拓宽到瓣膜置换术后的房颤患者，由于房颤导管消融需在左心房内标测及消融，故有标测电极或消融导管卡瓣的可能。目前，亦有环状标测电极卡瓣的报道[47]，尽管作者幸运地解脱了电极，但如遇到此类并发症，必须做好紧急开胸的准备。

3.13 其他少见并发症

近来，随着房颤导管消融的广泛开展，一些新的并发症不断见诸报道。2005年，Ong[48]报道1例患者在上腔静脉隔离的过程中出现间歇性窦性停搏，提示窦房结功能出现一过性损伤。2006年，Risius[48]报道4例患者在房颤消融过程中出现一过性ST段抬高，冠状动脉造影排除了血栓及气栓可能，作者推测可能与冠状动脉痉挛有关。2007年，Zoppo[50]报道1例房颤消融过程中进一步行左心房房扑消融时发生Ⅲ度房室传导阻滞，作者进而指出在二尖瓣环8~9点钟处消融时需高度警惕房室传导阻滞的发生。2007年，Echahidi[51]报道1例房颤消融过程中发生左心房壁内血肿压迫左心房，因血流动力学不稳定而紧急外科干预后获得痊愈。2008年，Hoestje[52]报道1例房颤导管鞘管操作致右侧输尿管损伤，最终植入了输尿管支架。2008年，Ahsan[53]报道1例房颤导管消融引起限制性心包炎，通过心包剥离手术而获得缓解。

总之，房颤导管消融技术相对复杂，对于术者经验要求较高。了解房颤消融的各种潜在并发症和危险因素，制定合理的预防措施，能提高消融的安全性。相信随着术者经验逐渐积累、未来技术和设备不断更新，房颤导管消融的安全性将得到更大的提升。

参考文献

1. Finta B, Haines D E. Catheter ablation therapy for atrial fibrillation[J]. Cardiol Clin, 2004, 22:127–145.

2. Packer D L, Asirvatham S, Munger T M, et al. Progress in non–pharmacologic therapy of atrial fibrillation[J]. J Cardiovasc Electrophysiol, 2003, 14:296–309.

3. Cappato R, Calkins H, Chen S H, et al. Worldwide survey on methods, efficacy and safety of catheter ablation for human atrial fibrillation[J]. Circulation, 2005, 111:1100–1105.

4. Packer D L, Keelan P, Munger T M, et al. Clinical presentation, investigation and management of pulmonary vein stenosis complicating ablation for atrial fibrillation[J]. Circulation, 2005, 111:546–554.

5. Bertaglia E, Zoppo F, Tondo C, et al. Early complications of pulmonary vein catheter ablation for atrial fibrillation: A multicenter prospective registry on procedural safety[J]. Heart Rhythm, 2007, 4: 1265–1271.

6. Spragg D D, Dalal D, Cheema A, et al. Complications of catheter ablation for atrial fibrillation: incidence and Predictors[J]. J Cardiovasc Electrophysiol,2008, 19:627–631.

7. Morgan J M, Yue A M, Roberts P R, et al. Catheter ablation of atrial fibrillation: primary and long term efficacy for the three approaches in a single centre[J]. Heart, 2005, 91:5–72.

8. 黄从新，张澍，马长生，等. 中国经导管消融治疗心房颤动注册研究[J]. 中华心律失常学杂志，2006, 10:468–474.

9. 董建增. 心房颤动射频导管消融的围手术期处理策略[J]. 心电学杂志，2008, 27:37–40.

10. Wazni O M, Beheiry S, Fahmy T, et al. Atrial fibrillation ablation in patients with therapeutic international normalized ratio: comparison of strategies of anticoagulation management in the periprocedural period[J]. Circulation, 2007, 116:2531–2534.

11. Leite L, Asirvatham S. Clinical and electrephysiological prediors of pulmonary vein stenosis following radiofrequency catheter ablation for atrial fibrillation[J]. PACE, 2002, 25:559.

12. Riccardo C, Hugh C, Chen SA, et al. Worldwide survey on the methods, efficacy, and safety of catheter ablation for human atrial fibrillation[J]. Circulation, 2005, 111:1100–1105.

13. Qureshi A M, Prieto L R, Latson LA, et al. Transcatheter angioplasty for acquired pulmonary vein stenosis after radiofrequency ablation[J]. Circulation, 2003, 108:1336–1342.

14. Arentz T, Weber R, Jander N, et al, Pulmonary homodynamics at rest and during exercise in patients with significant pulmonary vein stenosis after radiofrequency catheter ablation for drug resistant atrial fibrillation[J]. Eur Heart J, 2005, 26:1410–1414.

15. Doll N, Borger M A, Fabricius A, et al. Esophageal perforation during left atrial radiofrequency ablation：is the risk too high[J]? J Thorac Cardiovasc Surg, 2003, 125:836–842.

16. Pappone C, Oral H, Santinelli V,et al. Atrio–esophageal fistula as a complication of percutaneous transcatheter ablation of atrial fibrillation[J]. Circulation, 2004, 109:2724–2726.

17. Ghia K K, Chugh A, Good E, et al. A nationwide survey on the prevalence of atrioesophageal fistula after left atrial radiofrequency catheter ablation[OL]. J Interv Card Electrophysiol, 2008, online.

18. Sherzer A I, Feigenblum D Y, Kulkarni S, et al. Continuous nonfluoroscopic localization of the esophagus during radiofrequency catheter ablation of atrial fibrillation[J]. J Cardiovasc Electrophysiol, 2007, 18:157–160.

19. Tsuchiya T, Ashikaga K, Nakagawa S, et al. Atrial fibrillation ablation with esophageal cooling with a cooled water–irrigated intraesophageal balloon: a pilot study[J]. J Cardiovasc Electrophysiol, 2007, 18:145–150.

20. Kenigsberg D N, Lee B P, Grizzard J D, et al. Accuracy of intracardiac echocardiography for assessing the esophageal course along the posterior left atrium: a comparison to magnetic resonance imaging[J]. J Cardiovasc Electrophysiol, 2007, 18:169–173.

21. Helms A, West J J, Patel A J, et al. Real–time rotational ICE imaging of the relationship of the ablation catheter tip and the esophagus during atrial fibrillation ablation[OL]. J Cardiovasc Electrophysiol, 2008, online.

22. Ripley K L, Gage A A, Olsen D B,et al. Time course of esophageal lesions after catheter ablation with cryothermal and radiofrequency ablation: implication for atrio–esophageal fistula formation after catheter ablation for atrial fibrillation[J]. J Cardiovasc Electrophysiol, 2007, 18:642–646.

23. Jennifer E C, Robert A S, Assessment of temperature proximity and course of the esophagus during radiofrequency ablation within the left atrium[J]. Circulation, 2005, 112:459–464.

24. Wu M H, Wongcharoen W, Tsao H M, et al. Close relationship between the bronchi and pulmonary veins: implications for the prevention of atriobronchial fistula after atrial fibrillation ablation[J]. J Cardiovasc Electrophysiol, 2007, 18:1056–1059.

25. Pratola C, Baldo E, Notarstefano P, et al. Radiofrequency ablation of atrial fibrillation: is the persistence of all intraprocedural targets necessary for long–term maintenance of sinus rhythm[J]? Circulation, 2008, 117:136–143.

26. Ouyang F, Antz M, Lober F, et al. Recovered pulmonary vein conduction as a dominant factor for recurrent atrial tachyarrhythmias after complete circular isolation of the pulmonary veins: lessons from double lasso technique. Circulation, 2005, 111: 127–135.

27. Jais P, Hocini M, Sanders P, et al. Long –term evaluation of atrial fibrillation ablation guided by noninducibility[J]. Heart Rhythm, 2006, 3:140–145.

28. Pappone C, Manguso F, Vicedomini G, et al. Prevention of iatrogenic atrial tachycardia after ablation of atrial fibrillation: a prospective randomized study comparing circumferential pulmonary vein ablation with a modified approach[J]. Circulation, 2004, 110:3036–3042.

29. Cauchemez B, Extramiana F, Cauchemez S, et al. High–flow perfusion of sheaths for prevention of thromboembolic complications during complex catheter ablation in the left atrium[J].J Cardiovasc Electrophysiol, 2004, 15:276–283.

30. Ren J F, Marchlinski E E, Callans D J. Left atrial thrombus associated with ablation for atrial fibrillation: Identification with intracardiac echocardiography[J]. J Am Coll Cardiol, 2004, 43:1861–1867.

31. Ren J F, Marchlinski F E, Callans D J, et al. Increased intensity of anticoagulation may reduce risk of thrombus during atrial fibrillation ablation procedures in patients with spontaneous echo contrast[J]. J Cardiovasc Electrophysiol, 2005, 16:474–477.

32. Maleki K, Mohammadi R, Hart D, et al. Intracardiac ultrasound detection of thrombus on transseptal sheath: Incidence, treatment, and prevention[J]. J Cardiovasc Electrophysiol, 2005, 1:566–567.

33. Cauchemez B, Extramiana F, Cauchemez S, et al. High–flow perfusion of sheaths for prevention of thromboembolic complications during complex catheter ablation in the left atrium[J]. J Cardiovasc Electrophysiol, 2004, 15:276–283.

34. Sacher F, Monahan K H, Thomas S P, et al. Phrenic nerve injury after atrial fibrillation catheter ablation: characterization and outcome in a multicenter study[J]. J Am Coll Cardiol, 2006, 47:2498–2503.

35. Bai R, Patel D, Di B L, et al. Phrenic nerve injury after catheter ablation: should we worry about this complication[J]? J Cardiovasc Electrophysiol, 2006, 17:944–948.

36. Sanchez–Quintana D, Cabrera J A, Climent V, et al. How close are the phrenic nerves to cardiac structures? Implications for cardiac interventionalists[J]. J Cardiovasc Electrophysiol, 2005, 16:309–313.

37. Takahashi Y, Jais P, Hocini M, et al. Acute occlusion of the left circumflex coronary artery during mitral isthmus linear ablation. J Cardiovasc Electrophysiol, 2005, 16:1104–1107.

38. Wood M A, Ellenbogen K A, Hall J, et al. Post–pericardiotomy syndrome following linear left atrial radiofrequency ablation[J]. J Interv Card Electrophysiol, 2003, 9:55–57.

39. Turitto G, Abordo M G, Mandawat M K, et al. Radiofrequency ablation for cardiac arrhythmias causing postcardiac injury syndrome[J]. Am J Cardiol 1998, 81:369–370.

40. Tang R, Liu X, Dong J, et al. Postcardiac injury syndrome complicating circumferential pulmonary vein radiofrequency ablation for atrial fibrillation[J]. Chin Med J, 2007, 120:1940–1942.

41. Weber R, Minners J, Restle C, et al. Pulmonary edema after extensive radiofrequency ablation for atrial fibrillation[J]. J Cardiovasc Electrophysiol, 2008, 19:748–752.

42. Singh SM, d'Avila A, Reddy VY. Congestive heart failure after atrial fibrillation ablation[J]. Europace 2009, 11:272.

43. Okada T, Yamada T, Murakami Y, et al. Prevalence and severity of left atrial edema detected by electron beam tomography early after pulmonary vein ablation[J]. J Am Coll Cardiol, 2007, 49:1436–1442.

44. Shah D, Dumonceau J M, Burri H, et al. Acute pyloric spasm and gastric hypomotility: An extracardiac adverse effect of percutaneous radiofrequency ablation for atrial fibrillation[J]. J

Am Coll Cardiol, 2005, 46:327–330.

45. Willems S, Klemm H, Rostock T, et al. Substrate modification combined with pulmonary vein isolation improves outcome of catheter ablation in patients with persistent atrial fibrillation: a prospective randomized comparison[J]. Eur Heart J, 2006, 27:2871–2878.

46. Schmidt M, Nölker G, Marschang H,et al. Incidence of esophageal wall injury post–pulmonary vein antrum isolation for treatment of patients with atrial fibrillation[J]. Europace, 2008, 10:205–209.

47. Kesek M, Englund A, Jensen SM, et al. Entrapment of circular mapping catheter in the mitral valve[J]. Heart Rhythm, 2007, 4:17–19.

48. Ong M G, Tai C T, Lin Y J, et al. Sinus node injury as a complication of superior vena cava isolation[J]. J Cardiovasc Electrophysiol, 2005, 16:1243–1245.

49. Risius T, Lewalter T, Lüderitz B,et al.Transient ST–segment–elevation during pulmonary vein ablation using circumferential coiled microelectrodes in a prospective multi–centre study[J]. Europace, 2006, 8:178–181.

50. Zoppo F, Bertaglia E, Brandolino G, et al. Atrio–ventricular block during left atrial flutter ablation[J]. PACE, 2007, 30:921–924.

51. Echahidi N, Philippon O, O'HARA G,et al. Life–threatening left atrial wall hematoma secondary to a pulmonary vein laceration: an unusual complication of catheter ablation for atrial fibrillation[J]. J Cardiovasc Electrophysiol, 2008, 19:556–558.

52. Hoestje S M, Bertsch J R, Lakkireddy D R, et al. Right ureteral injury after radiofrequency ablation for atrial fibrillation[J]. Urology, 2008, 72:e5–6.

53. Ahsan S Y, Moon J C, Hayward M P, et al. Constrictive pericarditis after catheter ablation for atrial fibrillation[J]. Circulation, 2008, 118:e834–e835.

房颤导管消融术后复发

CHAPTER

在当今的电生理领域，根治房颤是个艰巨的挑战。随着对房颤触发机制和维持基质认识的慢慢加深，促进了房颤导管消融技术的发展[1-3]。这使得大部分的房颤患者得到了理想的治疗效果即完全治愈，但在房颤复发的病例中，只有部分患者有明确的感觉，由于导管消融术后心律失常的发生规律，持续时间，以及症状都有可能发生变化，这些都使得房颤导管消融成功与否的标准难以界定。

有症状的房颤患者术后变成无症状是消融术后随访和管理的一个主要挑战，新的技术，比如连续7d动态心电图监测或者通过电话传输的心电图监测，都已经用于对房颤患者消融术后的具体随访。这章的目的主要是总结和讨论关于介入术后房颤特点的变化，患者对房颤的感觉，随访的方法以及对房颤消融成功的定义。

1 无症状性房颤复发

无症状或者沉默心律失常在所有的房颤患者中并不少见[4]，既往对房颤患者的临床研究比如Framingham研究、抗心律失常药物的临床试验和起搏器置入术后的随访研究发现，无症状性房颤的患者比例可达到房颤总数的50%[4,5]。选择房颤导管消融的患者中大多数都是有症状的，因为大部分患者求医的目的是为了消除房颤症状带来的不适感，所以这也一直是房颤导管消融治疗的一项主要目标。因此，人们总是相信在这些患者中，症状和房颤的发生是相关联的，在房颤消融术后，症状被视为房颤复发与否的可靠指标。

很多临床试验证实，在导管消融术后房颤复发的患者当中，无症状心律失常的比例有了很大的比例。Gerstenfeld

和Berkowitsch都对接受LASSO引导下肺静脉电隔离术术后房颤复发病人生活质量的提高进行了报道[6-8]。

对于接受环肺静脉消融术且术后连续7d Holter监测的病人，Hindricks等报道提示即使消融术前房颤发作时有明显症状的患者，在接受消融手术后如果房颤复发情况会有改变，约50%无症状房颤发作。使用他们的方法进行术后随访，大约36%房颤复发的患者，在消融术后的3、6、12个月完全没有症状[9]。

其他研究小组对术后患者采取相似或者不同的随访方式也可以得到类似数据。在一项随机实验中，比较两种不同的手术方式，环肺静脉消融术和在LASSO引导下肺静脉隔离术，术后都采用连续7d Holter监测随访，Karch等发现在所有房颤复发的患者中，无症状房颤患者所占的比例分别是28%和47%[10]。Piorkowski等[11]对环肺静脉消融术后病人采用了每隔1d，连续6个月，通过电话ECG监测的随访方式。得出的结果证实，所有记录下的无症状房颤复发使消融成功的比例降低了25%。Vasamreddy等引进了一项新的无线监测装置，对环肺静脉消融术后患者进行连续远距离监测，无症状房颤复发的病人将消融成功率降低了20%[12]。

介入术后复发患者中无症状房颤者的比例增加，原因还不清楚，可能与下列因素有关：首先是安慰剂的作用，房颤介入治疗造成患者的心理变化；其次消融后致使心律失常的发生方式改变；再者是消融后诱导的自主神经系统改变；以及介入术后药物的影响。总之，由于无症状性复发房颤患者的存在影响了房颤导管消融的成功率判断，且干扰了术后处理比如口服抗凝药的使用。

2 介入术后房颤复发的方式

除了无症状性房颤复发外，导管消融是否成功的判定需要考虑术后心律失常发病特点变化的因素，主要体现在下面两方面：

消融术后房颤负荷的下降 随着对环肺静脉电隔离术后随访的进一步深入，Kottkamp等[13]对房颤消融后复发的患者分别在消融前、消融后即刻和消融后的3、6、12个月进行连续7d Holter监测随访，对复发房颤的持续时间和发作次数、频度的特点作了细致研究。他们发现在消融术后，复发患者房颤总持续时间有明显下降，其房颤负荷从平均每周持续35h降低到平均每周10h。然而在这些患者中，消融术后房颤每周发作的次数并没有明显的改变。换句话说，在消融术后房颤复发患者中，个体房颤发作持续时间有明显的缩短。另外，在通过对7d监测随访记录的观察还发现，导管消融术后房颤变异度明显增加。在消融前，有40%房颤患者在记录期间中有1d出现房颤。消融术后的12个月，有74%的患者在记录期间中有1d出现房颤。此外，导管消融术后所有患者在7d记录期间无一例有超过3天的心律失常[9]。介入术后房颤复发持续时间的减少强调需要拓展随访方式和增加随访时间，才能更可靠地发现这些复发的病例。另外，持续性房颤消融前和消融后房颤复发的患者中，单次房颤发作持续时间的分布有明显的变化[13]。消融后，房颤发作持续时间更短，在消融后的6个月的随访研究发现，超过90%的复发房颤发作持续时间小于2h。

消融术后房颤的早期复发和延迟愈合 最初外科迷宫术后的随访发现，由于对房颤维持基质的干预，在迷宫术后早期房颤复发（3个月内）并不预示长期结果不良，还发现随着随访时间的延长，房颤的发生逐步减少（房颤的延迟愈合）[13、14]，出项上述现象的主要原因是左心房重构的逆转，房颤导管消融的随访研究也得出了类似的结论。但从判断房颤消融成功与否和术后随访的角度出发，存在这样的问题：这种心房重构逆转的过程需要多少时间？换句话说，在随访中在哪个时间点判定房颤复发是真正的消融失败？Piorkowski等通过电话心电图监测对房颤术后患者进行了超过6个月的随访，分析不同的空白期对消融成功率的影响。他们发现，引入一个空白期后成功率增加，但1个月的空白期所得出的随访成功率和3个月的空白期得出的结果是一样的。说明有些患者中确实存在有早期复发和延迟愈合；且消融术后随访超过一个月的房颤复发患者在以后的随访时间里均有房颤复发[11]，这使得3个月和6个月的随访成功率可作为衡量消融成功的可靠指标。当然也有在消融术后大于12个月才晚期复发的病例报道，因此在长期随访的研究中也需要特别注意这部分病例。

3 消融成功的定义

早期研究中房颤导管消融成功与否的标准主要是用是否有症状来判定，这种方法的缺点在上面已经讨论过。如今判断成功与否有两个层面：一是临床意义的消融成功；二是科学意义上的消融成功。

假如患者完全是因为症状而求医寻求介入干预，如果介入治疗能使症状消失，那么从临床角度出发消融是成功的。这就意味着如果患者只是无症状复发，仍然可以认为是消融成功。而对于持续性房颤伴明确症状的患者，介入术后如果只是偶尔有短暂的房颤复发，也可以从临床角度认为是消融成功。随着房颤导管消融指针的进一步确定，单纯因为消除房颤症状而进行的消融不再被着重推荐，单纯追求临床成功的终点在以后可能会逐渐成为非主流。

科学意义上，需要尽可能客观准确地分析房颤消融术后的节律结果。房颤的治疗是目前发展最快的医学前沿，随着不同的消融术式，不同的治疗策略获得不同的临床结果，房颤的电生理机制正不断地被充实和完善，所以客观准确地判断消融效果非常重要。此外，是否发生无症状或者短暂性房颤复发也影响介入术后处理方案的制定，比如口服抗凝药物的使用疗程。

房颤消融术后客观准确地判定消融效果主要有两个主要方面的挑战。第一，由于短暂和无症状性房颤复发的存在，比如持续性房颤消融术后所有复发的病例中，90%的发作持续时间都短于2 h[13]，这就需要一种能监测到整个随访期心律的设备和技术，才能使结果更准确可信。第二，到目前为止尚不清楚在随访期出现了持续多少长时间的房颤复发，才可以被认为是持续性房颤复发，而这对消融成功率的判读有很大的影响。可以将这个问题部分地延伸到何种房颤复发是触发机制或者是维持基质的作用。触发机制和维持基质是房颤发作和持续的两个重要基石，但仅凭体表ECG无法明确区分这两者在房颤发病中所占的比例。为了能够可靠地比较不同抗心律失常治疗策略之间的疗效差别，比如不同的消融术式，不同的消融能量，或者甚至只是抗心律失常药物治疗，很有必要对持续性房颤的持续时间设定一个统一的标准。

4 衡量消融成功的标准

由于介入术后房颤复发在复发形式和概念上的转变，需要对房颤复发有更准确的判定，有更深入更客观的随访手段。单纯的症状随访不能满足临床的需求，新的随访技术比如连续7d的动态心电图监测和通过电话随访的心电监测，将会有很大的应用前景。很少有研究比较这些随访工具对发现复发房颤病例和对消融成功的衡量的诊断价值差别，Kottkamp等对同一批房颤导管消融术后患者采用24h动态心电图或连续7d动态心电图监测，结果发现，如果随访记录时间从1d延长到7d，可明显检测到更多得房颤复发患者，这使得消融成功率下降了28%[13]。

Piorkowski等[11]则比较连续7d动态心电图和通过电话心电图监测两种随访方式，对同一批患者使用这两种方式随访超过6个月。研究的结果表明，两种方式得到了近似的消融成功率。但是这两种方式都有其各自的优点和缺点，通过电话心电图监测可以覆盖随访的整个时间段，可传送任何一个时间点的心电图，所以其没有长时间的随访空白期，能使患者在有任何症状时记录ECG。尽管如此，这种随访方式不能发现无症状性房颤复发。而连续7d的动态心电图监测随访，能够连续较长时间地监测，非常准确地描述房颤发作的次数和整个房颤持续的时间，能在监测期间发现无症状性房颤复发，但是其覆盖的随访时间段相对有限，期间有明显的空白期，对在规定随访时间点之间的房颤复发可能无法记录到。

植入性心电监测设备可能是最准确的分析术后心律失常的方式，这种设备能够记录分析长达数周甚至数月、每日24h的心律情况。但是由于其需要创伤性操作，且费用相对高昂，难以在临床大规模普及和推广。

5 结论

房颤导管消融的临床结果并不能简单地归于治愈或失败。无症状性心律失常的发生，房颤发作持续时间的缩短，以及房颤发作变异度的改变，这些都对介入术后心律判定的准确性提出了挑战。到目前，对消融成功的衡量很大程度上依赖于调查者的定义，以及采用的随访策略，而这当中存在的各自不同之处至少可以部分解释文献报道中相似房颤消融方式术后在成功率报道上的差异。随着房颤介入治疗的进一步发展，使随机对照研究对随访消融成功的标准化定义成为必要，以尽可能获得可以用作互相比较的数据。随访策略和随访结果的标准化定义的价值远不止对导管消融疗效的判定，它还有助于评价抗心律失常药物治疗的有效性，以及真正意义上的节律控制价值的评价。

参 考 文 献

1. Haissaguerre M, Jais P, Shah D C, et al. Spontaneous initiation of atrial fibrillation by ectopic beats originating in the pulmonary veins[J]. N Engl J Med,1998, 339(10):659–666.

2. Pappone C, Oreto G, Rosanio S, et al. Atrial electroanatomic remodeling after circumferential radiofrequency pulmonary vein ablation: efficacy of an anatomic approach in a large cohort of patients with atrial fibrillation[J]. Circulation, 2001, 104(21):2539–2544.

3. Oral H, Scharf C, Chugh A, et al. Catheter ablation for paroxysmal atrial fibrillation: segmental pulmonary vein ostial ablation versus left atrial ablation[J]. Circulation, 2003, 108(19):2355–2360.

4. Savelieva I, Camm A J. Clinical relevance of silent atrial fibrillation: prevalence, prognosis, quality of life, and management[J]. J Interv Card Electrophysiol, 2000, 4(2):369–382.

5. Israel CW, Grönefeld G, Ehrlich JR, et al. Long–term risk of recurrent atrial fibrillation as documented by an implantable monitoring device: implications for optimal patient care[J]. J Am Coll Cardiol, 2004, 43(1):47–52.

6. Gerstenfeld E P, Guerra P, Sparks P B,et al. Clinical outcome after radiofrequency catheter ablation of focal atrial fibrillation triggers[J]. J Cardiovasc Electrophysiol, 2001, 12(8):900–908.

7. Berkowitsch A, Neumann T, Kurzidim K, et al. Comparison of generic health survey SF–36 and arrhythmia related symptom severity check list in relation to post–therapy AF recurrence[J]. Europace, 2003, 5(4):351–355.

8. Erdogan A, Carlsson J, Berkowitsch A,et al.Quality–of–life in patients with paroxysmal atrial fibrillation after catheter ablation: results of long–term follow–up[J]. Pacing Clin Electrophysiol, 2003, 26(3):678–684.

9. Hindricks G, Piorkowski C, Kottkamp H,et al. Perception of atrial fibrillation before and after radiofrequency catheter ablation: relevance of asymptomatic arrhythmia recurrence[J]. Circulation, 2005, 112(3):307–313.

10. Karch M R, Zrenner B, Deisenhofer I,et al.Freedom from atrial tachyarrhythmias after catheter ablation of atrial fibrillation: a randomized comparison between 2 current ablation strategies[J]. Circulation, 2005, 111(22):2875–2880.

11. Piorkowski C, Kottkamp H, Hindricks G,et al.Value of different follow–up strategies to assess the efficacy of circumferential pulmonary vein ablation for the curative treatment of atrial fibrillation[J]. J Cardiovasc Electrophysiol, 2005, 16(12):1286–1292.

12. Vasamreddy C R, Dalal D, Dong J,et al.Symptomatic and asymptomatic atrial fibrillation in patients undergoing radiofrequency catheter ablation[J]. J Cardiovasc Electrophysiol, 2006, 17(2):134–139.

13. Kottkamp H, Piorkowski C, Hindricks G.et al.Time courses and quantitative analysis of atrial fibrillation episode number and duration after circular plus linear left atrial lesions: trigger

elimination or substrate modification: early or delayed cure[J]? J Am Coll Cardiol, 2004, 44(4):869–877.

14. Kottkamp H, Hindricks G, Autschbach R, et al. Specific linear left atrial lesions in atrial fibrillation: intraoperative radiofrequency ablation using minimally invasive surgical techniques[J]. J Am Coll Cardiol, 2002, 40(3):475–480.

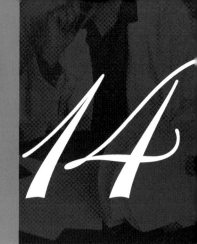

新技术及展望 14

　　房颤是临床实践中最常见的心律失常，在过去的10年里，导管消融术已经成为一种重要的治疗方式。其主要用于反复发作的、药物无效的、症状明显的房颤。目前临床上有很多种消融方式，其中肺静脉电隔离术是最主要的消融方式。

　　尽管人们对房颤的理解不断加深，同时消融术水平也不断提高，房颤导管消融还受到疗效有限和手术并发症风险的限制。其中包括：肺静脉狭窄、心包填塞、膈神经麻痹、脑卒中、心房-食管瘘。本章节的主要目的是着重讲新技术，以能更好地提高疗效，并最大程度减少并发症的发生。主要内容包括有：实时的影像技术、新型的能量来源、新型的导管设计等。

1　实时影像

　　心脏CT、MRI越来越多用于房颤消融术前肺静脉和左心房解剖定位。这些图像可与实时3D图像数据整合，在消融过程中指导导管操作。但这种方法有某些限制：首先，这些术前影像增加医疗费用，而且对于心脏三维CT扫描的患者，会有更多的放射线暴露时间。其次，这些影像通常在术前数天或数周前采集，而在此期间，患者的潜在心律会改变这可导致先前采集的图像与实时数据集有偏差。第三，影像在术中不能更新，而容量负荷的增加（冷盐水灌注消融导管的普遍应用）和消融损伤可引起左心房血流动力学改变，因此有必要对这些影像数据进行实时的更新以满足导管消融术的需求。导管消融术时的实时影像更新也是电生理学家最需要的，其目的包括指导房间隔穿刺；了解肺静脉及左心耳等特殊结构的解剖位置；了解食管相对于左心房后壁的解剖位置；同时还能及时发现和鉴别手术并发症（肺静脉狭窄、心包填塞、左心耳血栓形成等）。另外，实时的影像检查还可以辨别组织电极界面以及评价能量损伤的有效性。但是至今为止只有心腔内超声能应用于临床。

1.1 心内超声心动图

AcuNav导管是最常用的心内超声导管，这种系统尾部连于10F导管，能提供2D图像和彩色多普勒图像，每层图像厚度相差2cm，探头长约10cm。目前其在临床上应用的主要限制是，由于只形成2D图像，需要长时间调整导管（向上，向下，顺钟向，逆钟向）以获得想要的图像。而3D心腔内超声心动图则无此缺点，因此被寄予厚望。最近半自动超声心动图系统的研究结果发表，这项技术不需要调整2D心内超声导管头的图像即可显示感兴趣心腔的3D图像。在这个系统内，标准的AcuNav导管通过12F长鞘置入中右心房，超声导管连接于原型步进马达以2°~5°大小自动纵向转动，几分钟后3D超声图就可重建完成。更重要的是，超声导管不需要重新定位。这套系统具有潜在的提供心脏实时影像的能力。

1.2 红外线图像

实时X线影像的另一种替代方法是红外线影像。Cadio-Optics(Boulder Co)研发了一种7.5F具有前向视野的可控性导管，它有能在1600±700nm的红外线范围内探测活体血流的能力，用这种方式可获得单色图像，可得到相关心脏结构的实时图像。实际上，这个系统辨别右心房结构的可行性，包括冠状窦和它的分支，已经被证实了。

房颤导管消融术的主要缺点之一是组织电极接触面显像有一定难度，无法评价单个消融损伤的有效性，在这点上应用，红外线系统可以有一定帮助。在消融过程中可以观察到在心内膜表面接近电极处有逐渐增强的组织信号"变白"，有助于监测消融损伤的严重程度。

2 新型能源

用于房颤消融术的理想能源应符合以下特征：① 能迅速引起均匀的透壁损伤；② 可在组织电极接触处自由发放；③ 有较大的安全范围。虽然射频能量是目前最主要的导管消融能源，但其实它并不满足以上所说的任何一条属性特征。

射频能量只在导管直接接触到目标区域时才有效，而且发放时很难保证透壁。事实上对术后复发的患者再次介入治疗中，会发现很高比例的肺静脉电位恢复。而且在肺静脉附近射频能量发放会导致肺静脉狭窄或血栓事件的发生，这与内膜增生、血栓形成、心内膜收缩和弹力纤维增殖有关，而且射频能量过大会造成邻近器官的损害如膈神经和食管。因此，有必要对射频能源进行改进或更换成更理想的新型能源。

2.1 冷冻消融术

冷冻消融能量在术中的应用引起"冰球"的形成或一段冷冻组织。冷冻消融的主要策略是，一个自动解冻的环，随后出现出血和炎症反应，最后被纤维组织替代。与射频消融能量相比，冷冻损伤为典型半球形，与正常组织有一明显界限，很好地保持了原有结构，冷冻消融的内皮损伤很轻微，因此使血栓形成的机会达到最小化。另外，冷冻消融的益处包括：术中导管稳定性好、安全性高、该能量方式造成的疼痛较少。

用冷冻消融进行环肺静脉消融是可行的，但是，使用这种方法导致消融时间过长。最近，据报道有一种特殊的弯曲型冷冻消融导管，它有长64mm的冷冻区域。其在右下肺静脉的隔离成功率只有69%（右下肺非靶静脉）；当合并点状冷冻消融后，成功率可达91%，但长期有效率很低。

冷冻导管有效率低可能是由于肺静脉回流丰富影响了冷冻的效果。因此一个更有效地方法是冷冻球囊。Arctic front冷冻球囊在欧洲有23mm和28mm两种直径。到2007年1月，欧洲已有20个中心450例病例开展了冷冻球囊消融。完成肺静脉隔离通常用复合方法，在这种方法中，点状冷冻损伤被用来消融局部残余GAP，初步数据显示，87%患者房颤终止，并且无需抗心律失常药治疗。一个包括250例患者遍及美国20个地区的临床试验正在进行。这项试验将症状明显，药物治疗效果差的阵发性患者随机分为两组，一组应用Arctic front冷冻导管隔离肺静脉，一组药物治疗。研究主要终点是术后12个月无房颤发作。

2.2 高强度共聚焦超声（HIFU）

可操控HIFU导管有两个球囊组成，中央有一空腔。远端球囊内充满水和造影剂混合液（6∶1）和一个9MHz近端球囊充满二氧化碳，在远端的球囊基底部液气界面形成一抛物线表面，中央空腔可向肺静脉注入造影剂，并通过0.035英尺导引钢丝帮助操控和稳定导管。

导管发射放射状直线超声能量，通过血流无衰减无吸收，覆盖半径约球囊

外的2~6mm，被心肌组织吸收引起热效应。这导致在超声束聚集的区域大约4mm深环状消融损伤。球囊有24mm、27mm、32mm3种直径，发射的声束环有20mm、25mm、30mm。因为超声束自由通过血流并不使其发热，可避免消融引起的碳化和血栓。另外，共聚焦超声的优点是无须长时间的直接组织接触。

HIFU用于房颤消融术已被报道过，15名症状明显，药物治疗效果差的阵发性房颤患者参加，其中有3名在右上肺静脉起搏时有膈神经刺激而放弃治疗。余下12名通过超声损伤，每次发放40~90s能量成功隔离肺静脉。随访电位时间387d，9名患者一次手术达到消融终点（房颤负荷减少50%）。

目前HIFU仍有一些局限性。首先，HIFU系统在左心房消融需要16F鞘，其次，尽管排除了膈神经刺激的病例，仍有2名患者有不可逆膈神经损伤。更重要的是心房-食管瘘在随后的随访中也被记录到，这些并发症的数据表明将HIFU用于常规消融目前尚不成熟。

2.3 以激光为基础的消融

当前很多公司在研发以激光为基础的消融系统治疗房颤。其中一个试验系统采用25W二极管沿600μm光纤维发射810~1064nm波长的激光（这种波长可使损伤最小化以达到精确消融）。理论上，这种能量穿透较深（可达心包脂肪），在血液中散射（可降低血栓风险），通常可在几分钟内形成透壁损伤，但目前尚未研究出以激光能量导管为基础的消融导管，只有激光球囊在被临床试用中。

激光能量吸引人的地方在于光电仪器产生的能量可使损伤最小化，并引起一致形态的损伤。到目前已有30例报道

激光球囊消融的报告，随访6个月80%无房颤发作，并发症的发生与也与目前导管消融的并发症发生率一致，目前一个多中心的临床试验正计划在美国开展。

2.4 以微波为基础的消融

微波可通过介质如水引起震动，可引起摩擦生热。相比射频能量，其深度更深，范围更广。另外，由于与心内膜接触广泛，减少焦痂和血栓的形成。微波系统的优点是可通过更改探头形状，可迅速消融大片区域。

到目前，微波治疗的数据很有限。一个犬的动物实验评估微波消融三尖瓣峡部的效果，应用一个有900~930MHz微波发生器，4cm微波区域的9F可控弯探头，进行消融，发现很少能量即可达到双向阻滞，解剖发现损伤透壁性好，初步研究表明发现微波能量特别适用于线性消融（比如房顶和二尖瓣峡部线）。

3 导管接触

目前，导管消融手术过程中没有精确方法去评估组织电极—心肌组织的实际接触度，而接触度与消融损伤的强度密切相关，接触不好损伤不够，接触过紧容易造成心肌穿孔。Endosense是一家研发TactiCath开放灌注导管的新兴公司，他们拥有Touch+ force感知技术的所有权。这种导管可给术者提供实时的界面接触数据，包括导管远端的力量等级和作用力角度，相关的体外实验已显示这两者和消融损伤的关系，下一步的临床试验也已经开始。

4 结论

考虑到导管消融的有效性和安全性问题，房颤的介入治疗仍存在挑战和担忧。新技术的快速进步可使我们有更多的消融设备选择空间，而实时图像技术和导管设计的进一步结合，对消融能量更好的理解，及对新型能量开发利用，都有可能在未来的房颤介入治疗中扮演重要角色。总之，这些技术上的进步将提高我们对房颤这种心律失常的理解，并会进一步增加手术的成功率和安全性。

参考文献

1. Wittkampf F H, Vonken E J, Derksen R, et al. Pulmonary vein ostium geometry: analysis by magnetic resonance angiography[J]. Circulation, 2003, 107:21–23.

2. Jongbloed M R, Dirksen M S, Bax J J, et al. Atrial fibrillation:multi–detector row CT of pulmonary vein anatomy prior to radiofrequency catheter ablation – initial experience[J]. Radiology, 2005, 234:702–709.

3. Ren J F, Marchlinski F E, Callans D J,et al. Clinical use of AcuNav diagnostic ultrasound catheter imaging during left heart radiofrequency ablation and transcatheter closure procedures[J]. J Am Soc Echocardiogr, 2002, 15(10 Pt 2):1301–1308.

4. Whittaker D K. Mechanisms of tissue destruction following cryosurgery[J]. Ann R Coll Surg Engl, 1984, 66:313–318.

5. Khairy P, Chauvet P,Lehmann J, et al. Lower incidence of thrombus formation with cryoenergy versus radiofrequency catheter ablation[J]. Circulation, 2003, 107: 2045.

6. Nakagawa H, Antz M, Kuck K H, et al. Initial clinical experience with high intensity focused ultrasound balloon catheter for pulmonary vein antrum isolation in patients with atrial fibrillation[J]. Circulation, 2004, 110:II–459.

7. Keane D. New catheter ablation techniques for the treatment of cardiac arrhythmias[J]. Card Electrophysiol Rev, 2002, 6: 341.

8. Erdogan A, Grumbrecht S, Neumann T, et al. Microwave, irrigated, pulsed, or conventional radiofrequency energy source: which energy source for which catheter ablation[J]? PACE, 2003, 26:504.